W0330117

Verlag Hans Huber
Programmbereich Gesundheit

Andrea Braun von Reinersdorff

Strategische Krankenhausführung

Vom Lean Management zum Balanced Hospital Management

Verlag Hans Huber
Bern · Göttingen · Toronto · Seattle

Anschrift der Autorin:
Prof. Dr. Andrea Braun von Reinersdorff
Fachbereich Wirtschaft
Fachhochschule Osnabrück
Caprivistr. 1
D-49009 Osnabrück

Die Deutsche Bibliothek – CIP Einheitsaufnahme

Braun von Reinersdorff, Andrea:
Strategische Krankenhausführung : vom Lean Management zum Balanced Hospital Management / Andrea Braun von Reinersdorff. - 1. Aufl. - Bern ; Göttingen ; Toronto ; Seattle : Huber, 2002
(Verlag Hans Huber, Programmbereich Gesundheit)
ISBN 3-456-83659-7

1. Auflage 2002.

Anregungen und Zuschriften an:
Verlag Hans Huber
Lektorat Medizin/Gesundheit
Länggass-Strasse 76
CH-3000 Bern 9
Tel: 0041 (0)31 300 45 00
Fax: 0041 (0)31 300 45 93
E-Mail: verlag@hanshuber.com

Lektorat: Dr. Klaus Reinhardt
Herstellung: Daniel Berger
Satz und Layout: Jörg Haßmann
Umschlagillustration: pinx-design, Wiesbaden
Druck und buchbinderische Verarbeitung: AZ Druck und Datentechnik GmbH, Kempten
Printed in Germany

Inhaltsverzeichnis

Geleitwort **9**

Vorwort **11**

1 Einführung **15**

1.1 Problemstellung 15
1.2 Zielsetzung 27
1.3 Vorgehensweise 35

2 Systemkonzept zum Balanced Hospital Management **41**

2.1 Das Balanced Management im Spannungsfeld multipler Referenzpunkte 41
2.2 Operationalisierung des Krankenhausmanagements durch die Logik der Systemwirtschaftlichkeit 52
2.3 Fundamentalprinzip effizienter und effektiver Versorgung 55
2.4 Schaffung und Aufrechterhaltung von Wettbewerbsvorteilen in dynamischen Umwelten 63
2.4.1 Wettbewerbsbedingungen von Krankenhäusern 63
2.4.2 Grundlage und Bezugsobjekt von Wettbewerbsvorteilen 65
2.4.3 Wettbewerbsvorteile von Krankenhäusern 68
2.4.4 Synthese von strategischer und operativer Exzellenz als Anforderung an Wettbewerbsfähigkeit in dynamischen Umwelten 73
2.5 Wettbewerbsvorteile durch ein mehrdimensionales Innovationsmanagement 80
2.5.1 Mehrdimensionalität von Krankenhausinnovationen 81
2.5.2 Veränderungsgrad von Innovationen 84
2.5.3 Besonderheiten eines Innovationsmanagements in Krankenhäusern 89
2.5.4 Entstehung von Innovationen 90
2.5.5 Promotoren und Hemmfaktoren im Innovationsprozeß 91
2.5.6 Zeitinduzierte Wettbewerbsvorteile 94

3 Dynamische Analyse interner und externer Erfolgspotentiale **97**

3.1 Das Modell der Erfolgspotentialanalyse 99
3.2 Analyse systemexterner Kräftefelder 104
3.2.1 Politisch-rechtliches Aktions- und Kräftefeld 104
3.2.2 Das gesundheitspolitische Kräftefeld im engeren Sinne 108

3.2.3 Markt- und Wettbewerbskonstellation von Krankenhäusern 113
3.2.3.1 Aktuelle Entwicklungen und Prognosen 113
3.2.3.2 Besonderheiten und Trends des Gesundheitsmarktes 115
3.2.3.3 Branchendynamik und Konkurrenzsituation 120
3.2.3.4 Bezugsrahmen zur Konkurrenzanalyse in dynamischen Umwelten 126
3.2.3.5 Strategische Gruppen als branchenspezifische Mikroinstitutionen 127
3.2.3.6 Absatzmarktkonstellation des Krankenhauses 133
3.2.3.6.1 Der Patient als Primärkunde 133
3.2.3.6.2 Krankenkassen als Sekundärkunden 139
3.2.3.7 Analyse der Beschaffungsmarktkonstellation 141
3.2.3.8 Analyse des medizinischen und technischen Umfelds 142
3.2.3.8.1 Besonderheiten des medizinischen Fortschritts 142
3.2.3.8.2 Innovative Technologien revolutionieren die Gesundheitsversorgung 146
3.2.3.8.3 Auswirkungen des Internet auf die Gesundheitsversorgung 148
3.2.3.8.4 Medizinische Trends des 21. Jahrhunderts 151
3.3 Analyse systeminterner Einflußgrößen 151
3.3.1 Der Resource Based View als analyseleitender Bezugsrahmen 153
3.3.2 Konstitutionelle und strukturelle Veränderungen 157
3.3.3 Personalwirtschaftliche Aspekte 161
3.3.4 Medizinisch-technologische Beschaffenheit der Ausstattung des Krankenhauses 162
3.3.5 Systeminput des Krankenhauses 163
3.3.6 Dienstleistungsimmanenter Systemoutput als Gestaltungsparameter 164

4 Operative Exzellenz von Krankenhäusern 167

4.1 Vom Lean Management zum Balanced Hospital Management (BHM) 167
4.2 Gestaltungsprinzipien der operativen Exzellenz 169
4.2.1 Lean Management als Basisanforderung der operativen Exzellenz 169
4.2.2 Realisierung von methodischen und Attitüden-Prinzipien (prozessuale Prinzipen) 172
4.2.2.1 Methodische Prinzipien 172
4.2.2.1.1 Prinzip der Ganzheitlichkeit 172
4.2.2.1.2 Prinzip der Prozeßorientierung 175
4.2.2.2 Attitüden Prinzipien 178
4.2.2.2.1 Sachorientierung vor Wertorientierung 178
4.2.2.2.2 Umsetzungsorientierung 178

4.2.2.2.3 „Mastery“ durch Perfektion im Detail 179
4.2.2.2.4 Vermeidung von Verschwendung 180
4.2.2.2.5 Patientenorientierung und Convenience 185
4.2.3 Inhaltliche Gestaltungsprinzipien des Lean Managements 190
4.2.3.1 Gestaltung der erweiterten Versorgungskette von Krankenhäusern 190
4.2.3.2 Reduktion der Organisationskomplexität in Krankenhäusern 194
4.2.3.3 Perspektivenwechsel vom Sach- zum Humanvermögen 200
4.2.3.4 Gestaltung der erweiterten Versorgungskette als ein lernendes System 206
4.2.3.5 Integrierte Betrachtung der Potential-, Prozeß- und Ergebnisebene 210
4.3 Systemwirtschaftlichkeitsbetrachtung von Krankenhäusern 213
4.3.1 „Aktivitäten“ als Optimierungsparameter der Systemwirtschaftlichkeit 213
4.3.2 Grundzüge der Aktivitätennetzwerk-Analyse (ANA) 214
4.3.3 Prozeßorientierte Optimierung von Krankenhausaktivitäten 220
4.4 Das Agilitätskonzept als Erweiterung des Lean Managements unter dynamischen Wettbewerbsbedingungen 223
4.4.1 Dynamisierung des Wettbewerbsumfelds im Gesundheitssektor 223
4.4.2 Strategische und operative Agilität als Antwort auf Diskontinuitäten 227
4.4.3 Bezugsrahmen zur Management-Agilität im Gesundheitssektor 232
4.5 Strategische Standardisierung 239
4.5.1 Best Practices und Routinen als strategische Optionen 239
4.5.2 Die „Focused Health Care Factory“ als Basis der Strategischen Standardisierung 247

5 Strategische Exzellenz von Krankenhäusern 253

5.1 Integratives Portfolio-Management in Krankenhäusern 254
5.1.1 Markt-Portfolios als Instrument der strategischen Geschäftsfeldplanung von Krankenhäusern 256
5.1.1.1 Die BCG-Matrix und ihre Anwendung im Gesundheitsbereich 257
5.1.1.2 Kritische Würdigung des Leistungsvermögens der „konventionellen“ Instrumente zur strategischen Geschäftsfeldplanung 259
5.1.1.3 Modifizierte BCG-Matrix für den Gesundheitsbereich 262
5.1.1.4 Multiattributive Marktportfolios („Business Screens“) 266

5.1.2 Das Medizin-Portfolio als Basis der strategischen Neuausrichtung von Krankenhäusern 268
5.1.2.1 Vorbemerkungen 268
5.1.2.1.1 Perspektive des Medizinmanagements 270
5.1.2.1.2 Erosion der medizinischen Substanz 273
5.1.2.1.3 Überlebenssicherung durch eine medizinische Pionier-Position 274
5.1.2.1.4 Einordnung des Medizinmanagements in das BHM-Modell 276
5.1.2.2 Darstellung des Medizin-Portfolio (MPF) 277
5.1.2.2.1 Aufbau eines Medizin-Portfolios (MPF) 278
5.1.2.2.2 Ablauf der Medizin-Portfolio-Analyse 281
5.1.2.2.3 Indikatoren der medizinischen Planung 283
5.1.2.2.4 Ableitung einer zielführenden Medizin-Strategie 295
5.1.3 Steuerung von Krankenhäusern über multiple Portfolios 298
5.2 Innovatives Servicemanagement 301
5.2.1 Die Wertinnovation als Wachstumsoption für Krankenhäuser 302
5.2.2 Möglichkeiten gradueller Serviceinnovationen 304
5.3 Versorgungsketten und –architekturen als Wachstumsoptionen 311
5.3.1 Supply Chain Management als neues Paradigma für Krankenhäuser 311
5.3.1.1 Konzeptionelle Grundlagen eines Supply Chain Managements 315
5.3.1.2 Agile Versorgungsketten 316
5.3.2 Business Migration in der Gesundheitsbranche 318
5.3.2.1 Perspektivenwechsel zum Wertschichtenwettbewerb 319
5.3.2.2 Neues Verständnis der Versorgungsarchitektur von Krankenhäusern 321
5.3.2.3 Up-market- versus Down-market-Migration 323

6 Abschließende Bemerkungen 325

6.1 Zusammenfassung 325
6.2 Ausblick 329

Literaturverzeichnis 337

Abkürzungsverzeichnis 405

Index 409

Geleitwort

Das gesamte Gesundheitswesen steht vor gravierenden Veränderungen, die für alle Akteure gleichsam Chancen und Risiken repräsentieren. Technisch-medizinischer Fortschritt, mündige Patienten, Kostenexplosion in der Versorgung, Vitalität im Alter, Zweiklassenmedizin, Marktliberalisierung sowie die Überalterung weiter Teile der Bevölkerung in den meisten Industriestaaten implizieren als Megatrends im Gesundheitswesen eine Neuordnung der industrieökonomischen Rahmenbedingungen und Wettbewerbsspielregeln. Vormals getrennte Wertschöpfungssegmente weisen Überlappungen auf, ergänzen sich komplementär oder treten in Konkurrenz zueinander. Das Ergebnis sind konvergierende Gesundheitsinstitutionen im Kontext einer unter Kosten-, Leistungs- und Innovationsdruck stehenden Branche, deren Akteure sich teilweise völlig neuen Marktanforderungen stellen müssen. Zur dauerhaften Sicherung ihrer nationalen und zunehmend auch internationalen Wettbewerbsfähigkeit müssen die Betroffenen nach innovativen Wegen der strategischen und operativen Krankenhausführung suchen, weil das Streben nach Perfektion im Tagesgeschäft häufig einem inkrementalen Aktionismus gleichkommt. Umgekehrt scheitern oftmals oberflächliche Krankenhausvisionen an der Realität des Faktischen, wenn deren Umsetzung an Ressourcenengpäßen, Fähigkeitendefiziten oder allgemein an unterschätzen psychologischen Barrieren scheitert. Die Notwendigkeit einer ausgewogenen und pragmatischen Krankenhausführung läßt sich der Logik der Balanced Scorecard entnehmen, die dem Management eine Verzahnung von strategischem Denken und operativer Umsetzung über ein konsistentes Indikatorensystem abfordert.

Die Verfasserin des vorliegenden Buches, Frau Andrea Braun, legt die ausgewogene Steuerung und Kontrolle multipler und bisweilen widersprüchlicher Entscheidungsparameter ihren Ausführungen als Leitidee zugrunde. Krankenhäuser repräsentieren institutionenökonomisch betrachtet Koalitionen heterogener Anspruchsgruppen mit oftmals stark divergierenden Interessen. Im Gestaltungssystem „Krankenhaus" dominiert nicht nur ein Silodenken zwischen den drei Hauptinteressengruppen Ärzten, Pflegern und kaufmännischen Personal, sondern innerhalb jeder dieser Zweckkoalitionen bestehen nicht selten erhebliche Schnittstellenkonflikte. Im Außenverhältnis des Krankenhauses agiert und reagiert dieses im Spannungsfeld vielschichtiger externer Stakeholder, wie Krankenkassen, Politikern, Patienten, niedergelassenen Ärzten, Apothekern oder Pharma-Unternehmen. Frau Braun plädiert in überzeugender Form dafür, moderne Management- und Gestaltungsprinzipien „balanciert" und „wohldosiert" in Krankenhäusern einzusetzen, um die oft beklagten Übersteuerungstendenzen in der Unternehmensführung zu verhindern. Anstatt einseitig und unreflektiert den aktuellen Managementtrends nachzueifern, sollten Krankenhäuser – dem Modularprinzip folgend – einen Pool von strategischen und operativen Managementtechniken beherrschen, um diese als Einzelmodule zu einer integrativen Problemlösung zu kombinieren. Die im Rahmen dieser Arbeit diskutierte Bandbreite an

Entscheidungsheuristiken reicht von Medizinportfolios über Lean Management, Supply Chain Management, EFQM und dem Agility Management bis hin zum Rahmenkonzept der Balanced Scorecard. Letztere bildet gleichsam die logische Verklammerung der vorgenannten Ansätze, indem sie diese als Mittel zur „Herunterbechung" strategischer Lern- und Wachstumsziele in operative Finanzziele und meßbare Ergebnisgrößen interpretiert.

Mit dem vorliegenden Buch wird eine Lücke in der Literatur zum Krankenhausmanagement geschlossen, weil in gelungener Form der aktuelle Forschungsstand des General bzw. Strategic Management auf die methodisch „unterentwickelte" Krankenhausbranche projiziert wird. Auf diese Weise entsteht eine lesenswerte Lektüre für Wissenschaftler, Praktiker und Studierende der Gesundheitsökonomie bzw. –des Krankenhausmanagements. Die vorliegende Monographie reflektiert den Status quo des Healthcare Managements und die sich darin abzeichnenden Entwicklungen. Eine Reihe normativer Handlungsempfehlungen zur Repositionierung der Institution „Krankenhaus" in Richtung eines modernen Dienstleistungsunternehmens runden das Buch ab. Anerkennung verdient in diesem Zusammenhang der Versuch, über den Tellerrand der aktuellen Diskussion zur Reformierung des Gesundheitswesens zu schauen. Anstatt sich in politischen Diskussionen für oder wider einen makroökonomischen Reformvorschlag zu verlieren, schlägt die Autorin die Brücke von „der großen Gesundheitspolitik" zur einzelwirtschaftlichen Ebene des Krankenhauses. Damit verbunden sind konkrete Hilfestellungen zur Unterstützung des vehement eingeforderten Transformationsprozesses von (vermeintlich) ineffektiven Krankenhausbehörden zu patienten- und marktorientierten „Hochleistungskrankenhäusern". Die Diktion des Buches versteht sich also eher als „Reform von unten", ohne die eine „Reform von oben" an mikroinstitutionellen Widerständen scheitert.

Prof. Dr. Jörg Schlüchtermann — im Dezember 2001

Vorwort

Bedingt durch gravierende Veränderungen in der technologischen, politisch-rechtlichen, ökonomischen und sozialen Umwelt geraten die meisten Krankenhäuser unter einen zunehmenden Kosten- und Leistungsdruck. Dieser kulminiert in verschärften Wettbewerbsbedingungen und harten Selektionsprozessen unter den Akteuren. Krankenhausführungsmodelle, die in der Vergangenheit praktikable Lösungen ermöglicht haben, versagen unter dynamischen Wettbewerbsbedingungen, weil sich komplexe Probleme zumeist nicht mit „holzschnittartigen" Managementmethoden angehen lassen. Übersteuerungstendenzen und sogenannte Herdeneffekte sind die Folge einer unreflektierten Applikation generischer Managementtools auf spezifische Problemfelder. Dies gilt um so mehr für die bislang stark regulierte Krankenhausbranche und die dort lokalisierten Institutionen. Während in hochkompetitiven Branchen die einzelnen Anbieter für den Wettbewerb gerüstet sind bzw. über eine ausreichende Erfahrung im Umgang mit der Konkurrenz verfügen, stehen Krankenhäuser vor der Herausforderung den Strukturbrüchen im Gesundheitswesen mit innovativen Managementkonzepten – jenseits der üblichen „Kochrezepte" der einschlägigen Beratungsunternehmen und Strategiegurus – zu begegnen. Von besonderer Bedeutung ist in diesem Zusammenhang die explizite Berücksichtigung der Spezifika einer zunehmend konvergierenden Gesundheitsbranche und ihrer Erfolgsfaktoren. Als Folge der Liberalisierung des Gesundheitswesens und der einschneidenden soziodemographischen Veränderungen ergeben sich zwar auf der einen Seite für alle Akteure neue Freiheitsgrade der Marktbearbeitung, doch geht damit auf der anderen Seite vermutlich eine erhebliche Wettbewerbsverschärfung einher. Insbesondere für die etablierten Versorgungskrankenhäuser bringt eine derartige Entwicklung zu mehr „Markt und Wettbewerb" beträchtliche Risiken in Form schwer kalkulierbarer Verhaltensmuster aller relevanten Stakeholder mit sich. Insbesondere von staatlicher Seite sind gravierende Maßnahmen zu erwarten, um der prognostizierten Kostenexplosion Einhalt zu gebieten. Der Kosten- und Leistungsdruck erhält zusätzlichen Vorschub durch die Krankenkassen, die ein fundamentales Interesse an einer Steigerung der Effektivität, Effizienz und Qualität von Krankenhausdienstleistungen durch Einführung innovativer Geschäftsmodelle zeigen. Mit dem Trend zur systematischen Ausdünnung der vergütungsfähigen Leistungen durch die Krankenkassen wird zusätzlicher Druck von „kritischen" Patienten auf die Leistungserbringer ausgeübt. Diese müssen nunmehr einen immer größeren Teil der medizinischen Leistungen „aus eigener Tasche" finanzieren und beginnen sich deshalb in Interessenvereinigungen zu organisieren, um das kuratorische Wertäquivalent für die geleisteten Zahlungen konsequent einzufordern bzw. einzuklagen.

Kurzum: Krankenhäuser können unter diesen Bedingungen nur dann erfolgreich existieren, wenn sie nicht über eine Reihe von Inkrementallösungen die Krisensymptome zu kaschieren versuchen bzw. auf ein einseitiges Cost Cutting setzen. Gefragt sind vielmehr ausgewogene, aber dennoch effektive Führungsmodelle zur Steigerung der operativen und strategische Exzellenz. Während momentan die meisten Krankenhäuser den Kostendruck durch einen konsequenten Sparkurs abzumildern versuchen, mangelt es Krankenhäusern an einer konsistenten strategischen Positionierung und damit korrespondierenden Managementmodellen. Zu konstatieren ist leider oftmals trotz aller Anstrengungen eine Leadership-Krise, die sich in einem Mangel an strategischem Denken und Handeln manifestiert. Bis auf wenige Ausnahmen ähneln Krankenhäuser tayloristisch organisierten Verwaltungsbetrieben, denen aufgrund evidenter Trägheitsmomente und funktionaler Barrieren der Weg zu modernen Dienstleistungsunternehmen versperrt bleibt.

Das vorliegende Buch kann als Plädoyer für eine Synthese aus strategischer und operativer Exzellenz verstanden werden. Strategische Konzepte ohne Augenmaß und Bodenhaftung erweisen sich dabei als ebenso unbrauchbar wie ein operativer Inkrementalismus. Zahlreiche Untersuchungen im Bereich der strategischen Unternehmensführung belegen, daß moderne Hochleistungsorganisationen multifokal im Sinne eines permanenten Ausgleichs zwischen teilweise konfligierenden Zielen handeln. Das Streben nach Balance zwischen fundamentaler strategischer Veränderung und operativer Perfektion im Tagesgeschäft erfordert in dynamischen Umwelten eine Abkehr von monofokalen Leitbildern, weil diese zwangsläufig Schieflagen provozieren. Dagegen ebnet das hier entwickelte Konzept zum Balanced Hospital Management den Weg für eine erfolgreiche Krankenhausführung im Fadenkreuz diametraler Anforderungen, wie z.B. Stabilität versus Veränderung, Kostendruck versus Qualitätssicherung, Generalistentum versus Spezialistentum. Auch wenn kein Zehn-Punkte-Plan zum Hochleistungskrankenhaus entwickelt wird, so werden doch Heuristiken, Managementtechniken und Best Practices diskutiert wie sich Gesundheitseinrichtungen im teilweise aufkeimenden Hyperwettbewerb dauerhaft durch nachhaltiges Wirtschaften behaupten können.

Ganz wesentlich zum Gelingen dieses Buches beigetragen haben neben Herrn Professor Dr. Werner Pfeiffer (Universität Erlangen-Nürnberg), von dem der eigentliche Anstoß für die Anfertigung dieses Buches ausging, mein akademischer Lehrer Herr Professor Dr. Jörg Schlüchtermann sowie Herr Professor Dr. Peter Oberender (beide Universität Bayreuth), deren wissenschaftliche Impulse und große Unterstützung unverzichtbar waren. Besonderer Dank gilt Herrn Professor Dr. Heymo Böhler (Universität Bayreuth) für die bereitwillige Übernahme des Prüfungsvorsitzes. Ganz herzlich bedanken möchte ich mich auch bei meinen Kollegen der Fachhochschule Osnabrück, insbesondere bei Herrn Professor Dr. Manfred Haubrock, für die Nachsicht, Geduld und Unterstützung während der Übergangszeit als Vertreterin meiner jetzigen Professur für Krankenhausmanagement. Ferner verdienen Frau Dipl-Kffr. Elisabeth Blömer und Herr Dipl.-Kfm. Marc Prill meine ganz besondere Anerkennung für die inhaltliche und stilistische Durchsicht. Dies gilt ebenso für Herrn Dipl.-Kfm. Stefan Völkl, der an der graphischen Gestaltung wesentlich beteiligt war.

Mein ganz besonderer Dank gilt Herrn Dipl.-Kfm., MA., Jörg Hassmann, der durch seinen großen persönlichen Einsatz bei der Gestaltung und Durchsicht des Manuskriptes sowie durch seine menschliche Unterstützung wesentlich zum Gelingen dieses Buches beigetragen hat.

Nur unzureichend läßt sich mit wenigen Worten beschreiben, welchen Anteil meine Eltern und mein Freund am Gelingen dieses Projektes hatten: Für eine sorgenfreie und glückliche Zeit sowie der Chance auf Bildung gebührt meinen Eltern mein herzlicher Dank. Last but not least danke ich vor allem meinem Freund Professor Dr. Christoph Rasche (Universität Potsdam), von dem ich ganz wesentliche Unterstützung erhalten habe. Er hat mich trotz der erfahrenen emotionalen Wärme schonungslos zur Anfertigung dieses Buches „angetrieben“ und entscheidende Impulse für eine Neuorientierung im strategischen Management geliefert.

Prof. Dr. Andrea Braun im Dezember 2001

"Efficiency versus adaptability represents a delicate balance between managing for the present and managing for the future. The balance achieved between these two, often competing, demands will be influenced by a number of factors. The changing nature of the health care industry will certainly influence the balance sought and achieved but internal factors will influence choices as well. Some of these internal factors will relate to specific operational and logistical expertise whereas others will relate to the ‚character' or culture of the organization itself." (*Ginter/Swayne/Duncan*)[1]

1 Einführung

1.1 Problemstellung

"Survival of the fittest."[2] - Dieses Überlebensprinzip charakterisiert den Existenzkampf der Krankenhäuser im zunehmend marktwirtschaftlich geprägten Gesundheitswesen. Wie nie zuvor sind Einrichtungen des Gesundheitswesens durch vielschichtige Veränderungen, tiefgreifende Umwälzungen und krisenhafte Umbrüche geprägt. Überleben wird nur, wer so rechtzeitig den Wandel erkennt, daß er die realisierte Zeitspanne für erforderliche Anpassungen nutzen kann. Wandel kann nicht mehr als Ausnahmesituation, sondern muß als Normalfall im Managementalltag von Krankenhäusern begriffen werden. Mißerfolge in der Entscheidungsfindung dürfen nicht dadurch vorprogrammiert sein, weil Problemlösungsheuristiken angewendet werden, die in der Vergangenheit funktioniert haben, aber den heutigen Problemsituationen nicht mehr angemessen sind.[3]

Abbildung 1 veranschaulicht in plakativer Form die Kerntrends in der allein schon aus demographischen Gründen schnell wachsenden Gesundheitsbranche. Als Implikation dieses Modells ergibt sich die Forderung nach einem in sich konsistenten und ausgewogenen Managementmodell, das die Gesundheitsinstitutionen bei der Bewältigung der vielschichtigen und bisweilen konfligierenden Herausforderungen unterstützt. Management in dynamischen Umwelten bedeutet aus Sicht der Betroffenen auch immer ein Trade-off-Management im Sinne eines permanenten Zwangs zur Harmonisierung multipler Widersprüche.[4] Aus dem in

1 Ginter/Swayne/Duncan (1998), S. 113.

2 Diese auf Darwin zurückgehende Feststellung ist mit „Überleben des Passendsten" zu übersetzen und nicht wie oft fälschlicherweise geschehen mit „Überleben des Stärksten". Im Sinne des „Survival of the fittest" geht es also um „Evolution", ständige Anpassung an Veränderungen zur langfristigen Existenzsicherung.

3 Vgl. Hamel/Prahalad (1995), S. 57 ff.

4 Vgl. grundlegend Rasche (2000c) und (2001).

Abbildung 1 entworfenen Umweltszenario des Healthcare-Sektors leitet sich auf mikroinstitutioneller Ebene die Forderung nach „Hochleistungsorganisationen" ab,[5] um nachhaltige Wettbewerbsvorteile aufbauen und verteidigen zu können. Zwar lassen sich die unten skizzierten Kerntrends im Healthcare-Sektor nur in stark stilisierter Form wiedergeben, doch kommt ihnen eine strategisch vorsteuernde Rolle für die Entwicklungsrichtungen der Gesundheitsbranche zu.

Abbildung 1: Kerntrends im Healthcare-Sektor

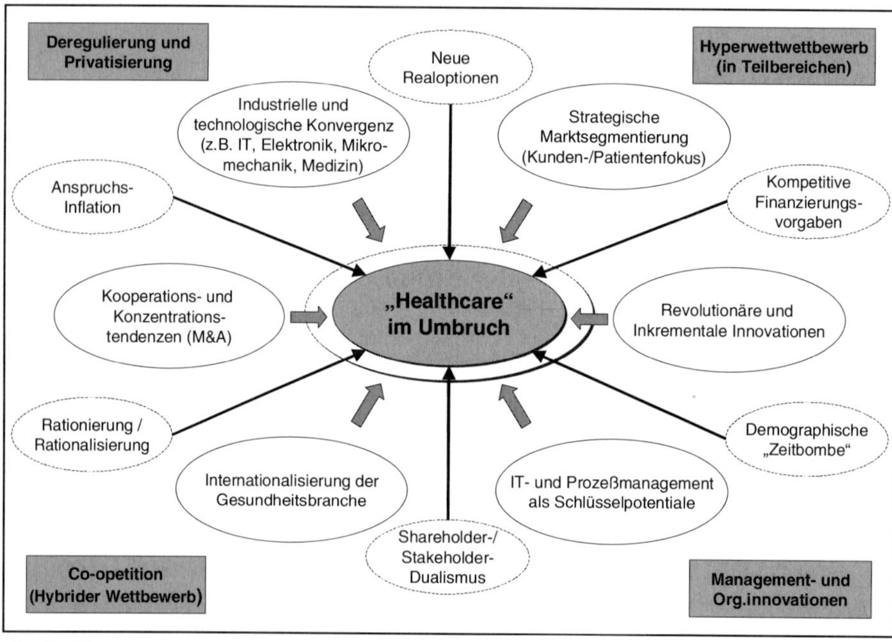

Quelle: Eigene Darstellung

Deregulierung und Privatisierung sind oftmals die Ursache für die zumeist räumlich und/oder zeitlich begrenzte Ausbreitung des Hyperwettbewerbs in seinen unterschiedlichen Ausprägungsformen. Das von *Böhler/Rasche* entworfene Konzept des pluralistischen Wettbewerbs läßt allerdings ausreichend Raum für multiple Interaktionsformen im Spannungsfeld von Kooperation und Wettbewerb.[6] Das Oxymoron des Co-opetition beschreibt dieses Phänomen eines hybriden

[5] Vgl. zum Themenfeld der „Hochleistungsorganisation" Friedrich/Rasche/Stahl (2001) und Friedrich/Hinterhuber/Rasche (2001).

[6] Vgl. Böhler/Rasche (2000).

Wettbewerbs.[7] Die Implementierung von Managementinnovationen und organisatorischen Innovationen begünstigt häufig zudem die Entstehung von Strukturbrüchen im Gesundheitswesen. Eine Veränderung der Wettbewerbsspielregeln ist fast immer auch eine Funktion der Diffusion und Adoption neuer Management- und Organisationsprinzipien, die „Methodenpionieren" zumindest temporäre Wettbewerbsvorteile verschaffen.[8]

Die diagnostizierte Neuordnung des Wettbewerbsumfelds im Gesundheitssektor läßt sich nur auf „multiparadigmatischem" Wege erklären, weil eine Vielzahl häufig vernetzter Einflußgrößen für den Umbruch im Healthcare-Sektor verantwortlich zeichnet. Vor allen anderen Einflußgrößen sei auf den medizinischen und technologischen Fortschritt verwiesen, der eine Konvergenz vormals isolierter Forschungs- und Fachgebiete begünstigt. Die Symbiose isolierter Kompetenzfelder wiederum kann zu inkrementalen und revolutionären Innovationen führen, weil entweder komplementäres Wissen auf bisher ungelöste Fragen projiziert wird oder durch die Interaktion heterogener Erfolgspotentiale innovative Forschungsfragen aufgeworfen werden.[9]

Auf politisch-soziologischer Ebene zwingt die demographische „Zeitbombe" in den meisten Industrienationen zur Einleitung harter Effizienz- und Effektivitätsmaßnahmen, um der Kostenexplosion Einhalt zu gebieten. In diesem Zusammenhang sehen sich die meisten Gesundheitseinrichtungen einem Shareholder-/Stakeholder-Dualismus ausgesetzt, weil die Dienstleistung „Volksgesundheit" zu einem wohlfahrtsökonomischen Politikum außerhalb des rein betriebswirtschaftlichen Kalküls wird. Der staatliche Versorgungsauftrag impliziert die Interessenverfolgung diverser Anspruchsgruppen, so daß die Anteilseigner einer Gesundheitseinrichtung häufig Sekundärcharakter haben.[10]

Im Zuge der diskutierten Marktliberalisierung gewinnt eine marktorientierte Unternehmensführung stark an Bedeutung, weil sich neue Freiheitsgrade in der Marktdefinition und Marktbearbeitung ergeben. Damit verbunden ist allerdings häufig eine Anspruchsinflation der Patienten und Krankenkassen, die höchsten Service bei niedrigsten Preisen erwarten. Das Konzept der Marktsegmentierung

---

[7] RASCHE versteht hierunter die unterschiedlichen und im permanenten Fluß befindlichen Zwischenformen zwischen Kooperation und Hyperwettbewerb, die das Wirtschaftsleben in dynamischen Umwelten kennzeichnen. Vgl. Rasche (2000a).

[8] Zu den Trends und Entwicklungen im Gesundheitswesen vgl. insbesondere die Spezialausgabe des California Management Review (2000), Jg. 43, Fall, Nr. 1: *Special Issue on Healthcare.*

[9] Vgl. ergänzend Henderson/Clark (1990).

[10] Die Differenzierung nach Shareholdern und Stakeholdern fällt im Gesundheitswesen aufgrund der oftmals in der öffentlichen Hand liegenden Kapital- und Verfügungsrechte besonders schwer, da die Träger gemeinnütziger Gesundheitseinrichtungen in Personalunion Shareholder und Stakeholder sind. Finanzmittelüberschüsse dürfen demzufolge gemäß der Satzungszwecke nicht an die Anteilseigner ausgeschüttet werden, sondern müssen zweckgebunden reinvestiert werden.

kann in diesem Kontext entscheidend dazu beitragen, komparative Konkurrenzvorteile durch eine höhere Kundenorientierung aufzubauen. Voraussetzung hierfür ist im Sinne des Segmenting-Targeting-Positioning-Ansatzes, daß sich Märkte sinnvoll abgrenzen, beschreiben, bearbeiten, ausschöpfen und aktiv in ihrer Evolution durch gezielte Marketingstrategien beeinflussen lassen.

Die alleinige Bearbeitung bestehender Märkte führt langfristig oftmals in eine strategische Sackgasse, sofern nicht parallel zu den Kernmärkten ein Realoptionen-Portfolio aufgebaut und gesteuert wird. Im Gegensatz zu einer irreversiblen Investition handelt es sich bei einer Realoption um das Recht, unter vordefinierten Bedingungen eine unternehmerische Handlung (z.B. Großinvestition) durchführen zu dürfen, ohne daß eine Pflicht zur Ausübung der Option besteht.[11] Derartige Realoptionen im Gesundheitswesen bestehen z.B. in optional aufstockbaren Beteiligungen oder Kooperationsmodellen, die sich gegebenenfalls komplett internalisieren lassen.[12]

Deregulierung, bahnbrechende wissenschaftliche Entdeckungen und die strategische Bedeutung der Informationstechnologie führen zusammen mit einem sich deutlich verändernden Konsumentenverhalten[13] zu einer zunehmenden Dynamik des Wettbewerbs innerhalb der Gesundheitsbranche[14] und verwischen somit die Grenzen einer Vielzahl von Industrien und Bereichen. So konkurrieren Krankenhäuser nicht mehr nur untereinander, sondern sie treten vermehrt in einen Wettbewerb mit Anbietern aus anderen Bereichen, die danach streben, Teile der Versorgungskette, die bisher von Krankenhäusern geleistet wurden, zu übernehmen. Der Wettbewerb verändert sich zunehmend von einem Wettbewerb zwischen Krankenhäusern zu einem Wettbewerb zwischen Krankenhäusern und ambulanten Anbietern, Reha-Einrichtungen, Pharma-, Kosmetik- oder Industrieunternehmen.[15] Die Verschmelzung vormals disjunkter Branchen und strategischer Gruppen wird unter dem Schlagwort der *industriellen Konvergenz* subsumiert. Diese ist vor allem Ausdruck des innovatorischen Fortschritts auf dem Gebiet digitaler Informations-

---

11 Zum Realoptionen-Ansatz vgl. insbesondere Amram/Kulatilaka (1999); Luehrman (1998); McGrath (1997) und Trigeorgis (1996).

12 Eine fiktive Realoption könnte im Krankenhausbereich darin bestehen, daß sich Investoren unter Berücksichtigung der soziodemographischen Entwicklungen präventiv an Gesundheits- und Pflegeeinrichtungen in ehemaligen Ostblockstaaten beteiligen, um zukünftige Wachstumsfelder und absolute Kostenvorteile zu erschließen. Zu denken ist in diesem Zusammenhang auch an Kooperationen mit ausländischen Gesundheitsrichtungen unter der Ägide eines nationalen Geschäftssysteminnovators.

13 Vgl. ausführlich zu den Veränderungen der externen Bedingungen für Gesundheitseinrichtungen Ginter/Swayne/Duncan (1998), S. 39-75; Lumsdon (1993).

14 Vgl. zur Dynamik der Gesundheitsbranche ArthurAndersen (2000); PricewaterhouseCoopers (2000); Oberender/Hacker (1999); Taylor (1998), S. 64; Ginter/Swayne/Duncan (1998), S. 39 ff.; Oberender (1997); Adam (1996b); von Eiff (1995), S. 59 ff.; Oberender/Hebborn (1994).

15 Vgl. Heuskel (1999); Pauls (1998); o.V. (1999a); Slywotzky/Morrison (1997) und Slywotzky (1995).

und Kommunikationstechnologien, die gleichsam Plattformcharakter für eine Vielzahl industrieller Sektoren besitzen.[16] Der Gesetzgeber versucht schließlich über seine Finanzierungsvorgaben, verstärkt kompetitive Elemente zu integrieren, um über eine Wettbewerbsintensivierung Kostensenkungspotentiale zu erschließen.[17]

Die allenthalben diagnostizierte Zunahme der Wettbewerbsintensität im Gesundheitswesen wird bisweilen unter Bezugnahme auf das von *D'Aveni* diskutierte Modell zum Hyperwettbewerb erklärt. Dieser hat in vielen Industrien seine Ursache in Deregulierungs- und Liberalisierungstendenzen, die verstärkt auch den Gesundheitssektor erfassen werden.[18] Zwar ist für die nähere Zukunft nicht zu erwarten, daß der gesamte Gesundheitssektor nach neuseeländischem Vorbild abrupt dereguliert wird, doch geht diese wirtschaftspolitische Entscheidung in Europa etappen- und segmentweise vonstatten. Während die etablierten Gesundheitsinstitutionen in einem „Mehr“ an marktwirtschaftlicher Freiheit eine Bedrohung für die akkumulierten Erfolgspotentiale in Form zunehmend obsoleter Prozesse, Strukturen und Kompetenzen sehen, erkennen aggressive Neueinsteiger und Pionierunternehmen (z.B. private Krankenhausketten, Facility-Services) in derartigen Entwicklungen eine Chance, um von der Neuordnung der industriellen Landkarte zu profitieren. Wie schon in anderen Branchen (z.B. Energie, Transport, Telekommunikation) beobachtet werden konnte, werden die etablierten Anbieter mit allen legalen und auch bisweilen illegalen Mitteln versuchen, ihre angestammten Erbhöfe und Ressourcenbastionen zu verteidigen, um den letztlich unaufhaltsamen Prozeß der Marktderegulierung zu verschleppen.

Allerdings läßt sich dieses „Spiel auf Zeit“ in der Regel nur als temporäre Verzögerungstaktik praktizieren, die niemals alleinige Strategie sein kann. Destruktion und Behinderung von Neueinsteigern können somit nur als strategische Provisorien dienen, die nicht von der Pflicht entbinden, nach kreativen Lösungen der Marktanpassung und Marktgestaltung zu suchen. Die Suche nach intelligenten Wettbewerbsvorteilen in einem dynamischen Szenario der industriellen Neuordnung als Folge einer Substitution ordnungspolitischer durch marktwirtschaftliche Gestaltungsprinzipien bildet oftmals die Basis für massive Qualitäts-, Kosten- und Zeitvorteile. Ergänzt werden muß dieses Denken im „magischen Dreieck“ um den Erfolgsfaktor „Innovation“, weil Deregulierungsmaßnahmen zumeist mit Innovationsschüben einhergehen.

Gegenstandsbereich des Buches wird es sein, die sich auf diese Weise ergebenden Opportunitäten und Risiken für etablierte Anbieter und Neueinsteiger zu

[16] Vgl. z.B. Yoffie (1997); Collis/Bane/Bradley (1997); Greenstein/Khanna (1997).

[17] Vgl. grundlegend Beckman/Katz (2000) und Robinson (2000) sowie die Ausführungen in Kapitel 2.

[18] Vgl. D'Aveni (1994).

betrachten. Erfolg werden in diesem Szenario solche Gesundheitsinstitutionen haben, die gleichermaßen über geeignete Angriffs- und Verteidigungskonzepte verfügen. Der Hauptunterschied zwischen etablierten Anbietern und Branchenneulingen besteht darin, daß erstere aufgrund evidenter Trägheitsmomente nur schrittweise von Abwehr- auf Offensivstrategien umschalten können, während letztere frei von historischen Erblasten sofort Offensivstrategien praktizieren. Zeitversetzt müssen allerdings auch diese imstande sein, effektive Abwehrstrategien zu realisieren, wenn sich die etablierten Anbieter mit dem neuen Status quo arrangiert haben und reziproke Gegenmaßnahmen einleiten.

In jedem Fall aber provozieren Deregulierungsaktivitäten Branchenstrukturbrüche, die zumeist in massiven Wettbewerbsverschärfungen münden. Diese wiederum führen zu ausgeprägten Konzentrationstendenzen, weil der verstärkte Preis- und Kostendruck zu Skalen- und Synergieeffekten entlang der gesamten Krankenhauswertschöpfung zwingt. In diesem Kontext der strukturellen Branchenkonsolidierung darf eine rapide Zunahme der M&A-Aktivitäten erwartet werden, wenn „Branchenkonsolidierer" ineffektiv bewirtschaftete Kapazitäten zusammenführen und wertsteigernd nach modernen Managementprinzipien reorganisieren.

Im Zeitalter „postmoderner" Wissensgesellschaften avanciert die Generierung, Speicherung, Manipulation und Reproduktion erfolgskritischer Informationen zu *der* entscheidenden Quelle komparativer Konkurrenzvorteile. Krankenhäuser im speziellen und Gesundheitsinstitutionen im allgemeinen sind zunehmend Teil der Entwicklung zu einer dienstleistungsorientierten Wissenswertschöpfung. Diese erzwingt von allen Akteuren die Kompetenz zur Realisierung von Skalen- und Verbundeffekten beim Wissensmanagement. Voraussetzung hierfür ist oftmals eine kritische Betriebsgröße, um neben Erfahrungskurveneffekten vor allem von der Multiplikation und dem interorganisationalen Transfer exponierter Best Practices im Krankenhauskettenverbund zu profitieren. Skaleneffekte, die auf Spezialisierungsvorteilen bei Best Practices einzelner Krankenhäuser basieren, lassen sich im Netzwerk zur Schaffung von Synergie- und Verbundeffekten nutzen. Auf diese Weise kommt es im günstigsten Fall zu einer „Supraaddition" dieser beiden elementaren Erfolgsgrößen. Die effektive und effiziente Bewirtschaftung zentraler Wissensinfrastrukturen basiert entscheidend auf der Fixkostendegression, weil sich diese nur im gewünschten Ausmaß im Fall einer interinstitutionellen Verteilung der Fixkosten auf multiple Partnerorganisationen einstellt. Der Spagat zwischen zentralem Wissenspooling einerseits und dezentraler Wissensnutzung andererseits entwickelt sich zunehmend zu einer der zentralen Managementaufgaben von Gesundheitseinrichtungen, die gleichermaßen kosten- und kundenorientiert agieren müssen. Krankenhäuser müssen zukünftig ihre Geschäftssysteme grundlegend an kompetitiven Rahmenbedingungen ausrichten.

Erschwerend kommt hinzu, daß Krankenhäuser aufgrund ihrer systemimmanenten Besonderheiten als extrem wettbewerbsanfällig gelten. 70 bis 80 Prozent der Patienten eines bedarfsgerechten Krankenhauses[19] sind aus unterschiedlichsten Gründen (Immobilität, Tradition, örtlicher/regionaler Bezug u.a.) an ein Krankenhaus gebunden. 20 bis 30 Prozent der Patienten können bzw. wollen ihr Krankenhaus wählen, etwa weil sie im überschneidenden Einzugsbereich eines Krankenhauses leben bzw. weil sie flexibler und informierter sind als die Mehrheit der Patienten.[20] Solche relativ geringen Veränderungen der Belegung von vergleichsweise wenigen Prozent an den Rändern des Einzugsgebietes oder in besonders flexiblen bzw. leistungsorientierten, weil informierten Patientengruppen sind für das Krankenhaus wirtschaftlich von zentraler Bedeutung. Dabei spielt sich der Wettbewerb überwiegend im oberen Viertel der Auslastungskurve eines Krankenhauses ab. Beispielsweise führt ein Rückgang um 5 Prozentpunkte von 85 auf 80 Prozent der Auslastung bei einem Fixkostenanteil von z.B. 70 Prozent bei einem Krankenhaus mit 60 Mio. DM Jahresumsatz und ausgeglichenem Ergebnis zu einem Verlust von 2,4 bis 2,5 Mio. DM.[21] Krankenhäuser sind somit schon bei geringer Patientenwanderung extrem wettbewerbsempfindlich. Der Wettbewerbseffekt bei Krankenhäusern war zwar schon immer vorhanden, wird aber - nachdem das Vollkostendeckungsprinzip, welches die Wirkung des Wettbewerbs aufgehoben hat, entfällt - zunehmend an existentieller Bedeutung gewinnen. Ein wesentlicher Stellhebel des Wettbewerbserfolgs wird zukünftig in einem strategisch vorsteuernden Kostenstrukturmanagement bestehen, das eine Variabilisisierung unvorteilhafter Fixkostenblöcke zum Ziel hat. Zudem ist zu analysieren, wie sich vorhandene Überkapazitäten (*Slacks*) im Falle ihrer kurz- bis mittelfristigen Nichtabbaubarkeit auf „intelligente" Weise zu Wachstums- und Diversifikationszwecken nutzen lassen (z.B. ambulante Pflegedienste, Catering Service der Kantine oder Wäschereidienstleistungen, Wellness-Angebote). Die Logik des *Modular Design* aufgreifend,[22] besteht für Gesundheitseinrichtungen zudem die Option, vorhandene Know-how- und Service-Module im Sinne der *Architectual Innovation*[23] zu neuen Problemlösungen zu kombinieren. *Schumpeter* begründet auf diese Weise seine These der „schöpferischen Zerstörung", die Innovationen auf kreative Kombinationen vorhandener Problemlösungen und Wissensbausteine zurückführt.[24]

---

[19] Als „bedarfsgerechte" Krankenhäuser werden solche Einrichtungen verstanden, die aufgrund des Krankenhausdarfsplans einen Versorgungsauftrag erhalten. Der Bedarf wird auf Basis des regionalen Patientenaufkommens ermittelt.

[20] Vgl. Münch (1997a), S. 3 f.

[21] Vgl. Münch (1997a), S. 3 ff.

[22] Vgl. z.B. Sanchez (1999).

[23] Vgl. Henderson/Clark (1999).

[24] Vgl. dazu auch Schumpeter (1964), S. 100 ff.; Schumpeter (1950), S. 134 ff.

Umgeben von einem zunehmend turbulenten und vielfach unvorhersehbaren Wandel, genügt es auch für Krankenhäuser nicht mehr wie bisher, nur „anpassungsfähig“ zu sein. Denn

> „[...] ein steuerloses Schiff im Sturm bewegt sich nur noch im Kreis. Auch ist es nicht genug, sich auf eine abwartende Haltung zu verlegen. Ein Unternehmen, das die Segel einholt und darauf wartet, daß sich die See beruhigt, wird seine Ruhe im Kielwasser der Konkurrenten finden.“[25]

Zahlreiche Krankenhäuser, darunter private Krankenhausgesellschaften wie die Rhön Kliniken, Kursamed, Sana und Asklepios, haben inzwischen gezeigt, daß für die – nach Aussagen der Krankenkassen – „Achillesferse“ des deutschen Gesundheitssystems schlechthin Service- und Qualitätssteigerungen bei gleichzeitiger Kostensenkung realisierbar sind.[26] Dabei orientierten sich die Krankenhäuser überwiegend an Vorbildern in der Industrie und forcierten vor allem Maßnahmen zur Steigerung der Effizienz. Managementmethoden wie Total Quality Management, Benchmarking oder Business Reengineering kamen verstärkt zum Einsatz.[27] Die strategische Positionierung dagegen - einst Kernstück der langfristigen Unternehmensführung - wird vielfach durch ein bisweilen aktionistisches Streben nach kurzfristigen monetären Erfolgen zurückgedrängt.[28] Um es mit den Worten von *Hamel/Prahalad* auszudrücken:

> „So schlank und gesund eine Organisation auch sein mag, sie braucht immer noch ein Gehirn.“[29]

In diesem Zusammenhang kritisiert *Porter*, daß es in vielen Unternehmen an der zukunftsweisenden Orientierung mangele und strategisches Denken durch ein kurzfristiges Gewinnstreben und ein Suchen nach kurzfristigen Einsparungs-

---

25 Hamel/Prahalad (1995), S. 75.

26 Vgl. Heuskel (1999), S. 96.; Vgl. ergänzend Porsche (2000), S. 215. Als realisierbares Rationalisierungspotential, basierend auf den bestehenden Ineffizienzen im System, wird in Deutschland eine Größenordnung von mehr als 100 Milliarden vermutet. Vgl. o.V. (1998).

27 "For the past several decades, healthcare providers have subscribed to the philospohy of providing, quality healthcare at any cost‘. But those days are now coming to an end." Allawi/Klapper/Leichtmann (1996), S. 232.

28 Vgl. Porter (1997) sowie hinsichtlich einer fehlenden strategischen Steuerung von Krankenhäusern Schlüchtermann/Sibbel/Prill (2001), S. 7.

29 Hamel/Prahalad (1995), S. 54. HAMEL/PRAHALAD argumentieren in diesem Kontext institutionenunabhängig, gleiches gilt jedoch auch für Krankenhäuser. BOLAND greift die beschriebene Logik der Integration von Kostensenkungs- und Wachstumsmanagement hinsichtlich der Steuerung von Gesundheitsorganisationen auf: "As market forces define stringent cost and performance targets for healthcare organizations, reengineering methodologies become essential survival tools to manage change and improve service. Cost reduction demands by purchasers and payers have been driving down provider reimbursement rates each year, but this is not a viable long-term strategy. [...] It does not increase revenue or create new products and opportunities for growth." Boland (1996), S. 5 u. 9.

potentialen im Rahmen einer vordergründigen operativen Exzellenz aufgegeben wird.[30] Eine einseitige operative Fixierung erweist sich geradezu als verhängnisvoll:

> "If an organization is headed in the wrong direction, the last thing it needs is to get there more efficiently."[31]

Aus diesem Grund ist eine Harmonisierung von strategischer und operativ/taktischer Führung im Rahmen eines *Balanced Managements* anzustreben.[32] Mit dem Konzept der *Balanced Scorecard*[33] wird in letzter Zeit versucht, die Trade-offs der Planungs- und Zielsysteme einer Unternehmung durch Kausalzusammenhänge abzubilden, um auf diese Weise die Integration von Strategie und Umsetzung durch Indikatorensysteme zu gewährleisten.[34]

Auch für Krankenhäuser fehlt angesichts des veränderten Wettbewerbsgefüges ein integriertes Managementmodell, daß Operation/Taktik[35] und Strategie zusammenführt, folglich Maßnahmen zur effektiven und effizienten Gestaltung des Krankenhauses parallel zu Aktivitäten der strategischen Positionierung[36] realisiert.[37] Während sich in der Vergangenheit die meisten Krankenhäuser vorzugsweise auf

---

[30] Vgl. hierzu Porter (1997).

[31] Tregoe/Zimmermann (1980), S. 19.

[32] "[...] creating and maintaining a competitive advantage demands that health care strategists achieve a delicate mixture of effectiveness and efficiency, focus attention on the short term while keeping an eye on the long term, and skillfully manipulate controllable factors while adapting to things beyond their control." Ginter/Swayne/Duncan (1998), S. 112.

[33] Vgl. zur Balanced Scorecard ausführlich Kaplan/Norton (2001); Kaplan/Norton (2000a und b); Horváth & Partner (2000); Weber/Schäfer (2000); Berens/Karlowitsch/Mertes (2000), Olve/Roy/Wetter (1999); Kaplan/Norton (1997); Schlüchtermann/Klöpfer/Braun (1998) sowie hinsichtlich der Bedeutung der BSC für Krankenhäuser Schlüchtermann/Sibbel/Prill (2001); Curtright/Stolp-Smith/Edell (2000); Hildebrandt/Lamprecht (2000) und Da-Cruz/Nagels/Thiess (1999); MacStravic (1999); Chow/Kamal/Williamson (1998); Straub (1997), S. 190 ff.

[34] Vgl. zum Einsatz von Indikatorensystemen im Krankenhaus Schlüchtermann/Sibbel/Prill (2001); Kaplan/Norton (2001), S. 133 ff. sowie allgemein Kaplan/Norton (2001) und Kaplan/Norton (1997).

[35] Mit der Begrifflichkeit der Operation wird im ökonomischen Kontext das operative Management verstanden. Operation, Taktik und Strategie beschreiben eine inhaltlich und zeitlich abweichende Steuerung des Unternehmens. Die Operation (OP) hingegen - verstanden als medizinischer Eingriff - wird im folgenden in der Fußnote gesondert gekennzeichnet.

[36] Vgl. ergänzend zur „Strategischen Positionierung von Krankenhäusern" Schlüchtermann (1998).

[37] PORTER votiert ebenfalls für eine gleichrangige Betrachtung von Strategie und Operation: „Für eine hervorragende Leistung, letztlich das Hauptziel jedes Unternehmens, sind betriebliche Effektivität und Strategie gleichermaßen wesentlich." Porter (1997), S. 43. Vgl. in diesem Zusammenhang auch das Konzept des „Integrierten Krankenhausmanagement" von Braun (1999) und (1998), das ebenfalls eine Verzahnung von strategischem und operativem Management vorsieht. Vgl. allgemein zum „Integrierten Management" Bleicher (1999); vgl. auch Eichhorn (1997).

ein unreflektiertes *Cost Cutting*[38] im Rahmen eines *Zählermanagements* konzentrierten,[39] das vielfach in einem vordergründigen Kostensenkungsaktionismus mündete,[40] fehlt in den meisten Häusern ein strategisches Management, das über die Unternehmens- und Branchengrenzen hinweg agiert.[41]

> "The strategic effectiveness of a health care organization rests on its ability to accomplish two equally important tasks: to operate efficiently in the short run and to adapt to change over the long run."[42]

Der Wettbewerb der Krankenhäuser findet zukünftig an zwei Fronten statt: (1) Wettbewerb der strategischen Exzellenz durch multiple Positionierung, durch einen Wettbewerb der medizinischen Spitzenleistungen und ein Supply Chain Management (SCM) sowie (2) Wettbewerb der operativen Exzellenz entlang multipler Differenzierungsparameter[43] (z.B. Kosten, Qualität, Zeit, Service, Flexibilität, Convenience) durch die Anwendung der Lean-Prinzipien in statischen Umwelten und die Durchführung eines Agility Managements in dynamischen Umwelten.[44]

---

38 Dabei gestaltet sich die Situation in amerikanischen Krankenhäusern nicht deutlich anders als in deutschen: "Walk into any hospital and speak to middle and senior level management – all the talk you will hear is about ‚putting out fires'[...] Whether due to reimbursement cuts or rising costs, changes in technology or developments in managed care, local competition or older plant and equipment, strategy is increasingly subordinated to operational difficulties in day-to-day business." Studin (1995) S. 12.

39 Zu nennen ist in diesem Zusammenhang die in der Unternehmenspraxis oftmals undifferenziert praktizierte Gemeinkosten-Wert-Analyse (GWA) zur systematischen Reduktion der Overheads, die in der Vergangenheit oftmals zu einer „Rasenmähermethode" verkam. Weitere Verfahren der kostenorientierten Effizienzsteigerung bestehen z.B. in der Prozeßkostenrechnung, dem Zero Base Budgeting, dem Activity Based Costing oder dem verbreiteten Outsourcing unprofitabler Wertschöpfungsaktivitäten.

40 Vgl. Ghoshal/Bartlett/Moran (1999), S. 10. HAMEL krisitisiert in diesem Zusammenhang das einseitig effizienzorientierte Vorgehen renommierter Strategieberatungsfirmen: "Consultants became masters of corporate liposuction. Their revenues were up, but fewer and fewer of their minions couls claim to be working on big strategy problems." Hamel (1998), S. 9.

41 CODDINGTON/MOORE zeigen aufgrund zahlreicher Untersuchungen der Gesundheitsindustrie wesentliche Punkte im Kontext eines Zählermanagements auf: "Downsizing can be accomplished without the loss of scale economies; it can actuelly lead to an increase in profitability; If done hastily it can have a deleterious effect on the confidence of physicians and consumers; staff reductions without layoffs are possible; successful downsizing efforts include good communication with employees and physicians; and the medical staff and board of trustees should be involved in downsizing decisions." Wrenn (1998), S. 272. Vgl. grundlegend Porter (1997). Es muß jedoch eingeräumt werden, daß die in den letzten Jahren in Deutschland bestehende Deckelung kaum Spielraum für Wachstumsstrategien ließ.

42 Ginter/Swayne/Duncan (1998), S. 112.

43 Vgl. dazu auch Eichhorn (1997), S. 84 f.

44 Nach TAYLOR bestehen drei Möglichkeiten zur Einnahme einer überlegenen Wettbewerbsposition: "(1) operational excellence, that is, providing customers with reliable products or services that are easily available at competitive prices; (2) customer intimacy, which involves getting to know customers intimately and being able to respond quickly to their individual needs; and (3) product leadership, that is, offering innovative products and services that exceed competitive offerings and enhance customer utility." Vgl. Taylor (1998a), S. 68.

Angesichts der vorherrschenden Lean-, Total Quality- und Business Reengineering-Euphorie besteht die Gefahr, daß insbesondere Fragen der strategischen Planung in den Hintergrund gedrängt werden. Dabei darf es den Krankenhäusern nicht nur um ein vordergründiges *Downsizing* gehen, sondern der Erfolg eines Hauses wird vielmehr davon abhängen, inwieweit es ihm gelingt, ein *Rightsizing* zu betreiben.[45] Deshalb ist die Lean-Philosophie, erweitert um Ansätze eines *Agility-Managements,* in eine integrierte Positionierungsstrategie und Wertketten gestaltende Gesamtstrategie des Krankenhauses zu integrieren. Während der Ansatz des Lean Managements sein höchstes Nutzenpotential in relativ stabilen Umwelten entfaltet,[46] besteht unter den hochdynamischen Bedingungen der Deregulierung die Gefahr, daß Krankenhäuser Opfer ihrer zwar schlanken, aber inflexiblen Handlungsroutinen werden. Anstatt das Erfordernis der statischen Effizienz zu übergewichten, wird von Krankenhäusern zunehmend die Steigerung der dynamischen Effizienz im Sinne einer hohen strategischen und operativen Agilität gefordert. Eine der Kernaufgaben des Krankenhausmanagements besteht deshalb auch in der Schaffung einer Balance zwischen statischer und dynamischer Effizienz, da zwischen diesen beiden Anforderungen mit Überschreitung eines „kritischen" Schwellenwerts Trade-offs entstehen.[47] Weitere Herausforderungen bestehen für Krankenhäuser in der Harmonisierung von *strategischer* und *operativer Exzellenz,* einer Integration *der Inside-out-* und *Outside-in-Perspektive*[48] sowie der Integration von *Sach- und Wertgrößen* gleichermaßen. Bei der Entwicklung eines Managementmodells für Krankenhäuser kann nicht uneingeschränkt auf die in der Industriepraxis erprobten Methoden und Entscheidungsmodelle zurückgegriffen werden, die in ihrer Funktionsweise, hinsichtlich der berücksichtigten Eingangsgrößen und in der Form ihrer Komplexitätsreduktion den Besonderheiten des Gesundheitsmarktes nicht vollends gerecht werden.

---

[45] Vgl. die Ausführungen von Boland (1996), S. 9 zu einem Rightsizing im Krankenhaus. "The objective in reducing the size of health care institutions its to get rid of excess capacity while simultaneously improving quality of operations. Many institutions seek to find the ‚right size', which provides the greatest economic advantages while enhancing the ability to serve its markets well [...]." Wrenn (1998), S. 272.

[46] Vgl. hierzu die Ausführungen zum Agilitätsprinzip als Erweiterung des Lean Management unter dynamischen Wettbewerbsbedingungen in Kapitel 4.3.

[47] Vgl. zur Notwendigkeit eines mulifokalen Managementkonzeptes, das auf eine Harmonisierung diametraler Sichtweisen und Trade-offs zwischen bisweilen unvereinbaren Unternehmenszielen abstellt Rasche (2000c).

[48] Vgl. Ginter/Swayne/Duncan (1998), S. 113.

Abbildung 2: Harmonisierung und Integration unterschiedlicher Sichtweisen

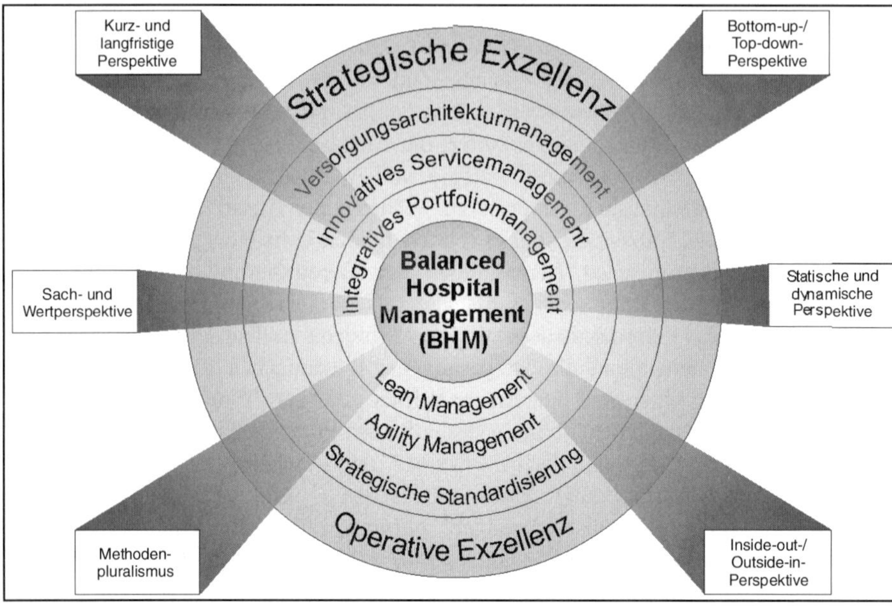

Quelle: Eigene Darstellung

Grundlage eines Balanced Hospital Managements ist ein integratives prozeßorientiertes Managementmodell, das gleichermaßen die Wert- und Sachebene sowie die unterschiedlichen Perspektiven eines Managements, wie z.B. Prozesse, Patienten und weitere Stakeholder, Finanzen, Personal, Medizin, Pflege sowie Technologie in die Krankenhausplanung einbindet. Daneben verbindet das Managementmodell die Planungshorizonte Strategie und Operation, um auf diese Weise die in zahlreichen Krankenhäusern herrschende Praxis einer einseitigen Fokussierung einzelner Managementkonzepte zu verhindern. Neuere Managementansätze wie das *European Foundation for Quality Management-Modell (EFQM)*[49] oder die *Balanced Scorecard (BSC)* basieren auf ähnlichen theoretischen Überlegungen.[50] Mit dem integrierten Managementmodell und der Systemwirtschaftlichkeit votierte *Pfeiffer* bereits in der Vergangenheit für ein Management, das die unterschiedlichen

[49] Vgl. hierzu grundlegend European Foundation for Quality Management (1999a); European Foundation for Quality Management (1999b); European Foundation for Quality Management (1998) sowie ergänzend Breinlinger-O'Reilly/Möller/Standtke (1999); Langnickel (1999); Merschbächer/Stolz/Quast (1999); Pinter (1999); Schmutte/Tasch (1999); Swertz/Möller (1999); Wagner/Meier (1999) u. Hildebrand/Gerhard (1998).

[50] Vgl. ausführlich zu den Zusammenhängen von BSC und EFQM Hildebrand/Lamprecht (2000), S. 401-406 u. Schmutte/Tasch (1999).

Planungsebenen, -felder und -horizonte sowie Zielgrößen gleichermaßen berücksichtigt.[51] *Schlüchtermann et al.* thematisieren die Mehrdimensionalität des Krankenhaus-Zielsystems (z.B. gleichermaßen sachliche und monetäre Ziele) sowie die gleichrangige Bedeutung von Strategie und Operation erstmalig im Kontext der Balanced Scorecard für Krankenhäuser.[52] Vor dem Hintergrund der beschriebenen theoretischen Überlegungen dürfte die zukünftige Handlungsmaxime einer erfolgreichen Steuerung von Krankenhäusern „vom Lean Management zum Balanced Management" lauten.

1.2 Zielsetzung

Angesichts des sich in den letzten Jahren verschärfenden Wettbewerbs für Krankenhäuser wird die Wirtschaftlichkeit als Kriterium von Leistungen, Prozessen oder allgemein unternehmerischen Entscheidungen zu einem maßgeblichen Erfolgsfaktor der Zukunftssicherung. Dieser auf Basis der bereits o.g. Leistungskriterien wie Produktivität, Kosten, Zeit, Qualität, Flexibilität, Service, Convenience oder Innovation geführte *Mehrfrontenwettbewerb*[53] stellt das Krankenhausmanagement vor die Herausforderung, gleichermaßen auf strategischer und operativer Ebene *komparative Konkurrenzvorteile (KKVs)* zu generieren.[54] Die vorgenannten Parameter zur Steigerung der Wettbewerbsfähigkeit müssen sich im Wertschöpfungssystem des Krankenhauses widerspiegeln, um im Sinne des *Resource Based View*[55] exogene Patienten-/ Kunden- und Wettbewerbsanforderungen ressourcenseitig umsetzen zu können. Die unternehmerischen Gestaltungsparameter umfassen auf der sachlichen Ebene Input, Output, Personal, Medizin/Technologie und

---

[51] Vgl. ergänzend die Ausführungen zu einem integrativen, prozeßorientierten Managementmodell Pfeiffer (1993); Schüler (1996), S. 172 ff.; Horneber (1995), S. 18 ff. Vgl. zum Ansatz der Systemwirtschaftlichkeit grundlegend Pfeiffer/Weiß/Strubl/Küßner (1999); Pfeiffer/Weiß/Strubl (1994); Strubl (1993).

[52] Vgl. Schlüchtermann/Sibbel/Prill (2001).

[53] Der Mehrfrontenwettbewerb korrespondiert mit dem Konzept des *Outmanoevring* von D'AVENI, das von Unternehmen in hyperdynamischen Umwelten die Fähigkeit erfolgreichen Positionierung entlang mehrerer vorteilschaffender Wettbewerbsdisziplinen (z.B. Kosten, Qualität, Flexibilität) abverlangt. Vgl. hierzu grundlegend D'Aveni's (1994) Monographie zum Hyperwettbewerb. RASCHE entwirft in diesem Zusammenhang das Konzept der *Multiplen Positionierung*, wonach Unternehmen auf multiplen Handlungsfeldern jeneits der fokussierenden Produkt-/Marktbetrachtung flexibel Wettbewerbsvorteile aufbauen müssen. Vgl. Rasche (2000b). Die Forderung nach einer multiplen Positionierung ruft die Notwendigkeit eines *Balanced Management* hervor, das seine Wurzeln in COOPERS *Balanced Strategy* und der damit einhergehenden Harmonisierung diametraler Sichtweisen hat. Vgl. Cooper/Kleinschmidt (1995), S. 315 f. sowie die dort aufgeführten Studien.

[54] Vgl. ausführlich zur Generierung von Wettbewerbsvorteilen in Gesundheitseinrichtungen Wrenn (1998), S. 269 ff.; Coddington/Moore (1987); Coddington/Keen/Moore/Clarke (1990). Vgl. zum Aufbau von KKVs allgemein Porter (1980) und (1985), für eine kritische Würdigung des strategischen Vorteilsdenkens in der Unternehmensführung Rasche (2000a/b).

[55] Vgl. Teece/Pisano/Shuen (1997); Hamel/Prahalad (1994); Rasche (1994).

Organisation sowie auf der zeitlichen Ebene sowohl langfristig, als auch mittelfristig bis kurzfristig orientierte Entscheidungen.

Durch die bisherige Managementpraxis in deutschen Krankenhäusern wurden vielfach Schieflagen geschaffen, die zu Teiloptima führen. Ein Gesamtoptimum ist nur über eine Balance zwischen den unterschiedlichen Planungshorizonten, Managementperspektiven und -ebenen umsetzbar. Aus dem Fundus der bekannten Managementmethoden wäre eine Reihe von Tools denkbar, die die unterschiedlichen Phasen, Ebenen und Perspektiven des balancierten Managements unterstützen. Im folgenden werden insbesondere solche gewählt, die den Besonderheiten des Managements von Krankenhäusern am ehesten Rechnung tragen und gleichermaßen die Intention eines Balanced Hospital Managements unterstützen. Daneben wird im Rahmen des vorliegenden Buches für ein innovatives Krankenhausmanagement optiert, das sich zur Generierung von Wettbewerbsvorteilen sowie zum Aufbau einer gesicherten Verhandlungsposition mit den Kostenträgern als vorteilhaft erweist. Deshalb finden verstärkt auch solche Ansätze Eingang in das vorliegende Managementmodell, die eine innovative Unternehmensführung von Krankenhäusern unterstützen.

Das in diesem Buch vorzustellende Konzept eines balancierten Krankenhausmanagements erfordert ein radikales Umdenken in der Führung und Steuerung von Krankenhäusern.[56] Nicht nur eine Innovation im Denken, sondern auch eine Innovation in den Methoden und Instrumenten, die helfen sollen, sowohl kurz- als auch langfristig die Wettbewerbssituation des Krankenhauses entscheidend zu verbessern. Da sich ein so verstandenes Krankenhausmanagement maßgeblich von der derzeitigen und zurückliegenden Krankenhauspraxis unterscheidet, ist es erforderlich, das neue Verständnis systematisch herzuleiten und seine Vorteilhaftigkeit zu begründen. Mithin sind zunächst die konzeptionellen Grundlagen offenzulegen. Zugleich versucht der im folgenden zugrunde gelegte Bezugsrahmen zum *Balanced Hospital Management (BHM)* durch den gewählten integrativen Ansatz, die derzeit anzutreffende Situation vieler isoliert nebeneinander stehender Instrumente zur Bewältigung der Probleme des Krankenhausmanagements zu überwinden. Die Vorteilhaftigkeit der integrierten Betrachtungsweise liegt darin, daß die weit verbreitete Situation überwunden wird, in der einzelne Instrumente in verschiedenen Bereichen des Krankenhauses zu Teiloptima führen, die aber unternehmensbezogen das realisierbare Gesamtoptimum des Krankenhauses nicht erreichen können.

Ziel eines Balanced Managements ist es ebenso, eine balancierte Innovationspolitik zwischen den Gegenpolen der derzeit vorherrschenden medizinischen bzw.

---

[56] "Typically, organizations experience a series of lesser changes before they recognize that fundamental change, more radical than incremental, is necessary." Boland (1996), S. 9 in seinem grundlegenden Werk „*Redesigning Healthcare Delivery*" zum Reeingineering von Gesundheitsunternehmen.

medizinisch-technischen Innovationen und den in der Vergangenheit wenig berücksichtigten organisatorischen, prozessualen und sozialen Innovationen, deren zeitlicher Horizont verstärkt im operativ/taktischen liegt, zu erreichen.[57] Auf diese Weise ist es möglich, ein breites Spektrum an Innovationstypen in zeitlicher und sachlicher Hinsicht im Krankenhaus nutzen zu können. Die Vielfältigkeit der Innovationsmöglichkeiten im Krankenhaus ist insbesondere auf den überwiegenden Dienstleistungscharakter zurückzuführen. Während im Industriebereich Produktinnovationen eine dominierende Funktion besitzen, kommt in Krankenhäusern den organisatorischen, prozessualen oder sozialen Innovationen eine Schlüsselrolle zu.

Mit dem vorzustellenden Managementmodell versucht das vorliegende Buch, einer nicht nur in der Krankenhauspraxis virulenten Problematik zwischen mangelnder Verzahnung von Strategie und Operation,[58] die angesichts des massiven Veränderungsdrucks im Rahmen der vollzogenen Deregulierung in einem kurzfristig angelegten Optimierungsstreben der Krankenhäuser deutlich zu Tage tritt, entgegenzuwirken. Eine Fokussierung von Strategie oder Operation läßt sich jedoch nicht nur in der betrieblichen Praxis beobachten, auch in der ökonomischen Forschung existierten in der Vergangenheit wiederholt einseitig geprägte Paradigmenwechsel[59] und Modetrends, wie zuletzt im Zusammenhang mit der durch *Hammer/Champy* initiierten Reengineering-Bewegung, in deren Kontext Strategiefragen kaum eine Relevanz besaßen.[60] Die Unternehmensführung des Krankenhauses wird zukünftig vor der Aufgabe stehen, in einer Art „Unternehmerspagat" die unterschiedlichen Managementperspektiven zu harmonisieren und die vorhandenen Ressourcen in einem kontinuierlichen Abstimmungsprozeß auf operative oder strategische

---

[57] Vgl. grundlegend zum Innovationsmanagement in Krankenhäusern Buchholz (1993) u. Buchholz (1982).

[58] Vgl. hierzu krankenhausspezifisch Ginter/Swayne/Duncan (1998), S. 111 ff. sowie institutionenübergreifend Hayes/Upton (1998).

[59] Vgl. zum wissenschaftlichen Paradigmenwechsel ausführlicher Kuhn (1996) und Sterman/ Wittenberg (1999).

[60] Vgl. Hammer/Champy (1993).

Maßnahmen risiko-/renditeoptimal zu verteilen und auszuschöpfen.[61] Neben der „Ausreizung“ der akkumulierten Ressourcenbasis zur Reduktion organisatorischer Überschüsse im Zuge desinvestiver und reallokativer Maßnahmen („operative Exzellenz“) bedürfen wettbewerbsorientierte Krankenhäuser zusätzlich eines prospektiven Wachstumsmanagements. Dessen Kernaufgabe besteht in der Aneignung kritischer Ressourcen auf organischem, kooperativem oder akquisitorischem Wege, um zügig strategische Lücken schließen zu können, die einem profitablen Wachstum entgegenstehen („strategische Exzellenz“).[62]

---

61 "In the present, the goal of management is to efficiently use the organizational resources allocated to them through the budgeting process. This requires that costs be carefully controlled and efforts be made to do things as efficiently as possible. From outside the health care organization, external forces such as technology, the economy, regulations, and so on emerge, requiring that the strategic manager change and adapt to different conditions. Sometimes the ability to adapt requires that managers expenditures are made in an attempt to ensure that the latest technologies are available when needed. Or payments might be made to professional lobbyists to influence legislation in ways the hospital's board of directors believes is desirable. In either case, the money must be spent from the present budget and benefits are not realized until sometime in the future. In the short run, the result is that the operation appears less efficient. This is the type of strategic decision that health care managers must make. The demands for long-term adaptability and flexibility must be carefully weighed against costs in terms of short-term efficiency." Ginter/Swayne/Duncan (1998), S. 112 f.

62 Vgl. zur Notwendigkeit einer parallelen Ausschöpfung der akkumulierten Ressourcenbasis unter Effizienzgesichtspunkten und ihrer Erweiterung und Veredelung zum Zwecke einer strategischen Wachstumsorientierung die Überlegungen von Levinthal/March (1993), S. 105 ff. LEIBENSTEIN/MAITAL; GHEMAWAT/RICART I COSTA sowie THOMAS diskutieren diese Anforderung an ein integratives Management unter dem Schlagwort der dynamischen bzw. statischen Effizienz. Vgl. Leibenstein/Maital (1994); Ghemawat/Ricart i Costa (1993) und Thomas (1998).

Abbildung 3: "Rendite = Rückflüsse durch Ressourceneinsatz"

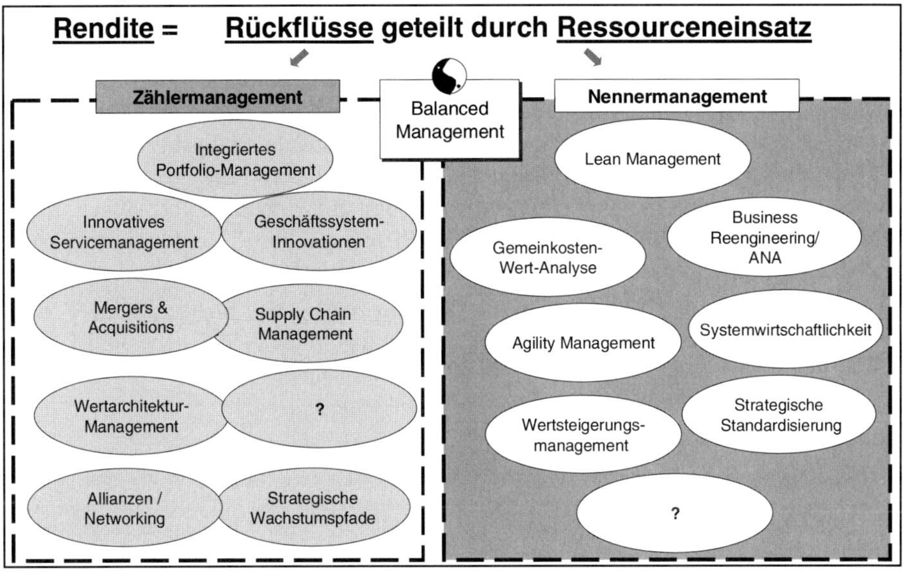

Quelle: Eigene Darstellung

Mit dem vorliegenden Managementmodell wird den neueren Forschungsansätzen zur Steuerung und Führung von Unternehmen im Sinne eines *Balanced Managements* oder *Multifokalen Managements*[63] entsprochen. Diese Konzepte beanspruchen, die Vielzahl isoliert nebeneinander existierender Managementansätze problemorientiert zu integrieren, um dem Entscheider situativ angepaßt „maßgeschneiderte" Managementlösungen anbieten zu können, die das oft

[63] Vgl. dazu ausführlicher Rasche (2000b/c).

beklagte „Paralyse-durch-Analyse"-Syndrom[64] abzumildern helfen.[65] Im Rahmen dieses Buches wird für eine Harmonisierung strategischer und operativer Handlungsfelder optiert, weil weder eine ausschließlich visionäre noch eine ausschließlich inkremental-umsetzungsorientierte Krankenhausführung der sich abzeichnenden Dynamisierung des Wettbewerbsumfelds der Krankenhäuser gerecht wird.[66] Während im ersten Fall ambitionäre Langfristziele zu Lasten kurzfristiger Finanz- und Leistungsziele (Strategic Intent, Industry Foresight) verfolgt werden, deren Anforderungen mitunter die Ressourcenausstattung deutlich übersteigen, führt die im zweiten Fall dominierende Kurzfristperspektive infolge strategischer Kurzsichtigkeit häufig zu einem operativen Aktionismus.[67]

> "Instead of being oppressed by the ‚Tyranny of the OR', highly visionary companies liberate themselves with the ‚Genius of the AND' – the ability to embrace both extremes of a number of dimensions at the same time.

---

[64] Das „Paralyse-durch-Analyse"-Syndrom steht stellvertretend für die Neigung in der strategischen Planung, die Vorteile eines koordinierten und wissenschaftlich fundierten Methodeneinsatzes dadurch zu schmälern, daß ein planungsmethodischer „Overkill" zu einer Lähmung der betrieblichen Entscheidungs- und Umsetzungsprozesse führt. Der Grund hierfür ist neben der Komplexität der Planungsinstrumente in der Vielzahl der generierten Informationen zu suchen, die bisweilen Überforderungssituationen im Management zur Folge haben, weil eine Hypertrophie irrelevanter Informationen zwangsläufig in einem evidenten Selektionsproblem mündet. Die Entscheidungs- und Umsetzungsparalyse des Managements basiert demnach nicht auf einem „Zuwenig" an Informationen, sondern an der mangelnden Fähigkeit, aus der Informationsflut die tatsächlich relevanten Informationen zu extrahieren und in entscheidungsrelevanter Form aufzubereiten. Erschwerend kommt hinzu, daß ein inflatorischer Methodeneinsatz zwar eine Menge bisweilen diffuser Informationen generiert, die aber zur tatsächlichen Problemlösung wenig beitragen. Nicht zuletzt aufgrund dieses Defizits konventioneller Planungsmethoden optieren zahlreiche Managementvertreter für eine strategische Planung der „zweiten Generation" (vgl. Andersen 2000; Ansoff/Sullivan 1993; Brouthers/Roozen 1999; Rasche 2001) oder gar für eine Abschaffung derselben aufgrund des vorgenannten Paralyse-Problems (vgl. Mintzberg 1994). In diesem Zusammenhang stellt die im weiteren Verlauf der Arbeit diskutierte Balanced Scorecard (vgl. Kaplan/Norton 2001) einen sinnvollen Versuch dar, die Vorteile der strategischen Planung mit einer pragmatischen Umsetzungsorientierung zu verbinden, um die Aufmerksamkeit des Managements auf die tatsächlich entscheidenden Stellhebel des Unternehmenserfolgs innerhalb eines kausalanalytischen Planungs- und Controllingsystems zu lenken.

[65] Vgl. für eine umfassende Kritik am Status quo der strategischen Planung und ihrer bisweilen formalistisch-technokratischen Vorgehensweise Mintzberg (1994).

[66] "Finally in this sad list is a realization that a lot of very hard-working and well-intentioned leaders in the industry have become disoriented by the endless maze and complexity of modern health care's problems and are punchy from taking so many blows. When one is continuously hammered it's easy to become myopic and no longer see what clearly needs done. A Modern Healthcare editorial put it this way: A kind of lethargy is creeping through the healthcare industry as providers, suppliers, and managed care pans attept to make sense of the economic, political, and legal bombs that rocked some of the best known names in the business. [...] But (this) need not derail an organiszation's spirit and strategy. Too much doubt can paralyze a company, stopping it from taking the kind of forceful action needed in the dynamic world of healthcare." Sherman (1999), S. 16.

[67] Vgl. zur Harmonisierung des Trade-offs zwischen kurzfristigen und langfristigen Zielen die grundlegenden Überlegungen von Abell (1999) u. Connor (1999).

> Instead of choosing between A *OR* B, they figure out a way to have both A *AND* B."[68]

Wurden im Rahmen des Krankenhausmanagements bisher oftmals populistische *Entweder-oder*-Lösungen propagiert, so sollen nachfolgend Handlungsoptionen für *Sowohl-als-auch*-Lösungen aufgezeigt werden, um zukünftig Schieflagen der Krankenhausführung zu vermeiden.[69]

Aktuelle Untersuchungen und Fallstudien bescheinigen besonders erfolgreichen Unternehmen sowohl operative Exzellenz im Tagesgeschäft als auch strategische Exzellenz bei der Formulierung und Umsetzung pragmatischer Wachstumsziele.[70] Angesichts des zukünftig stärker liberalisierten und damit kompetitiven Gesundheitsmarktes sehen sich die etablierten Anbieter deshalb mit der Anforderung konfrontiert, entgegen der herrschenden Meinung, zunächst die operative Exzellenz im Kerngeschäft zu steigern, um nachfolgend auf finanziell konsolidierter Basis eine strategische Neuausrichtung überhaupt erst in Angriff nehmen zu können.[71]

> "Health Systems, AMCs, and Payors appear poised to continue to expand and reorganize, variously contemplating physical facility changes, new services, additions to current services, and operational improvements [...]."[72]

---

68 Collins/Porras (1997), S. 41.

69 Im Rahmen einer Untersuchung von Krankenhäusern verfolgten 3 % der Krankenhausleitungen einen Ausbau der Marktanteile. 18 % der befragten Krankenhausleitungen bevorzugten eine Defensivstrategie im Sinne eines Halten von Marktanteilen, 11 % setzten auf eine Veränderung der Patientenzusammensetzung. 25 % wollten ihr Leistungsspektrum vergrößern und neue Serviceleistungen einführen. - Dagegen verfolgten nur 4 % Maßnahmen eines „Gesundschrumpfens". Jungblut/Wischmann (1996) zitiert nach Eichhorn (1997), S. 84. Durch eine derartige Steuerung begeben sich Krankenhäuser in eine gefährliche Schieflage, weil angesichts einer Vernachlässigung kostensenkender Maßnahmen die erforderliche finanziellen Ausstattung für bestehende Wachstumsambitionen fehlt.

70 Vgl. z.B. die Fallstudien zur erfolgreichen Unternehmensführung in liberalisierten Märkten Leslie/Kausman/Bard (1999), S. 42 ff.; Arnold/Auguste/Knickrehm/Roche (1998), S. 25 ff.; Burckhardt/Elhence/Rooijen (1998), S. 86 ff.; Bot/Bozon/Giradin/Neumann (1997), S. 97 ff.

71 Baghai/Coley/White sehen in einem solchen Stufenplan die Erfolgsgrundlage zur Unternehmenssteuerung. Vgl. dazu ausführlich Baghei/Coley/White (1999). "For example, Toyota has achieved a low-cost position through total quality management and the reduction of cycle time, investing the resulting profits in aggressive programs for further innovation." Fiegenbaum/Hart/Schendel (1996), S. 224 f.

72 Vgl. KPMG (1998), S. 16.

Abbildung 4: Konsolidierung und Wachstum

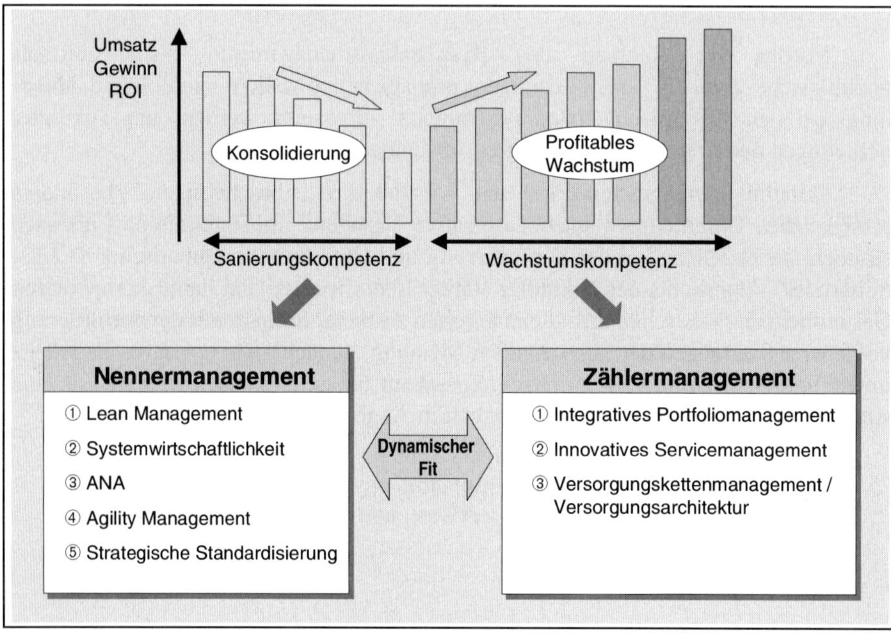

Quelle: Eigene Darstellung

Dieser *Zweistufenplan* der Restrukturierung verlangt Krankenhäusern zunächst ein unter Wertsteigerungsgesichtspunkten durchzuführendes *Sanierungsmanagement* ab, das aber lediglich die *notwendige Bedingung* („Pflichtprogramm") zur Steigerung der Wettbewerbsfähigkeit darstellt.[73] Hingegen wird die *hinreichende Bedingung* durch die weitgehend fehlerfreie Absolvierung des „Kürprogramms" im Bereich der Identifikation strategischer Opportunitäten markiert, deren Wahrnehmung wiederum eine Umschichtung der „Delta-Cash-Flows"[74] aus dem Pflicht-

[73] Vgl. hierzu weiterführend das Konsolidierungs- und Wachstumskonzept der Managementberatung McKinsey, das ausgehend von einer Sanierung des Kerngeschäfts für eine treppenförmige Expansion optiert. Vgl. Baghai/Coley/White/Conn/McLean (1996) und ergänzend Beinhocker (1999). Wrenn kommentiert die Situation von Gesundheitsbetrieben wie folgt: "[...] being a low-cost provider is a strategy for survival, not for gaining a competitive advantage. Because all providers are being squeezed on cost, this cannot become a solitary basis for competive advantage [...]." Wrenn (1998), S. 272.

[74] Im hier verstandenen Sinne repräsentieren Delta-Cash-Flows die liquiditätswirksame Zusatzrente des Sanierungsmanagements.

programm voraussetzt.[75] Im Sinne dieses Stufen-Planes für Krankenhäuser bewirkt ein „integriertes Zähler- und Nennermanagement“ folgendes:

Solange ein generelles Gefälle zwischen Lean- und Nicht-Lean-Krankenhäusern bezüglich ihrer Behandlungszeiten und -kosten vorhanden ist und dieses gleichzeitig durch Lean-Krankenhäuser zur Gewinnung von Wettbewerbsvorteilen genutzt wird, stehen Maßnahmen eines Zählermanagements wie z.B. Innovationsstrategien (Architectual Innovation, Medizininnovationen) oder Diversifikationsstrategien keineswegs im Vordergrund. Mit zunehmender Durchsetzung des Lean- bzw. Agility-Gedankenguts als neues Paradigma der Wertschöpfung wird die Integration seiner Philosophie für Krankenhäuser zur „Pflicht“ werden und damit dem Streben nach **operativer Exzellenz** Rechnung tragen.[76] Die Rechtzeitigkeit der strategischen Planung von z.B. innovativen medizinischen Verfahren zur Erschließung neuer Geschäftsfelder sowie die Gestaltung der erweiterten Versorgungs- bzw. Wertschöpfungskette, im Sinne einer überlegenen Versorgungsketten- bzw. Wertschöpfungsarchitektur, werden zur „Kür“, die den Wettbewerb zugunsten des Krankenhauses im Sinne einer **strategischen Exzellenz** beeinflußt.[77]

> ”Downsizing attempts to correct the mistakes of the past, not to create the markets of the future. But getting smaller is not enough. [...] A company surrenders today’s businesses when it gets smaller faster than it gets better. A company surrenders tomorrows’s businesses when it gets better without changing.”[78]

1.3 Vorgehensweise

Das vorliegende Buch untergliedert sich in sechs Kapitel. Nach erfolgter Skizzierung von Problemstellung und Aufbau des Buches, wird im zweiten Kapitel

[75] ROBBINS votiert in Gesundheitseinrichtungen ebenfalls für ein treppenförmiges Konsolidierungs- und Wachstumskonzept: ”To get started, hospitals must tackle short-term financial problems associated with facility costs and excess capacity. This may require closing or finding new uses for traditional facilities. At the same time, the cost of impatient services must be lowered to maintain a competitive position in today’s healthcare marketplace. Once finally strong, hospitals can invest the time and resources required to reposition for managed care.” Robbins (1996), S. 40.

[76] ”Catching up is not enough. In a survey taken at the end of the 1980s, nearly 80 % of U.S. managers polled believed that quality would be a fundamental source of competitive advantage in the year 2000, but rarely half of Japanese managers agreed. The primary goal was to create new products and business. [...] It merely indicates that by the year 2000, quality will be the price of market entry, not a competitive differentiator. Japanese managers realize that tomorrows‘ competitive advantages will be different from today’s.” Hambrick (1989) zitiert nach Hamel/Prahalad (1994), S. 126.

[77] Vgl. Wrenn (1998), S. 271; Coddington/Moore (1987). Vgl. ausführlich zu überlegenen Strukturen der Gesundheitsversorgung in einem zunehmend kompetitiven Markt: Zuckerman/Kaluzny/Rickets (1995); Johnson (1995); Weil (1995).

[78] Hamel/Prahalad (1994), S. 126.

ein Systemkonzept zum Balanced Hospital Management abgeleitet, das sein Fundament aus der Forderung der Problemsstellung nach einem integrierten und ausgewogenen Managementmodell für Krankenhäuser und Gesundheitsinstitutionen bezieht. Auf diese Weise soll die Lücke zwischen den steigenden Umweltanforderungen einerseits und fragmentarischen Ansätzen zum Markt-, Wettbewerbs- und Stakeholdermanagement im Krankenhaussektor andererseits geschlossen werden. Gegenstandsbereich dieses Balanced Hospital Managements ist die Orientierung der strategischen und operativen Planung an multiplen Referenzpunkten der Unternehmenssteuerung im Sinne eines paradigmatischen Pluralismus.[79] Das bisher unpräzise definierte Krankenhausmanagement erfährt in diesem Zusammenhang durch die Logik der Systemwirtschaftlichkeit eine Operationalisierung. Das Fundamentalprinzip dient schließlich der Operationalisierung des Balanced Hospital Managements, indem es den sachlichen und zeitlichen Betrachtungshorizont effektiver und effizienter Wertschöpfung festlegt.

Zudem avanciert die Schaffung und Aufrechterhaltung komparativer Konkurrenzvorteile in dynamischen Umwelten zu einem zentralen Themenfeld des Systemkonzepts zum Balanced Hospital Management. Zu diesem Zweck werden zunächst die Wettbewerbsbedingungen von Krankenhäusern aus dem Blickwinkel der industrieökonomischen Forschung analysiert, um nachfolgend die Grundlagen und Bezugsobjekte von Wettbewerbsvorteilen in ihrer Funktion als „Hauptreferenzpunkte" der Managementforschung zu untersuchen. Das in hochkompetitiven Branchen fest verankerte Denken in Form strategischer, aber zunehmend auch operativer Wettbewerbsvorteile hält erst in letzter Zeit verstärkt Einzug in die Krankenhausbranche. Letztere war bislang häufig von einem planerischen Inkrementalismus beherrscht, der sich in der oft beklagten administrativen Paralyse manifestierte. Operativer Aktionismus und ein myopisches Vorteilsdenken fungier(t)en nicht selten als Notlösungen für fehlende Managementkompetenzen. Aus diesem Grund werden die Implikationen eines Denkens in Form komparativer Konkurrenzvorteile auf den Krankenhaussektor übertragen. Die Notwendigkeit einer Synthese von strategischer und operativer Exzellenz repräsentiert aus Sicht des Balanced Hospital Managements eine Kernanforderung an ein erfolgsorientiertes Krankenhausmanagement, um den Spagat zwischen kurzfristigen Sachzwängen und langfristig angelegten Ambitionen der strategischen Neuausrichtung zu meistern.[80]

In hochdynamischen Planungsumfeldern verkörpern innovationsinduzierte Wettbewerbsvorteile strategische Protektoren gegenüber Unsicherheit,[81] weshalb die Bestimmungsgründe ihrer Entstehung aus dem Blickwinkel von Krankenhäusern evaluiert werden. Im Rahmen der Arbeit wird ein mehrdimensionales Innovations-

---

79 Vgl. Fiegenbaum/Hart/Schendel (1996).

80 Vgl. Abell (1999) und Connor (1999).

81 Vgl. z.B. die Überlegungen von D'Aveni (1994); Schmalensee (2000); Schumpeter (1934).

verständnis postuliert, das nicht lediglich die zumeist betrachteten medizinische Innovationen umfaßt, sondern zusätzlich den Innovationsbegriff auf Service-, Prozeß- und Geschäftssysteminnovationen bezieht.[82]

Das Systemkonzept zum Balanced Hospital Management erfährt in der internen und externen Analyse der (Miß-)Erfolgspotentiale seine Konkretisierung im Sinne einer Suche nach stimmigen Aufbau- und Ablauforganisationen einschließlich korrespondierender Führungsmechanismen. Hierbei wird die stark vereinfachende Logik des SWOT-Ansatzes auf die Konstellationen dynamischer Umwelten übertragen und stärker ausdifferenziert. Während die Analyse der externen (Miß-)Erfolgspotentiale aus der industrieökonomischen und marktbasierten Perspektive erfolgt, orientiert sich die Analyse der internen Erfolgspotentiale an den Implikationen des Resource Based View und seiner „Ableger".

Mit dem vierten Kapitel wird die Notwendigkeit einer Schaffung operativer Exzellenz als oftmals vernachlässigter Managementdisziplin thematisiert. Diese stellt die Basis für die Akkumulation strategischer Exzellenz dar, weil Unternehmensvisionen „ohne Bodenhaftung" nicht selten zum Scheitern verurteilt sind. Vergleichbar mit einem Gebäude „auf sandigem Fundament" werden zwar plausible Strategiepfade abgeleitet, die sich leider zu wenig an der „Realität des Faktischen" in Form begrenzter Ressourcen, evidenter Pfadabhängigkeiten oder gesetzlicher Auflagen orientieren. Neben den Gestaltungsprinzipien der operativen Exzellenz werden Krankenhäuser in diesem Abschnitt unter dem Primat der Systemwirtschaftlichkeit betrachtet, bevor anschließend das Agilitätsprinzip als Erweiterung und Ergänzung zum Lean Management-Konzept diskutiert wird. Das vierte Kapitel schließt mit der Logik der strategischen Standardisierung, die eine Automatisierung und Routinisierung von sogenannten Standard Operation Procedures zum Gegenstand hat, um Skaleneffekte bei Routinevorgängen zu erzielen.

Während in der Schaffung operativer Exzellenz die „Pflicht " zu sehen ist, bildet im fünften Kapitel die Generierung die strategischer Exzellenz die „Kür" im Sinne der hinreichenden Bedingung, deren Erfüllung an die operative Exzellenz als notwendiger Bedingung gekoppelt ist. Die strategische Exzellenz beruht auf fünf Säulen: (1) Dem integrierten Portfoliomanagement; (2) der Krankenhaussteuerung durch multiple Portfolios; (3) dem innovativen Servicemanagement; (4) dem Supply Chain Management sowie (5) der Business Migration in der Gesundheitsbranche. Die fünf Säulen der strategischen Exzellenz im Krankenhaussektor bedürfen einer Koordination durch eine integrale Managementkompetenz, die in letzter Zeit mit dem Begriff der „Leadership" belegt wird. Danach muß ein Balanced Hospital Management jenseits der operativen Pflichterfüllung im Tagesgeschäft, in

---

[82] Vgl. ähnlich Heuskel (1999).

personifizierter Form zukunftsweisende Führungs- und Lenkungsfunktionen durch hochqualifiziertes Humankapital erbringen. Medizinische und pflegerische Fachkompetenzen entfalten in dynamischen Umwelten erst durch komplementäre Managementkompetenzen ihre volle Hebelwirkung.

Mit einer Zusammenfassung und einem Ausblick auf offene Problemstellungen schließt dieses Buch.

Abbildung 5: Vorgehensweise

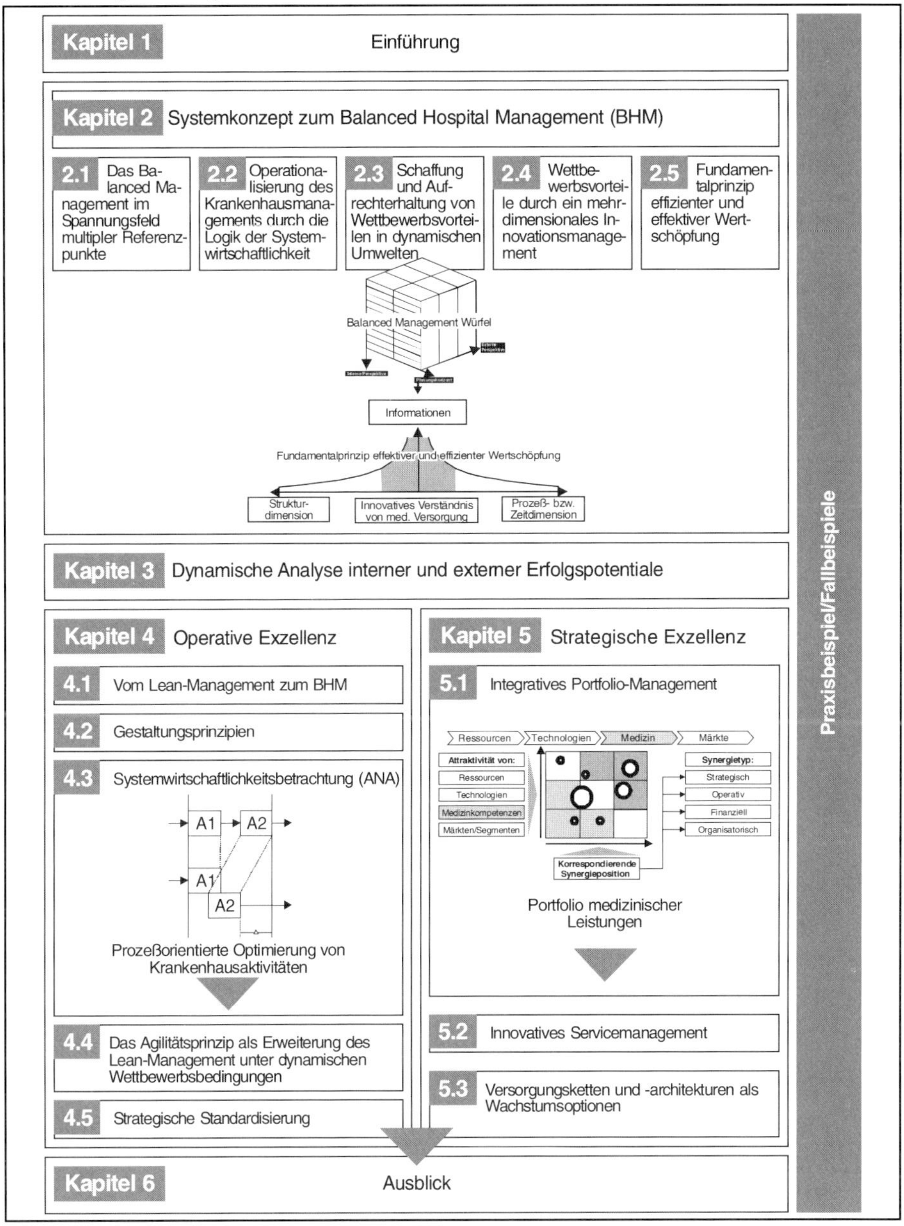

Quelle: Eigene Darstellung

2 Systemkonzept zum Balanced Hospital Management

2.1 Das Balanced Management im Spannungsfeld multipler Referenzpunkte

> "[...] management requires a balancing and simultaneous mastery of seemingly contradictory or ‚paradoxical' organizational capabilities: broad vision and attention to detail, an external as well as internal focus, and emphasis upon both flexibility and stability."[83]

Krankenhäuser agieren derzeit in einer nahezu hyperdynamischen Umwelt,[84] die durch Veränderungen der Umfeldfaktoren wie Deregulierung der Gesundheitsbranche, gesetzliche Rahmenbedingungen, eine stetig steigende Anzahl alter und/oder multimorbider Patienten sowie Innovationen in der Medizintechnik gekennzeichnet ist. Daneben gehören Krankenhäuser nach *Drucker* zu den komplexesten Organisationsformen unserer Gesellschaft.[85]

Das Krankenhaus muß angesichts volatiler Umwelten, zunehmend beschränkter Ressourcen und evidenten Prognoseproblemen sein Überleben sichern. Diese Bestandssicherung ist aber nur möglich, wenn es dem Krankenhaus gelingt, trotz unvollkommener Voraussicht und begrenzter Ressourcen solche Leistungen bzw. Problemlösungen hervorzubringen, die einen konkreten Nutzen für seine Anspruchsgruppen generieren bzw. sich aus medizinisch und ökonomischer Sicht rechtfertigen lassen. Die „angespannte Kassenlage" im Gesundheitswesen provoziert geradezu die Einführung wertorientierter Managementansätze, die sämtliche Krankenhausaktivitäten unter Kosten-/Nutzengesichtspunkten analysieren. Letztlich muß dabei die Steigerung der Investitionseffizienz und -effektivität im Vordergrund der planerischen Überlegungen stehen, um mit „jeder investierten Mark" den größtmöglichen Nutzen für die relevanten Stakeholder zu erzielen. Diese werden nicht nur – wie üblicherweise angenommen – durch die Patienten repräsentiert,

---

[83] Fiegenbaum/Hart/Schendel (1996), S. 229. Vgl. hinsichtlich weiterer Ausführungen zu einem Balanced Management auch Mitroff (1983); Fuchs/Mifflin/Miller/Whitney (2000); Rasche (2001); Tushman/O'Reilly (1996); Kaplan/Norton (2001). Siehe zur Stabilität und Flexiblität von Krankenhäusern insbesondere Kapitel 4.4 zur Anwendung des Agilitätsprinzips in Krankenhäusern.

[84] Vgl. weiterführend zum Hyperwettbewerb D'Aveni (1994).

[85] Vgl. Drucker (1981) zitiert nach Schlüchtermann (1996b), S. 63.

sondern auch durch Krankenkassen, Ärzte oder einzelne Mitglieder und Gruppen der Gesellschaft.[86]

Krankenhäuser stehen damit oftmals in einem Stakeholder-Konflikt, der eine beträchtliche Entscheidungs- und Gestaltungskomplexität hervorruft, wenn individualökonomische Ziele mit ethischen und gesellschaftlichen Problemen konfligieren.[87] Abbildung 6 veranschaulicht das Stakeholder-Management eines fiktiven Krankenhauses als Zwiebelschalenmodell abgestuft relevanter Anspruchsgruppen, die hier in stilisierter Form satellitenförmig um den Fixstern des Krankenhauses gruppiert werden. Während die innere Elipse primär die einflußreichsten Anspruchsgruppen repräsentiert, sind auf der äußeren Elipse entweder Anspruchsgruppen von geringerem Einflußpotential oder reduzierter Interaktionshäufigkeit positioniert.

Das Wertschöpfungssystem „Krankenhaus" steht nicht nur für ein Versorgungsnetzwerk, sondern für ein offenes Stakeholder-System, in das multiple Anspruchsgruppen mit interschiedlichen Rollen, Erwartungen, Machtpositionen und Interaktionsformen eingebunden sind. Als Interaktionsformen kommen grundsätzlich alle institutionellen Verhaltensweisen zwischen Altruismus einerseits und Hyperwettbewerb andererseits in Frage, die gleichsam die beiden Extrema eines Kontinuums markieren[88] Gelegentlich kooperieren einzelne Stakeholder in Teilbereichen miteinander, während sie in anderen Wertschöpfungssegmenten als erbitterte Konkurrenten auftreten. Ebenso ko-existieren häufig altruistische und opportunistische Motive bei einzelnen Akteuren, so daß aufgrund der Polarität der Verhaltensweisen nicht selten eine Intransparenz der strategischen Ambitionen der involvierten Anspruchsgruppen konstatiert werden muß.

Im Rahmen des strategischen Managements wurde häufig der Faktor „Macht" als die letztlich entscheidende Größe des institutionellen Erfolgs stark vernachlässigt.[89] In vielen Fällen zählt weniger eine konsistente Argumentation, als vielmehr die Fähigkeit zur konsequenten und bisweilen rücksichtslosen Interessendurchsetzung gegenüber Dritten. In diesem Zusammenhang kommt akzeptierten Reziprozitätsnormen eine wichtige Bedeutung zur Verhinderung von Macht- und Interessenkollisionen zu, wenn wechselseitige Abhängigkeiten einen skrupellosen Machtmißbrauch unterbinden. Darüber hinaus tragen vertrauensstiftende Maßnahmen im Stakeholder-System zu zwar bisweilen koopetitiven, aber gleichzeitig kooperativen Verhaltensweisen der einzelnen Akteure bei, so daß für eine derartige

---

86 Vgl. zum Stakeholder Management in Krankenhäusern Blair/Fottler (1998) sowie Stakeholder Management allgemein Berman/Wicks/Kotha/Jones (1999); Cummings/Doh (2000); Freeman (1984); Schaltegger (1999).

87 Vgl. hierzu auch Straub (1997), S. 19 ff.

88 Vgl. weiterführend Böhler/Rasche (2000) und Rasche (2000c).

89 Vgl. D'Aveni (1994).

Konstellation der hybriden Symbiose zwischen Wettbewerb und Kooperation das Schlagwort des „Co-opetition“[90] verwandt wird.

Im Ergebnis läßt sich festhalten, daß sich Krankenhäuser im „Spinnennetz“ vielschichtiger Anspruchsgruppen befinden, zu denen sie höchst facettenreiche Geschäftsbeziehungen pflegen. Krankenhäuser sind zunehmend gefordert, in den diversen Anspruchsgruppen nicht nur Bedrohungen, sondern gleichzeitig auch Chancen zum Aufbau komparativer Konkurrenzvorteile zu sehen. Letztlich müssen Krankenhäuser bemüht sein, einen komparativen Stakeholder-Vorteil aufzubauen,[91] der sich in der Fähigkeit zum zweckoptimalen Arrangement mit korrespondierenden Anspruchsgruppen äußert.

Abbildung 6: Das Stakeholder-Management als „Zwiebelschalenmodell“

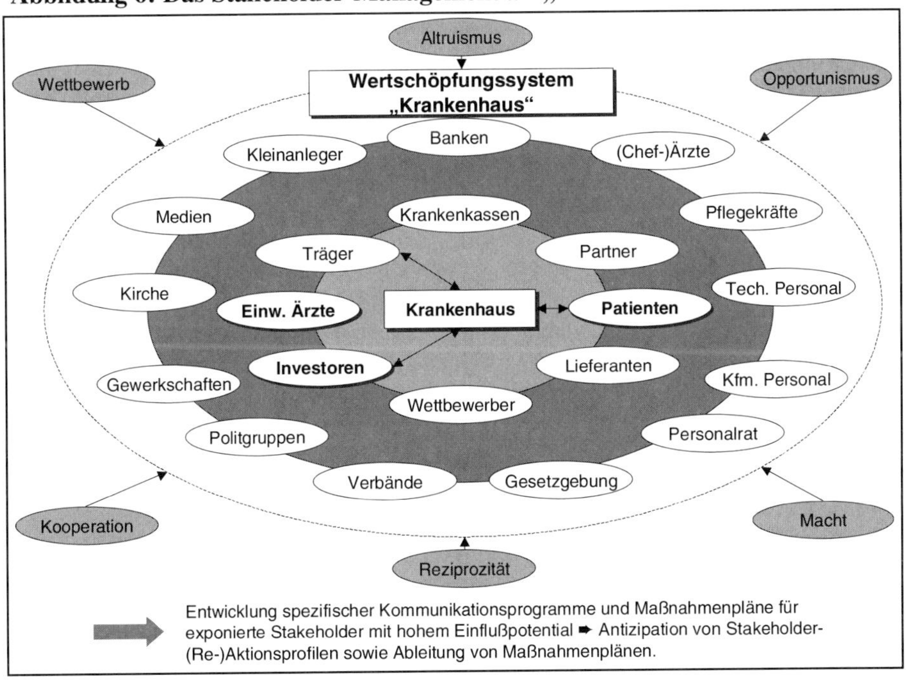

Quelle: Eigene Darstellung

Ein zentrales Problem bei der Überlebenssicherung eines Krankenhauses wird in Zukunft nicht wie bisher nur in der *Komplexitätsreduktion* bestehen. Vielmehr müssen die Entscheider lernen, mit Komplexität, Unsicherheit und Risiko

---

[90] Vgl. Brandenburger/Nalebuff (1998).

[91] Vgl. weiterführend Bailey (1997); Baron (1995); Coff (1999); Schaltegger (1999).

qualifiziert umzugehen.[92] Voraussetzung hierfür ist der sachgerechte Einsatz moderner Managementtechniken, mit deren Hilfe sich komplexe Probleme desaggregieren und neu ordnen lassen. Vor diesem Hintergrund wird ein Steuerungsmodell erforderlich, das eine Reduktion der internen und externen Komplexität auf handhabbare Problemfelder ermöglicht und den Zielkonflikt zwischen Informationsverdichtung und maximaler Informationsgewinnung abschwächt. Ein Referenzpunktsystem schafft den zeitlichen und sachlichen Horizont in einer konkreten Entscheidungssituation und ermöglicht eine Differenzierung in relevante und nicht relevante Sachverhalte.[93] Angesichts zunehmend volatiler Umwelten optieren *Fiegenbaum/Hart/Schendel* für ein multidimensionales Steuerungsmodell, da eine in der Vergangenheit oftmals überzogene Komplexitätsreduktion durch die strategische Planung zu gravierenden Fehlentscheidungen und einem stark stilisierten Verhalten geführt hat. Anstatt die Instrumente der strategischen Planung als ergänzende Entscheidungshilfen zur Lösung komplexer Probleme zu betrachten, wurden nicht selten letztere an den Kanon der verfügbaren Managementinstrumente „angepaßt", so daß eine einseitig methodeninduzierte Problemwahrnehmung provoziert wurde.[94] Die Wahl der Methode steuert die Problemerkennung und seine Lösung im Kontext einer dominanten Planungs- und Entscheidungslogik,[95] über die sich häufig eine begrenzte Rationalität einstellt.[96]

Durch die Einnahme multipler Problemperspektiven bzw. strategischer Referenzpunkte wird einem Managementanspruch Rechnung getragen, der die Vielschichtigkeit und Mehrdimensionalität unternehmerischer Situationen unter volatilen Bedingungen explizit berücksichtigt.[97] Krankenhäuser sind damit gefordert, jenseits des Referenzpunkts der „Markt- oder Patientenpositionierung" multiple Referenzpunkte der Unternehmenssteuerung zu berücksichtigen, die innerhalb oder außerhalb

---

92 „[...] wir dürfen Planung nicht mehr begreifen als deterministisches Vorschreiben einer Handlungserfüllung, sondern als Reduktion von Komplexität, als Verringerung der Faktenvielfalt auf entscheidbare Strukturen, letztendlich mit dem Ziel der Erhöhung der Wachsamkeit für Veränderungen." Pfeiffer et al. (1995), S. 665. Vgl. kritisch zur Logik der Komplexitätsreduktion im Rahmen des strategischen Managements Hamel/Prahalad (1994a) und Mintzberg (1994).

93 Vgl. grundlegend zur Bedeutung eines Referenzsystems für die Planung und Steuerung von Unternehmen Pfeiffer/Weiß/Strubl/Küßner (1999), S. 30 ff. "We don't believe any company can get along without a well-articulated point of view about tomorrow's opportunities und challenges." Hamel/Prahalad (1994b), S. 64.

94 Vgl. zum Problem kognitiver Wahrnehmungsverzerrungen im Entscheidungsverhalten von Managern Das/Teng (1999).

95 Zur dominanten Logik vgl. Bettis/Prahalad (1995) und Prahalad/Bettis (1986).

96 Vgl. zur begrenzten Rationalität Arthur (1994); Simon (1979), (1991) und (1993).

97 Vgl. Day/Reibstein/Gunther (1997), S. 4. "Multidimensional, multivariate strategic reference points can help management direct organizational and individual attention to such multiple concerns." Fiegenbaum/Hart/Schendel (1996), S. 229.

der eigenen Systemgrenzen liegen können (z.B. interne Kompetenzentwicklung versus strategische Lernallianzen im Bereich der medizinischen Forschung).

In Anlehnung an die von *Fiegenbaum/Schendel/Hart* entwickelte dreidimensionale *Referenzpunkt-Matrix* soll an dieser Stelle eine modifizierte Variante dieses Modells entworfen werden. Die ursprüngliche Zeitdimension (Zukunft, Gegenwart, Vergangenheit) wird durch die Differenzierung nach der Entscheidungstragweite in strategische, operativ/taktische Aufgabenfelder differenziert. Strategische Entscheidungen weisen dabei häufig eine hohe Zukunftsorientierung und Langfristigkeit auf, während taktische und operative Entscheidungen zumeist gegenwartsbezogen oder vergangenheitsorientiert sind. Allerdings ist zu bedenken, daß strategische Entscheidungen nicht selten über evidente Pfadabhängigkeiten mit der Vergangenheit verbunden sind. Denn historische Investitions- und Entscheidungsmuster präjudizieren nicht selten den zukünftigen strategischen Optionentrichter. Vergangenheit, Gegenwart und Zukunft stellen damit oftmals ebenso verkettete Elemente eines komplexen Entscheidungssystems dar wie strategische, operativ/ taktische Aufgaben, die sich aufgrund von Wechselwirkungen meist nicht unabhängig voneinander betrachten lassen.[98] Die zweite Dimension wird in Analogie zur Ursprungsvariante durch die Innenorientierung der Unternehmung repräsentiert. In ihr spiegelt sich die Wertschöpfung des Krankenhauses im Spannungsfeld der Faktor- und Absatzmärkte im Sinne des Wertkettendenkens respektive des *Resource Based View (RBV)* wider. Die dritte Dimension konkretisiert sich in der Außenorientierung, wobei hierbei zwischen der Patienten-, Wettbewerber- und Stakeholderperspektive u.a. differenziert werden kann. Forschungsmethodisch betrachtet bezieht

[98] Verkettete Investitionsmuster liegen im Krankenhausbereich häufig im Fall tief verwurzelter Forschungs- und Behandlungsroutinen vor, in die über Jahre hinweg hohe materielle und immaterielle Investitionen geflossen sind. Nicht selten basieren Folgeprojekte auf den Ergebnissen zeitlich vorgeschalteter Projekte, aus denen sich für die Zukunft ein spezifischer Forschungskorridor ableiten läßt. Vgl. Dixit (1992). Im Extremfall wird auf diese Weise die medizinische Paradigmenbildung forciert. Die Ausrichtung an medizinischen Paradigmen im Sinne dominanter Denkschulen bietet auf der einen Seite den Vorteil der Orientierungshilfe für anstehende Investitionen nach Richtung, Betrag und zeitlicher Staffelung, so daß sich aufgrund des Erfahrungsgewinns absolute Spezialisierungsvorteile aufbauen lassen (Spezialistentum). Auf der anderen Seite birgt diese Form der lerninduzierten Trichterbildung die Gefahr einer Sichtfeldverengung bei der Planung und Durchführung von medizinischen Investitionen, weil diese eine hohe Koinzidenz mit dem favorisierten Paradigma aufweisen müssen. Vgl. z.B. Sterman/Wittenberg (1999). Im Fall einer drohenden Verdrängung des beherrschten Paradigmas, fällt paradigmendogmatischen Krankenhäusern die Adoption neuen Wissens außerhalb der eingeschliffenen Such-, Investitions- und Forschungspfade äußerst schwer. Hierfür verantwortlich zeichnen sogenannte Kernrigiditäten, die das negative Pendant zur vorteilsschaffenden Kernkompetenz darstellen. Vgl. Leonard-Barton (1992). Die Implikationen medizinischer Paradigmen konkretisieren sich auf operativer Ebene z.B. in spezifischen Pflege-, Behandlungs- und Verwaltungsroutinen. Diese erfordern eine entsprechende sachliche Ausstattung (z.B. medizinische Geräte, Infrastrukturen), die zwangsläufig Auswirkung auf die strategischen Optionen eines Krankenhauses haben. Vgl. zu diesem Themenfeld weiterführend Nooteboom (1999); Sterman/Wittenberg (1999); Nelson (1995).

diese ihr theoretisches Fundament aus dem *Market-, Competitor- bzw. Value-Based View (MBV)(CBV)(VBV).*[99]

Abbildung 7: Balanced Management-Würfel

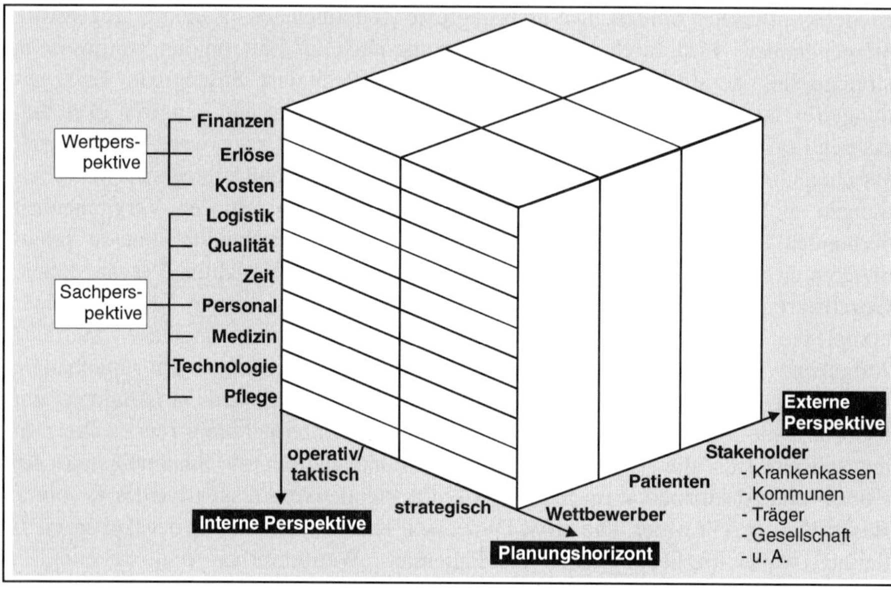

Quelle: Eigene Darstellung in Anlehnung an Fiegenbaum/Hart/Schendel (1996)

Die Dimensionen des vorgestellten Entscheidungswürfels integrieren damit nicht nur strategische und operative Entscheidungstypen, sondern projizieren diese auf die internen und externen Analysefelder der Unternehmung.

Die Funktionsweise des Balanced Management-Modells stellt sich wie folgt dar: In einer Entscheidungssituation wird eine spezifische Problemperspektive bzw. ein strategischer Referenzpunkt gewählt (z.B. Kostenperspektive, Medizinperspektive, Stakeholderperspektive). Dieser steuerte den strategischen oder opera-

[99] Die grundlegenden Ansätze zur Generierung von Wettbewerbsvorteilen im Kontext eines Balanced Management lassen sich wie folgt differenzieren: (a) Der marktorientierte Ansatz des „klassischen" Marketings sowie der wettbewerbsorientierte Ansatz werden als *Market-Based-View (MBV)* bzw. *Competitor-Based-View (CBV)* zusammengefaßt. Vgl. als Hauptvertreter Kotler (1997) [MBV]; Porter (1980) und (1985) [CBV]. (b) Eine weitere Strömung basiert auf dem *ressourcenorientierten Ansatz (RBV)*. Vgl. grundlegend Langlois/Foss (1999), Foss (1999); Grant (1996), (1997) und (1998); Lorange (1998); Teece/Pisano/Shuen (1997); Volberda (1998); Prahalad/Hamel (1990); Barney (1991); Collis (1991), Rasche (1994). (c) Eine dritte Sichtweise, der *Value-Based-View (VBV)*, betrachtet den Einfluß verschiedener Anspruchsgruppen. Vgl. Rappaport (1986).

tiv/taktischen Managementprozeß.[100] Betrachtungsobjekt dieses Managementprozesses ist ein subjektiv abzugrenzendes System (z.B. Krankenhaus oder Station), welches mittels des sogenannten *5-Faktoren-Modells* einschließlich seiner netzwerkartigen Verflechtungen mit der Krankenhausumwelt dargestellt wird. Das 5-Faktoren-Modell dient konkreten Beschreibung der funktionalen, strukturellen und prozessualen Zusammenhänge der Sachebene eines Systems.[101]

---

[100] Vgl. Fiegenbaum/Hart/Schendel (1996), S. 228 f.

[101] Die *funktionale Dimension* des 5-Faktoren-Modells beschreibt den Zweck des betrachteten Systems. Üblicherweise liegt die Funktion in der Erstellung eines Outputs durch Inputs (Input-Output). Die *strukturelle Dimension* umfaßt die Faktoren Personal, Technologie/Medizin und (Aufbau-)Organisation. In der *prozessualen Dimension* werden alle 5 Faktoren verknüpft (Ablauforganisation) und der Transformationsprozeß vom Input zum Output umgesetzt. Das 5-Faktoren-Modell besitzt diverse instrumentelle Vorteile: (1) In Abhängigkeit der Betrachtungsschärfe kann einerseits eine aggregierte Systembetrachtung (z.B. Gesundheitsnetz) als auch eine durchgängige und kompatible Betrachtung einzelner Subsysteme (z.B. Station) sowie (Sub-)System-Verbund-Wirkungen (z.B. einweisende Praxis – Krankenhaus) erfolgen. (2) Das 5-Faktoren-Modell stellt ein allgemeines Modell dar, um Krankenhausbereiche unabhängig von Funktion und Hierarchie zu beschreiben. Krankenhaus, Abteilungen, Stationen oder Stellen werden mit dem gleichen begrifflichen Grundgerüst beschrieben, so daß eine abwärtsschreitende Analyse sowie aufwärtschreitende Synthese der Analyseergebnisse erleichtert wird. (3) In einer prozeßorientierten Betrachtung lassen sich demnach mittels des 5-Faktoren-Modells Aktivitäten sowie deren Kausalzusammenhänge auf jeder Betrachtungsebene analysieren. Die praxisübliche isolierte, da meist abteilungs- bzw. berufsgruppenbezogene Perspektive, wird durch das „Systemdenken" überwunden. (4) Aufgrund der ganzheitlichen Beschreibung des Systems wird das bei Veränderungen erforderliche „Denken in Wirkungszusammenhängen" bei der Suche und Diagnose von Schwachstellen sowie bei der Entwicklung und Bewertung von Lösungsalternativen ermöglicht. Bei jeder Veränderung eines Faktors können/müssen die Auswirkungen auf die übrigen Faktoren mitberücksichtigt werden. Auf diese Weise wird der Netzwerkcharakter zwischen den Systemen und Systemhierarchien erkennbar. (5) Das 5-Faktoren-Modell setzt den Gedanken der Aktivitätenbetrachtung als zentralen Maßstab der Systemwirtschaftlichkeit um und unterstützt den Entscheidungsträger mittels methodischer Zwangsläufigkeiten bei der Analyse der Wirkungsverläufe von Entscheidungsalternativen. Vgl. Pfeiffer/Weiß/Strubl/Küßner (1999),S. 75 ff. Vgl. grundlegend Staudt (1974). Vgl. weiterführend Schüler (1996), S. 107; Horneber (1995), S. 85 f.; Pfeiffer/Weiß/Strubl (1994), S. 95 ff.; Pfeiffer/Weiß (1994a), S. 59; Strubl (1993), S. 21 ff. und Weiß (1989), S. 214 ff. mit einer ausführlichen Präzisierung der einzelnen Faktoren. Das 5-Faktoren-Modell bildet eine wesentliche theoretische Grundlage für die Inhalte in den Kapiteln 2.2, 2.3, 3.1, 3.3, 4.2 sowie insbesondere 4.2.2.1.1.

Abbildung 8: 5-Faktoren-Modell

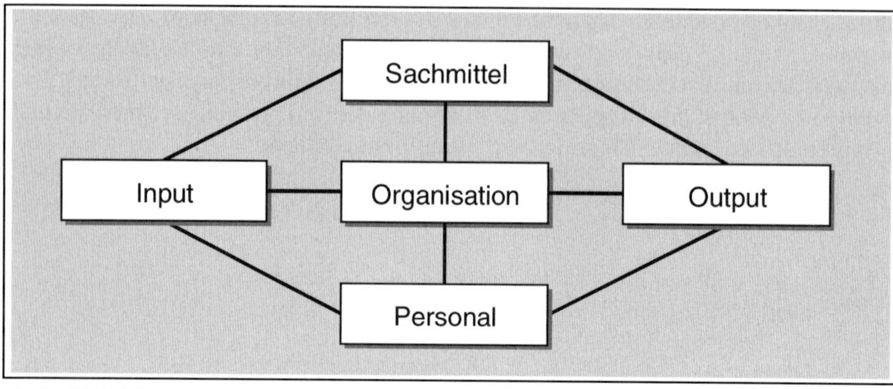

Quelle: Pfeiffer/Weiß/Strubl (1994); Staudt (1978).

Der Zweck des Entscheidens und Handelns im Rahmen der vorgestellten Managementkonzeption ist die Erhaltung und/oder Verbesserung der Systemwirtschaftlichkeit *(Nennermanagement)* sowie die Erschließung neuer Wachstumsfelder *(Zählermanagement)*.

Jedes Element des Balanced Management-Modells korreliert mit einzelnen Aspekten der Krankenhaus-Performance.[102] Ein hoher Wettbewerbsfokus rückt z.B. die Branchenstruktur und deren Dynamik in den Vordergrund. Dagegen führt ein verstärkter Kundenfokus möglicherweise zu einem Ausbau des Qualitätsmanagements oder der Einführung von Call Centern. Die Konzentration auf die Stakeholderinteressen unterstützt die gesellschaftliche und soziale Performance des Krankenhauses, die langfristig die Schaffung einer vorteilhaften Reputation begünstigt. Eine überlegene Kostenbasis und eine effiziente Leistungserstellung stehen in einem direkten Zusammenhang mit der Profitabilität des Hauses und stellen in erster Linie Komponenten eines Nennermanagements dar, wohingegen mit einer Konzentration auf Erfolgsfaktoren wie Geschwindigkeit und Innovationsfähigkeit eher Wachstumsziele im Kontext eines Zählermanagements des Krankenhauses (z.B. medizinische Spitzenleistungen oder Best Practices der Behandlung) verbunden sind. Eine eher visionäre Sichtweise erfordert eine Ausrichtung auf Fragen der strategischen Positionierung, während eine eher operativ, vergangenheitsorientierte Sichtweise Erfolgsgrößen wie Effizienz und Effektivität in den Mittelpunkt der unternehmerischen Aktivitäten rücken wird.[103]

---

102 "By applying the logic of ‚paradox' inherent in the [...] matrix, firms can achieve balance and simultaneous mastery of seemingly conflicting activities and goals." Fiegenbaum/Hart/Schendel (1996), S. 229. Vgl. zur Mehrdimensionaliät der Steuerung von Krankenhäusern Schlüchtermann/Sibbel/Prill (2001).

103 Vgl. Fiegenbaum/Hart/Schendel (1996), S. 229.

> "Some firms [...] might be primarily internally oriented, emphazing one or more internal reference points to the virtual exclusion of external concerns. Others however might be primarily externally oriented. Focusing primarily upon competitors or customers, while downplaying the importance of strategic inputs or outputs. [...] Each element of the [...] matrix might also be expected to correlate with particular aspects of firm performance."[104]

Mit diesem integrierten Managementmodell wird - ebenso wie in der von *Kaplan/Norton* entwickelten *Balanced Scorecared (BSC)*[105] und der von *Cooper* thematisierten *Balanced Strategy*[106] - einem neueren Verständnis von Management gefolgt, das eine instrumentalisierte Harmonisierung der oftmals diametralen Sichtweisen von Strategie oder Taktik/Operation bzw. „Outside-in"- oder „Inside-out"-Perspektive leistet sowie neben der Finanzperspektive eine Integration qualitativer Perspektiven vorsieht. Während die prozeßorientierte und integrierte Vorgehensweise den dynamischen Charakter der BSC aufgreift, wird mit der Integration unterschiedlicher Perspektiven den Ursache-Wirkungszusammenhängen der einzelnen Perspektiven der BSC entsprochen. So besteht ein Ursache-Wirkungs-Zusammenhang nicht nur zwischen den Ebenen „Lernen und Wachstum" ➛ „Prozesse" ➛ „Kunden" ➛ „Finanzen", sondern weitere Wechselwirkungen sind neben einer Perspektivenerweiterung nach diesem Managementmodell möglich. Während im Rahmen der BSC ein indikatorengestütztes Kausalitätensystem aus vier Hauptdimensionen generiert wird, bildet dieses strategische Controllinginstrument nur einen Teilausschnitt des Balanced Managements. Letzteres erweitert das bisweilen „technokratische" Prozedere der BSC um weitere Entscheidungsfelder außerhalb der vier Hauptdimensionen.[107] Die spezifischen Rahmenbedingungen der Krankenhausbranche erfordern eine Modifikation des Grundmusters der BSC um nicht-marktliche Entscheidungsgrößen allein schon aufgrund des momentan (noch) hohen industrieökonomischen Regulierungsgrads. „Balanced" im hier verstandenen Sinne bedeutet damit auch immer die Suche nach dem Ausgleich zwischen individualistischen „Profitzielen" einerseits und wohlfahrtsökonomischen „Sozialzielen" andererseits.

---

[104] Fiegenbaum/Hart/Schendel (1996),S. 229.

[105] Nach Aussagen von Kaplan/Norton dürften die Optionen der BSC für das Management von Non-Profit-Organisationen höher sein als von privaten Unternehmen. Vgl. Kaplan/Norton (1997), S. 173.

[106] Vgl. grundlegend Cooper/Kleinschmidt (1995), S. 315 ff. sowie die dort zitierten Studien.

[107] KAPLAN/NORTON erweitern in Ihrem aktuellen Werk den Anwendungsbereich der Balanced Scorecard auf Non-Profit-Organisationen und erkennen damit implizit die Schwachstellen der „Urform" der BSC in nicht-erwerbswirtschaftlichen bzw. gemeinnützigen Bereichen an. An die Stelle der finanziellen Performance als finaler Steuerungsgröße treten nunmehr wohlfahrtsökonomische Zielgrößen wie die bestmögliche Erfüllung des gemeinnützigen Zwecks. Vgl. ausführlich Kaplan/Norton (2001), Kapitel 5.

Anders als die BSC handelt es sich bei dem skizzierten Balanced Management-Modell nicht nur um ein strategiegeleitetes Kennzahlensystem, sondern um ein Führungs- und Steuerungsinstrument, das neben Kennzahlen und qualitativen Größen, zusätzlich auf die oben beschriebenen Anforderungen zugeschnittene Managementtools und –methoden zur Planung, Entscheidung und Steuerung in den Managementprozeß integriert. Die Logik der Balanced Strategy zielt auf die Verzahnung von Technologie- und Marktaspekten im Rahmen eines funktionsübergreifenden Schnittstellenmanagements ab, das bezogen auf den Krankenhausbereich gleichermaßen Unternehmenspotentiale (z.B. krankenhausspezifische Abläufe bzw. Behandlungsleitfäden, medizinisches und pflegerisches Know-how) und Marktanforderungen nach einem horizontalen Gegenstromprinzip integriert. Mittels der Kräftefeldanalyse und dem 5-Faktoren-Modell wird schließlich eine Präzisierung und Integration der *Outside-in-* und *Inside-out-Perspektiven* geleistet.

Mit dem Balanced Management Modell gelingt eine frühzeitige Integration und Harmonisierung oftmals isoliert betrachteter *Managementebenen* und *–zeithorizonte* sowie der damit verbundenen Methoden und Tools. Durch eine frühzeitige Verknüpfung von Strategie und Operation/Taktik wird das in Krankenhäusern, aber auch in anderen Unternehmen häufig praktizierte visionäre Management einerseits oder aktionistische Management andererseits vermieden und eine Harmonisierung der in zahlreichen Krankenhäusern isoliert ablaufenden *Top-down-* und *Bottom-up-Prozesse* unterstützt.

Abbildung 9: „Balanced Strategy"

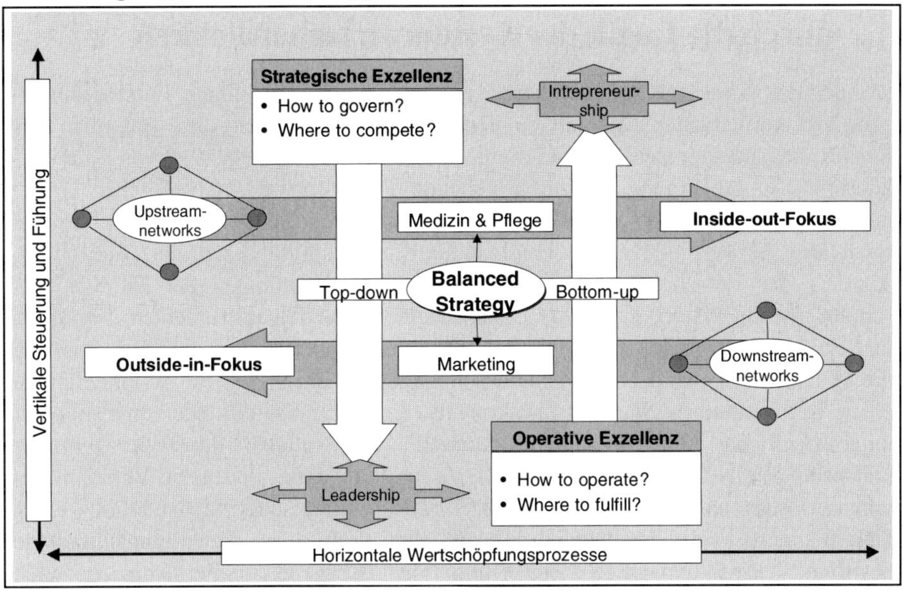

Quelle: In Anlehnung an Rasche (2001), S. 592.

Daneben wird die verstärkt vergangenheitsorientierte Führung und Steuerung des Krankenhauses nach überwiegend finanzwirtschaftlichen Kriterien durch die Aufnahme von zukunftsorientierten Sachperspektiven nachhaltig verbessert und somit die Voraussetzung für ein Balanced Hospital Management gelegt. Schließlich bestehen im Rahmen eines Balanced Managements Anknüpfungspunkte zur *Outpacing-Konzeption* und der damit verbundenen Koexistenz diametraler Nutzenfacetten wie „niedrige Kosten" und „hohe Qualität".[108] Ein wesentliches Charakteristikum des BHM stellt folglich die Integration unterschiedlicher Planungsrichtungen, -horizonte und -ebenen dar.

[108] Vgl. Porter (1996). PORTER weist darauf hin, daß Unternehmen, die an ihrer Produktivitätsgrenze operieren zwangsläufig Trade-offs akzeptieren müssen. Vgl. Porter (1996), S. 62 ff. Siehe in diesem Zusammenhang auch die Überlegungen von Strebel (1995), S. 11 ff. Eine Chance zur Verschiebung der Produktivitätsgrenze mittels eines innovativen Technologiesprungs sehen LEI/HITT/GOLDHAR in der Implementierung fortgeschrittener Produktionstechnologien („Advanced Manufacturing Technology"), die eine Harmonisierung widersprüchlicher Leistungsdimensionen wie Qualität und Kosten auf einem hohen Niveau ermöglichen. Vgl. Lei/Hitt/Goldhar (1996), S. 62 ff. Weiter beansprucht z.B. das ECR-Konzept („Efficient Consumer Response") gravierende Verbesserungen bei den strategischen Erfolgsfaktoren Kosten, Qualität, Service und Flexibilität parallel realisieren zu können, so daß auch als Ergebnis dieses Konzeptes von einer Verschiebung der Produktivitätsgrenze ausgegangen werden kann. Vgl. weiter Braun, F. (1998); Proff/Proff (1997).

2.2 Operationalisierung des Krankenhausmanagements durch die Logik der Systemwirtschaftlichkeit

Die betriebswirtschaftliche Bewertung unterschiedlicher zu einem Entscheidungszeitpunkt vorhandener Alternativen gehört heute zu den zentralen Aufgaben des Krankenhausmanagements. Dabei dominiert im Entscheidungsprozeß von Krankenhäusern - in Anlehnung an die bestehende Praxis privatwirtschaftlicher Unternehmen - zunehmend das Kriterium der Wirtschaftlichkeit, welches den in monetären Größen bewerteten Erfolg einer Entscheidung beschreibt. Zur Unterstützung der Entscheidungspraxis wurden seit den Anfängen der Betriebswirtschaftslehre als wissenschaftlicher Disziplin eine Reihe von Instrumenten, Verfahren und Prinzipien zur Wirtschaftlichkeitsanalyse und -bewertung entwickelt, die nun in die Managementpraxis der Krankenhäuser Einzug halten. Stehen für Entscheidungen eines Krankenhauses wie z.B. Make-or-Buy, Reorganisation oder Investitionen unterschiedliche Alternativen zur Auswahl, wird gemäß des Wirtschaftlichkeitsprinzips die ökonomisch vorteilhafteste, im Sinne eines optimalen Verhältnisses von Erlösen und Kosten, gewählt.[109] Die strategische Stoßrichtung eines Unternehmens wird maßgeblich durch die Wahl der Bewertungsgrundlage bestimmt: Eine einseitige Bewertung der Krankenhaus-Performance nach kurzfristigen *Kostengrößen* bzw. Wertgrößen wie z.B. Rentabilität, Jahresgewinn, Shareholder-Value oder ROI führt unter Umständen zu einer völlig anderen Strategieentscheidung als eine Bewertung mittels *Sachgrößen.*[110] Bezogen auf die Management-Matrix stellen im ersten Fall Wertgrößen den strategischen Referenzpunkt zur Steuerung des Krankenhauses dar und im zweiten Fall bilden Sachgrößen den richtungsweisenden Referenzpunkt.[111]

Eine isolierte Anwendung des konventionellen Wirtschaftlichkeitsprinzips scheint insbesondere für Krankenhäuser angesichts einer von herkömmlichen Industrieunternehmen sich differenzierenden unternehmerischen Zielsetzung und Leistungserstellungspraxis, eines abweichenden Kundenbegriffes sowie der Bedeutung unterschiedlicher Stakeholder wenig erfolgversprechend und im Kontext von innovationsbezogenen Entscheidungen ohnehin suboptimal.[112] So kann die Kapitalwertmethode unter der Annahme vollständiger Entscheidungssicherheit zur

---

[109] Vgl. grundlegend zur Theorie der Systemswirtschaftlichkeit Pfeiffer/Weiß/Strubl/Küßner (1999); Pfeiffer/Weiß/Strubl (1994); Strubl (1993).

[110] Vgl. Abegglen/Stalk (1985). MÜNCH äußerte sich in diesem Zusammenhang wie folgt: „Und natürlich wissen (Manager d.V.) auch, daß Bilanzen im allgemeinen eine kurzfristige, rückwärtsgewandte Betrachtung sind [...]. Wir werden lernen müssen, daß die Jahresbilanz nur Teil einer langfristig auf die Balance des Systems ausgerichteten Betrachtung ist [...]." Münch (1997a), S. 18.

[111] Vgl. auch Fiegenbaum/Hart/Schendel (1996), S. 225.

[112] In Anlehnung an Pfeiffer/Weiß/Strubl/Küßner (1999), S. 1 ff.

Bewertung von zukünftigen Investitionen, bedingt durch eine mangelnde Berücksichtigung von Realoptionswerten, die sich langfristig ergeben können, unbrauchbare Ergebnisse liefern. In vielen Fällen führen Investitionen trotz negativer Kapitalwerte zu hohen Optionswerten.[113] Es geht folglich nicht nur darum, eine möglichst hohe *Investitionseffizienz* zu erreichen, sondern gleichermaßen um eine entsprechende *Investitionseffektivität*.[114]

Die von *Pfeiffer* bereits seit den 80er Jahren thematisierte Systemwirtschaftlichkeit bietet insbesondere für Krankenhäuser eine geeignetere Optimierungsbasis als das herkömmliche Wirtschaftlichkeitsverständnis. Systemwirtschaftlichkeit als Ziel der Managementprozesse des Krankenhauses greift über die primär *formalzielorientierte* Wirtschaftlichkeitsbetrachtung[115] hinaus, weil sie im Rahmen einer gegebenen, langfristig orientierten Unternehmensentwicklungsplanung sowohl *sachliche* als auch *wertmäßige* sowie *direkte* und *indirekte* Nutzen- und Kostenwirkungen alternativer Problemlösungen in den bewertenden Vergleich integriert. Ein zentraler Aspekt in der Konzeption der Systemwirtschaftlichkeit ist die im Vergleich zum traditionellen Wirtschaftlichkeitsverständnis gleichrangige Betrachtung von *Sach-* und *Formalzielen* in Optimierungsprozessen. Das Wirtschaftlichkeitsprinzip fordert, das Verhältnis von Output zu Input zu optimieren. Damit rückt unmittelbar die Frage nach der Ermittlung der eingehenden Größen in den Vordergrund des Interesses. Es ist vor allem die Frage, wie umfassend und genau die ins Wirtschaftlichkeitskalkül eingehenden Größen ermittelt werden können. An dieser Stelle setzt die neuere Kritik an der Wirtschaftlichkeitsbeurteilung an, die v. a. eine Kritik an den eingesetzten Instrumenten und deren Einfluß auf die zu ermittelnden Größen ist.[116]

Insbesondere in Krankenhäusern erweist sich eine Steuerung allein nach finanzwirtschaftlichen Kriterien als äußerst problematisch. Vielmehr stellen Kriterien wie z.B. Qualität, medizinische Leistung, Zeit und Flexibilität sowie

---

[113] Vgl. Amram/Kulatilaka (1999); Bowmann/Hurry (1993); Black/Scholes (1973); Dixit (1992); McGrath (1997); Merton (1998); Pyndick (1991); Sanchez (1993) und Trigeorgis (1996). Vgl. ergänzend zu betriebswirtschaftlichen Planungsproblemen, die für eine „klassische“ quantitative Planung nicht zugänglich sind bzw. zur *„Planung in zeitlich offenen Entscheidungsfeldern“* Schlüchtermann (1996a).

[114] Vgl. ergänzend Michalski/Rasche (2000); Rasche (2000a).

[115] „Es gibt Gründe, warum das Rechnungswesen das Denken des Managements dominiert: Zahlen haben den Anschein der Präzision, der Exaktheit, Zahlen wirken beweiskräftig. Zahlen haben Rechtfertigungscharakter. Zahlen beruhigen, wenn sie im Sinn der eigenen Ansicht interpretiert werden können. Letztlich blendet sich das Management mit der Beruhigungsstrategie aber selber, denn Zahlen haben eine vernebelnde Eindeutigkeit.“ Großfeld (1995), S. 21 zitiert nach Pfeiffer/Weiß/Strubl/Küßner (1999), S. 18.

[116] Vgl. Pfeiffer/Weiß/Strubl/Küßner (1999), S. 8–22; Pfeiffer/Weiß/Strubl (1994), S. 27–39 sowie grundlegend zu den Defiziten einer einseitigen Orientierung an Finanzgrößen und den Vorteilen einer Integration von Sachgrößen Kaplan/Norton (1997), S. 20 ff.

Service und Convenience erfolgskritische Faktoren im Krankenhausbetrieb dar. Daneben gestaltet sich die Aufschlüsselung und Zurechnung der in Krankenhäusern dominierenden Gemeinkosten als äußerst problematisch. Zwar stehen Gemeinkosten in Wechselwirkung mit den Leistungseinheiten, werden aber nur selten von diesen verursacht - die Gemeinkostenquellen sind vielmehr in den Transaktionen zu finden.[117]

Aus diesem Grund wird mit der Systemwirtschaftlichkeits-Konzeption ein besonderer Schwerpunkt auf die systematische und umfassende Erfassung relevanter *quantitativer* und *qualitativer* Einflußfaktoren gelegt. Hierzu ist es besonders wichtig, zunächst alle Wirkungen einer zu bewertenden Entscheidung bzw. Alternative zu ermitteln. Diese meist qualitativen Größen lassen sich dann besser quantifizieren und werden erst in einem letzten Schritt monetarisiert. Der bei den konventionellen Methoden zur Wirtschaftlichkeitsermittlung unbeachtet bleibende, aber häufig entscheidende „nicht rechenbare Rest" wird hierdurch stark reduziert. Die Entscheidungen bzw. die Alternativenauswahl werden wesentlich rationaler und nachvollziehbarer.[118]

Das Konzept der Systemwirtschaftlichkeit ist als Ziel von Managementprozessen in Krankenhäusern in zweifacher Hinsicht von Vorteil: Zum einen greift es über die konventionelle *primär formalzielorientierte* Wirtschaftlichkeitsbetrachtung hinaus und zum anderen existieren für Krankenhäuser weniger Möglichkeiten einer rein quantitativen Überprüfung von Unternehmenszielen wie in herkömmlichen Industriebetrieben. Die systemtheoretische Interpretation von Krankenhäusern führt schließlich zu *integrierten, interdisziplinären* Problemlösungsprozessen bzw. zu einem als *prozessual* und *evolutionär* zu umschreibenden Managementverständnis, wie es sich letztlich im Balanced Management-Modell widerspiegelt. Im Rahmen einer Systemwirtschaftlichkeitsanalyse muß das Krankenhaus zwingend in Wechselwirkung mit seiner Umwelt, z.B. den betroffenen Stakeholdern, gesehen werden. Daraus resultiert konsequenterweise, daß die Wertschöpfungskette an der Krankenhausgrenze nicht aufhört, sondern die vielfältigen netzwerkartigen Verknüpfungen zu den Beteiligten der Versorgungskaskade, wie einweisenden Ärzten, Krankenkassen oder Patienten berücksichtigt werden müssen. Diese erweiterte Sichtweise schlägt sich schließlich in einzelnen Lean Management-Prinzipien sowie in der Anwendung des Supply Chain Managements für Krankenhäuser nieder. Die Tatsache eines derart vernetzten Systems, wie es sich in der Versorgungskaskade darstellt, erzwingt dann, alle Systemelemente und insbesondere deren Relationen als Objekt von Maßnahmen zur Steigerung der Wettbewerbsfähigkeit zu begreifen und zugleich Maßnahmen zur Steigerung der Wettbewerbsfähigkeit auf eine die gesamte Versorgungskette umfas-

---

[117] Vgl. Miller/Vollmann (1986), S. 85 f.

[118] Vgl. Pfeiffer/Weiß/Strubl/Küßner (1999), S. 23 ff.; Pfeiffer/Weiß/Strubl (1994), S. 40 ff.

sende Wirtschaftlichkeit hin zu bewerten, auszuwählen und durchzuführen.[119] Ferner integriert Systemwirtschaftlichkeit im Rahmen einer gegebenen, langfristig orientierten Unternehmensentwicklungsplanung sowohl sachliche als auch wertmäßige, direkte, als auch indirekte Nutzen- und Kostenwirkungen alternativer Problemlösungen in den bewerteten Vergleich.[120] Auf diese Weise wird sichergestellt, daß die von den einzelnen Alternativen ausstrahlenden Wirkungen nicht kurzfristig und im direkt betroffenen Bereich, also punktuell[121] erfaßt werden, sondern der gesamte, z. T. sehr komplexe Voraussetzungs- und Konsequenzenzusammenhang innerhalb des Versorgungsnetzwerks des Krankenhauses überprüft wird.

Der Ansatz der Systemwirtschaftlichkeit läßt sich als „Vorläufer" der Balanced Scorecard interpretieren, weil von einer rein finanziellen Betrachtungsweise abgerückt wird und mit der Sachperspektive auch solche Steuerungsgrößen zum Gegenstand der betriebswirtschaftlichen Diskussion werden, die den monetären Erfolg als unabhängige Variablen häufig nur mittelbar beeinflussen. Das Denken und Handeln in mehrdimensionalen und bisweilen konträren Entscheidungssystemen erfordert die Einnahme einer holistischen Gesamtperspektive, um die Trade-offs des Managementalltags in einen pragmatischen, d.h. ausgewogenen Managementansatz zu überführen. Sowohl der Ansatz der Systemwirtschaftlichkeit als auch die Balanced Scorecard beanspruchen durch die Berücksichtigung multipler Steuerungsebenen und deren Wechselwirkungen den Unternehmenserfolg *systematisch*, d.h. im System diverser Variablen *ursachenorientiert* zu erkären. Die in der Praxis häufig vorherrschenden Soll-/Ist-Vergleiche bei fnanziellen Kennzahlen vermögen lediglich expost Schwachstellen in der Unternehmensführung aufzudecken, ohne dabei ex-ante Hilfestellung zu geben, durch welche Maßnahmen sich diese in Zukunft vermeiden lassen.

2.3 Fundamentalprinzip effizienter und effektiver Versorgung

Das Fundamentalprinzip dient der Operationalisierung des BHM, indem es den zeitlichen und sachlichen Bereich effektiver und effizienter Wertschöpfung des Krankenhauses absteckt. Die *Abzisse* des Fundamentalprinzips gliedert sich in eine *Strukturdimension* und in eine *Prozeß- bzw. Zeitdimension.* Die Strukturdimension umfaßt die gesamte Versorgungskette bzw. das vollständige Versorgungsnetzwerk des Krankenhauses. Die Zeitdimension beinhaltet einerseits den Versorgungsprozeß

---

[119] Vgl. Pfeiffer/Weiß/Strubl (1994), S. 63 ff. u. 181 ff.

[120] Vgl. Pfeiffer/Weiß/Strubl/Küßner (1999), S. 23 ff.; Pfeiffer/Weiß/Strubl (1994), S. 40 ff.

[121] Punktuell kann bedeuten, daß man Wirkungsverläufe nur innerhalb des eigenen Verantwortungsbereiches betrachtet oder Symptome kuriert und nicht tieferliegenden Problemursachen bearbeitet werden. Vgl. Pfeiffer/Weiß/Strubl/Küßner (1999), S. 15.

sowie andererseits den Lebenszyklus von medizinischen bzw. medizinisch-technischen Verfahren. Mittels der Zeitdimension werden die Möglichkeiten einer zeitlichen Vorsteuerung von Versorgungs- und Innovationsaktivitäten deutlich gemacht. Auf der *Ordinate* des Fundamentalprinzips befindet sich die *Informationsdimension*, deren Aufgabe es ist, die zur Planung, Durchführung und Kontrolle von Wertschöpfungsaktivitäten erforderlichen Informationen durch entsprechende Analyse-, Beurteilungs- und Bewertungssysteme, welche die Struktur- und Prozeßdimension erschließen, verfügbar zu machen.[122]

Bei den Informationsdimensionen handelt es sich in erster Linie um die klassischen Erfolgsfaktoren *Qualität*, *Kosten* und *Zeit*,[123] die aufgrund des spezifischen Dienstleistungscharakters von Krankenhausleistungen um den Erfolgsfaktor *Flexibilität* und die *Hygienefaktoren Convenience* und *Mastery* erweitert werden sollen.[124] Im Gegensatz zum konventionellen betriebswirtschaftlichen Grundprinzip der „Wirtschaftlichkeit" ist die Problemperspektive innerhalb des Fundamentalprinzips offen. Priorisiert das konventionelle Wirtschaftlichkeitsprinzip die Kostenperspektive, so legt das Fundamentalprinzip bzw. die Systemwirtschaftlichkeit unterschiedliche Perspektiven zugrunde. Das Fundamentalprinzip ist demnach insbesondere für die Steuerung von Krankenhausplanungen und -prozessen geeignet, denn verschwendet werden neben Kosten unter anderem auch Zeit, Qualität und Convenience sowie personelle, technologische und organisatorische Ressourcen.

---

[122] Vgl. grundlegend zu den Inhalten des Fundamentalprinzips Pfeiffer/Weiß/Strubl/Küßner (1999), S. 30 ff.; Horneber (1995), S. 28 ff.; Pfeiffer/Weiß (1994), S. 180 ff.; Strubl (1993), S. 146 ff.

[123] Vgl. ergänzend zu strategischen Erfolgsfaktoren von Krankenhäusern Gorschlüter (1999), S. 1 - 12; Lang (1997).

[124] Vgl. ausführlich zur erfolgsbestimmenden Bedeutung von *Convenience* und *Mastery* in Gesundheitsunternehmen Herzlinger (1997).

Abbildung 10: Fundamentalprinzip effektiver und effizienter Wertschöpfung

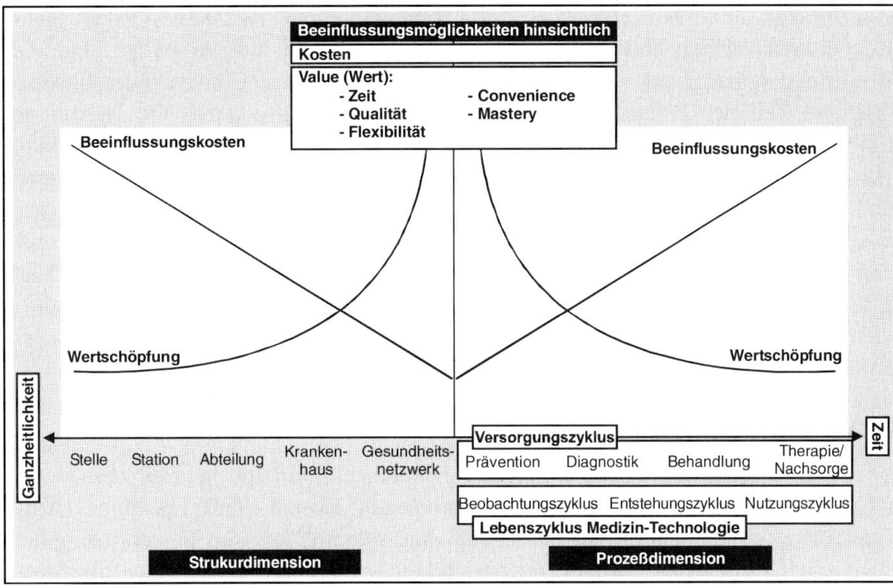

Quelle: Eigene Darstellung in Anlehnung an Pfeiffer/Weiß/Strubl/Küßner (1999), S. 30 ff.

Das BHM folgt idealerweise dem *Fundamentalprinzip* der effektiven und effizienten Versorgungsketten- bzw. Wertschöpfungsnetzwerkbeeinflussung,[125] welches folgenden grundsätzlichen Zusammenhang beschreibt: Der Beeinflussungshebel, z.B. zur Optimierung der Systemwirtschaftlichkeit der Versorgung, zu einem überlegenen Portfoliomanagement, zur Umsetzung einer medizinischen Pionier-Position sowie zur Entwicklung einer überlegenen Versorgungssarchitektur steigt überproportional mit der Ausdehnung des Betrachtungshorizontes in *sachlicher* und *zeitlicher* Hinsicht, wobei zugleich die relativen Kosten der Beeinflussung sinken.[126] Je früher und je grundlegender das Krankenhausmanagement also nachdenkt und handelt, desto größer ist die Effektivität und Effizienz der Beeinflussungsmaßnahmen innerhalb der Versorgungskette. Die Chance steigt, *„das Richtige richtig"* zu machen und nicht nur *„etwas richtig zu tun"*.[127] Damit erweitert sich der Aktionsradius von Krankenhäusern von der unternehmenseigenen Versorgungskette in vertikaler Richtung auf vor- und nachgelagerte Bereiche sowie in horizontaler Richtung auf weitere Anbieter derselben Leistungen innerhalb des Versorgungs-

---

[125] Vgl. dazu ausführlich Pfeiffer/Weiß (1994), S. 180-192.

[126] Vgl. Pfeiffer/Weiß (1994), S. 180.

[127] Vgl. in Anlehnung an Pfeiffer/Weiß (1994), S. 187.

netzwerkes. Konkret bedeutet dies: Je früher das Krankenhaus in einen Versorgungsprozeß involviert ist, z.B. im Rahmen eines Netzwerks oder eines Kooperationsvertrags mit dem niedergelassenen Bereich, um so größer sind die Beeinflussungsmöglichkeiten hinsichtlich Qualität, Kosten, Convenience, Flexibilität und Zeit der Behandlung eines Patienten. So können durch die frühzeitige Einbindung z.B. Mehrfachuntersuchungen reduziert oder durch die Bereitstellung von subjekt- und objektbezogenem Know-how, z.B. in Form von Expertenwissen und entsprechenden medizinisch-technischen Geräten seitens des Krankenhauses, Diagnosen präzisiert und kostengünstiger erbracht werden. Solche Kooperations- und Konzentrationsaktivitäten führen nicht durchgängig zu Effizienz- und Effektivitätspotentialen innerhalb der eigenen Wertschöpfungsstufe, sondern können vielmehr auch Rationalisierungspotentiale der vor- und nachgelagerten *Prozeßowner* aufdecken. Das Fundamentalprinzip stellt jedoch bewußt eine das Versorgungsnetzwerk umfassende operative Exzellenz vor punktuelle operative Maßnahmen und ein kurzfristig angelegtes Kostendenken.

Die konsequente Anwendung des Fundamentalprinzips in Krankenhäusern führt dauerhaft nicht nur zu einer überlegenen Kosten- und Leistungs- bzw. Qualitätsposition, sondern bietet eine hervorragende methodische Unterstützung der durch die Gesundheitsreform 2000 angestrebten *integrierten Versorgung*. Inhaltlich konsequent angewendet führt das Fundamentalprinzip zu populären Modellen der Gesundheitsversorgung, wie z.B. *Disease Management*, *Gatekeeper*- bzw. *Hausarztmodellen* oder *Managed Care-Konzepten*. Als Konsequenz des Fundamentalprinzips kommen im ökonomischen Kontext verstärkt Managementmethoden wie *Supply Chain Management* und *Lean Management* mit den dazugehörigen Einzelelementen wie z.B. *Just-in-Time, Systemlieferanten* und *Flußprinzip* bei der Gestaltung von Abläufen und Strukturen des Krankenhauses zum Einsatz. Im Zusammenhang mit der zeitlichen Dimension des Fundamentalprinzips tritt die Anwendung sogenannter *dynamischer Portfolios*[128] (z.B. Medizin- oder Technologieportfolios) in den Vordergrund.

Die Funktion des Fundamentalprinzips wird einerseits durch die *Strukturdimension* und andererseits durch die *Prozeßdimension* bestimmt: Der Hebeleffekt der Strukturdimension wird mittels des Kriteriums der *Ganzheitlichkeit* gemessen. Es gilt allgemein, daß sich mit dem höheren Systemrang der Beeinflussungshebel überproportional vergrößert, während er sich mit einem abwärtsschreitenden Systemrang überproportional verringert.[129] Bezogen auf die

[128] Im Gegensatz zu den sogenannten statischen Portfolios, zu denen u.a. die BCG-Matrix gehört, eignen sich in dynamischen Umwelten im Kontext einer innovativen Unternehmensführung eher Portfolios mit einer stärkeren Voraussagefunktion.

[129] Vgl. Pfeiffer/Weiß/Strubl/Küßner (1999), S. 31 ff.; Pfeiffer/Weiß (1994), S. 183 f.; Strubl (1993), S. 146 ff.

Krankenhauspraxis kann diese Hierarchiebildung unter anderem auf die Versorgungs- bzw. Wertschöpfungskette, auf ein multiples Portfoliomanagement oder innovative Versorgungsarchitekturen übertragen werden. Hierarchisiert man das Versorgungsnetzwerk, so erhält man abwärtsschreitend z.B. die Ebenen Gesundheitsnetzwerk, Krankenhaus, Klinik bzw. Abteilung, Station, Stationsgruppen (z.B. Pflege- oder Visite-Teams) und schließlich die einzelne Stelle. Mit verstärkter Ausweitung der Perspektive in Richtung des gesamten Versorgungsnetzwerkes steigt die Beeinflussungsmöglichkeit hinsichtlich der Optimierungskriterien. Konkret bedeutet dies für das Krankenhausmanagement, daß die Beeinflussungspotentiale wachsen, wenn Stations-, Abteilungs- und sogar Krankenhausgrenzen überschritten werden. Bleibt das Krankenhausmanagement bei der Analyse und Gestaltung einer Station oder eines Pflegeteams stehen, so lassen sich vergleichsweise nur marginale Gestaltungspotentiale freisetzen. Eine Gestaltungsmaßnahme z.B. an der Schnittstelle „Krankenhaus und einweisender Arzt“ oder „Krankenhaus und Zulieferer von medizinischen Artikeln“[130] tangiert die Effektivität und Effizienz des Krankenhauses und seines Versorgungsnetzwerkes in tiefgreifenderem Maße als Gestaltungsaktivitäten im Stationsbereich (z.B. Optimierung der OP-Rüstzeiten).

Zu selten wurden in der Vergangenheit Managemententscheidungen aus einer übergeordneten und ganzheitlichen Perspektive getroffen. Eine Vielzahl von Rationalisierungsmaßnahmen (z.B. Optimierung der OP-Belegung) setzt häufig im suboptimalen Bereich des Fundamentalprinzips an. In diesem Zusammenhang werden die Grenzen des derzeit vorherrschenden Qualitätsmanagement- und Prozeßmanagement-Aktivismus in Krankenhäusern deutlich. Zwar werden im Rahmen dieser Programme zahlreiche Verbesserungen erzielt, jedoch läuft man nach *Pfeiffer* Gefahr, sich innerhalb solcher Konstellationen „zu Tode zu Rationalisieren“, wenn aus einer übergeordneten Perspektive die Rationalisierungsobjekte, z.B. einzelne Stationen oder spezifische Aktivitäten, obsolet werden. Im Kontext des Fundamentalprinzips kann eine Vielzahl der zahlreichen Prozeßmanagement- und Business Reengineering-Projekte in deutschen Krankenhäusern lediglich als inkrementale Veränderung vorhandener Abläufe bewertet werden, bei denen die zugrundeliegenden Strukturen, wie z.B. Abteilungen oder berufsständische

---

[130] Dazu gehören u.a. die Gestaltung von Zulieferstrukturen im Rahmen von Einkaufsnetzwerken oder die Kooperation von Krankenhäusern mit einem Pharma-Unternehmen im Rahmen eines Disease-Management-Konzeptes. Ferner lassen sich zum Beispiel die Rüstzeiten des OPs durch den Zukauf komplexer Module bei ausgewählten Systemlieferanten, z.B. durch die Nutzung von zusammengesetzten OP-Bestecken, deutlich reduzieren. Vgl. in diesem Zusammenhang das von Eiff thematisierte LDL-Konzept (Logistischer DienstLeister). Diese Konzept basiert auf einer standardisierten Produktlinie für ein OP-Sieb, das als komplettes Set Just-in-time verwendungsfähig angeliefert wird. Der LDL ist ebenso für die Entsorgung zuständig, so daß die Logik des integrierten Lebenszykluskonzeptes bei der Konstruktion des OP-Bestecke bereits vorsteuernd berücksichtig wird, um später anfallende Entsorgungskosten zu minimieren. Vgl. von Eiff (1995), S. 72 ff.

Strukturen, unberührt bleiben. Die Folge ist ein „Flickwerk“ von Einzelleistungen oder spezifischen „Notlösungen“ statt eines „grundsätzlichen Redesign“ der Versorgungsarchitektur im Sinne einer „Restrukturierung statt Reduktion“.[131] So wird z.B. deutlich, daß ein Überdenken der organisatorischen Gestaltungsprinzipien ein höheres Nutzenpotential eröffnet, als Überlegungen zur Einführung von Bereichs- oder Funktionspflege.

Die *Prozeßdimension* basiert auf dem *Zeitaspekt* der Versorgung. Dabei wird der zeitliche Beeinflussungshebel des Fundamentalprinzips anhand des Kriteriums *Frühzeitigkeit* operationalisiert. Mit der zeitlichen Vorverlagerung z.B. der Optimierungsmaßnahmen des Krankenhauses in die vorgelagerten Phasen des Behandlungsprozesses vergrößert sich der Beeinflussungshebel überproportional und verringert sich umgekehrt überproportional, je später die Optimierungsmaßnahme im Versorgungsablauf einsetzt. Ebenso verhält es sich mit der Implementierung von medizinischen oder medizinisch-technischen Innovationen. Mit der Vorverlegung der Einführungsaktivitäten in die frühen Lebenszyklusphasen von Medizin- oder Medizin-Technologie-Innovationen vergrößert sich der Beeinflussungshebel überproportional. Die Beeinflussungskosten bzw. –zeiten verhalten sich dagegen umgekehrt proportional.[132]

Die konsequente Umsetzung des Fundamentalprinzips erfordert, daß bereits in den frühen Phasen der Versorgungskette die „berechtigten“ Interessen der Teilnehmer des gesamten Versorgungsnetzwerks in die Planung integriert werden können, um das existierende Know-how zu nutzen und auftretende Konflikte der Versorgung vorsteuernd zu beseitigen. In der Konsequenz bedeutet dies für das Krankenhausmanagement, frühzeitig mit den übrigen Teilnehmern der Versorgungskette zu kooperieren oder im Rahmen eines Gesundheitsnetzwerks zu agieren.

Im Ergebnis bedeutet die Anwendung des Fundamentalprinzips u.a. eine fallweise verkürzte Verweildauer mittels einer situativ angepaßten Kompetenz zu Beginn der Behandlungskette, denn Kosten, Qualität, Flexibilität und Zeit der Behandlung werden am Anfang der medizinischen und pflegerischen Versorgung

---

[131] Vgl. dazu institutionenübergreifend Pfeiffer/Weiß (1994), S. 182-185.

[132] In Anlehnung an Pfeiffer/Weiß/Strubl/Küßner (1999), S. 33 ff.; Pfeiffer/Weiß (1994), S. 180 ff.; Strubl (1993), S. 148 ff.

festgelegt.[133] Deshalb steigt der Hebel hinsichtlich der Beeinflussung dieser Parameter, je früher und je umfassender in die Versorgungskette eingegriffen wird. Dies gilt gleichermaßen für die Hygienefaktoren Convenience und Mastery. Im übertragenen Sinne kommt hier *Henry Fords* Philosophie *„Alles beginnt am Zeichenbrett"*[134] zum Tragen. Konsequent zu Ende gedacht dürfte das Fundamentalprinzip zu einer verstärkten Berücksichtigung eines *Public Health Managements* und somit zu einem wachsenden Einsatz von Präventionsmaßnahmen führen. In der vorliegenden mikroökonomischen Betrachtung bleiben solche Überlegungen jedoch unberücksichtigt. Abbildung 11 verdeutlicht nochmals den Zusammenhang zwischen dem multiplen Balanced Management-Modell und dem erweiterten Analyse-, Steuerungs- und Gestaltungshorizont des Fundamentalprinzips.

---

[133] Aus Behandlungsökonomischen Gesichtspunkten ist aus Sicht des Krankenhauses darauf zu achten, daß Über- und Unterqualifikationen der ärztlichen und pflegerischen Humanressourcen vermieden werden. Wärend im ersten Fall überqualifizierte Ärzte mit Routinefallen konfrontiert werden, die bei realistischer Betrachtung auch von qualifizierten Nichtmedizinern übernommen werden könnten, besteht im zweiten Fall das zumeist thematisierte Problem der fachlichen Überforderung, die Behandlungsfehler zu Folge hat. Während zur Vermeidung von Überforderungssituationen im Rahmen der Personaleinsatzes „Sicherheitsreserven" vorgesehen werden, die die Ausführung bestimmter Tätigkeiten an ein vorgeschriebenes Qualifikationsniveau koppeln, wird dem Problem der Unterforderung bzw. Überqualifizierung zu wenig Beachtung geschenkt. Schlimmstenfalls werden auf diese Weise wertvolle Humanressourcen „vergeudet". Sie werden nicht nur in wertschöpfungsarmen Bereichen „verbraucht", sondern ihnen wird auch die Möglichkeit genommen, an anspruchsvollen Aufgaben zu wachsen.

[134] Siehe dazu sinngemäß Pfeiffer/Weiß (1994), S. 162.

Abbildung 11: Grundmodell der Analyse, Steuerung und Gestaltung

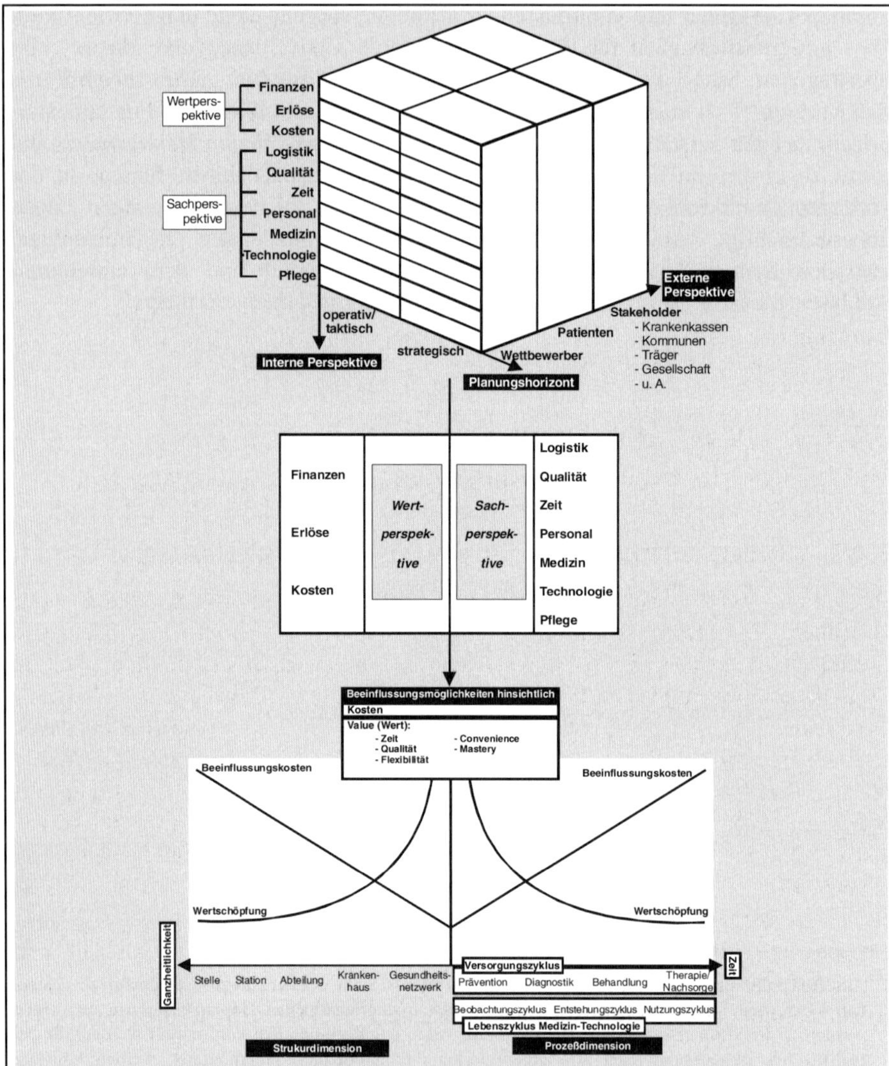

Quelle: Eigene Darstellung

Aus dem Fundamentalprinzip lassen sich schließlich nach *Pfeiffer prozessuale* und *inhaltliche Prinzipien* ableiten.[135] Die *prozessuale Dimension* gliedert sich in

---

[135] Vgl. hierzu ausführlich Pfeiffer/Weiß (1994), S. 56 ff.

sachlicher Hinsicht in die Oberprinzipien „ganzheitlich-integrierte und interdisziplinäre Betrachtungsweise" und in *zeitlicher Hinsicht* in „Zeitorientierung bei der Initiierung und Durchführung". Als inhaltliches Oberprinzip leitet sich *„Systemwirtschaftlichkeit"* durch *„Vermeiden von Verschwendung"* im gesamten Aktivitätennetz ab. Diesen lassen sich entsprechende Checklisten *prozessualer* und *inhaltlicher* Prinzipien zuordnen, die bei der Gestaltung der Krankenhauswertschöpfungskette eingesetzt werden können. Im Rahmen des innovativen Managements medizinischer Verfahren und Technologien formuliert das Fundamentalprinzip Steuerungsprinzipien zur Gestaltung ihres Lebenszyklusses. Hinsichtlich des SCM sowie der innovativen Gestaltung der Wertschöpfungsarchitektur lassen sich durch die „ganzheitlich-integrierte und interdisziplinäre Betrachtungsweise" sowie „Zeitorientierung bei der Initiierung und Durchführung" entsprechende Strukturierungs- und Steuerungsprinzipien ableiten.[136]

2.4 Schaffung und Aufrechterhaltung von Wettbewerbsvorteilen in dynamischen Umwelten

2.4.1 Wettbewerbsbedingungen von Krankenhäusern

Der Wettbewerb von Krankenhäusern findet in Zukunft in einer noch unstrukturierten Arena ohne festdefinierte Regeln statt,[137] die gleichermaßen Chancen und Risiken für das Management von Krankenhäusern eröffnet. Private nationale und zunehmend internationale Krankenhausketten drängen mit innovativen Geschäftssystemen auf den Markt, und traditionelle Versorgungskrankenhäuser klagen vermehrt darüber, daß einige Häuser, wie z.B. das Rhön Klinikum durch seine *Fokussierung* auf den Herzbereich, ein sogenanntes *„Cream Skimming"* betreiben, indem sie die „profitabelsten" Patienten behandeln, während die Versorgungskrankenhäuser für die „unrentablen" Patienten weiterhin zuständig bleiben. Daneben besteht für Krankenhäuser zunehmend die Gefahr, ihre Vorteilsbasis an andere Anspruchsgruppen nicht nur der eigenen Branche oder strategischen Gruppe zu verlieren, sondern zunehmend auch an vor- oder nachgelagerte Wirtschaftsstufen, potentielle Neueinsteiger, Substitutionen, aber auch an Allianzpartner oder komplementäre Branchen.[138] Da sich die Grenzen des

[136] Vgl. Strubl (1993), S. 146 ff.

[137] Als Folge z.B. von Deregulierungsmaßnahmen, Zunahme des ökonomischen Drucks, Veränderung der Finanzierungsbedingungen verändert sich das Wettbewerbsumfeld von Krankenhäusern radikal. Die bisher erfolgsversprechenden Regeln zur Generierung von Wettbewerbsvorteilen verlieren ihre Wirksamkeit. Neue, wirksame Wettbewerbsregeln für das veränderte Marktgefüge sind nicht existent und müssen sich stattdessen erst einspielen.

[138] Vgl. ergänzend D'Aveni (1994) und Heuskel (1999) zu den Strukturbrüchen in vielen Industriezweigen.

Gesundheitsmarktes immer stärker verwischen und neue Außenseiter, wie z.B. Estée-Lauder, Thyssen, Debis in ehemals stabile Branchen vordringen (industrieökonomische Konvergenz- und Migrationsbewegungen),[139] wird der Wettbewerb auch für Krankenhäuser schließlich komplexer und multidimensionaler. Die Optionen und Risiken, denen sich Krankenhäuser vermehrt stellen müssen, sind vielschichtiger und differenzierter geworden und erfordern weitergesteckte Visionen und Aktionsfelder.

Krankenhausmanager müssen angesichts eines dynamischer werdenden Wettbewerbsumfeldes die Wechselwirkungen zwischen dem Krankenhaus, dem Wettbewerber und dem Gesamtumfeld verstehen lernen. Aus den sich vielerorts abzeichnenden Strukturbrüchen im Wettbewerbsumfeld leitet sich für Krankenhausmanager der Dualismus eines strategisch vorsteuernden, aber gleichzeitig agilresponsiven Handelns ab. Die Herausforderung einer dualen Unternehmensführung in dynamischen Umwelten erweitert den bisher dominierenden Referenzrahmen der „operativen Exzellenz" im Krankenhaus um die wichtige Dimension der Schaffung und Erschließung innovativer Geschäftsfelder und Geschäftssysteme jenseits des Kerngeschäfts (z.B. Versorgungsnetzwerke, Franchising, Krankenhausberatung, Software Engineering). Derzeit muß das Fehlen eines universellen Ansatzes konstatiert werden, der dem komplexen Anspruch einer balancierten Führung und Steuerung von Krankenhäusern unter gleichermaßen strategischen und operativen Gesichtspunkten gerecht wird. Zwar existieren zahlreiche fragmentarische Einzelmethoden zur Lösung von operativen Partialproblemen in Krankenhäusern und Gesundheitseinrichtungen, doch zeigt ihr Einsatz aus zwei Gründen häufig nicht den erwünschten Erfolg. Zum einen bedarf das Portfolio operativer Managementmethoden einer integrierten Steuerung, um einen inkrementalen Aktionismus („Methoden-Aktionitis") zu verhindern. Zum anderen erreicht selbst der nahezu fehlerfreie und koordinierte Einsatz operativer Managementmethoden eine „natürliche" Leistungsgrenze, weil sich deren Leistungspotential in relativ kurzer Zeit erschöpft (z.B. GWA). Eine höhere Hebelwirkung läßt sich in diesem Moment oftmals nur durch den gezielten Einsatz des im Rahmen des strategischen Managements entwickelten Methodenspektrums erreichen. Im Vergleich zu den Unternehmen hochkompetitiver Branchen, denen eine Pionierrolle im Bereich der strategischen Planung zukommt, offenbart sich im Krankenhaussektor diesbezüglich ein evidentes Defizit.

Das Verständnis des vorliegenden Buches versucht unter einer balancierten Perspektive des Krankenhausmanagements, Möglichkeiten der Führungs-/Strategiekonzeption für Krankenhäuser zu entwickeln. Dabei geht es neben dem Erreichen einer operativen Exzellenz durch die Anwendung krankenhausspezifischer

---

[139] Vgl. hierzu auch Collis/Bane/Bradley (1997); Hamel/Prahalad (1996); Heuskel (1999); Sampler (1998).

Methoden sowie den Prinzipien des Lean Managements und der Systemwirtschaftlichkeit um den Aufbau von schwer imitierbaren, dauerhaften Wettbewerbsvorsprüngen durch medizinische Leistungs-, Prozeß- und Geschäftssystem-Innovationen. Auf diese Weise wird verhindert, daß z.B. durch die alleinige Einführung von graduellen Innovationen im Service-Bereich eine Inflation peripherer Leistungsattribute erfolgt, aus denen sich keine komparativen Konkurrenzvorteile ableiten lassen, weil diese zu keiner nachhaltigen Differenzierung im Markt führen. Die Folge sind eine Reihe von Wettbewerbsrunden, die zwar zu erhöhten Kosten, aber zu keinen zusätzlichen Erlösen für das Krankenhaus führen. Besonders in einem *budgetierten – faktisch gesättigten Markt* – gestaltet sich der Wettbewerb dann bestenfalls als ein „Nullsummenspiel".[140] Wenn beispielsweise ein Krankenhaus die Kosten für Öffentlichkeitsarbeit, Qualität der Essensversorgung, Verschönerung der Räumlichkeiten oder Beschaffung öffentlichkeitswirksamer medizinischer Geräte signifikant erhöht, und Wettbewerber problemlos nachziehen können, entstehen in letzter Konsequenz für keinen der beteiligten Akteure Gewinne, sondern lediglich höhere Kosten.[141]

2.4.2 Grundlage und Bezugsobjekt von Wettbewerbsvorteilen

Unter solchen Bedingungen wird zukünftig zur Überlebenssicherung von Krankenhäusern der Aufbau spezifischer Wettbewerbsvorteile erforderlich.[142] Während in der Literatur weitgehende Einigkeit über die existentielle Bedeutung komparativer Konkurrenzvorteile besteht, ist eine weitgehende Dissonanz bezüglich ihrer theoretischen Grundlagen und praktischen Managementimplikationen zu konstatieren.[143] Die hypothesengeleitete Erklärung dauerhafter Wettbewerbsvorteile ist das Kernanliegen der strategischen Managementforschung. Diese beansprucht, über alternative und bisweilen konkurrierende forschungsmethodische Ansätze, den Erfolg und Mißerfolg ökonomischer Institutionen entweder induktiv, deduktiv oder gelegentlich intuitiv-konstruktivistisch zu prognostizieren und zu erklären. Zuneh-

---

[140] Vgl. Day/Reibstein/Gunther (1998), S. 25.

[141] Vgl. D'Aveni (1995), S. 47 ff. „Zahlreiche Beispiele der Praxis haben gezeigt, daß die geschilderten Aktivitäten zwar kurzfristig ein Abwandern der Patienten aufgrund unterschiedlichster Motive wie Neugier, Testen u.a. zur Folge haben. Mittelfristig findet jedoch die Entscheidung für ein Krankenhaus auf Basis anderer Parameter wie z.B. Vertrauen in die medizinische und pflegerische Leistung statt.

[142] Einen strategischen Wettbewerbsvorteil kennzeichnen folgende Eigenschaften: (1) Er muß für den Patienten bzw. Kunden ein *wichtiges* Merkmal darstellen, (2) er muß vom Patienten bzw. Kunden *wahrgenommen* werden und (3) *dauerhaft* sein, d.h. die Konkurrenz darf ihn nicht sofort nachahmen können. Vgl. Simon (1988), S. 4 ff. Eine weitere Facette eines Wettbewerbsvorteils liegt nicht zuletzt darin begründet, daß er *widerstandsfähig* und *revitalisierbar* ist, d.h. das vorhandene Know-how auf verschiedene Weisen eingesetzt werden kann, um die Anpassung des Krankenhauses an veränderte Umfeldbedingungen zu beschleunigen. Vgl. Prahalad/Hamel (1990).

[143] Vgl. insbesondere Rasche (2000b).

mend setzt sich die Meinung durch, daß sich der Unternehmenserfolg als komplexes Phänomen nicht monokausal aus dem Blickwinkel singulärer Forschungskonzeptionen zum strategischen Management erklären läßt.[144] Vielmehr läßt sich die erklärte Varianz des Unternehmenserfolgs durch die Kombination multipler Forschungsströmungen deutlich erhöhen. Die vermehrt aufgestellte Forderung nach einem forschungspluralistischen Vorgehen manifestiert sich in der Synthese von (1) Ressource Based View (RBV), (2) Market Based View (MBV), (3) Value Based View (VBV) und des (4) Competitor Based View (CBV) im Rahmen eines holistischen Ansatzes zum dauerhaften Wettbewerbsvorteil.[145] Zwar wird keiner der Ansätze zur Gewinnung von Wettbewerbsvorteilen dem Gesamtbild vollkommen gerecht, doch eine Kombination der Ansätze beschreibt sowohl den Status als auch den Entwicklungsprozeß eines Wettbewerbsvorteils.[146]

D'Avenis Modellkonzept des Hyperwettbewerbs integriert implizit diese vier Hauptströmungen des strategischen Managements, indem er diese als theoretische Bezugsbasen für die Schaffung komparativer Konkurrenzvorteile in hyperdynamischen Umwelten gleichberechtigt heranzieht.[147] *Rasche* charakterisiert Wettbewerbsvorteile zusätzlich nach ihrer (1) Grundlage, (2) ihrer Wirkungsrichtung und (3) ihren Steuerungsmöglichkeiten. *Leistungsinduzierte Wettbewerbsvorteile* basieren auf einem superioren Preis-/Leistungsverhältnis, das sich über das Marktsystem in Form vorteilhafter Positionen bei den Aktionsparametern Preis, Kosten, Qualität, Innovation etc. ansteuern läßt. *Interventionsinduzierte Wettbewerbsvorteile* besitzen ihr Fundament in regulativen Eingriffen von seiten des Staates oder eigenen Störmanövern zur Ausschaltung des funktionierenden Wettbewerbs. Ein reduzierter Wettbewerb bis hin zur Entstehung künstlicher Oligopol- und Monopolsituationen ist Folge von Kollusion und Intervention.[148] Interventionistische Wettbewerbsvorteile lassen sich aus Unternehmenssicht über die Schaffung und Verteidigung günstiger Positionen im „Nicht-Marktsystem" der Unternehmung erzielen. Als Instrumente zur Einflußnahme auf das „Nicht-Marktsystem" fungieren alle politischen Maßnahmen, die geeignet sind, das nicht-leistungswirtschaftliche Umsystem mittelbar oder unmittelbar zu beeinflussen (z.B. Stakeholder-Management, Lobbying, Signaling).[149] *Infrastrukturinduzierte Wettbewerbsvorteile*

---

[144] Vgl. insbesondere Fiegenbaum/Hart/Schendel (1996); McGahan (1999a/b); Rasche (2000b); Rindova/Fombrum (1999); Rumelt (1991); Schoemaker/Amit (1997); Varadarajan/Jayachandran (1999).

[145] Vgl. Rasche (2000b), S. 387 ff.

[146] Vgl. Day/Reibstein/Gunther (1998), S. 18.

[147] Vgl. D'Aveni (1994) und (1999) sowie für eine kritische Auseinandersetzung mit diesem Ansatz Böhler/Rasche (2000) und Rasche (2000c).

[148] Vgl. Rasche (2000b), S. 386.

[149] Vgl. weiterführend Bailey (1997); Baron (1995); Cummings/Doh (2000); Hillman/Hitt (1999).

nehmen ihren Ursprung in günstigen wirtschaftspolitischen, technologischen und soziokulturellen Infrastrukturen als Vorteilsbasen, die aus Unternehmenssicht eine Internalisierung positiver externer Effekte erlauben. Auf diese Weise lassen sich regional verankerte Cluster-Vorteile in Gestalt superiorer Institutionenmatrizen abschöpfen, wie sich exemplarisch am Beispiel von Silicon Valley zeigt. Letztlich handelt es sich hierbei um potentiell internalisierbare Standortvorteile. *Zufallsinduzierte Wettbewerbsvorteile* sind eine nicht zu unterschätzende Größe im strategischen Vorteilssystem der Unternehmung, wenngleich sich diese aufgrund ihres randomisierten Charakters nicht direkt ansteuern lassen. Trotzdem sollten diese vom Management als solche zur Kenntnis genommen werden, anstelle im Sinne des Selbstbetrugs nach de-facto nicht existenten Vorteilsbasen zu suchen. In der Praxis definiert sich der Unternehmenserfolg zumeist über die Konfiguration eines komplexen Vorteilssystems aus allen vier Vorteilstypen.[150]

In der Gesundheitsbranche spielen die interventionsinduzierten und infrastrukturinduzierten Wettbewerbsvorteile im Vergleich zu den traditionellen Industrien eine gewichtigere Rolle. Solange eine Regulierung des Gesundheitsmarktes vorliegt, sind die Möglichkeiten der Krankenhäuser zur Generierung von leistungsinduzierten Wettbewerbsvorteilen weiterhin eingeschränkt. Deshalb sollten neben den im weiteren Verlauf beschriebenen Methoden und Konzepten zur Generierung von überwiegend leistungsinduzierten Wettbewerbsvorteilen vermehrt auch solche Konzepte Eingang in das Management von Krankenhäusern finden, die eine interventionsinduzierte Wettbewerbsgenerierung unterstützen. Zu denken ist dabei an die im folgenden kurz skizzierten Stakeholderanalysen oder auch Lobbying-Ansätze, die im Kontext dieses Buches jedoch nicht ausführlich expliziert werden können.[151]

---

[150] Vgl. hierzu grundlegend Rasche (2000b), S. 383 ff.

[151] Vgl. zum Stakeholderansatz allgemein Berman/Wicks/Kotha/Jones (1999); Cummings/Doh (2000); Freeman (1984); Schaltegger (1999); Scholes/Clutterback (1998) sowie zum Stakeholder-Management in Krankenhäusern Blair/Fottler (1998). Vgl. ergänzend zur Stakeholder-Problematik im Gesundheitswesen Meyer/Bürkle/Henning (1999).

Abbildung 12: Bezugsrahmen zur Erklärung von Wettbewerbsvorteilen

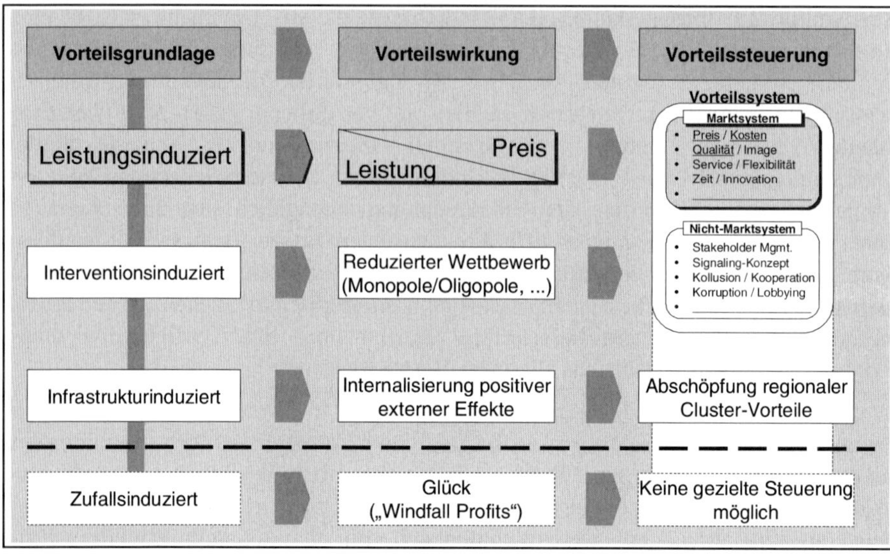

Quelle: Rasche (2000b), S. 386.

2.4.3 Wettbewerbsvorteile von Krankenhäusern

Die vorherigen Überlegungen zu den forschungsmethodischen Ansätzen zum strategischen Management sollen nachfolgend auf das Gestaltungsfeld des Krankenhausmanagements übertragen werden, um zu verdeutlichen, über welche Aktionsfelder Krankenhäuser Wettbewerbsvorteile aufbauen können.

Einer der wesentlichsten Aspekte der Wettbewerbsstrategie beschäftigt sich mit der Frage, in welchen Bereichen ein Krankenhaus über Wettbewerbsvorsprünge verfügt. Auf theoretischer Basis des CBV und RBV sind Wettbewerbsvorteile entweder auf eine vorherrschende Branchenposition oder auf Ressourcen und Fähigkeiten eines Krankenhauses zurückzuführen.[152] Erstere begründen sich durch superiore Kosten- oder Differenzierungspositionen entlang der spezifischen Krankenhauswertkette[153] bzw. entlang der grenzüberschreitenden Versorgungskette, in die das Krankenhaus mit seiner spezifischen Wertkette als Teilsystem eingebettet ist. Beide Perspektiven werden üblicherweise in dem sogenannten *SWOT-Modell*

[152] Vgl. weiterführend Rasche (2000b) und Schoemaker/Amit (1997).

[153] Vgl. Rayport/Sviokla (1995); Stabell/Fjeldstad (1998) sowie Achrol/Kotler (1999) für eine Diskussion des Wertkettengedankens aus der Perspektive der „neuen Ökonomie".

zusammengeführt,[154] um ihre wechselseitige Beeinflussung transparent zu machen. Danach müssen unternehmensendogene und -exogene Aktionsfelder der Unternehmensführung harmonisiert werden, um günstige Gelegenheiten der Vorteilsschaffung zu identifizieren und zu erschließen.[155]

Im Rahmen des BHM wird eine systematische Integration der beiden Perspektiven durch die *Erfolgspotentialanalyse* und Balanced-Management-Matrix vorgenommen. Der Geltungsbereich des MBV ist für Krankenhäuser insofern begrenzt, als daß gesetzliche Bestimmungen dem „ungezügelten" Einsatz des Marketinginstrumentariums (z.B. Gestaltung des Marketingmix) enge Grenzen setzen.[156] Durch das vielfach bestehende Preisdiktat in Form von Fallpauschalen, Sonderentgelten und zukünftig Diagnosis Related Groups (DRGs), bedarf es in Krankenhäusern vielmehr eines modifizierten Zielkostenmanagements, weil es diesen in vielen Marktsegmenten an der Preisautonomie mangelt (z.B. Kassenpatienten).[157] Die Preispolitik als wichtiges absatzpolitisches Instrument erweist sich nach aktuellem Status quo als „unzulässige Waffe" zur Verbesserung der Wettbewerbsposition. Wollen Krankenhäuser diese trotzdem optimieren, so können sie dies oftmals nur auf retrogradem Wege tun, indem sie sich dem Preisdiktat unterwerfen und durch optimierten Ressourceneinsatz ihre Kostenposition respektive Gewinnspanne verbessern. Nachhaltige Konkurrenzvorteile lassen sich in dieser Konstellation somit weniger auf der Absatzmarktseite als vielmehr auf der Faktormarktseite im Rahmen der Ressourcenbeschaffung und Ressourcennutzung innerhalb der Krankenhauswertkette erzielen. Entscheidende Bedeutung kommt in diesem Kontext dem Versorgungskettenmanagement und seinen elementaren Steuerungselementen zu, die neben der leistungswirtschaftlichen Logistik zunehmend in der Informationslogistik bestehen.[158] Im hier verstandenen Sinne wird damit ein bewußt weites Logistikverständnis jenseits physischer Transportleistungen gewählt, um das strategische Potential integrierter Beschaffungsvorgänge sowie der hierzu erforderlichen Infrastrukturen zu erfassen.[159] Als Benchmark und Lernobjekt kann in diesem Zusammenhang die Versorgungskette des Konsumgüterhandels und

---

[154] Vgl. grundlegend Hax/Majluf (1996). Das Akronym SWOT steht für Strengths, Weaknesses, Opportunities and Threats.

[155] Vgl. Child (1997) und Henderson/Mitchell (1997).

[156] Vgl. Haubrock/Meiners/Albers (1998); Mayer (1996) sowie ergänzend Cruse/Braun/Rüter/Schlüchtermann (1999).

[157] Vgl. ergänzend Christensen/Bohmer/Kenagy (2000).

[158] Zum Versorgungskettenmanagement (Supply Chain Management) vgl. weiterführend Ballou/Gilbert/Mukherjee (2000); Christopher (2000); Dyer/Cho/Chu (1998); Lambert/Cooper (2000); Vollman/Cordon/Raabe (1997).

[159] Vgl. grundlegend Klaus (2000).

seines Protagonisten WalMart[160] dienen, der in einer ausgefeilten Logistik eine seiner Kernkompetenzen sieht.[161] Das Versorgungskettenmanagement verkörpert in seiner praktischen Anwendung die Logik des RBV, weil die Quelle der Wettbewerbsfähigkeit in der Einzigartigkeit der Geschäftssysteme gesehen wird, mit denen Krankenhäuser in Konkurrenz zueinander treten.[162]

Aus diesem Grund spielen CBV und RBV bei der Generierung krankenhausspezifischer Vorteilspositionen im Vergleich zum MBV (momentan) eine wichtigere Rolle. Insgesamt jedoch liegen CBV, MBV und RBV gemeinsam als theoretische Grundlagen den Teilmodulen des Balanced Hospital Managements zugrunde.[163] Der MBV wird mit der prognostizierten Liberalisierung und Privatisierung der Gesundheitsbranche vermutlich stark an Bedeutung gewinnen, weil sich unter weitgehend unregulierten Bedingungen die strategische Hebelwirkung des Marketinginstrumentariums in seiner vollen Bandbreite auf kreative Weise nutzen läßt.[164] Exemplarisch sei in diesem Zusammenhang das Rhön Klinikum genannt, das strategisch vorsteuernd Marketingkompetenzen aufbaut, um in (zukünftig) teilliberalisierten und liberalisierten Marktsegmenten innovative Differenzierungsvorteile aufbauen zu

---

[160] Die Einzelhandelskette WalMart konnte mittels ihres überlegenen Logistik- und Informationssystems wesentliche Konkurrenzvorteile gegenüber den übrigen Einzelhandelsunternehmen generieren. WalMart nahm mit dem von ihm realisierten Logistik- und Informationskonzept eine Pionierfunktion in der Einzelhandelsbranche ein. Sein Geschäftssystem gilt nach wie vor als Benchmark für die gesamte Handelsbranche. WalMart gilt zumindest in den USA als Protagonist auf dem Gebiet der integrierten und technologisch vernetzten Wertsystemoptimierung, die dem hohen Anspruch vertikaler Wertschöpfungs- und Logistiknetzwerke gerecht wird. Die momentanen Probleme WalMarts in Kontinentaleuropa erklären sich weniger über mangelnde technologische Kompetenzen, sondern vielmehr die unreflektierte Projektion der amerikanischen Geschäftsphilosophie auf Auslandsmärkte (z.B. Ablehnung der Firmenkultur bei den Mitarbeitern). Vgl. weitergehend die aktuelle WalMart-Fallstudie von Bradley/Ghemawat (1999) sowie Govindarajan/Gupta (1999) für eine Darstellung der Erfolgsfaktoren des WalMart-Geschäftssystems.

[161] Vgl. Govindarajan/Gupta (1999).

[162] Vgl. Achrol/Kotler (1999); Heuskel (1999); Kumar/Scheer/Kotler (2000).

[163] Vgl. für eine Darstellung der forschungsmethodischen Ansätze zum strategischen Management Rasche (2000b).

[164] Vgl. zu den „neuen" Freiheitsgraden und den ökonomischen Effekten liberalisierter Märkte die Überlegungen von Crawford/Johnsen/Robb/Sidebottom (1999); Cuervo/Villalonga (2000); Doh (2000); Joskow (1998); Winston (1998).

können.[165] Auf diese Weise läßt sich die dominierende Kosten- und Effizienzlogik um eine Innovations- und Wachstumslogik komplementär ergänzen.[166]

Angesichts der besonderen Finanzierungssituation und der damit zunächst verbundenen Vorgabe eines vorgeschriebenen Leistungskataloges (Versorgungsauftrag) schien den meisten Krankenhäusern sowohl eine Differenzierung über Preis- als auch über Leistungs- und Innovationsvorteile bei den angebotenen Endleistungen nur eingeschränkt möglich. Angesichts dieser Limitationen verlagerte sich bisher der Fokus im Krankenhausmanagement auf eine Optimierung des Status quo unter Kosten- und Effizienzgesichtspunkten.[167] Diese Strategie korrespondiert im wesent-lichen mit der Logik des Zielkostenmanagements, weil lediglich Optimierungen innerhalb eines vordefinierten Handlungsrahmens angestrebt werden, der als solcher allerdings nicht zur Disposition steht. Komparative Konkurrenzvorteile avancieren im Rahmen dieser deterministischen Logik zu komparativen Anpassungsvorteilen, weil eine proaktive Gestaltung bzw. Beeinflussung der Rahmenbedingungen für nicht möglich gehalten wird. Die unternehmerischen Freiheitsgrade beschränken sich somit auf das Innenleben des Krankenhauses und seiner operativen Prozesse und Mikrostrukturen. Strategisches Denken verkommt auf diese Weise zu einem „myopischen Inkrementalismus“, der sich einseitig an der restringierenden „Realität des Faktischen“ orientiert, anstatt diese in Frage zu stellen, wie dies die Healthcare-Experten *Christensen/Bohmer/Kenagy* fordern:

> “Health care professionals often shudder when they hear the phrase market forces. But when we use it, we’re not talking about letting

---

[165] So sucht das Rhön Klinikum momentan in den einschlägigen Stellenanzeigen verstärkt Marketingexperten, um die sich in der teilliberalisierten Gesundheitsbranche ergebenden Freiheitsgrade in institutionenspezifische Wettbewerbsvorteile umzumünzen. Diese lassen sich vornehmlich durch den Aufbau von Marketing- und Vertriebskompetenzen im „Downstream“-Bereich der Wertkette generieren, weil der Zugang zu lukrativen Absatzmärkten zu einem kritischen Erfolgspotential avanciert. Es ist zu erwarten, daß die einschlägigen Marketinginstrumente zur Schaffung und Steigerung der Kundenorientierung (z.B. Zufriedenheitsanalysen, Hotlines, Call-Center, Dialogmarketing, internet-basierte Business-to-Customer-Strategien, Mikro-Marketing, Customer-Life-Cycle-Accounting) auch verstärkt im Gesundheitswesen Anwendung finden werden, um zunehmend „emanzipierte“ und „mündige“ Patienten durch segmentspezifische Lösungen dauerhaft an sich zu binden. Auf lange Sicht steht somit der Aufbau relationalen Kapitals im Vordergrund der Krankenhausstrategie, weil sich etablierte Patientenbeziehungen gegebenenfalls über den gesamten Lebenszyklus eines Patienten kapitalisieren lassen. Zudem rücken die Angehörigen eines Patienten in den Fokus der Marketingstrategie, weil diese entweder selbst potentielle Kunden darstellen oder diese als „Servicepotentiale“ aktiv in den Genesungsprozeß eingebunden werden (z.B. Nachsorge, begleitende Intensivpflege). Jenseits des Cross-Selling-Potentials „Angehörige“ üben diese eine wichtige Meinungsbildungs- und Multiplikatorfunktion aus, so daß sie Referenzcharakter für weitere Stakeholder im Umfeld des Krankenhauses besitzen. Die Quintessenz ist eine Abkehr von einer reaktiven Krankheitsbekämpfung, die zunehmend um eine proaktive Gesundheitsplanung in enger Zusammenarbeit mit dem „Patienten“ und seinem Umfeld ergänzt werden muß.

[166] Vgl. ergänzend Doh (2000).

[167] Vgl. inbesondere Christensen/Bohmer/Kenagy (2000).

insurance companies micromanage doctors as they practice medicine or about putting profits above patient care. Rather, we're talking about being open to disruptive technologies and business models that may threaten the status quo but will ultimately raise the quality of health care for everyone."[168]

Zwar markieren die stark reglementierenden gesetzlichen Rahmenbedingungen die Eckdaten für die Strategieableitung, doch werden diese zukünftig auch in Deutschland zur Disposition stehen, so daß sich für alle Akteure eine Vielzahl neuer Freiheitsgrade ergeben wird. Diese repräsentieren aus Sicht der etablierten Anbieter zumeist Bedrohungen, weil sie den Status quo gefährden, während sie für innovative Neueinsteiger die Chance zum Einstieg in einen vormals abgeschotteten Markt darstellen. Angesichts der sich abzeichnenden Deregulierungstendenzen im Gesundheitswesen und der damit verbundenen Strukturbrüche empfiehlt sich aus Sicht der etablierten Krankenhäuser eine Doppelstrategie.[169] Auf der einen Seite gilt es, sich mit den aktuellen Restriktionen zu arrangieren, indem im Sinne der operativen Exzellenz versucht wird, entlang der gesamten Krankenhauswertkette einschließlich der Overheadbereiche ein aggressives Kostenmanagement zu praktizieren.[170] Exemplarisch sei an dieser Stelle auf einige der „prominentesten" Methoden zur Erreichung dieser Zielsetzung verwiesen. Zu nennen sind dabei folgende Werkzeuge: (1) Gemeinkostenwertanalyse, (2) Business Process Reengineering, (3) Prozeßkostenrechnung, (4) Outsourcing und (5) Lean Management. Auf der anderen Seite sollte aber nicht verkannt werden, daß der Einsatz derartiger Methoden zumeist lediglich die Effizienz des Ressourcen- und Kapitaleinsatzes unter der Losung des magischen Dreiecks der operativen Exzellenz (Qualität, Kosten, Zeit) erhöht. Weitgehend unverändert bleiben hierbei die strategische Logik des Managements und das strategische Vorteilskonzept der Unternehmung im Sinne der von *Kaplan/Norton* thematisierten *Strategy Map*.[171] Diese aber gilt es, zukünftig im Sinne der strategische Exzellenz unter Innovationsgesichtspunkten neu zu entwerfen, um jenseits des Status quo massive Wertsteigerungs- und Kundennutzenpotentiale zu erschließen. Hierin sehen *Christensen/Bohmer/Kenagy* für die nähere Zukunft die letztlich entscheidenden Stellhebel nachhaltiger Wettbewerbsfähigkeit. Die operative Exzellenz verliert damit nicht an Bedeutung; sie wird allerdings zur Basisanforderung, über die sich allein keine bedeutenden Differenzierungsvorteile werden erschließen lassen, weil die diesbezüglichen Best Practices eine hohe Diffusionsrate aufweisen und sich somit leicht imitieren lassen. Ohne ausreichende

---

[168] Christensen/Bohmer/Kenagy (2000), S. 104.

[169] Vgl. grundlegend z.B. Burckhardt/Elhence/van Rooijen (1998), S. 86 f.

[170] Vgl. institutionenübergreifend u.a. Leslie/Kausman/Bard (1999), S. 42 ff.

[171] Vgl. Kaplan/Norton (2000b).

operative Exzellenz als Basisanforderung für den Klinikalltag läßt sich aber in der Regel keine strategische Exzellenz erzielen, weil operative Defizite die anvisierten Vorteilspotentiale ambitionärer Strategien zu Farce werden lassen. Kurz: Die operative Exzellenz ist der strategischen Exzellenz konditional vorgeschaltet.[172]

2.4.4 Synthese von strategischer und operativer Exzellenz als Anforderung an Wettbewerbsfähigkeit in dynamischen Umwelten

In den letzten Jahren haben die meisten Krankenhäuser überwiegend operativ agiert, weil sie zunächst dem vorherrschenden Kostendruck und der zu jedem Zeitpunkt im Gesundheitsbereich bestehenden Forderung nach Qualität der erbrachten Leistung entgegen kamen. Ein dauerhafter Wettbewerbsvorsprung kann jedoch auch im Krankenhausbereich nur in einer Verzahnung strategischer und operativer Aktivitäten erreicht werden. Die Umsetzung von krankenhausspezifischen Prozessen und Behandlungsleitfäden, der Aufbau von zukunftsträchtigen Ressourcen zur Erbringung von innovativen Leistungen, der Aufbau von überlegenen Versorgungsketten oder die Erschließung attraktiver Branchen durch eine Verschiebung der Wertäquivalenzlinie im Sinne einer günstigeren Preis-Leistungsrelation markieren die gemeinsame Schnittmenge zwischen strategischer und operativer Exzellenz.[173] *Fähigkeiten*, *Aktivposten* und *Prozesse*, die in ihrer Interaktion komplexe Kompetenzmuster ergeben, entwickeln sich aufgrund evidenter Pfadabhängigkeiten als trajektorische Handlungskonzepte der Unternehmung von hoher technischer und sozialer Komplexität („Tacitness"). Sie können deshalb nicht ohne weiteres ausgetauscht, kopiert oder über korrespondierende Faktormärkte beschafft werden und bieten damit einen effektiven Imitationsschutz für Krankenhäuser.[174]

Diese immateriellen Handlungspotentiale bestimmen nicht nur die Flexibilität und Anpassungsfähigkeit eines Hauses, sondern auch den Grad der Spezialisierungsvorteile. Grundsätzlich ist in diesem Zusammenhang der Zielkonflikt zwischen der Flexibilität und Spezifität einer Ressource zu beachten, so daß in der Praxis diesbezüglich Kompromißlösungen gefunden werden müssen.[175] Derartige Handlungspotentiale bestimmen den Effizienz- und Effektivitätsgrad eines Krankenhauses,[176] sie schaffen wichtige Zeitvorteile bei der zukünftigen Leistungsentwicklung und bei

---

[172] Vgl. allgemein zur Notwendigkeit einer Synthese von strategischer und operativer Exzellenz Arnold/Auguste/Knickrehm/Roche (1998); Bot/Bozon/Giradin/Neumann (1997); Burckhardt/Elhence/van Rooijen (1998); Crawford/Johnsen/Robb/Sidebottom (1999); Hayes/Upton (1998); Leslie/Kausman/Bard (1999); Porter (1996).

[173] Vgl. auch Leszinski/Marn (1997) und Kim/Mauborgne (1999a/b).

[174] Vgl. hierzu allgemein Rasche (1994), S. 57 ff.

[175] Vgl. grundlegend Ghemawat/del Sol (1998) und Rasche (2000a).

[176] Vgl. hierzu allgemein Porter (1997), S. 54.

der Gewinnung von neuen Patientengruppen sowie im Falle eines überlegenen Leistungsangebots eine sichere Verhandlungsposition im Rahmen der Budgetverhandlungen.[177] Zu differenzieren ist hierbei zwischen der statischen und dynamischen Effizienz und Effektivität. Während im ersten Fall die Optimierung des Geschäftssystems innerhalb eines robusten Unternehmenskontextes im Vordergrund steht, wird im zweiten Fall auf die Anpassung des Geschäftssystems an dynamische Umwelten abgestellt.[178] Auch zwischen diesen beiden Dimensionen bestehen Tradeoffs, weil dynamische Geschäftssysteme nicht ohne die Vorhaltung strategischer und operativer Überschüsse („Slacks") erfolgreich operieren können.[179]

Bisher konzentrierte sich das Krankenhausmanagement vornehmlich auf die Optimierung der *materiellen Vermögenswerte* im bilanziellen Sinne. Da sie in der Regel als Sachanlagen (z.B. medizinische Geräte, Betten, OPs) vorliegen, und zu Marktpreisen bewertet werden können, wurde ihnen in den Wettbewerbsanalysen von Krankenhäusern bisher die größte Aufmerksamkeit gewidmet. Bei dieser konventionellen Sichtweise wird allerdings vernachlässigt, daß Krankenhäuser als Produzenten vertrauensbasierter, komplexer und wissensintensiver Dienstleistungen ihre Kernwertschöpfung auf Basis nicht-bilanzierungsfähiger Erfolgspotentiale generieren. Diese in der Fachliteratur zum strategischen Accounting thematisierte Kluft zwischen dem Marktwert einer Unternehmung und dem Buchwert ist besonders bei solchen Dienstleistern relevant, bei denen materielle Aktivposten lediglich marginal zur Wertschöpfung beitragen, während idiosynkratische Faktorkombination nicht-bilanziell ansetzbarer Routinen, Prozesse und Kompetenzen die tatsächliche Wettbewerbsfähigkeit eines Krankenhauses ausmachen.[180] Es ist unmittelbar einsichtig, daß die Verfügungsgewalt über High-Tech-Hardware im engeren Sinne bestenfalls als notwendige, aber nicht als hinreichende Bedingung für die langfristige Prosperität eines Krankenhauses fungieren kann. Erst in ihrer Interaktion mit hochqualifiziertem Humankapital wird die Apparatemedizin zur nutzensteigernden Patientenmedizin.

Ein an „herkömmlichen" Finanzkennzahlen orientiertes Controlling respektive der stark reformbedürftige Status quo des Bilanzrechts bezüglich der Behandlung

---

[177] „Zu jedem Zeitpunkt sind Unternehmen mit einer Kombination verschiedener Ressourcen ausgestattet. Einige dieser Aktiva und Fähigkeiten entsprechen dem Niveau der Wettbewerber, andere sind unterlegen, während wieder andere die Konkurrenz übertreffen. Diese überlegenen Aktiva und Fähigkeiten bilden den Ursprung positioneller Wettbewerbsvorteile." Day (1998b), S. 72.

[178] Vgl. weiterführend Ghemawat/Ricart i Costa (1993); Leibenstein/Maital (1994); Levinthal/ March (1993); Thomas (1998).

[179] Vgl. Nohria/Gulati (1996).

[180] Vgl. zur strategischen Relevanz immaterieller Aktivposten, die sich aufgrund ihrer Operationalisierungsprobleme einer bilanziellen Bewertung entziehen, weiterführend Edvinsson (1997); Herremans/Ryans/Aggarwal (2000); Roos (1998); Roos/Roos (1997); Srivastava/Shervani/Fahey (1998) und (1999); Wiig (1997).

immaterieller Vermögensgegenstände korrespondieren nicht mehr mit den realen Bedingungen moderner Krankenhäuser und hohen Markt-/Buchwertdifferenzen im Falle ihrer Börsennotierung oder Transaktion. Zwar können Wettbewerber im Hinblick auf materielle Aktiva problemlos Benchmarking-Studien oder Konkurrenzanalysen anfertigen, doch entsteht auf diese Weise ein verzerrtes Bild, weil hierbei lediglich die Oberflächenstruktur der Wettbewerbsfähigkeit erfaßt wird. Die Tiefenstruktur jedoch wird durch den Komplex wissensbasierter Erfolgspotentiale begründet, die sich ungleich schwerer auf vorgenanntem Wege „dechiffrieren" lassen.[181] Zu den materiellen Aktiva zählen z.B. der Umfang und die Qualität von medizinischen Geräten und Anlagen sowie deren Kapazitätsauslastung, die vorhandene und durchschnittlich belegte Bettenzahl, die Anzahl der behandelten Patienten, die Zahl der beschäftigten Pflegekräfte, die Anzahl der praktizierenden Ärzte, die Größe des geographischen Einzugsgebiets oder auch die durchschnittliche Verweildauer. Wettbewerbsvorteile, die über solche Aktiva generiert werden, sind jedoch für die Konkurrenz einsehbar und können auf diese Weise leichter imitiert werden als spezifische Fähigkeiten eines Krankenhauses.

Wissensbasierte Fähigkeiten dagegen, sogenannte *Capabilities*, stellen das „Bindemittel" dar, das die Aktiva des Krankenhauses zusammenhält und es dazu befähigt, diese vorteilhaft einzusetzen. Im wahrsten Sinne des Wortes wird aus „totem Kapital" wertschöpfendes Kapital, das seine Bestimmung aus der Transformation in Geschäftssysteme, Prozesse, Operationen und schließlich monetäre Erfolgsgrößen erhält.[182] Hierin spiegelt sich letztlich die Logik der Balanced Scorecard wider. Jede dieser Fähigkeiten setzt sich aus einem Know-how-Bündel zusammen, die im Sinne des Resource Based View einer marktlichen Verwertungsmöglichkeit bedürfen, um als tatsächlich vorteilsstiftend eingestuft werden zu können. Im Rahmen dieses Transformations- und Ressourcenveredelungsprozesses, der wiederum als Grundlage für iterative Lern- und Experimentiervorgänge zur Optimierung des realisierten Status quo angesehen werden kann, koordiniert und integriert ein Krankenhaus multiple Erfolgspotentiale. Diese Form des mikroexperimentellen Erfahrungslernens bildet in der Praxis nicht selten die Grundlage für Aneignung und Vertiefung sogenannter Standard Operation Procedures

---

[181] Vgl. zum impliziten, nicht-artikulierbaren Wissen und seiner Bedeutung für den Aufbau idiosynkratischer Wettbewerbsvorteile Itami/Roehl (1987); Nonaka/Konno (1998); Polanyi (1969); Roos (1997).

[182] Vgl. Chatterjee (1998); Edwards/Peppard (1997); Garvin (1998); Hammer (1996); Hammer/Stanton (1999); Srivastava/Shervani/Fahey (1998).

(SOPs),[183] welche eine Säule der operativen Exzellenz sind. Insbesondere evolutionär-adaptive Optimierungen basieren auf lokalen Experimenten im operativen Geschäft, wie sich am Beispiel des TQM oder Kaizen zeigt. Implizites Erfahrungswissen entsteht z.B. in der engen Zusammenarbeit mit den einweisenden Ärzten. Der Prozeß seiner Genese ist derart tief in Organisationsprozesse bzw. -routinen integriert, daß er lediglich substituiert, aber nicht imitiert werden kann.[184]

Solche Fähigkeiten bzw. derartiges Know-how sind vielfach vor den Einblicken der konkurrierenden Krankenhäuser geschützt, weil ein Großteil „stillschweigender Natur" ist.[185] Gerade hier liegt die Möglichkeit zwar komplexer, aber langfristiger Wettbewerbsvorteile für Krankenhäuser begründet. Jedes Krankenhaus besitzt umfangreiches Know-how, um seine Dienstleistungen durch die Wert- bzw. Behandlungskette zu transportieren. Während zahlreiche dieser Fähigkeiten sich auf einer Art Branchenniveau bewegen, muß das Krankenhaus zur Erzielung von Wettbewerbsvorsprüngen im Sinne eines *Pioniers*, bei kritischen Know-how-Komponenten eine Vorreiterstellung besitzen.[186] Auf diese Weise besetzt es die strategischen Brückenköpfe der Wertkette.

Krankenhäuser haben sich in der Vergangenheit überwiegend darauf beschränkt, ein „Vermeidungsmanagement" zu betreiben, daß sich auf die Schaffung von Wettbewerbsvorteilen durch Erschließung von Kostensenkungspotentialen

---

[183] Bei Standard Operation Procedures (SOPs) handelt es sich um automatisierte Handlungsstereotype im Sinne statischer Routinen, die eine Teildimension der operativen Exzellenz bilden. Aufgrund des hohen Standardisierungsgrades und der akkumulierten Prozeßerfahrungen lassen sich Spezialisierungs- und Effizienzvorteile erzielen. Auf der behavioristischen Ebene zeichnen sich Standard Operation Procedures dadurch aus, daß sie im Unterbewußtsein des Handelnden ablaufen und somit nicht „bewußtseinsfähig" sind. Im Extremfall sind SOPs stereotype Reflexhandlungen als schnelle Antworten auf Umweltreize, die Unternehmen das Überleben in dynamischen Umwelten garantieren, wenn keine Zeit zum reflexiven Denken bleibt. Grundsätzlich können SOPs als statische oder dynamische Routinen in Erscheinung treten. Während statische Routinen eine geringe Anwendungsbreite bei gleichzeitig hohem Spezialisierungsgrad aufweisen, zeichnen sich dynamische Routinen durch eine höhere Anwendungsvariabilität aus. Beiden gemein ist jedoch der hohe Routinegrad. Vgl. weiterführend Rasche (1994).

[184] Vgl. ergänzend Nonaka/Konno (1998).

[185] Marvin Bower, Leiter von McKinsey & Co., kam hinsichtlich der Risiken, die damit verbunden sind, daß Agenturen und Berater konkurrierende Kunden bedienen und vertrauliche Informationen weiterleiten könnten zu folgender Feststellung: „Gegen die Interessen konkurrierender Kunden würde auch durch einen nahezu vollständigen Informationsaustausch unter den betreuenden Beratern nicht verstoßen werden [...]. Ich bin davon überzeugt, daß die Geschichte, Betriebsphilosophie und die Abläufe direkter Konkurrenten für gewöhnlich so unterschiedlich sind, daß Informationen ausgetauscht werden könnten, ohne den Unternehmen dadurch zu schaden." Zitiert nach Day (1998b), S. 80.

[186] Eine weitere Facette von spezifischem Know-how liegt nicht zuletzt darin begründet, daß es *widerstandsfähig* ist und *revitalisierbar,* d.h. auf verschiedene Weisen eingesetzt werden kann, um die Anpassung des Krankenhauses an veränderte Umfeldbedingungen zu beschleunigen. Vgl. Prahalad/Hamel (1990).

konzentriert. Ein Vermeidungsmanagement besteht vordergründig in einem Abbau von Ressourcen, z.B. der Reduzierung der Mitarbeiterzahl, der Schließung von Abteilungen oder auch der Senkung der Materialkosten. Dieses vordergründige Abbaudenken spiegelt sich u.a. auch im Oberprinzip des Lean Managements „Vermeidung von Verschwendung" wider und bewegt sich ausschließlich im Bereich operativer Maßnahmen. Es führt zu schnellen und sichtbaren Erfolgen und stellt deshalb kurzfristig den deutlich einfacheren und sicheren Weg zur Gewinnung von Wettbewerbsvorteilen dar.[187] Dies ist nicht zuletzt der Grund dafür, daß Unternehmensberatungen sowie auch zahlreiche Verwaltungsmanager ein Vermeidungsmanagement in Krankenhäusern priorisieren, um auf diesem Wege schnelle und nachweisliche Erfolge sicherzustellen. Die Vorteilsbasis, die sie auf diese Weise schaffen, kann jedoch nie dauerhafter Natur sein. Sie ist durch Wettbewerber ebenso schnell zu imitieren, wie sie aufgebaut wurde. So bewegen sich die meisten Krankenhäuser gleichsam „einer Herde von Lemmingen" hin zu einem einseitigen Vermeidungsmanagement, ohne dauerhafte, schwer imitierbare Vorteilsbasen zu generieren.[188] Das Vermeidungsmanagement stellt angesichts des vorherrschenden Kostendrucks im Gesundheitsbereich eine „Pflichtleistung" für Krankenhäuser dar. Die „Kür" dagegen bildet ein Gestaltungsmanagement, das deutlich risikoreicher, langwieriger und aufgrund kausaler Ambiguitäten weniger nachvollziehbar ist. Dennoch stellt es die zwar schwierige, aber einzige Möglichkeit dar, sich dauerhaft von der Konkurrenz zu differenzieren.[189]

Um langfristig in zunehmend dynamisch werdenden Wettbewerbsumgebungen, wie sie in der Gesundheitsbranche bestehen, erfolgreich agieren zu können, fordert *D'Aveni* den Aufbau (1) von *Preis- und Leistungsvorteilen*, (2) von *Zeit- und Know-how-Vorteilen*, (3) von *Marktbarrieren bzw. monopolartigen Stellungen* sowie (4) *finanzieller Stärke.*[190] [191]

---

[187] Vgl. Hamel (1998), S. 8 ff. und (1999), S. 77; Porter (1996), S. 61 ff.

[188] Vgl. für eine umfassende Kritik an dieser Form der einseitig renditeorientierten Unternehmensführung Kay (1996); Ghoshal/Bartlett/Moran (1999); Hamel (1998); Rasche (1994).

[189] Vgl. zur innovatorischen Differenzierung z.B. Christensen/Bohmer/Kenagy (2000); Day/ Schoemaker (2000); Hamel (1998); Kim/Mauborgne (1999a/b).

[190] Zahlreiche öffentliche Krankenhäuser zeigen sich geradezu „selbstzerstörerisch" ignorant, was die diversen Möglicheiten der Fremdfinanzierung anbelangt. Statt einer Inanspruchnahme des Kapitalmarktes wird auf die „ausbleibenden" öffentlichen Mittel angesichts „leerer" Staatskassen verwiesen. Dringend erforderliche Investitionen werden so nicht getätigt und die Wettbewerbsfähigkeit des Hauses zunehmend gefährdet. Vgl. Braun (1999a), S. 10.

[191] Vgl. D'Aveni (1994), S. 42 ff.

Das in diesem Buch vertretene Verständnis eines Balanced Managements von Krankenhäusern folgt dem Grundmuster *D'Avenis*[192] und sieht eine balancierte Ausrichtung in dem Erreichen einer operativ/taktischen Exzellenz, die in erster Linie eine Optimierung von Prozessen, Abläufen oder spezifischen Dienstleistungen anstrebt, und gleichzeitig als strategische Stoßrichtung eine strategische Standardisierung, eine multiple Positionierung sowie dauerhaft eine medizinische *First*-Position, ein innovatives Servicemanagement und den Aufbau eines erfolgreichen Supply Chain Managements verfolgt.[193] Dabei ist eine klare Trennung zwischen operativem und strategischem Management nur bedingt möglich, denn insbesondere für Dienstleistungsunternehmen liegt in einem einmaligen, schwer bis nicht imitierbaren Beherrschen von Prozessen und Aktivitäten ein strategischer Wettbewerbsvorteil. Diese Beherrschbarkeit von Prozessen und Aktivitäten manifestiert sich im günstigsten Fall in einer superioren taktisch-operativen Exzellenz.[194] Sie stellt insbesondere in kostensensitiven Standardbereichen eine eigenständige Dimension der strategischen Stoßrichtung dar, weil in dieser Konstellation Skalen- und Verbundeffekte der Leistungserbringung durch eine Verankerung perfektionierter Prozeßroutinen erreicht werden, die sich in ihrer Funktion als *Best Practices* innerhalb einer Krankenhausorganisation transferieren lassen.[195] Auf diese Weise läßt sich eine *Best-Practice*-Reproduktion (*Process Cloning*) zu marginalen Grenzkosten erzielen, von denen eine hohe Hebelwirkung für die Wertschöpfung ausgeht.[196] Die operative Exzellenz im Prozeßbereich komplementiert die Suche nach eher strategischen Produkt- bzw. Medizininnovationen, die nach erfolgter Erprobungsphase einer friktionsarmen Einbettung in das Prozeß-System des Krankenhauses bedürfen. Auf diese Weise avanciert die Operation zur Taktik und die Taktik wiederum zur Strategie.[197]

Nach *Day* manifestiert sich ein Wettbewerbsvorsprung in dynamischen Umwelten schließlich im Rahmen eines *dreistufigen* Prozesses:[198]

In einem *ersten* Schritt müssen ökonomische Institutionen den Referenzrahmen für die Definition eines überlegenen Kundennutzens abstecken. Im engeren Sinne

---

[192] Vgl. in diesem Zusammenhang die Ausführungen zum Medizin-Portfolio. Der Aufbau des MPF entspricht durch die Einbindung der Zeit-, Know-how- und Finanzkomponente im Zusammenhang mit der Verfolgung einer medizinischen First-Strategie, die z.B. innerhalb der Pflegesatzverhandlungen zu einer marktzutrittsähnlichen Vorteilsbasis führen kann, den Ausführungen D'AVENIS (1994).

[193] Vgl. Rasche (2000b).

[194] Vgl. auch Hayes/Upton (1998).

[195] Vgl. weiterführend Chatterjee (1998).

[196] Vgl. Govindarajan/Gupta (1999), S. 16 ff., die den Geschäftserfolg des Handelsriesen Wal-Mart mit einer derartigen Strategie der Erfolgspotentialmultiplikation verbinden.

[197] Vgl. Eisenhardt/Brown 1998, S. 786 ff. und 1999, S. 72 ff. Vgl. dazu ausführlicher das Kapitel 4.5 zur Strategischen Standardisierung.

[198] Vgl. Day (1998a), S. 37 f.

besteht dieser in einem nachhaltigen Patientennutzen. Jedoch verlangen die spezifischen Rahmenbedingungen des stark regulierten Gesundheitswesens nach einer dezidierten Berücksichtigung weiterer einflußreicher Kunden im Sinne von Stakeholdern. Zu denken ist in diesem Zusammenhang an Krankenkassen, kommunale und kirchliche Träger oder politische Referenzgruppen, die das Krankenhausmanagement oftmals mit erheblichen Zielkonflikten konfrontieren.[199]

In der *zweiten* Phase verlagert sich die Identifikation von der Analyse der marktlichen und wettbewerblichen Umfeldfaktoren auf die Sphäre der Unternehmung und ihrer internen medizinischen Verfahren, Medizin-Technologien, Kompetenzen, Prozesse und Strukturen. Diese Erfolgspotentiale repräsentieren immer dann Quellen nachhaltiger Wettbewerbsvorteile, wenn sie zur Durchführung schwer imitierbarer und kundenwertschaffender Wertschöpfungsaktivitäten beitragen. Diese zweite Phase korrespondiert mit *Porter*s Wertkettenansatz, der in der neueren Literatur zum strategischen Management insofern eine innovative Erweiterung erfährt, als diese Schaffung und Verteidigung kollektiver Wettbewerbsvorteile im Netzwerkverbund thematisiert wird.[200] Im Gesundheitssektor verstärken sich die Tendenzen zu einer Öffnung der Systemgrenzen in Richtung von Versorgungsnetzwerken mit Managed-Care-Charakter.[201]

Die *dritte* Phase von *Day*s Wettbewerbskonzept bildet die Einbeziehung der zeitlichen Dimension in die Evaluation komparativer Konkurrenzvorteile. Hochdynamische Umwelten provozieren häufig eine rapide Vorteilserosion als Folge imitativer oder substitutiver Wettbewerberstrategien. Vor diesem Hintergrund ist die Effektivität der den einzelnen Wettbewerbsvorteilen zugrundeliegenden *Isolationsmechanismen* zu analysieren. Letztere begründen als Marktbarrieren der einzelnen Unternehmung einen dauerhaften Kopierschutz in Form von z.B. idiosynkratischem Prozeßwissen oder medizinischem Know-how, Vertragsvereinbarungen mit den Krankenkassen, Patienten, sonstigen Verfügungsrechten, einer festen Kundenbasis oder reputationalem Kapital (z.B. Vertrauen). Während derartige Isolationsmechanismen der Wettbewerbsdifferenzierung insbesondere im Systemverbund effektive Imitationshürden darstellen können, ist jede Art von Wettbewerbsvorteil in dyna-

---

[199] Vgl. zu den Interessenkonflikten im Stakeholdermanagement Cummings/Doh (2000); Figge/Schaltegger (1999); Freeman (1994).

[200] Vgl. Porter (1990); Porter (1998); Porter/Sölvell (1998) und Böhler/Rasche (1994) sowie die Sonderausgabe des Strategic Management Journal (2000), Jg. 21, Nr. 3, S. 199 – 428: *Strategic Networks*, die die Logik und Funktionsweise strategischer Netzwerke ausführlich aus den diversen Perspektiven des strategischen Managements betrachtet.

[201] "While fundamental differences in the structure of healthcare systems between Europe and the US will always exist, the direction of change towards more integrated forms of decision-making is common both." Elze et al. (1995), S. 7. Vgl. auch Christensen/Bohmer/Kenagy (2000).

mischen Umwelten von omnipräsenter Substitutionsgefahr bedroht (z.B. Medizin- oder Technologiesprünge der Konkurrenz).[202]

Die gesamte Gesundheitsbranche sieht sich zunehmend als Folge der Liberalisierung, Globalisierung und Konvergenz vormals disjunkter Märkte einer erheblichen Bedrohung durch Imitationen einer vermehrten Substitutionsgefahr von seiten branchenfremder bzw. nationaler und internationaler Krankenhausketten ausgesetzt.[203] Diese benutzen als Projektionsfläche für den Wettbewerb weniger isolierte Dienstleistungen, Teilprozesse oder medizinische und medizinisch-technologische Marginalinnovationen als vielmehr innovative Geschäftssysteme. Im Sinne von *Heuskel* wird sich zukünftig das Wettbewerbsgeschehen auf der aggregierten Ebene *intelligenter Wertarchitekturen* abspielen.[204] Im konkreten Fall ist z.B. an *Versorgungsnetzwerke* bzw. *-architekturen, medizinische Franchise-Konzepte* oder *Electronic-Medcare-Konzepte* zu denken.[205]

2.5 Wettbewerbsvorteile durch ein mehrdimensionales Innovationsmanagement

> "Why innovate? The usual answer: Health care is a fast-changing business."[206]

Eng mit dem Wettbewerbsprozeß von Krankenhäusern verbunden ist deren Innovationsverhalten.[207] Während in der Vergangenheit Innovationen als Möglichkeit zur Generierung von Wettbewerbsvorteilen eine untergeordnete Rolle für Krankenhäuser spielten, dürften sie in Zukunft angesichts zunehmend dynamischer Umwelten eine zentrale Erfolgsdeterminante im Wettbewerb um Patienten und andere Stakeholder darstellen.[208]

---

[202] Vgl. ergänzend Rasche (2000a/b/c) sowie die dort zitierte Literatur.

[203] Vgl. insbesondere Christensen/Bohmer/Kenagy (2000).

[204] Vgl. grundlegend Heuskel (1999); Pauls (1998) sowie Slywotzky/Morrison (1997) und Slywotzky (1995).

[205] Vgl. ergänzend Achrol/Kotler (1999)

[206] Morrison (1999), S. 1.

[207] Vgl. Sachverständigenrat (1998), S. 76 f. Vgl. auch Conrad (1999); Duncan/Ginter/Swayne (1998); Buchholz (1993) und Buchholz (1982).

[208] HINES betont die zentrale Bedeutung des Innovationsmanagements zur strategischen Differenzierung im Gesundheitsbereich: "The primary drivers of innovation are changes in competition, technology, consumer interests, and regulations. When dramatic changes occur in these areas, innovation becomes essential to survive." Hines (1999)

> "Health care organizations will develop new products, offer more choice, and provide service enhancements to respond directly to consumer preferences."[209]

Konkret gilt es ein innovatives Management für Krankenhäuser vor allem dann zu verfolgen, wenn (1) bei gleichbleibenden Erträgen pro Fall die Kosten ansteigen und damit die Deckungsbeiträge absinken, d.h. sinkende Deckungsbeiträge bei gleichbleibenden Fallgruppen zum Zeitpunkt der Degenerationsphase von Behandlungsverfahren einsetzen; (2) bei einzelnen Behandlungsverfahren die Mitbewerber einen Vorsprung erlangt haben und dies zu einem Rückgang der Fallzahlen führt; (3) der bestehende Fallmix nicht mehr die fixen Kosten des Krankenhauses deckt oder (4) wenn das Krankenhaus eine Marktführerschaft bei einzelnen Fallgruppen oder Serviceangeboten erreichen will.[210]

2.5.1 Mehrdimensionalität von Krankenhausinnovationen

> "For most of this century, innovation in the business of health care has been nearly nonexistent. We have seen remarkable advances in medicine, but the industry has been creatively stagnant in terms of organization, financing, and delivery of services. In the last decade, changes in health care and the innovations made in reaction to those changes have been increasing. Tremendous structural innovations in the industry serve as indicators that the innovation climate is getting hot. Companies must take proactive steps to innovate and rise above the competition."[211]

Innovationsstrategien können aufgrund der Vielschichtigkeit und Heterogenität der im Krankenhaus erbrachten Dienstleistungen auf unterschiedlichen Ebenen und in verschiedenen Bereichen erfolgen. Die Bandbreite der Innovationsbezugsobjekte erstreckt sich von den *medizinischen* und *pflegerischen* Behandlungsverfahren bis hin zu den allgemeinen *Verwaltungsabläufen, Serviceangeboten* und *Geschäftssystemen,* wie z.B. der innerbetrieblichen Logistik und Versorgung sowie der eingesetzten Informations- und Kommunikationssysteme.[212] Insgesamt lag in der Vergangenheit der Innovationsschwerpunkt der Krankenhäuser im Bereich der medizinischen Leistungen und war überwiegend geprägt durch neue medizin-

---

209 KPMG (1998), S. 11.

210 Vgl. Buchholz (1993), S. 33 f.

211 Hines (1999), S. 3.

212 Nach einer KPMG-Studie läßt sich in den USA bereits eine beachtliche Bandbreite an Innovationsarten in Gesundheitseinrichtungen aufzeigen: "A Health system has designed its primary care network so that a PCP is available within 15 minutes of any point within a large metropolitian area. A Payer offers transportable coverage (national card) for „snowbirds". Suppliers design products based on consumer preferences (such as intravenous dosing or less frequent dosing than alternative product). A rural Health System partners with the local YMCA to offer fitness and wellness programs. A Payor is redesigning products to let the ‚healthy 80 %' self-manage care and to provide controlled care management for the ‚less-healthy 20 %'[...]." KPMG (1998), S. 12.

technische Diagnose-, Behandlungs- und Therapiemethoden.[213] Dabei war die praktizierte Innovationspolitik meist das Ergebnis des Profilierungsstrebens einzelner Organisationsmitglieder sowie der spezifischen Finanzierungsvoraussetzungen und Sachzielsetzung von Krankenhäusern. Die Folge war eine punktuelle Innovationspolitik zugunsten der medizinischen oder medizinisch-technischen Innovationen, mit deren einseitiger Realisierung sich angesichts der veränderten Wettbewerbssituation in Zukunft keine dauerhafte Vorteilsbasis mehr aufbauen läßt. Prozeß-, Service- und Geschäftssysteminnovationen fanden in der bisherigen Innovationspolitik der Krankenhäuser nur wenig Berücksichtigung, obgleich mit der Umsetzung dieser Innovationstypen beträchtliche Rationalisierungspotentiale freigesetzt werden können. Die praktizierten medizinischen und medizinisch-technischen Innovationen waren dagegen überwiegend *leistungssteigernder* und selten *kostensenkender* (meist kostensteigernder) Natur. In vielen Krankenhäusern setzte ein medizinisch-technisches „Aufrüsten“ ein, das aus makroökonomischer Sicht zu einem „Overengineering der Gesundheitsbranche“ geführt hat:[214]

> ”General hospitals [...] have likewise overshot the needs of most patients. Their impressive technological ability to deliver care enables them to address the needs of a relatively small population of very sick patients. But in the process of adding and incurring the costs of such capabilities, they have come to overserve the needs of the much larger population of patients with less serious disorders.”[215]

Im Gegensatz zu anderen Branchen wurden aufgrund politischer Fehlsteuerung und einer durch individuelle Interessen gekennzeichneten Innovationspolitik im Gesundheitssektor kaum kostensenkende Innovationen, weder von seiten der Medizinindustrie noch von seiten der Krankenhäuser, hervorgebracht. Die Entwicklungen in anderen Branchen zeigen jedoch deutlich, daß erst eine breite und flächendeckende Anwendung von Innovationen zu einem allgemeinen Preisverfall und Qualitätsanstieg führt. Nachdem bspw. der Personalcomputer einem großen Anwenderkreis zugänglich gemacht wurde, entwickelte sich eine Wettbewerbssituation, die Preissenkungen und kontinuierliche Leistungssteigerungen nach sich zog. *Christensen/Bohmer/Kenagy* votieren deshalb für die Förderung sogenannter „disruptiver" Innovationen im Gesundheitsbereich, die z.B. aufgrund einer leichten Handhabbarkeit eine breite Anwendung von Medizintechnologie ermöglichen. Derartige Innovationen bilden schließlich die Basis des wachsenden Marktes der Self-Care-Medizin und eröffnen für Mitarbeiter mit einem niedrigeren Ausbil-

---

[213] Vgl. Christensen/Bohmer/Kenagy (2000). Vgl. zur Innovation und Diffusion im Bereich Medizin-Technik Bantle (1996).

[214] In diesem Zusammenhang ist zu berücksichtigen, daß bestimmte Krankenhäuser der Maximalversorgung, z.B. Uni-Kliniken, diese Technologien vorhalten müssen (Auftrag von Forschung und Lehre).

[215] Christensen/Bohmer/Kenagy (2000), S. 104.

dungsstand die Möglichkeit zur Übernahme von komplexeren Diagnosen und Behandlungen, die bisher Spezialisten und Ärzten vorbehalten waren. Solche leicht handhabaren medizinisch-technischen Geräte existieren bereits in beträchtlichen Umfang, finden aber bei den traditionellen Anwendern (u.a. Spezialisten der Universitätskliniken) bisher kaum Berücksichtigung. Der vermehrte Einsatz dieser überwiegend „leicht bedienbaren" Technologien wäre dauerhaft mit einem Machtverlust der traditionellen Anbieter und aus deren Sicht mit einer Entwertung ihrer Arbeit verbunden.[216]

Eine ähnliche Situation bestand Ende der 80er Jahre, als eine Diffusion von Personalcomputern von seiten der Großgerätehersteller, wie z.B. IBM und Hitachi, durch den systematischen Erhalt und Aufbau von Kompatibilitätsschranken verhindert werden sollte. „Disruptive" Innovationen der Firmen Intel, Sun, Microsoft und Dell führten schließlich zu einer Neudefinition der Spielregeln des Computermarkts. Rechner waren von nun an für den größten Teil der Bevölkerung finanzierbar, leichter bedienbar und leistungsstärker. Die derzeitige Innovationspolitik der Krankenhäuser ist aufgrund der oben genannten Allokationsmechanismen und Profilierungsgründen ihrer Organisationsmitglieder auf den Erhalt der bestehenden Hochleistungsmedizin ausgerichtet. Ein Großteil der behandelten Krankheitsbilder weist einen Schwierigkeits- und Komplexitätsgrad auf, der keineswegs der vorgehaltenen Medizintechnologie und der hohen Performance von Spezialisten bedarf. Krankenhäuser „schießen folglich mit Kanonen auf Spatzen" und leisten sich damit einen

---

[216] Beispiele solcher „disruptiven Innovationen", die zu einer Verschiebung der Leistungserbringung auf Leistungsanbieter mit einer niedrigeren Performance in der Gesundheitsbranche führen, sind „mobile" Kernspintomographen, angioplastische Verfahren, tragbare Blutzuckermeßgeräte oder Technologien zur sofortigen Herstellung von Brillengläsern: "Some innovations of exactly this sort have transformed pockets of the health care system, and where they have happened, higher quality, greater convenience, and lower cost actually have achieved. Before 1980, for example, patients with diabetes could only know whether they had abnormal levels of glucose in their blood indirectly; they used an often inaccurate urine test or visited a doctor who drew a blood sample and then measured its glucose content on an expensive piece of laboratory equipment. Today patients pack miniature blood glucose meters with them wherever they go; they themselves now manage most aspects of a disease that previously had required much more professional involvement. They get far higher quality care far more conveniently. [...] Angioplasty is another example. Before the early 1980s, patients with coronary artery disease were treated through bypass surgery. It required a complex, technologically sophisticated surgical team, as well as multiple specialists in several disciplines, complicated equipment, days in the hospital, and weeks in recovery. The far simpler angioplasty uses a balloon to dilate narrowed arteries, causing less pain and disability. It enables less expensive or specialized practitioners to treat more people with coronary artery disease in lower cost settings. [...] another example. An English entrepreneur has developed a system for customizing eyeglasses quickly and efficiently. The patient puts on a pair of eyeglasses with seemingly flat lenses and an odd-looking rubber bulb attached to each stem. Looking at a vision-test chart and covering one eye, she squeezes the bulb on the right stem until she can read the fine print on the chart. A monomer in the bulb shapes the lens until that eye ca see perfectly. The repeats the process for the other eye. Within two minutes, she has perfectly tailored eyeglasses at a cost of about $ 5. This is a disruptive technology." Christensen/Bohmer/Kenagy (2000), S. 106 f.

Luxus, der langfristig nicht mehr finanzierbar ist, aber gegenwärtig durch eine starke Lobby aufrechterhalten wird.[217] Angesichts des wachsenden Kostendrucks ist jedoch dauerhaft von einer *Upmarket-Migration* mittels des Einsatzes innovativer Medizintechnologien auszugehen.[218]

2.5.2 Veränderungsgrad von Innovationen

Je nach dem durch die Innovation induzierten Veränderungsgrad kann im Krankenhaus ebenso wie in anderen Industrien zwischen *graduellen* und *revolutionären Innovationen* differenziert werden. Revolutionäre Innovationen führen im betroffenen Unternehmen zu einer „Zerstörung" des vorhandenen Know-hows.[219] Damit verbunden ist das Aufbrechen bestehender Strukturen sowie die Anpassung in den komplementären Bereichen. Diese revolutionären Innovationen machen einen umfangreichen Aufbau von neuem Know-how notwendig. Demgegenüber ist der Anpassungsgrad durch graduelle Innovationen deutlich geringer.[220] Dauerhaft ist im Krankenhaus ein Ausgleich zwischen graduellen und revolutionären Innovationen anzustreben, denn

> „[...] wer nur graduelle Innovationen betreibt, lebt in der Gefahr des ,sich-zu-Tode-Rationalisierens',[221] wer nur die prinzipielle (revolutionäre, d. V.) Innovation beherrscht und die graduelle vernachlässigt, lebt in der Gefahr, von modifizierten Followern eingeholt und letztlich doch abgehängt zu werden"[222], weil ihm schließlich die erforderlichen finanziellen Mittel fehlen.[223]

Da der Erfolg von Dienstleistungsinnovationen maßgeblich durch die Akzeptanz des Kunden bestimmt wird, werden graduelle Innovationen eher von den Patienten bzw. Stakeholdern akzeptiert als revolutionäre Innovationen, die häufig als risikoreicher eingestuft werden.[224] Derzeit fehlt in Krankenhäusern ein ausgewogenes Innovationsmanagement, daß die gesamte Bandbreite der möglichen Innovationen nutzt, um bestehende Markt- oder Versorgungslücken auszufüllen und gegenüber dem Wettbewerber eine schwer imitierbare, dauerhafte Vorteilsbasis zu generieren. In diesem Zusammenhang wird es vor allem darauf ankommen, eine Balance zwischen *kostensenkenden* und *leistungssteigernden* Innovationen zu

---

[217] Vgl. Christensen/Bohmer/Kenagy (2000).

[218] Vgl. ausführlich Phänomen der Business Migration und den Optionen einer Up-Market-Bewegung mittels disruptiver Innovationen die Ausführungen in Kapitel 5.3.2, insbesondere Kapitel 5.3.2.2.

[219] Vgl. dazu auch Schumpeter (1964), S. 100 ff.; Schumpeter (1950), S. 134 ff.

[220] Vgl. Pfeiffer/Weiß/Volz/Wettengel (1997), S. 14 f.

[221] Vgl. zu den Grenzen gradueller Innovationen Pfeiffer (1993), Sp. 3646.

[222] Pfeiffer/Weiß/Volz/Wettengel (1997), S. 15.

[223] Vgl. Hamel/Prahalad (1995), S. 65.

[224] Vgl. Engelhardt (1993), S. 418 ff.

erreichen. Auf diese Weise können die häufig für leistungssteigernde Innovationen erforderlichen Mittel über Innovationen mit kostensenkendem Charakter freigesetzt werden[225] und die insbesondere für den Gesundheitsbereich angestrebte Aufrechterhaltung und/oder Verbesserung von Qualitätsstandards bei gleichzeitiger Minimierung der Kostenbasis im Sinne einer *Outpacing-Strategie*[226] realisiert werden.[227] Die Besonderheiten der Gesundheitsbranche und die damit verbundene spezifische Zielsetzung und Finanzierungsbasis von Krankenhäusern setzen die in anderen Industrien geltende *Nutzenäquivalenzlinie*[228] vielfach außer Kraft und verlangen statt dessen nach einer Strategie des Outpacing.

Bei der Nutzenäquivalenzlinie handelt es sich um die die Diagonale im Rahmen des Preis-/Leistungsmodells, auf der alle Anbieter den gleichen Kundennutzen stiften. Während Preisführer eine vergleichsweise geringe Leistungsqualität zu niedrigen Preisen und Qualitätsführer eine exzellente Leistungsqualität zu hohen Preisen anbieten, offerieren Mittellagenanbieter eine ordentliche Leistungsqualität zu moderaten Preisen. Am Beispiel der Flugzeuglinien läßt sich diese Logik leicht demonstrieren. Sowohl Economy Class, Business Class als auch First Class werden in der Regel von den Fluggesellschaften auf ein und derselben Nutzenäquivalenzlinie positioniert, obwohl ihnen völlig unterschiedliche Preislagen zugrunde liegen. Angebote auf der Nutzenäquivalenzlinie repräsentieren somit aus Kundensicht Leistungsangebote mit identischem Nutzenpotential, wobei der Zielkonflikt („Trade-off“) zwischen hoher Leistung einerseits und niedrigen Preisen anderseits besonders transparent wird. Die Nutzenäquivalenzlinie korrespondiert in der Regel mit der Produktivitätsgrenze auf Basis des technologischen Status quo. Eine Rechtsverschiebung dieser Produktivitätsgrenze entspricht somit einem Technologie- bzw. Innovationssprung im Sinne der S-Kurve. Innovationsführern, denen ein solcher Quantensprung erfolgreich gelingt, befinden sich für einen Übergangszeitraum in einem wissensinduzierten Monopolbereich, den sie für die Umsetzung einer Outpacing-Strategie und damit einhergehender Verdrängung derjenigen Anbieter Nutzen können, die sich an der alten und nunmehr hinfälligen Produktivitätsgrenze operieren. Abbildung 13 veranschaulicht diese Logik. Aller-

---

[225] Die Naumann Kliniken AG finanziert mittels von Prozeß- und Geschäftssysteminnovationen zukunftsträchtige Produktinnovationen (z.B. die Aufnahme neuer medizinischer Bereiche). Solange noch kein Versorgungsauftrag vorliegt, werden die anfallenden Kosten durch die Überschüsse aus Prozeß- und Geschäftssysteminnovationen für eine Quersubventionierung genutzt. Durch die Freisetzung operativer Reserven schaffen die Naumann Kliniken die Basis für zukünftige Produktinnovationen und folgen damit dem bereits eingangs skizzierten Stufenplan des Unternehmenswachstums nach McKinsey.

[226] Vgl. Porter (1996); Strebel (1995), S. 11 ff.

[227] Vgl. ergänzend Christensen/Bohmer/Kenagy (2000).

[228] Vgl. hierzu insbesondere die Überlegungen von Kim/Mauborgne (1999a/b); Leszinski/Marn (1997); Ma (2000); Porter (1996); Rasche (1995) und (2000b).

dings können in hochdynamischen Umwelten Outpacer ihre monopolähnlichen Pionierpositionen nur für einen begrenzten Zeitraum verteidigen, weil die Konkurrenz entweder erfolgreiche Imitationsversuche unternimmt oder aber als Ergebnis von Innovationsoffensiven eine superiore Nutzenäquivalenz begründet, indem sie die bisher gültige Produktivitätsgrenze substituiert, respektive weiter nach außen verschiebt. Solange es keinem der Anbieter gelingt, effektive Imitations- und Substitutionsbarrieren zu er-richten, besteht auf der Branchenebene die grundsätzliche Gefahr von ruinösen Innovationsrennen, die in einer massiven Absenkung der Branchenrendite enden können.

Insbesondere im bisher stark reglementierten Gesundheitswesen ist mit zunehmender Marktöffnung ein derartiger Outpacing-Wettbewerb um die attraktivsten Kundenkreise zu erwarten, weil dort die Anbieter von der maximal realisierbaren Produktivitätsgrenze momentan noch weit entfernt sind und aggressive Neueinsteiger das lokalisierte Residualpotential mittels technischer und organisatorischer Innovationen zu erschließen versuchen.

Abbildung 13: Die Logik der Nutzenäquivalenzlinie

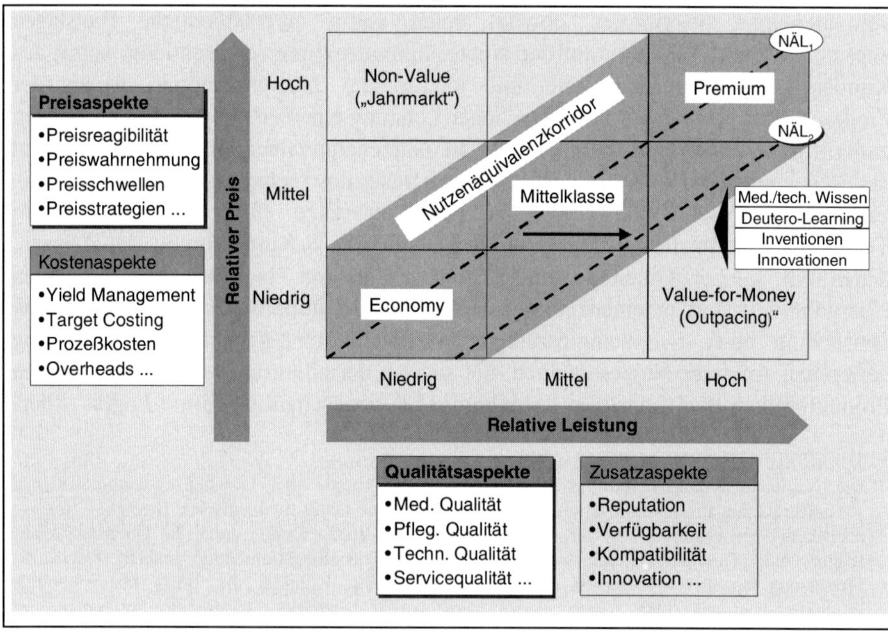

Quelle: In Anlehnung an Rasche (2000d).

Die zunehmende Anspruchsinflation im Gesundheitssektor bringt folgendes Zitat zum Ausdruck.

> "Consumers feel comfortable asking for the things they want most – choice or flexibility – as well as low cost. They don't understand the whole value equation."[229]

Ein Haupttreiber des Trends zu steigenden Erwartungshaltungen bezüglich der Leistungsqualität bei gleichzeitiger Forderung nach reduzierten Behandlungskosten erhält seinen Vorschub nicht nur durch die Krankenkassen und die Politik, sondern zunehmend auch durch hochinvolvierte Patienten. Diese fordern neben einer vollständigen Behandlungstransparenz verstärkt eine Preis- und Kostentransparenz bei den einzelnen Abrechnungspositionen ein. Insbesondere, wenn es sich um privat zu tragende Behandlungsleistungen (z.B. kosmetische Chirurgie) handelt, drängen die Patienten auf eine Optimierung des Preis-/Leistungsverhältnisses im Sinne des Outpacing-Ansatzes. Mit zunehmender Bereitschaft der Patienten, höherwertige Sonder- und Spezialbehandlungen aus Eigenmitteln zu finanzieren, erhöht sich der Druck auf die Leistungserbringer, sich an objektiv nachvollziehbaren Standards messen zu lassen. Diese beziehen sich sowohl auf Preisaspekte als auch auf Qualitätsaspekte der Behandlungsleistung. Analog zu kompetitiven Branchen ist zu erwarten, daß sich für die Gesundheitsinstitutionen hohe Preispositionen im attraktiven Segment privat bezahlter Behandlungsleistungen nur durchsetzen lassen, wenn diese mit einem kundenseitig wahrgenommenen Gegenwert korrespondieren. Voraussetzung hierfür ist oftmals die Generierung und Anwendung von Behandlungsinnovationen. Aber auch die Krankenkassen fordern vehement eine Rechtsverschiebung der Nutzenäquivalenzlinie ein, um für die begrenzten Finanzmittel einen maximalen Gegenwert auf aggregierter Ebene zu erhalten.

Ein einseitiger Aktivismus hinsichtlich kostensenkender Innovationen wäre in der Konsequenz mit einem Verlust der bestehenden Vorteilsposition als Qualitätsführer verbunden. Hingegen dürfte eine Fokussierung auf Leistungsinnovationen im Gesundheitswesen in Zukunft finanziell nicht mehr tragbar sein. Dabei liegt der Schwerpunkt der kostensenkenden Innovationen meist im Bereich der Prozesse, Strukturen und Geschäftssysteme, während sich die leistungssteigernden Innovationen auf den medizinischen bzw. medizin-technischen Bereich sowie zunehmend auch auf ergänzende Serviceleistungen beziehen. Neben einer gleichzeitigen Betrachtung von *Leistungs- und Prozeßinnovationen*[230] eröffnet eine erweiterte Sichtweise, die neben der *medizinischen Perspektive* die *pflegerische*, *kaufmännische*, die *Serviceperspektive* sowie weitere Perspektiven einbezieht, ein Spektrum an Positionierungsmöglichkeiten im Innovationswettbewerb, das es systematisch zu nutzen gilt. Deshalb ist es erforderlich, die Bandbreite der Innovationsarten eines

---

[229] KPMG (1998), S. 13.

[230] Leistungsinnovationen im Dienstleistungsbereich stellen sich in dem Einsatz neuer Potentiale, neuer Potentialkombinationen, neuer Prozesse und Prozeßstrukturen als Leistungsbündel dar. Vgl. Meyer/Blümelhuber (1998), S. 810 und Scharitzer (1995), S. 182.

Krankenhauses zu kennen, um entsprechende Ansatzpunkte für ein erfolgreiches Innovationsmanagement zu gewinnen. Eine umfassende Systematisierung für Innovationen in Krankenhäusern oder Dienstleistungsunternehmen existiert bisher nicht.[231] Abbildung 14 versucht eine Einordnung der im Krankenhaus möglichen Innovationsarten vorzunehmen:

Abbildung 14: Typologisierung von Krankenhausinnovationen

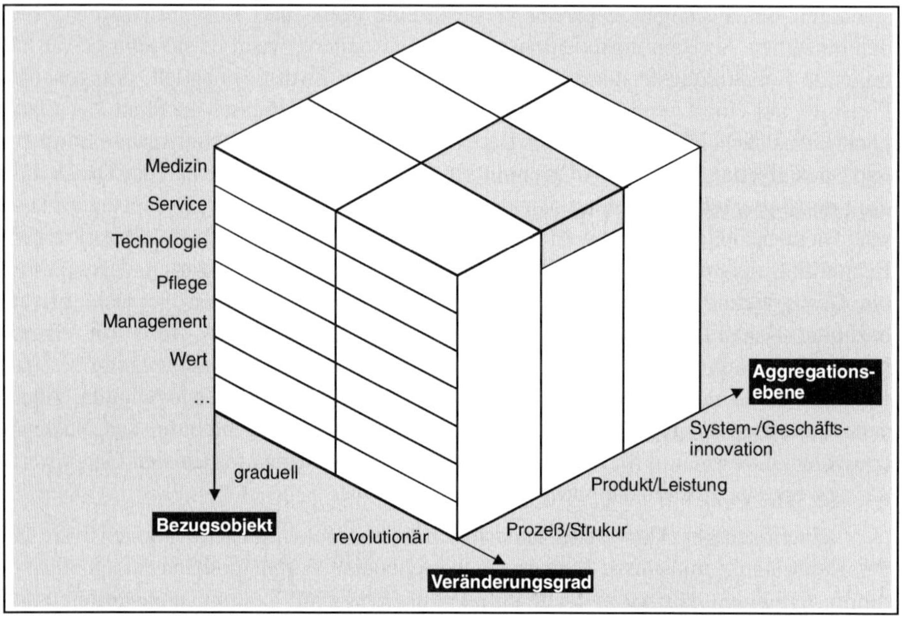

Quelle: Eigene Darstellung

Das Ziel einer zukünftigen Innovationspolitik im Krankenhaus muß in der gleichrangigen Beachtung der unterschiedlichen Innovationsarten von z.B. medizinischen, pflegerischen und ökonomischen Innovationen, Serviceinnovationen sowie Systeminnovationen (z.B. Prozeß- oder Geschäftssysteminnovationen) beste-

231 Theoretische Arbeiten zu Dienstleistungsinnovationen beschränken sich auf Dienstleistungsbranchen oder Teilbereiche. Vgl. zu Finanzinnovationen Barras (1986), S. 161 ff.; Binkowski et al. (1989), S. 2 ff. Eilenberger (1996), S. 172 und zu Teilbereichen Möhlenbruch et al. (1998), S. 108. Mit Fragen der Begriffsabgrenzung beschäftigen sich Miles (1995) und Sirilli et al (1995); vgl. ferner Franke (1991), S. 164 ff., der Dienstleistungsinnovationen auf Basis des Integrationsansatzes um eine prozeßorientierte, von technischen Neuerungen bestimmte Kategorie erweitert. Brouwer et al. (1994) verzichten auf einen eigens an die Dienstleistung angepaßten Innovationsbegriff. Die anglo-amerikanische Forschung zum „New Service Development" basiert auf den Vorgaben zu Industrieunternehmen. Vgl. Johne et al. (1998), S. 184 ff.

hen.[232] Nach dem Verständnis dieses Buches wird die ökonomische Innovation durch die Anwendung der Prinzipien des Lean Managements, krankenhausspezifischer Prinzipien sowie durch die Umsetzung des Agility-Konzepts und des Konzepts der strategischen Standardisierung unterstützt. Sie geht mit einer Verbesserung der Prozeßqualitäten (z.B. Wartezeiten, Vermeidung von unnötigen Laboruntersuchungen) und/oder einer Verringerung der bei der Behandlung verursachten Kosten einher. Die medizinischen Innovationen werden durch das Medizinportfolio und die Geschäftssysteminnovationen durch das Konzept des Supply Chain Managements methodisch konkretisiert.

2.5.3 Besonderheiten eines Innovationsmanagements in Krankenhäusern

Besonderheiten der Innovationen im Krankenhaus liegen in ihrem spezifischen Dienstleistungscharakter begründet: So wird die Innovation nicht erst auf der *Ergebnisebene* wahrgenommen, sondern bereits auf der *Potential- und Prozeß-ebene*,[233] die vergleichsweise leichter durch den Patienten eingesehen und bewertet werden kann. Dies erfordert ein Innovationsmanagement, das sehr viel früher ansetzt und in seiner Umsetzung von Beginn an ein hohes Maß an Perfektion aufweist. Damit verwischt schließlich im Falle der Prozeß- oder Serviceinnovationen die Grenze zwischen Operation und Strategie, denn innovative Prozesse und Servicebündel werden zu Wettbewerbsparametern, die für die Konkurrenz häufig schwer einsehbar sind und von dem Patienten über den gesamten Behandlungsprozeß in ihrer Einzigartigkeit wahrgenommen werden können. Gerade in diesem Zusammenhang wird noch einmal die notwendige Abkehr von einer überwiegend medizinisch oder medizinisch-technisch geprägten Innovationspolitik und die Hinwendung zu einer erweiterten Sichtweise von Innovationsmöglichkeiten im Rahmen von operativ verankerten Routinen und Best Practices deutlich. Eine Vielzahl von Aktivitäten des Leistungserstellungsprozesses wird damit zu innovativen Handlungsspielräumen und bedarf deshalb einer systematischen Einbindung in ein Innovationsmanagement, das operative Gestaltung und strategische Positionierung gleichermaßen als Optionen für Innovationen begreift. Üblicherweise stellen sich die operativen Aktivitäten als graduelle Innovationen dar, die aber angesichts der oben beschriebenen Besonderheiten der Leistungserstellung im Krankenhaus zur Strategie avancieren können. Die revolutionären Innovationen dagegen sind meist strategischer Natur. Konkret liegen z.B. in Prozessen und Routinen, Strukturen, Interaktionen „zwischen den Mitarbeitern" oder „Patienten und Mitarbeitern", im Rahmen der Diagnose-, Therapie- und Behandlungsmethoden, im prak-

---

232 Siehe dazu auch Kapitel 4.2.3.5 zur gleichrangigen Betrachtung von medizinischer Leistung und Prozeß.

233 Vgl. Benkenstein (1998), S. 692.

tizierten Patientenservice, in der eingesetzten Medizintechnik sowie in den Methoden des Pflegemanagements erhebliche, häufig ungenutzte, Innovationspotentiale des Krankenhauses verborgen.

Durch ein permanentes und systematisches Fortschreiten des allgemeinen Innovationsgrades eines Krankenhauses werden dauerhaft Wettbewerbsvorteile geschaffen,[234] die für die konkurrierenden Krankenhäuser oder Akteure der anderen Branchen kaum einzuholen sind. Damit wird der in der Literatur gängigen Meinung, daß Wettbewerbsvorteile, die durch innovative Dienstleistungen generiert wurden, selten langfristiger Natur sind,[235] widersprochen. Selbst eine Folge von graduellen Innovationen bleibt für einen Wettbewerber meist unnachahmbar. Zwar existiert keine Möglichkeit, die meisten dieser Innovationen rechtlich zu schützen, doch bleibt eine Vielzahl von Innovationen, die sich in verschiedenen Leistungsbündeln des Krankenhauses niederschlagen, für die Konkurrenz nicht einsehbar. Die Umsetzung der Innovationen ist von einem spezifischen Know-how-Stand der Mitarbeiter, von deren Kompetenzen und Capabilities, dem Zusammenwirken einer Vielzahl von Einzelfaktoren und –mechanismen abhängig, die nicht ohne weiteres kopiert werden können. Daneben existiert die Möglichkeit, Innovationen hinter der sogenannten „line of visibility“ zu implementieren, so daß die sichtbaren Prozesse häufig nachahmbar sind, die erfolgskritischen Potentiale und Prozesse hinter der „line of visibility“ aber im Verborgenen bleiben.[236] Damit ist das spezifische Dienstleistungsdesign des Krankenhauses zwar nicht rechtlich, aber doch faktisch vor Nachahmungen geschützt. Ein faktischer Schutz ergibt sich schließlich auch durch den Einsatz adjunktiver Personalfaktoren, z.B. eines Spezialisten, der einzigartige chirurgische Fertigkeiten besitzt.

2.5.4 Entstehung von Innovationen

Die Notwendigkeit, zukünftig im Wettbewerbsprozeß permanent über Innovationen bei den angebotenen medizinischen Leistungen, aber auch bei den verwendeten medizinischen Geräten, Materialien und Arzneimitteln sowie den mit der Leistungserstellung verbundenen Prozessen nachzudenken, ergibt sich auf der einen Seite aus der „Veränderung und Neuentstehung von Bedarfen“ (Outside-in-Perspektive) und

---

[234] „Dabei scheint die alleinige Grundlage für dauerhafte Wettbewerbsvorteile in einer ununterbrochenen Innovationsfähigkeit zu bestehen.“ Day, S. (1998b), S. 90.

[235] Vgl. Laib (1998), S. 525, der im Zusammenhang mit Dienstleistungsinnovationen auf geringere Entwicklungszeiten, aber auch auf eine schnellere Nachahmung als bei Industrieunternehmen aufmerksam macht.

[236] Vgl. Meyer/Blümelhuber (1998), S 812. Exemplarisch für eine derartige Innovation hinter der „line of visibility“ steht das Logistiksystem von WalMart. Sichtbar für die Konkurrenz ist lediglich die starke Serviceorientierung der Mitarbeiter von WalMart. Der wesentliche KKV von WalMart begründet sich jedoch im für die Konkurrenz nicht einsehbaren und damit geschützten Geschäfts- bzw. Logistiksystem.

auf der anderen Seite aus der „Veränderung der zur Bedarfsdeckung verfügbaren z.B. medizinischen, technologischen und personellen Potentiale“ (Inside-out-Perspektive).[237] Es sind zum einen Veränderungen der Umweltbedingungen, die sich aus wirtschaftlichen Zwängen, gesellschaftlichen, politischen, konjunkturellen Entwicklungen, dem Wandel im Verhalten von Patienten, konkurrierenden Krankenhäusern und anderen Einrichtungen sowie den Vorgaben des Staates ergeben. Zum anderen sind es die Veränderungen des allgemeinen Wissensstandes des Krankenhauses durch die Schaffung neuer Erkenntnisse.[238] Es wird damit deutlich, daß mit Innovationen das Ergebnis zweier Prozesse beschrieben wird - auf der einen Seite steht der potentielle Wandel des Angebots an Problemlösungen durch neue Ideen und Entwicklungen *(Potentialsphäre)*, auf der anderen Seite die Nachfrage nach Problemlösungen *(Bedarfsphäre)*, die ebenfalls veränderlich ist.

Erfolgreiche Innovationen vermitteln schließlich zwischen der *Bedarfssphäre*, die in der Gesundheitsbranche nicht allein durch den Primärkunden „Patient“ geprägt wird, sondern durch die unterschiedlichen Stakeholder (Sekundärkunden), wie z.B. die politischen Anspruchsgruppen oder Krankenkassen, sowie der *Potentialsphäre*, die das im Krankenhaus vorhandene Know-how zu neuen Leistungsbündeln zusammenfügt und für neue Anwendungsfelder nutzt. Dabei kann in Abhängigkeit des auslösenden Impulses zwischen *bedarfsbasierten* und *potentialbasierten* Innovationen differenziert werden.[239]

2.5.5 Promotoren und Hemmfaktoren im Innovationsprozeß

> ”Most of the people who work in health care have spent their entire lives working in the same industry. The gene pool of health care is a stagnant pond. [...] Very little innovation can come out of that kind of environment.”[240]

Sowohl die Problemerkennung und die Ausarbeitung von Innovationsvorschlägen als auch die Implementierung hängen schließlich von externen und internen Einflüssen ab. Die Umsetzung von Innovationen hängt wiederum eng mit dem Innovationsverhalten des Krankenhauses und seiner Organisationsmitglieder zusammen. Diese ist wiederum verbunden mit dem Anstoß für die Einführung von Neuerungen. Wie oben beschrieben, kann zwischen *autonomen Induktionen*, bei denen bereits externe Problemlösungsmöglichkeiten vorliegen, und *bedarfsinduzierten Induktionen*, die ein Problemlösungsbedürfnis voraussetzen (z.B. anhaltende

[237] Vgl. Cooper/Kleinschmidt (1995), S. 315 f. sowie die dort aufgeführten Studien.

[238] Vgl. Strebel (1970).

[239] Vgl. Pfeiffer/Weiß/Volz/Wettengel (1997), S. 30 f.

[240] Hamel (1999) zitiert nach Johnson (1999).

Verluste, rückläufige Belegungsziffern), differenziert werden. In Verbindung mit den personellen Bestimmungsfaktoren des Innovationsverhaltens erfolgt eine Differenzierung nach *aktiven* und *passiven* Innovatoren.[241] Von besonderem Interesse sind in diesem Zusammenhang die Individualziele der Organisationsmitglieder, insbesondere der Chefärzte, die in ihrer Funktion als *Professionals* eine Sonderstellung im Krankenhaus einnehmen und sowohl als *Promotoren* oder auch *Hemmfaktoren* in Erscheinung treten.

Bezogen auf kostensenkende Prozeß- bzw. Geschäftssysteminnovationen ist allgemein ein Festhalten an den bekannten und bewährten Strukturen seitens der Ärzte zu beobachten, während die medizinischen oder medizinisch-technischen Innovationen als Folge der fachlichen Selbstverwirklichung vieler Chefärzte die Innovationspolitik der Häuser dominieren. Interne und externe Bestimmungsfaktoren können einerseits als *Promotoren* und andererseits als *Hemmfaktoren* der Zielerreichung wirksam werden und so langfristig über Erfolg und schließlich die Existenz des Krankenhauses bestimmen.[242] Externe Einflüsse gehen dabei von der Krankenhausumwelt, z.B. von der Gesundheitspolitik, konkurrierenden Krankenhäusern, Krankenversicherungen oder vom Patientenverhalten aus. Die internen Einflüsse werden vor allem durch die Mitarbeiter und Organisationseinheiten des Krankenhauses sowie die Beziehungen zwischen diesen geprägt. Als externer Faktor wirkt sich die Krankenhausgesetzgebung maßgeblich auf das Innovationsverhalten aus. Ausdruck findet dieser Einfluß in der zunächst noch wirksamen dualen Finanzierung und Krankenhausbedarfsplanung.

Über die Krankenhausbedarfsplanung wird ein Großteil der Entscheidungen zur Leistungsprogrammgestaltung (Art, Qualität, Umfang und Ort des Leistungsangebots) nicht von den Leistungserstellern allein getroffen. Mit der noch herrschenden Krankenhausfinanzierung erwächst eine Abhängigkeit der Investitionstätigkeit vom politischen Förderwillen und den Fördermöglichkeiten der öffentlichen Verwaltungen. Gleichzeitig entstehen Zugangsbarrieren für neue Krankenhäuser und bedingt durch die wachsenden Finanzierungsengpässe der öffentlichen Haushalte vermehrt Innovationshemmnisse.[243] Vor diesem Hintergrund wird es für Krankenhäuser immer wichtiger werden, sich von den Subventionsleistungen der öffentlichen Hand teilweise abzunabeln. In Zukunft müssen Krankenhäuser verstärkt eigene finanzielle Mittel zur Umsetzung von Innovationen einsetzen. Diese können sie bei entsprechender Rechtsform genau wie private Unternehmen am freien Kapitalmarkt beschaffen oder durch umfassende Maßnahmen eines Nennermana-

---

[241] Vgl. Buchholz (1982), S. 177 f.

[242] Vgl. zu einer detaillierten Auflistung von externen und internen Barrieren Susen (1995), S. 151 ff.; Staudt (1992), S. 12 ff.; Buchholz (1982), S. 181 f.; vgl. ebenso zur Überwindung von Widerständen Zahn (1995), S. 356 ff.

[243] Vgl. Buchholz (1982), S. 179 f.

gements (z.B. Sanierungs- und Konsolidierungsprogramme, Asset-Management, Kostensenkungsprogramme) freisetzen.

Neben der Krankenhausgesetzgebung wirken weitere rechtliche Normierungen auf das Innovationsverhalten: Einerseits bestimmt die in Deutschland bestehende Reichsversicherungsordnung, daß die „Konzertierte Aktion im Gesundheitswesen“ den Krankenhäusern medizinische und ökonomische Leitlinien sowie Rationalisierungsvorschläge unterbreiten kann. Andererseits besteht für Krankenkassen die Möglichkeit, Verträge mit Krankenhäusern, die nicht im Krankenhausbedarfsplan aufgenommen sind, abzuweisen oder neue Krankenhausleistungen nicht in die Finanzierung aufzunehmen. Eine zusätzlich einschränkende Wirkung auf das Krankenhaus können die vom Deutschen Krankenhausinstitut herausgegebenen Zahlen zur Besetzung von Krankenhäusern mit Ärzten und Pflegepersonal besitzen und auf diese Weise insbesondere Innovationen mit Konsequenzen für den Personalbereich beeinträchtigen. Weitere externe Hemmfaktoren entstehen im Zusammenhang mit den trägerschaftlichen Beziehungen[244] oder den Finanzierungsbesonderheiten von Krankenhäusern.[245]

Krankenhausinterne Hemmfaktoren sind bisher primär in der Aufbauorganisation, den Beziehungen zwischen den Berufsgruppen sowie den Individualzielen der Organisationsmitglieder begründet. Auf der einen Seite werden durch den Träger vielerorts die Entscheidungskompetenzen des Direktoriums eingeschränkt, andererseits stehen zahlreiche Entscheidungen bedingt durch die berufsständische Ausrichtung verstärkt unter dem Einfluß der Chefärzte oder der Verwaltungsleitung. Die Folge sind Innovationen, die den Interessen der Funktionsbereiche entsprechen und vordergründige Bereichs- und Individualziele widerspiegeln. Da verbunden mit dem ärztlichen Qualitätsbegriff einer Verringerung des Patientenrisikos sowie einer Erhöhung der Diagnosesicherheit und des Therapieerfolgs Vorrang eingeräumt wird, werden häufig solche Innovationen getätigt, die die diagnostische und therapeutische Leistungsfähigkeit erhöhen, ohne wirtschaftliche Überlegungen einzubeziehen. Die-

---

[244] Das *Eigenbetriebsrecht* sieht für Krankenhäuser Durchführungs- jedoch keine Entscheidungskompetenzen vor. In diesem Zusammenhang sind krankenhausinterne Managemententscheidungen, wie z.B. solche der Personalbeschaffung oder bezüglich anstehender Investitionen, externen Krankenhausausschüssen vielfach trotz mangelnder Fachkompetenz übertragen. So ist der Krankenhausdezernent häufig nicht nur für das Krankenhaus, sondern für das gesamte Gesundheitswesen seines Bezirkes oder Kreises verantwortlich. Nicht zuletzt führt dieses problematische Kompetenzgefüge dazu, daß Innovationsentscheidungen in der Vergangenheit nicht fachlichen Kriterien genügen mußten, sondern dem politischen Prestigestreben dienten, das den Wettbewerb zwischen den Krankenhäusern auf die Ebene des Wettbewerbs zu den Kommunen verlagerte. Vgl. Buchholz (1982), S. 180.

[245] Das *Sachleistungsprinzip* im Gesundheitswesen führte in der Vergangenheit dazu, daß allein Qualitätselastizitäten der Nachfrage zum Tragen kommen und auf diese Weise vorrangig qualitätssteigernde Innovationen realisiert wurden. Problematisch für die Wirtschaftlichkeit des Krankenhaus wirkte sich in diesem Zusammenhang die Tatsache aus, daß der medizinische Ersatzzeitpunkt vor dem dem ökonomischen Ersatzpunkt lag. Vgl. Buchholz (1982), S. 181.

se Handhabungspraxis wurde durch das fehlende ökonomische Know-how sowie der geringen Informationsgrundlage des ärztlichen Personals hinsichtlich finanzwirtschaftlicher Konsequenzen verstärkt. Ein diametrales Innovationsverhalten geht dagegen seitens der Verwaltungsleitung aus, das sich in einem vordergründig kostensenkenden Innovationsstreben niederschlägt.

Mangelnde Macht- und Fachpromotion der Verwaltungsleitung führten in der Vergangenheit dazu, daß profilbildende und wettbewerbswirksame Innovationen ihrerseits kaum durchgeführt wurden. Nicht zuletzt wirkt die bestehende Kommunikationsproblematik zwischen den Fachgruppen als Folge des Distanzierens einzelner Statusgruppen innovationshemmend. Selbst außerhalb des Krankenhauses bleibt der Informationsaustausch überwiegend auf die Berufsstände z.B. durch getrennte Tagungen beschränkt.[246] Dabei entscheidet über Erfolg und Mißerfolg von Innovationen in Dienstleistungsunternehmen ganz maßgeblich das *Commitment* der Unternehmung zur Innovation.[247] Insbesondere die im Krankenhaus häufig vorherrschenden komplexen, d.h. aus einem Bündel vieler Teilleistungen bestehenden Dienstleistungsinnovationen, sind aufgrund der unterschiedlichen Prozeßbeteiligten häufig nur schwer innerhalb der Organisation zu integrieren.[248] Gelingt keine Systemkonformität zwischen den beteiligten Organisationsteilnehmern, kann die Innovation möglicherweise zu einem Vertrauensverlust externer Anspruchsgruppen in die Leistungen führen. Eine Beeinträchtigung des Vertrauensgutcharakters ist für Gesundheitsorganisationen stets mit gravierenden Folgen und einer nachhaltigen Imageschädigung verbunden.[249]

2.5.6 Zeitinduzierte Wettbewerbsvorteile

Im Innovationsprozeß können Krankenhäuser als *Pionier (=First)* auftreten, indem sie die Fähigkeit besitzen, das Leistungsprogramm und die Behandlungsverfahren *aktiv* zu verändern,[250] oder als *Folger (=Follower)* und Nachzügler, indem sie sich

---

[246] Vgl. Buchholz (1982), S. 182 f.

[247] Vgl. Meyer/Blümelhuber (1998), S. 823.

[248] "Implementation is regarded as the most critical stage in new service development." Johne et al. (1998), S. 208.

[249] Vgl. in diesem Zusammenhang Champy et al. (1997), die aufzeigen, daß mehrfach Innovationen des dänischen Apothekerverbandes aufgrund einer mangelnden Glaubwürdigkeit nicht umgesetzt werden konnten.

[250] Vgl. stellvertretend zur *Pionierstrategie* Pfeiffer et al. (1994), S. 283 ff.; Porter (1992a), S. 293 f.; Porter (1992b), S. 239 ff.; Arnold et al. (1992), S. 25 f. Eine Pionier- ist einer Folgerstrategie nicht prinzipiell überlegen, sondern von situativen Einflußfaktoren abhängig. Vgl. bspw. Oelsnitz (1998), S. 24 ff.; Clement et al. (1998). S. 206; Buchholz (1998), S. 27 ff.

reaktiv an Umfeldveränderungen anpassen.[251] Vereinfachend wird unterstellt, daß im Rahmen einer inputorientierten Grundstrategie ein Markteintritt als First erfolgt, während eine outputorientierte Betrachtung, aufgrund der Erkenntnis „if you can market research it, you are already to late,“[252] einen späteren Markteintritt zur Folge hat, da Markt- und Nachfrageinformationen auch der Konkurrenz vorliegen. Eine zusätzliche Dimension erhält die First- bzw. Follower-Entscheidung bei der Berücksichtigung des *medizinisch* und *ökonomisch* bestimmten Lebenszyklusses der Krankenhausleistungen. Für den Pionier bestehen die Chancen darin, einen zeitlichen Vorsprung im Wettbewerbsprozeß zu erlangen und damit die Nachfrage bei den Patienten zu erhöhen. Weiterhin kann sich seine Verhandlungsposition bei den Kostenträgern verbessern, so daß höhere Entgelte ausgehandelt werden können. Die Risiken liegen in der Akzeptanz der Neuerungen bei den einweisenden Ärzten und Kassen sowie den zu erzielenden Entgelten. Werden derartige Innovationen jedoch nicht ergriffen, besteht die Gefahr, daß andere Krankenhäuser oder andere Einrichtungen des Gesundheitswesens diese ergreifen und damit die Fallzahlen des eigenen Krankenhauses absinken.[253] Gleichzeitig gehen Know-how und entsprechende Fachkräfte an die Konkurrenz verloren - beides kann nur langfristig mit erheblichem Aufwand aufgebaut werden. Die Durchführung von kostensenkenden Innovationen sichert vor einem allgemeinen Durchschlagen auf die jeweils anerkannten Bemessungsmaßstäbe und damit auf die Entgelte einen Wirtschaftlichkeitsvorsprung, der wiederum für Innovationen in anderen Bereichen eingesetzt werden kann. Die Erfolge als Pionier im Innovations- und damit im Wettbewerbsprozeß sind dagegen geeignet, die Leistungsfähigkeit und das Leistungsprofil des Krankenhauses laufend zu verbessern,[254] und die im Zusammenhang mit Krankenhausleistungen wettbewerbswirksame Vertrauensposition und Patientenbindung bereits vor dem Eintritt des Wettbewerbers aufzubauen.[255]

Als Follower im Innovationsprozeß werden solche Krankenhäuser begriffen, die durch Abwarten das Investitions- und Implementierungsrisiko verringern und die Einführungskosten absenken. Ein Nachziehen im Wettbewerbsprozeß kann dann

---

[251] Vgl. stellvertretend zur *Folgerstrategie* Hauschildt (1989), S. 258. Zu einem geplanten Verzicht einer Pionierstrategie vgl. Porter (1992b), S. 239 f. Vgl. ergänzend Pfeiffer et al. (1994), S. 284; Arnold et al. (1992), S. 27 f.; Kloock et al. (1987), S. 41. Die Folgerstrategie kann nochmals in „frühe“ und „späte“ Folger unterteilt werden. Ein früher Folger hat wahrscheinlich noch Möglichkeiten zur Marktbeeinflussung, während ein noch späterer Markteintritt in Richtung Imitations- oder „Me-too“-Strategie tendiert. Vgl. Schewe et al. (1992), S. 102 ff. Vgl. ferner Wolfrum (1994), S. 274, der weiter zwischen Inventions- und Innovationstiming unterscheidet.

[252] Souder (1989), S. 21.

[253] Beispiel sind die verstärkte Durchführung von ambulanten Operationen im Krankenhaus.

[254] Vgl. Bucholz (1993), S. 34 f.

[255] Vgl. die Ausführungen von Benkenstein (1998), S. 696 f. zu einem innovativen Dienstleistungsmanagement.

Erfolg haben, wenn die Nachfrage nach Neuerungen ausreichend groß ist und genügend Fachkräfte rekrutiert werden können. In diese Phase fällt die zunehmende Meritorisierung der Leistungen. Da die Leistung den Neuigkeitscharakter verloren hat und von den Nachfragern akzeptiert wurde, stellen sie zunehmend eine Pflichtleistung dar, so daß die Möglichkeit sinkt, die Nachfrage und damit die Fallzahlen zu beeinflussen. Für den häufig innovationsscheuen und finanzschwachen Nachzügler wird die Einführung der Neuerung zu einem Muß. Hierzu müssen erhebliche Investitionen in z.B. Fachkräfte oder medizinisch-technische Ausstattung getätigt werden. Gelingt dies nicht, ist das Krankenhaus gezwungen, sich aus diesem Leistungsbereich zurückzuziehen. Die Anpassung kann vielfach nur über massive Zuschüsse des Trägers finanziert werden, wodurch die Abhängigkeiten deutlich steigen. Mit der verzögerten Implementierung einer Neuerung ist es schließlich nicht mehr möglich, Überschüsse zu erzielen. Dies trifft sowohl für die Innovation im medizinischen als auch im administrativen Bereich zu.[256]

[256] Vgl. Buchholz (1993), S. 34 f.

3 Dynamische Analyse interner und externer Erfolgspotentiale

> "[...] health care is in a state of hyper-turbulence characterized by accumulated waves of change in payment systems, delivery systems, technology, professional relations, and societal expectation. It can be likened to an earthquake in its unpredictability, lack of sense of control, and resulting anxiety."[257]

Es ist davon auszugehen, daß sich die Gestalt des Gesundheitswesens in den nächsten Jahren als Resultat des Wirkens der technologischen, sozialen, ordnungspolitischen, ökonomischen und wettbewerbsrelevanten Kräfte dramatisch verändern wird.[258] Diese antizipierte Veränderung läßt die bisherige Problemlösungsstrategie von Krankenhäusern erfolglos werden. Nur solche Häuser werden langfristig den Unternehmenserfolg sichern, die in der Lage sind, die wettbewerbsrelevanten Entwicklungen methodengestützt zu antizipieren und in ein korrespondierendes Maßnahmenprogramm zu überführen. Voraussetzung hierfür ist einem ersten Schritt die Aneignung des Methodenkanons der strategischen und operativen Planung, um konsistente Analysen und Bewertungen durchführen können. In einem zweiten Schritt gilt es aus Sicht der Entscheider dafür Sorge zu tragen, daß eher abstrakte Planungskompetenzen mit erfahrungsbasierten Umsetzungskompetenzen „gepaart" werden. D.h., es müssen Kompetenzen in den Bereichen Projektmanagement, Controlling und Personalentwicklung erworben werden, damit aus Plänen meßbare Ergebnisse werden. In einem dritten, sehr langfristig angelegten Schritt, ist darauf zu achten, daß Kompetenzen und Verantwortung von der Lenkungsspitze schrittweise an die Basis delegiert werden, um die Handlungsfähigkeit und Qualifikation des Erfolgspotentials „Mitarbeiter" zu erhöhen. Wie Erfahrungen aus zahlreichen Restrukturierungen zeigen, scheitern diese häufig nicht an einer fehlerhaften strategischen Stoßrichtung, sondern an der mangelnden Einbindung der „operativen Kräfte" in den Prozeß der organisatorischen Veränderung. Diesen mangelt es regelmäßig am „Wissen, Wollen und Können", um im Sinne der strategischen Planungen zielführend zu handeln.

Eine Vielzahl von Interessengruppen ist direkt oder indirekt in die Entwicklung des Gesundheitssystems involviert. So ist der Industriesektor in großem Maße verantwortlich für die Entwicklung von neuen Medikamenten und medizinischen Technologien; die öffentliche Hand wiederum reguliert das System bisher noch auf umfassende Weise, und zahlreiche Bestrebungen des Staates führen genau wie in an-

---

[257] Shortell/Gilies/Devers zitiert nach Ginter/Swayne/Duncan (1998), S. 39.

[258] Vgl. ausführlich zu den Trends im Gesundheitsbereich die Studie *„Futurescan 2000 – A Millenium Forecast of Healthcare Trends 2000-2004"* der Society of Healthcare Strategy and Market Developement.

deren Branchen zu einer verstärkten Deregulierung. Bedingt durch die hyperdynamische Veränderung der Gesundheitsbranche kommt der Analyse der externen Umfeldbedingungen eine zentrale strategische Bedeutung zur Sicherung des Unternehmenserfolgs zu.[259] Eine Früherkennung externer Veränderungen wird zukünftig auch für Krankenhäuser zu den zentralen Aufgaben der Überlebenssicherung gehören. Wachsende ökonomische Faktoren, neue medizinische Verfahren und Technologien, der sich wandelnde Einfluß des Staates, neue Machtzentren und Konkurrenten, veränderte Formen und Ausprägungen des Wettbewerbs, demographische Entwicklungen, Veränderungen der Arbeitswelt und Motivation der Mitarbeiter sowie der Wandel in den gesellschaftlichen Werten und im Lifestyle bedürfen hinsichtlich ihrer Konsequenzen für den Krankenhausbereich einer tiefergehenden Analyse.[260]

Festzuhalten ist, daß die dauerhafte Sicherung der Überlebensfähigkeit ökonomischer Institutionen eine systematische Analyse interner und externer (Miß-)Erfolgspotentiale erfordert, um diese in der strategischen und operativen Balance zu halten. Diese Sichtweise korrespondiert mit dem Stimmigkeitsprinzip im strategischen Management (*Fit*-Logik), das den unternehmensspezifischen Wettbewerbserfolg über die Schaffung kohärenter Aufbau- und Ablauforganisationen erklärt, die in Einklang mit den Markt-, Wettbewerbs- und Stakeholderanforderungen stehen sollten. Konzentrierte sich die Managementdiskussion bisher primär auf die Analyse und Erklärung statischer Balancen zwischen endogenen Organisations- und exogenen Umweltparametern, so verlagert sich das Interesse zunehmend auf eine Dynamisierung dieser Sichtweise.

Sowohl interne als auch externe Erfolgspotentiale verkehren sich in komplexen Umwelten leicht in ihr Gegenteil.[261] Chancen werden zu Risiken und Kernstärken zu Kernschwächen. Aus diesem Grund wird die dynamische (Miß-)Erfolgspotentialanalyse (EPA) als handlungsleitender Bezugsrahmen der strategischen und operativen Planung dieses Buches zugrunde gelegt. Im Unterschied zu ihrem statischen Pendant wird hierbei explizit der Tatsache Rechnung getragen, daß Organisationen ihre Erfolgspotentiale in dynamischen Umwelten flexibel gestalten müssen, wie das Konzept der dynamischen Fähigkeiten[262] zeigt. Zudem berücksichtigt dieses

---

[259] Vgl. zur Dynamik bzw. Hyperdynamik der Gesundheitsbranche ArthurAndersen (2000); PricewaterhouseCoopers (2000); Oberender/Hacker (1999); Taylor (1998a), S. 64; Ginter/Swayne/Duncan (1998), S. 39 ff.; Adam (1996), S.1-18; von Eiff (1995), S. 59 ff.; Oberender/Hebborn (1994); vgl. ergänzend Kaku (1997).

[260] Vgl. zu den allgemeinen Trends in der Krankenhausbranche ArthurAndersen (2000) sowie PricewaterhouseCoopers (2000); Oberender/Hacker (1999); Braun (1999); Ginter/Swayne/ Duncan (1998); Adam (1996); von Eiff (1995), S. 59 ff.; Oberender/Hebborn (1994).

[261] Vgl. Leonard-Barton (1992) und Tushman/Anderson (1990).

[262] Vgl. Eisenhardt/Martin (2000); Rasche (1994) und (2000a); Teece/Pisano/Shuen (1997); Volberda (1998).

Buch den Sachverhalt, daß in dynamischen Umwelten moderate Misfits den Katalysator für Innovations- und Produktivitätsanstrengungen sind, die zur Überkompensation evidenter Schwächen führen können.[263] Das Streben nach dynamischer Stimmigkeit trägt dieser Tatsache Rechnung.

3.1 Das Modell der Erfolgspotentialanalyse

Das BHM setzt nicht nur an den *internen*, sondern auch an den *externen Gestaltungsfeldern* an. Auf diese Weise erweitert sich der Handlungsspielraum des Krankenhausmanagements auf der operativen wie auf der strategischen Ebene auf ein erweitertes Versorgungsnetzwerk und eröffnet damit beträchtliche Gestaltungspotentiale. Dies setzt eine umfassende und detaillierte Berücksichtigung *krankenhausexterner* und *–interner Einflußfaktoren* voraus.[264] Vor diesem Hintergrund wird eine Erweiterung des allgemeinen System-Umwelt-Modells[265] auf ein Modell des *Versorgungsnetzwerks*[266] erforderlich, das die Verflechtung des Krankenhauses mit seiner Umwelt in Anbetracht der zu erfolgenden Wertschöpfung abbildet.

Die Erfolgspotentialanalyse (EPA)[267] stellt eine Integration der aus der Industriepraxis bekannten *Kräftefeldanalyse*[268] sowie der Analyse nach dem *5-Faktoren-Modell*[269] dar. Während die Kräftefeldanalyse zur Strukturierung und Analyse der Krankenhausumwelt eingesetzt werden kann, werden mittels des 5-Faktoren-Modells die internen Unternehmenskonstellationen spezifiziert. Als adäquates Raster zur Strukturierung der Erfolgspotentialanalyse ist aus analytischen Gründen eine Unterteilung in die 4 Ebenen (1) Unternehmens-, (2) Markt-/Patienten-, (3) Wettbewerbs- und (4) Umweltkonstellation sinnvoll. Ferner können die internen *Strukturen*, *Funktionen* und *Prozesse* eines Krankenhauses mittels des modifizierten 5-Faktoren-Modells abgebildet werden. In „jedem" Krankenhaus sind die grundlegenden Faktoren enthalten, die sich als die Faktoren *Personal*, *Sachmittel* (Medizin und Technologie), *Organisation*, *Input* und *Output* darstellen.

---

263 Vgl. insbesondere Cockburn/Henderson/Stern (2000) und Hamel/Prahalad (1989).

264 Vgl. ausführlich zu den externen und internen Einflußfaktoren der Gesundheitsbranche sowie zur Analyse und Informationsgewinnung mittels spezifischer Tools Ginter/Swayne/Duncan (1998), S. 39-138; Merschbächer (1999); Morra (1996).

265 Vgl. grundlegend zum „System-Umwelt-Modell" Staudt (1979), S. 26 ff.

266 Ähnliche Modelle finden sich bei Horneber (1995), S. 65 und Schüler (1996), S. 107 f.

267 Die Erfolgspotentialanalyse wurde in Anlehnung an die von SCHÜLER stammende Wertschöpfungsnetzwerkanalyse entwickelt. Vgl. Schüler (1996), S. 106 ff.

268 Vgl. zum Modell der Kräftefeldanalyse Horneber (1995), S. 67 ff. sowie ergänzend Schüler (1996), S. 107 f.

269 Zur Ableitung und Anwendungsmöglichkeiten dieses Modells vgl. Abbildung 8 sowie die dazugehörigen Ausführungen.

Die EPA kann als eine Methode zur Systematisierung von Zukunftserwartungen und gleichzeitig eine Heuristik zur Konstruktion eines Suchfelds für künftige (Miß-) Erfolgspotentiale von Krankenhäusern gesehen werden. Sie dient folglich der Identifikation von Informationen krankenhausexterner und –interner Tatbestände, die bereits einen Einfluß auf das Management des Krankenhauses haben *(Ordnungsfunktion)* bzw. ihn erwarten lassen *(Voraussagefunktion)*.[270] Sie ähnelt in ihren Grundzügen dem Aufbau und der Funktionsweise der SWOT-Analyse. Beide unterscheiden sich jedoch insoweit, als die EPA Besonderheiten dynamischer Umwelten in der Analyse priorisiert.[271] Die EPA ist jedoch nur unter einer bestimmten Zielperspektive bzw. unter der Einnahme eines strategischen Referenzpunkts sinnvoll, denn erst dann wird es möglich, Komplexität zu reduzieren und Informationen auf ihre Entscheidungsrelevanz für das Krankenhaus zu überprüfen. Die Aufbereitung des Versorgungsnetzwerkes des Krankenhauses ist sowohl aus *sachlich-struktureller* als auch aus *zeitlich-prozessualer Perspektive* bedeutsam, um die Beeinflussungs- und Gestaltungsmöglichkeiten des beschriebenen Fundamentalprinzips nutzen zu können. Aus sachlich-struktureller Perspektive wird das Entscheidungsfeld des Krankenhauses - ausgehend von einer mehr krankenhausinternen Fokussierung - weiter auf krankenhausexterne Tatbestände geöffnet. Die EPA ermöglicht hierbei eine Ordnung von Umweltaktivitäten in entscheidungsrelevante Informationen und nicht entscheidungsrelevante Daten (*Ordnungsfunktion*). Aus zeitlich-prozessualer Sicht hilft die EPA aufzuzeigen, daß das häufig praktizierte „passive Abwarten" zahlreicher Krankenhäuser in vielen Fällen aufgrund der sich massiv verändernden Umfeldbedingungen gravierende Risiken, aber auch Chancen birgt. In diesem Zusammenhang kommt der Erfolgspotentialanalyse eine *Voraussagefunktion* zu. Daneben wird das Versorgungsnetzwerk, wie sich insbesondere im Zusammenhang mit dem politischen Kräftefeld zeigen wird, als wichtiges *Aktionsfeld* eines BHM begriffen, das an den internen und externen Gestaltungsparametern ansetzt. Dabei werden externe Umsysteme nicht mehr als statisch, sondern im Sinne eines *Umwelt-Shaping*[272] als beeinflußbar gesehen. Insbesondere in vormals regulierten Branchen, die ihrerseits weiterhin unter einem beachtlichen Einfluß staatlicher Intervention stehen, erweist sich die Ausdehnung auf externe Umfelder, z.B. im Rahmen eines gezielten Stakeholder-Managements oder Lobbying-Konzeptes, als zentraler Stellmechanismus zur Generierung von dauerhaften Wettbewerbsvorteilen für Kranken-

---

[270] Vgl. Horneber (1995), S. 67 f.

[271] Insbesondere die Überlegungen von PORTER waren für die Analyse der Versorgungskette unter dem Gesichtspunkt der Wertschöpfung maßgebend. Vgl. dazu ausführlicher Porter (1985).

[272] Vgl. zu den Möglichkeiten und Grenzen der Umweltbeeinflussung durch das Management Henderson/Mitchell (1997), S. 5 ff.; McGrath (1997), S. 979 f. sowie grundlegend Child (1997).

häuser.[273] In vormals stark regulierten und öffentlichkeitssensiblen Branchen wie der Gesundheitsbranche liegen beträchtliche Gestaltungspotentiale innerhalb des politischen und gesellschaftlichen Kräftefeldes. Die Kräftefeldanalyse erfüllt folglich nicht nur eine *Voraussage- und Ordnungsfunktion*, sondern eine *Anzeigefunktion* für erfolgskritische Handlungsfelder des Krankenhausmanagements.

Die EPA umfaßt insgesamt *vier Stufen,* wobei die Beeinflussungsmöglichkeiten der Untersuchungsfelder durch das Krankenhausmanagement mit jeder weiteren Analysestufe sinken. Während sich die strategische Planung bis Ende der 80er Jahre im „Dunstkreis" der industrieökonomischen Forschung (CBV und MBV) auf eine *Outside-in*-Vorgehensweise konzentrierte, trat in den 90er Jahren mit dem RBV ein strategischer Planungsansatz hinzu, der eine *Inside-out*-Perspektive priorisierte.[274] Insbesondere in zunehmend dynamischen Umwelten wird von einigen Vertretern in der *Inside-out*-Perspektive der sinnvollere Ansatz zur Schaffung komparativer Konkurrenzvorteile gesehen. Dieser einseitigen Auffassung wird an dieser Stelle allerdings nicht gefolgt, weil nur im Zusammenspiel beider Perspektiven ein realistisches strategisches Muster geschaffen werden kann. Unter den zunehmend dynamischen Umweltbedingungen der Gesundheitsbranche genügt es nicht, den „klassischen" Weg der strategischen Planung zu durchlaufen, der zunächst eine Analyse der Makroumwelten vorsieht, um dann im Systemrang abwärtsschreitend eine Analyse von Wettbewerbs-, Markt- und abschließend Unternehmenssituation durchzuführen. Denn Makroumwelten sind nur schwer beeinflußbar, während hinsichtlich der internen Unternehmenskonstellationen kurzfristige, unmittelbare und erfolgskritische Aktionsmöglichkeiten für das Krankenhausmanagement bestehen. Deshalb wird in zunehmend dynamischen Umwelten eine „Gegenstromstrategie" erforderlich, die Planungsstufen von einem Outside-in- zu einem Inside-out-Fokus wechselseitig durchläuft. Die Kombination beider Planungsrichtungen stellt schließlich ein wesentliches Charakteristikum des Balanced Managements dar. Diese Logik wurde zuerst von *Cooper/Kleinschmidt* im Rahmen des Innovationsmanagements entwickelt, wonach Unternehmen dann besonders erfolgreich Innovationsprojekte umsetzen, wenn sie gleichermaßen

---

[273] Vgl. grundlegend zu den Möglichkeiten eines „Lobbying", „Stakeholdermanagement" oder „Signaling" Cummings/Doh (2000); Hillman/Hitt (1999); Hillmann/Zardkoohi/Biermann (1999), S. 67 ff.; Sharma/Vredenburg (1998); Bailey (1998b); Baron (1995) und (1997), die insbesondere in regulierten Branchen eine wesentliche Option des Managements darstellen.

[274] Vgl. als Hauptvertreter der *Outside-in-Perspektive* bzw. des *Market-Based-View (MBV)* bzw. *Competitor-Based-View (CBV)* Ansoff (1976); Kotler et al. (1995), S. 7 ff.; Becker (1998), S. 1 ff.; Porter (1992b), S. 62 ff. Vgl. grundlegend zur *Inside-out-Perspektive* bzw. zum *ressourcenorientierten Ansatz (RBV)* Prahalad (1990), S. 79 ff.; Rasche (1994).

endogene Innovationspotentiale und exogene Marktanforderungen bei der Innovationsplanung berücksichtigen.[275]

Die EPA ist wie folgt strukturiert:[276] (1) In einem ersten Schritt erfolgt mittels des 5-Faktoren-Modells eine Analyse der *internen Unternehmenskonstellation*. Weitere gängige Instrumente zur Analyse der internen Bedingungen finden sich in Abbildung 15. Im Verlauf des Buches werden die Aktivitätennetzwerkanalyse sowie ein mehrdimensionales Portfoliomanagement zur Analyse der internen Unternehmenskonstellation näher expliziert. (2) In einem zweiten Schritt ist es für Krankenhäuser wichtig, sich Klarheit über bestehende *Marktkonstellationen* zu verschaffen. Dazu gehören z.B. Untersuchungen zur Entwicklung des Gesundheitsmarktes sowie zur Veränderung der Patientenbedürfnisse und Ansprüche der Stakeholder. Gerade hier bestehen nach wie vor erhebliche Defizite in deutschen Krankenhäusern.[277] Neben den klassischen Instrumenten des Marketings wie Segmentierung und Zielgruppenbildung, Marktabgrenzung und Bildung von strategischen Geschäftsfeldern liefern sogenannte krankenhauserprobte Instrumente wie *Patientenprofilanalysen* und *Stakeholder-Analysen*[278] wertvolle Ergebnisse. (3) In der dritten Stufe konzentriert sich die EPA auf die *Wettbewerbskonstellation* des Krankenhauses. Neben den in Abbildung 15 aufgezeigten Tools werden im folgenden die *Konkurrenzanalyse*[279] sowie das *Konzept der strategischen Gruppen*[280] für Krankenhäuser exemplarisch herausgegriffen. Daneben wären weitere Konzepte zur Konkurrenz- bzw. Branchenanalyse, wie z.B. Benchmarking-Konzepte oder Krankenhausbewertungen, denkbar.

---

[275] Vgl. z.B. Cooper/Kleinschmidt (1995).

[276] Entgegen der aufgezeigten Vorgehensweise wird in den Kapiteln 3.2 und 3.3 eine gegenläufige Richtung eingeschlagen. Anders als in der unternehmerischen Praxis kann nicht auf konkrete, unternehmensbezogene Informationen zurückgegriffen werden. Folglich stehen krankenhausübergreifende Trends im Vordergrund der Analyse. Deshalb werden im folgenden in einer Art „Zwiebelschalen-Modell" in einem ersten Schritt die unternehmensexternen Kräftefelder und in einem zweiten Schritt die unternehmensinternen Kräftefelder analysiert. Das Fehlen einer konkreten Unternehmensvorgabe läßt die Analyse der unternehmensinternen Kräftefelder weniger umfangreich ausfallen. Auch können lediglich allgemeine unternehmensinterne Sachverhalte aufgezeigt werden, so daß Redundanzen zum Kapitel „Analyse systemexterner Kräftefelder" nicht gänzlich vermieden werden können.

[277] Vgl. PricewaterhouseCoopers (2000), S. 9 ff. und 43 ff.

[278] Vgl. Blair/Fottler (1998).

[279] Vgl. zur *Konkurrenzanalyse* in Gesundheitsunternehmen Ginter/Swayne/Duncan (1998), S. 76 - 110 sowie zur Konkurrenzanalyse allgemein Welge/Al-Laham (1999), S. 226 ff.; Kreikebaum (1997), S. 121 ff.; Aeberhardt (1996), S. 141 ff.; Gälweiler (1986), S. 370 sowie die spezielle Marketingliteratur. Siehe dazu die Ausführungen in Kapitel 3.2.3.4.

[280] Vgl. zum *Konzept der strategischen Gruppen* in Gesundheitsunternehmen Ginter/Swayne/Duncan (1998), S. 96-107; Morra (1996), S. 211 ff.; Javalgi/Whipple/ McManamon/Edick (1992). Vgl. grundlegend zu diesem Konzept Welge/Al-Laham (1999), S. 221 ff.; Aeberhardt (1996), S. 137 ff.; Daems/Thomas (1994); Homburg/Sütterlin (1992); Porter (1990), S. 177; Mac Gee/Thomas (1986). Siehe weiter die Ausführungen in Kapitel 3.2.3.5.

Markt- und Wettbewerbskonstellation bilden gemeinsam das ökonomische Umsystem des Krankenhauses. (4) In einem vierten Schritt findet eine Analyse der *Makroumwelt* statt. Die Beeinflußbarkeit dieser Makro-Umweltkonstellation ist für das Krankenhausmanagement grundsätzlich gering. Einschränkend sei jedoch darauf hingewiesen, daß insbesondere in vormals stark regulierten Branchen mit einem anhaltenden politischen Einfluß sogenannte *Lobbying-Konzepte* oder ein gezieltes *Stakeholder-Management* eine gewichtige Funktion besitzen können.[281]

Die folgenden Ausführungen setzen dort methodische Akzente, wo dies zur Analyse der externen Planungsfelder unentbehrlich scheint. Zwar können nicht alle Verfahren zur Chancen- und Risikoidentifikation in extenso dargestellt werden, weil dies die gesamte Arbeit zu einer strategischen „Planungsfibel" verkommen lassen würde, doch ist es stellenweise erforderlich, einzelne Verfahren vor dem Hintergrund der Besonderheiten des Krankenhausmanagements zu vertiefen. Hierbei handelt es sich um solche Heuristiken, die das Herzstück der externen Analyse ausmachen.

Abbildung 15: Erfolgspotentialanalyse

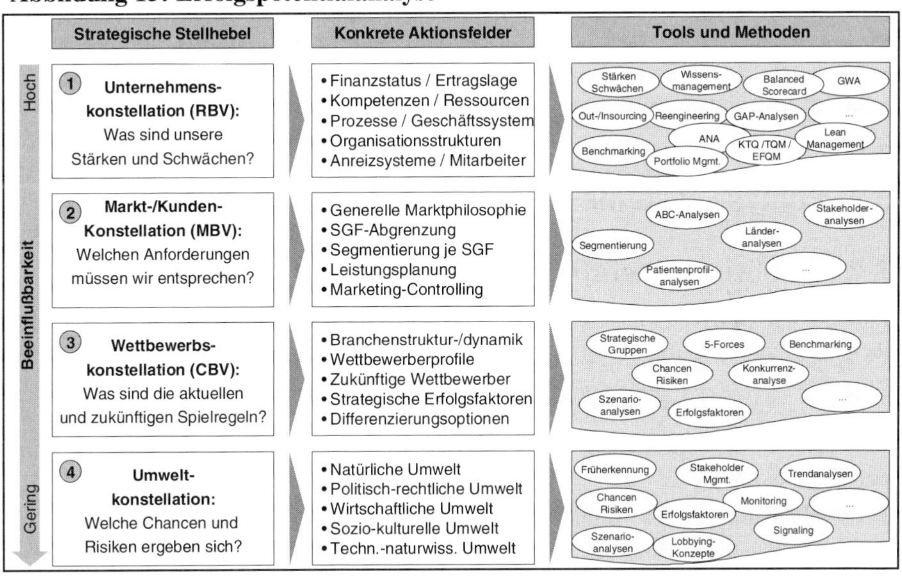

Quelle: Eigene Darstellung

[281] Vgl dazu ausführlich Kapitel 3.2.1. Vgl. Cummings/Doh (2000); Hillman/Hitt (1999); Hillmann/Zardkoohi/Biermann (1999), S. 67 ff.; Sharma/Vredenburg (1998); Bailey (1998b); Baron (1997).

Die EPA ist aufgrund ihrer sachlichen und zeitlichen Ausdehnung des Betrachtungshorizontes auf das gesamte Versorgungsnetzwerk für die Planung und Gestaltung von Managementprozessen in der Gesundheitsversorgung in besonderem Maße geeignet, da aus ökonomischer Sicht eine erste methodische Hinführung zu zukunftsweisenden Versorgungskonzepten wie *Managed Care*, *Netzwerkmodellen* oder *Disease Management* erfolgt. Mit dem Einsatz der Erfolgspotentialanalyse werden ferner die Voraussetzungen für die Umsetzung von Teilmodulen des BHM, wie z.B. des Lean Management-Konzeptes oder des Supply Chain Managements, geschaffen.

Daneben können durch den Einsatz des Modells Veränderungspotentiale, die die Umsetzung von erfolgversprechenden medizinischen Verfahren beeinflussen, frühzeitig und umfassend identifiziert werden. Die Umsetzung neuer medizinischer Verfahren wirkt sich nun dergestalt aus, daß z.B. eine regelrechte Erneuerung des Versorgungsnetzwerkes erforderlich sein kann, denn als Konsequenz der Umsetzung neuer medizinischer Methoden resultieren für ein Krankenhaus respektive für das es umgebende, gesamte Versorgungsnetzwerk Veränderungspotentiale oder Anpassungserfordernisse. Das Modell verhilft dazu, daß solche Veränderungspotentiale, die die Umsetzung von relevanten zu realen medizinischen Anwendungen beeinflussen, systematisch und vollständig identifiziert werden können. In der Folge ziehen solche Veränderungen umfassende und tiefgreifende Anpassungsprozesse seitens des Krankenhausmanagements nach sich.[282]

3.2 Analyse systemexterner Kräftefelder

3.2.1 Politisch-rechtliches Aktions- und Kräftefeld

Eine der Perspektiven hinsichtlich der Strategieentwicklung, die lange von Strategieforschern und -praktikern vernachlässigt wurde, ist die der öffentlichen Politik. In einigen Märkten definiert und redefiniert die öffentliche Politik den Wettbewerb. Insbesondere in der Gesundheitsbranche und damit auch für Krankenhäuser konstruiert sich die spezifische Wettbewerbsarena in verstärktem Maße über das politische Kräftefeld:

> „Maßnahmen des öffentlichen Sektors können Wettbewerbsvorteile schaffen oder zu ihrer Dauerhaftigkeit beitragen. Sie können Vorteile jedoch auch untergraben oder sogar zerstören."[283]

Wurde bisher durch staatliche Intervention über Preise und Marktzutritt entschieden und der Wert der Ressourcen eines Krankenhauses häufig durch

---

[282] Vgl. ergänzend Schüler (1996), S. 106 f.

[283] Bailey (1998a), S. 101.

Regulierungsmaßnahmen aufrechterhalten und protektioniert, bewirken zunehmende Deregulierungsmaßnahmen des Staates eine Neudefinition der Wettbewerbsarena für Krankenhäuser zu veränderten Grenzen und zu einem anderen Konkurrenzgefüge. Die für den Wettbewerbserfolg erforderlichen Ressourcen werden sich ändern und Krankenhäuser werden neue Fähigkeiten z.B. in Preisgebung bzw. der Kalkulation von Fallpauschalen, Sonderentgelten sowie Abteilungs- und Basispflegesätzen, Positionierung, Qualitätsmanagement, der internen und externen Gestaltung der Wertschöpfungskette bzw. Gestaltung des Versorgungsnetzwerkes entwickeln müssen.[284] Zwar sind die meisten Führungskräfte im Krankenhaus über die allgemeinen Deregulierungstendenzen informiert, integrieren sie jedoch unzureichend in ihre Planung.

> „Die weitsichtigeren Unternehmen einer Branche, welche die Verschiebung zur Deregulierung wahrnahmen und die damit verbundenen Gelegenheiten erkannten, konnten (von wenigen Ausnahmen abgesehen[285]) [...] dynamische Wettbewerbsvorteile erringen. Andere Akteure haben in einem drastisch veränderten öffentlichen Umfeld an alten Gewohnheiten festgehalten – und kämpfen heute mit Wettbewerbsnachteilen.“[286]

Diejenigen Krankenhäuser, die zuerst erkennen, daß sich ein sogenanntes „politisches Fenster“ geöffnet hat, werden innerhalb der Branche zu den Akteuren gehören, die einen dynamischen Vorteil erreichen. Dabei ist konsequenterweise die Einflußnahme um so größer, je früher die Akteure in den Prozeß eingreifen.[287] Ein umfassendes Verständnis des öffentlichen Sektors und seiner Aktionen muß deshalb integraler Bestandteil einer Unternehmensstrategie für Krankenhäuser sein und wird zunächst über das Instrument der Kräftefeldanalyse sichergestellt.[288] Während bisher eine umfassende und frühzeitige Berücksichtigung der Folgen politischen Wirkens nur bei den wenigsten Krankenhäusern bei der Analyse und Formulierung von Wettbewerbsstrategien eine zentrale Rolle einnimmt, sollte zukünftig das Erkennen langfristiger Muster von Veränderungen im öffentlichen Sektor, die den zukünftigen Wachstumskurs der Branchenrentabilität beeinflussen können, im Vordergrund

---

[284] Vgl. Bailey (1998a), S. 99 ff.

[285] Mit der Einführung der flexiblen Budgetierung wurden vielfach solche Krankenhäuser schlechter gestellt, die frühzeitig eine Verbesserung ihrer Kostensituation durch kürzere Verweildauern, geringeren Personaleinsatz u.a. im Zuge allgemeiner Rationalisierungsmaßnahmen realisiert hatten.

[286] Bailey (1998a), S. 107.

[287] Auch in diesem Kontext greift das bereits beschriebene Fundamentalprinzip.

[288] Weder bei PORTERS *5-Forces-Modell* noch beim *ressourcenorientierten Unternehmensansatz* wird die öffentliche Politik angemessen berücksichtigt. Vgl. zum 5-Forces-Modell Porter (1997), S. 27 ff. und zum *Resource-based-view* Peteraf (1993), S. 179 – 191 und Rasche (1994).

stehen.[289] Politische Veränderungen erscheinen häufig zufallsbedingt und unberechenbar, doch liegen ihnen durchaus erkennbare Muster zugrunde. Ein Verständnis dieser Muster erleichtert Krankenhausmanagern die Voraussage zukünftiger politischer Veränderungen.[290] Bei der Bewertung ihrer strategischen Positionen können unter Einnahme einer politischer Perspektive u.a. folgende Fragen für Krankenhausmanager hilfreich sein: (1) Welche Gelegenheiten eröffnen sich durch politische Veränderungen? (2) Sollte sich das Krankenhaus aktiv oder passiv im Hinblick auf eine politische Maßnahme verhalten? (3) Sollte es einen Einzelstandpunkt vertreten oder eine kollektive Aktion unterstützen? (4) Wie kann ein Krankenhaus politische Entscheidungsträger oder gesellschaftlich engagierte Organisationen am effektivsten beeinflussen?[291]

Gesundheitsunternehmen sind – anders als Unternehmen des marktmechanistischen Systems – von einem hohen Sanktionspotential der diversen Anspruchsgruppen betroffen. Zum Aufbau und Erhalt von Unternehmensvorteilen muß der im marktmechanistischen System vorherrschende Shareholder-Value um einen Stakeholder-Value für Gesundheitsunternehmen erweitert werden.[292] Vertreter, insbesondere der neueren Managementliteratur, sehen in günstigen Stakeholderbeziehungen strategische Aktivposten, die das Leistungssystem des Unternehmens flankierend unterstützen können.[293] Im Zusammenhang mit einem differenzierten Stakeholder-Management findet neben der politischen Perspektive die rechtliche, gesellschaftliche, sozial-ethische und kulturelle Perspektive Eingang in die unternehmerische Planung. Eine gleichwertige Berücksichtigung sämtlicher Stakeholder-Interessen würde jedoch die Ressourcenbasis eines Krankenhauses überfordern. Statt dessen empfiehlt sich ein abgestuftes Anspruchsgruppenmanagement bzw. „Stakeholder-Scanning“[294], das eine Über- oder Unterpriorisierung einzelner Referenzgruppen vermeidet: In einem ersten Schritt sind alle aktuell und potentiell relevanten Stakeholder zu erfassen und hinsichtlich ihrer Reaktionsmuster sowie

---

[289] "Health care organizations will become more actively engaged in legislative and/or regulatory arenas to promote consumer-focused initiatives in health care. [...] Some 70 % of all organizations reported at least one initiative in the category, communicating with and promoting general communication with government at various levels‘. Activities included political functions; direct contact with legislators; lobbying; participation in public policy councils; and government relations executives and departments." KPMG (1998), S. 9.

[290] Vgl. Bailey (1998a), S. 103.

[291] Vgl. Bailey (1998a), S. 99 f.

[292] Baron differenziert zwischen einem marktmechanistischen System („Market System“), das das kompetitiv-leistungswirtschaftliche Umfeld der Unternehmensteuerung repräsentiert und dem außermarktlichen System („Non Market System“), das rechtlich-politische, gesellschaftliche, sozial-ethische und kulturelle Einflußfaktoren integriert. Vgl. Baron (1995).

[293] Vgl. Rasche (2000b), S. 397; Mitchell et al. (1997); Post et al. (1996), S. 8 ff.; Donaldson/ Preston (1995); Freeman (1984); Mitroff (1983).

[294] Vgl. Scholz (1987), S. 25 ff.

Macht- und Einflußpositionen zu bewerten. In einem zweiten Schritt erfolgt eine Einschätzung der direkten Einflußopportunitäten auf relevante Stakeholder mittels sogenannter Stakeholder-Verhaltensprofile.[295] Der dritte Schritt besteht in einem vorsteuernden und methodengestützten Stakeholder-Management mittels des Einsatzes von z.B. „Stakeholder-Portfolios“[296] bzw. „Relevanz-Matrizen“[297] aufbauend auf Delphi-Studien und Anspruchsgruppen-Szenarien.[298] Nicht zuletzt läßt sich auch die Logik der Marktsegmentierung auf das Stakeholder-Management übertragen. Zahlreiche Großkonzerne sowie renommierte amerikanische Gesundheitsunternehmen[299] praktizieren bereits ein aktives Stakeholder-Management, weil sie innerhalb der verschiedenen Anspruchsgruppen wesentliche Chancenpotentiale zur Generierung von Wettbewerbsvorteilen sehen. Stakeholder sind häufig Träger sensibler Informationen und Promotoren zukünftiger Entwicklungen einer Branche, die sich zu strategischen Zwecken von Gesundheitsinstitutionen „instrumentalisieren“ lassen. Es kann sogar Sinn machen, besonders problematische bzw. kritische Stakeholder in die Aktivitäten des Krankenhauses z.B. über Foren, Workshops oder auch sogenannte „Kamingespräche“ einzubinden. Abbildung 16 veranschaulicht das im Rahmen dieses Buches vertretene Stakeholder-Verständnis. Danach sollten solche Anspruchsgruppen oberste Priorität genießen, von denen ein hoher politischer oder ökonomischer Einfluß auf die Krankenhauspolitik ausgeht. Während im Fall einer geringen Stakeholder-Einflußnahmemöglichkeit zumeist lediglich die Option eines passiven Lobbying besteht, besitzen Unternehmen mit zunehmender Gestaltungskraft die Möglichkeit des aktiven Lobbying oder der direkten Intervention zur Duchsetzung der eigenen Interessen. Anspruchsgruppen von untergeordneter politischer oder ökonomischer Relevanz genießen im Rahmen dieses zweckorientierten Stakeholder-Modells eine stark untergeordnete Rolle, weil sie – trotz häufig berechtigter Interessen – keinerlei Bedohung darstellen. Einschränkend ist allerdings zu konstatieren, daß sich momentan irrelelevante bzw. einflußschwache Anspruchsgruppen im Zeitablauf konsolidieren und zu starken Machtblöcken formieren können. Das Stakeholder-Management sollte deshalb immer als dynamischer Prozeß verstanden werden, im Rahmen dessen sich die Machtverhältnisse permanent verschieben können.

---

[295] In Frühphasen geplanter Gesetzgebungsverfahren besteht eine relativ starke Möglichkeit der Einflußnahme z.B. im Rahmen differenzierter Lobbying-Konzepte. Vgl. z.B. Hillman/Zardkoohi/Biermann (1999), S. 67 ff.

[296] Vgl. zu Entwicklung und Aufbau von Stakeholder-Portfolios in Gesundheitsunternehmen Blair/Fottler (1998).

[297] Vgl. Welge/Al-Laham (1999), S. 169 ff.; Benett (1997) S. 37.

[298] Vgl. Rasche (2000c); Scholz (1987), S. 27 ff.

[299] Vgl. Bailey (1998a), S. 116 ff.; Blair/Fottler (1998).

Abbildung 16: Stakeholder-Portfolio

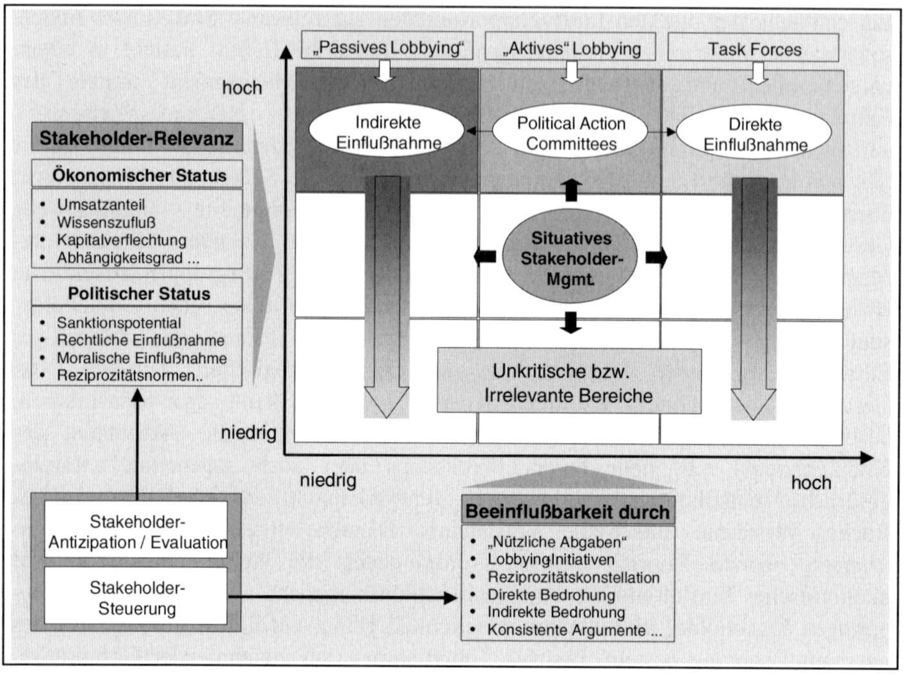

Quelle: Eigene Darstellung

Neben den geschilderten Möglichkeiten stellt die Balanced Scorecard eine weitere bzw. ergänzende Methode zur Integration der politische Perspektive in die strategische Planung des Hauses dar. In diesem Zusammenhang bietet es sich an, die BSC um eine fünfte Perspektive, eine *Politik- oder Stakeholderperspektive*, zu erweitern. Auf diese Weise würden strategische und operative Ziele gezielt für die politische Ebene eines Krankenhauses formuliert und durch entsprechende *Performance Driver* unterstützt.

Die Integration der politischen Perspektive in die strategische Planung des Krankenhauses stellt einen wesentlichen Bestandteil des BHM dar. Kräftefelder werden in diesem Kontext - neben der Voraussage- und Ordnungsfunktion, die sie erfüllen - als wichtige Aktionsfelder des vorgestellten Managementmodells begriffen. Auf diese Weise erweitert sich der Aktionsradius von der internen Perspektive auf eine externe Perspektive unternehmerischer Gestaltungsoptionen.

3.2.2 Das gesundheitspolitische Kräftefeld im engeren Sinne

In der Vergangenheit besaßen Krankenhäuser in Deutschland lange Zeit kaum Anreize zu einer wirtschaftlichen Führung. Große Unterschiede in der Effizienz von

Krankenhäusern und ein kontinuierlicher Anstieg der Kosten waren die Folgen. In der gesundheitspolitischen Diskussion scheinen sich dabei zwei grundlegende Erkenntnisse im Zusammenhang mit der Finanzierbarkeit des Gesundheitswesen durchzusetzen: Aufgrund der deutschen Gesetzgebung hat der Patient zwar Anspruch auf eine angemessene Behandlung im Krankenhaus, doch kann einerseits eine maximale Realisierung des Sachziels der Patientenversorgung aufgrund einer Knappheit der finanziellen Ressourcen im Verhältnis zu den neu entstehenden Bedarfen nicht realisiert werden. Andererseits besteht ein abnehmender Grenznutzen eines zusätzlichen Ressourceneinsatzes, der durchaus zu eingeschränkten Rationierungsüberlegungen führt. Verstärkte Anreize zu einer wirtschaftlichen Führung erhielten die Krankenhäuser mit Inkrafttreten des Gesundheitsstrukturgesetzes im Jahr 1993. Zwei fundamentale Veränderungen sind im Zusammenhang mit einem Balanced Management von besonderer Relevanz: (1) Die Einführung von Fallpauschalen (§§ 10, 11 BPflV) und Sonderentgelten gibt den Krankenhäusern durch die Festlegung des Preises den Anreiz, die Kosten zur Erbringung einer definierten Leistung real zu reduzieren.[300] (2) Die Beendigung der Überlebensgarantie für Krankenhäuser (§ 3 BPflV) führt zu einer Veränderung der Zielsetzung von Krankenhäusern dahingehend, den Kunden (Einweiser, Patient, Kasse) besser zu versorgen, um sich langfristig am Markt zu positionieren und den Umsatz zu sichern. Bezogen auf das BHM werden in der Konsequenz Maßnahmen der operativen/taktischen Gestaltung zur Steigerung der Effizienz und Effektivität ebenso erforderlich wie eine langfristig gesicherte strategische Positionierung am Gesundheitsmarkt, um eine langfristige Überlebenssicherung des Krankenhauses zu gewährleisten.[301]

Einen weiteren Schritt zu mehr Wettbewerbsdynamik in der Gesundheitsbranche stellt die *Gesundheitsreform 2000* dar. Jedoch dürfte die bereits bestehende Asymmetrie zwischen politischem und ökonomischem Kräftefeld[302] als das Ergebnis einer mangelnden Reformbereitschaft der politischen Verantwortungsträger auch in Zukunft bestehen bleiben. Die Eckpunkte der Gesundheitsreform 2000 (1) Beibehaltung der sektoralen Budgetvorgaben, (2) Erweiterung der Möglichkeiten für integrierte Versorgungsnetze, (3) Stärkung der hausärztlichen Versorgung, (4) Einführung eines flächendeckenden, pauschalierten Krankenhausvergütungssystems im Jahr 2003, (5) Ausdehnung der Vertragsrechte für Krankenkassen sowie (6) Stärkung der Kompetenz von Patienten führen zu einer

---

[300] Zur Zeit umfaßt der Katalog von Fallpauschalen nur 15 % der Krankenhausleistungen, eine Ausdehnung ist beschlossen.

[301] Vgl. Buchholz (1993), S. 22.

[302] Politische Anpassungen erfolgen häufig langsamer als die Veränderungen der übrigen Umfeldbindungen, insbesondere des ökonomischen Umfeldes. Dies liegt nicht zuletzt daran, daß Gesundheitsreformen vom politischen Wahlrythmus bestimmt werden. Vgl. Neubauer (2000a), S. 2.

Reihe von einschneidenden Konsequenzen für das Management von Krankenhäusern.[303]

Die Beibehaltung der *sektoralen Budgetierung* stellt die Krankenhäuser vor die Problematik, die inhärente Leistungsexpansion mit dem politisch vorgegebenen Budgetzuwachs abzustimmen.[304] Damit wird der bereits bestehende Kostendruck auf die Häuser anhalten[305] und zunächst zur Fortsetzung und zum weiteren Ausbau von Kostensenkungsmaßnahmen führen. Die logische Konsequenz dieser politischen Vorgaben ist ein ausgeprägtes Nennermanagement zur Reduzierung der bestehenden Kostenbasis, mit dem Ziel einer operativen Exzellenz. Nur solche Krankenhäuser werden dauerhaft im Wettbewerb bestehen können, die in einem ersten Schritt Maßnahmen einleiten, die die erforderliche Substanz zur Revitalisierung eines Hauses schaffen und erst in einem zweiten Schritt Maßnahmen eines Zählermanagements zum Erreichen einer strategischen Exzellenz folgen lassen.

Die in der Gesundheitsreform 2000 thematisierten *integrierten Versorgungsformen* machen ein Überdenken der zukünftig durch das Krankenhaus zu besetzenden Versorgungsstufen erforderlich. Krankenhäuser werden vor der Entscheidung stehen, neue Teile des Versorgungsnetzes in horizontaler oder vertikaler Ausrichtung zu besetzen und/oder abzugeben sowie zusätzliche Tätigkeitsbereiche, die im Zusammenhang mit der verstärkten Vernetzung entstehen, zu übernehmen. Im Kontext der integrierten Versorgung können Krankenhäuser zukünftig auch als *Orchestrator* oder *Navigator*[306] tätig werden und auf diesem Wege neben dem eigentlichen Kerngeschäft der Versorgung zusätzlich Steuerungs- und Informationsleistungen als ergänzende profitable Dienstleistungen der Gesundheitsversorgung übernehmen. Solche Managementaktivitäten sind schließlich Bestandteil der dritten Stufe eines Balanced Managements von Krankenhäusern. Nachdem eine allgemeine Konsolidierung des Hauses erreicht ist, wird neben der Besetzung von zukunftsträchtigen Geschäftsfeldern die Erschließung neuer Wachstumsfelder durch die Übernahme derzeit neu entstehender Leistungsfelder in der Gesundheitsbranche (z.B. Informations-, Steuerungs-, Integrations- und

---

[303] Vgl. Neubauer (2000a).

[304] Damit unterscheidet sich die Situation der Krankenhäuser deutlich von denen der privaten Unternehmen in anderen Branchen. Das Konfliktpotential zwischen dem Management, das der Budgeteinhaltung verpflichtet ist, und den Leistungserbringern im medizinischen und pflegerischen Bereich, die an einer quantitativen und qualitativen Ausdehnung ihrer Leistung interessiert sind, steigt weiterhin.

[305] Nach NEUBAUER ergibt sich bei einem geplanten Budgetzuwachs von 1,41 Mrd. DM auf der Aktivseite und geschätzten Tariferhöhungen über 1,77 Mrd., eine Inflationsrate von 0,17 Mrd und einer durchschnittlichen Innovationsrate von 1,7 Mrd DM ein Defizit von 2,23 Mrd. DM, das im Rahmen eines massiven Kostenmanagements seitens der Krankenhäuser erwirtschaftet werden muß. Vgl. Neubauer (2000c), o.S.

[306] Siehe zur Funktion von Navigatoren oder Orchestratoren Heuskel (1999), S. 64 ff. und 95 ff. sowie insbesondere die Ausführungen in Kapitel 5.3.2 und 5.3.2.2.

Beratungsleistungen) für Krankenhäuser möglich. Der Wettbewerb der Krankenhäuser untereinander oder mit vor- und nachgelagerten Anbietern entwickelt sich zunehmend zu einem Wettbewerb der Versorgungsketten bzw. Netzwerke. Für Krankenhäuser bieten sich im Zusammenhang mit der Gestaltung und Steuerung der Versorgungsnetzwerke neue Wachstumsfelder, wenn sie z.B. wie oben beschrieben als Orchestrator oder Navigator aktiv werden.[307] Darüber hinaus dürfte das „Ausloten von Kooperationsmöglichkeiten" und der Aufbau von Kooperationsprojekten innerhalb des eigenen Versorgungsnetzwerkes oder mit Anbietern von krankenhausrelevanten Leistungen (z.B. Pharmaindustrie, Zulieferer von Medizinartikeln) dauerhaft zu einem wesentlichen Erfolgsfaktor der Überlebenssicherung von Krankenhäusern werden. Krankenhäuser treten damit nicht nur in einen verstärkten Wettbewerb mit unterschiedlichen Akteuren der eigenen und anderen Branchen, sondern neben kompetitiven Maßnahmen werden solche eines *Co-opetition*[308] oder einer *Collaboration* verstärkt Eingang in das Management von Krankenhäusern finden. Derartige Veränderungen der externen Wertschöpfungskette von Krankenhäusern werden schließlich deutliche Veränderungen der internen Wertschöpfungskette erfordern.

Daneben wird im Zusammenhang mit der Umsetzung von integrierten Versorgungsnetzen ein professionelles Schnittstellen- und Prozeßmanagement über die Krankenhausgrenzen hinweg ebenso erforderlich werden wie ein gezieltes Kunden- bzw. Stakeholder-Management. Dieses wird sich deutlich von der derzeit vorherrschenden Praxis in deutschen Krankenhäusern unterscheiden. Als Kunde und Stakeholder werden neben den Patienten die Krankenkassen, die einweisenden Ärzte, die jeweiligen Träger, die Mitarbeiter sowie die jeweils relevante Öffentlichkeit begriffen. Nicht der punktuelle Kontakt, sondern eine vertrauensvolle Zusammenarbeit und ein konzeptionelles Bindungsmanagement werden zukünftig die Beziehung des Krankenhauses mit seinen Kunden und Stakeholdern prägen.[309]

Die *Stärkung der hausärztlichen Position* läßt Hausärzte zu einem erfolgskritischen Prozeßteilnehmer von Versorgungsnetzwerken werden. Damit nehmen die Hausärzte eine Schlüsselrolle in einem Balanced Hospital Management

---

[307] Vgl. Heuskel (1999), S. 95 f. sowie grundlegend zu einem „Wettbewerb der Wertarchitekturen" sowie zum Phänomen der „Business Migration" Heuskel (1999); Pauls (1998); Slywotzky/Morrison (1997) und Slywotzky (1995).

[308] Vgl. ausführlich zu den Möglichkeiten eines Co-opetition in der Gesundheitsbranche Coile (1999), S. 3-21 und grundlegend zur revolutionären Wettbewerbsstrategie des Co-opetition, als Kombination aus kooperativen und kompetitiven Maßnahmen Ward (1997); Brandenburger/Nalebuff (1998), (1997) und (1995) und Preiss/Goldman/Nagel (1996).

[309] Vgl. zum Stakeholderansatz allgemein Berman/Wicks/Kotha/Jones (1999); Cummings/Doh (2000); Freeman (1984); Schaltegger (1999); Scholes/Clutterback (1998) sowie zum Stakeholdermanagement in Krankenhäusern Blair/Fottler (1998). Vgl. ergänzend zur Stakeholderproblematik im Gesundheitswesen Meyer/Bürkle/Henning (1999). Siehe auch die Ausführungen in Kapitel 3.2.1.

ein: Sie sind *Kunde*, *Stakeholder*, *Multiplikator* und schließlich *existentieller Faktor* für den Aufbau eines funktionierenden Versorgungsnetzwerkes. In diesem Zusammenhang ist in einem systematischen „Hausarzt- oder Einweiserbindungs-management" ein wichtiger Bestandteil des Lean-Prinzips der „vertrauensvollen Zusammenarbeit mit den vor- und nachgelagerten Stufen des Versorgungsnetzes" zu sehen.

Eine weitreichende Herausforderung der Gesundheitsreform 2000 an das Krankenhausmanagement stellt die *Einführung einer umfassenden Fallpauschalen-vergütung auf DRG-Basis* dar. Die absehbaren Auswirkungen, wie z.B. weitere Verkürzung der Verweildauern, Zunahme der Spezialisierung der Leistungen und beschleunigte und verstärkte Rationalisierung,[310] werden in den nächsten Jahren von den Krankenhäusern einerseits ein höchstes Maß an operativer Exzellenz andererseits einen Ausbau der strategischen Exzellenz verlangen. Nach *Preston* führte das neue Finanzierungssystem in den USA zu einem radikalen Umbruch des Managementverhaltens. Die Folgen waren eine vermehrte Orientierung an profitablen und unprofitablen Produkten bzw. Krankheitsarten sowie umfangreiche operative Aktivitäten im Rahmen eines Nennermanagements, wie z.B. das Redesign von Behandlungsabläufen, Bildung von Einkaufsmodellen, sowie strategische Maßnahmen im Kontext eines Zählermanagements, wie z.B. die Spezialisierung auf profitable Krankheitsbilder.[311]

> „Mit der Sicht der zu behandelnden Krankheitsarten als „Produkte" wurden Krankenhäuser nun zu vielstufigen komplexen „Produktionsbetrieben [...]."[312]

Die *Ausdehnung der Vertragsrechte der Krankenkassen* zusammen mit den Möglichkeiten einer integrierten Versorgung ist ein weiterer Schritt in Richtung *Managed Care.* Aber auch die für den Krankenhausbereich vorgesehene komplette Pauschalierung erhöht den Steuerungseinfluß der Krankenkassen. Damit werden die Vertragsbeziehungen der Krankenhäuser zu den Krankenkassen weiter an Bedeutung gewinnen. In der Konsequenz wird eine umfassende Einbindung der Kassen als Kunde bzw. Stakeholder in das zukünftige Management der Krankenhäuser erforderlich.[313]

Die Stärkung der Patientenrechte unterstützt schließlich den Wandel vom Patienten zum Kunden. Ein kundenorientiertes Management anstelle der Orientierung an den institutionellen Gegebenheiten wird damit wichtiger als je

---

[310] Vgl. Neubauer (2000a), S. 3.

[311] Vgl. Preston (1992), S. 63 ff.

[312] Meyer/Harfner (1999), S. 149.

[313] Ihren Niederschlag findet diese Anforderungen an das Management in Krankenhäusern in den Prinzipien der „Patientenorientierung" und der „Gestaltung des erweiterten Versorgungsnetzes" in den Kapiteln 4.2.2.2.5 und 4.2.3.1.

zuvor. Die im Rahmen der Lean Management-Konzeption vertretene „Patienten- und Stakeholderorientierung“ versucht Wege aufzuzeigen, die sich an den Praktiken innovativer Dienstleistungsunternehmen orientieren, dazu gehören z.B. der Aufbau einer umfassenden *Convenience*, die Entwicklung eines *Patienten-/ Kundenbindungsmanagements*, Erhöhung der *Leistungstransparenz* bzw. ein für den Kunden *erkennbares Qualitätsmanagement* sowie eine Erhöhung von *Mastery* und *Perfektion*. Ziel einer Stärkung der Patientenrechte ist ein Empowerment des Patienten,[314] das den Patienten mit mehr Informationen ausstattet und ihn in die Lage versetzt, einerseits mehr Verantwortung für den eigenen Behandlungs- und Heilungsprozeß zu übernehmen (Compliance) und andererseits den Versorgungsprozeß fundierter beurteilen zu können.

> ”The quality of a service experience depends largely on the customer’s *service expectations*. Expectations can differ according to a customer’s knowledge, experience, and self-confidence. The medical profession has done a masterful job of conditioning patients to be told little, accept what happens to them on faith, and not to be disappointed when medical problems are not corrected. Medical personnel who exceed these expectations, even by a small margin, are perceived as delivering outstanding service.”[315]

3.2.3 Markt- und Wettbewerbskonstellation von Krankenhäusern

Das Markt- und Wettbewerbsumfeld von Krankenhäusern repräsentiert deren institutionelle Mikroumwelt im Sinne der konventionellen Marktstruktur-Marktverhalten-Marktergebnis-Hypothese der Industrieökonomie, die *Porter* als Grundlage für die Ableitung seines Fünf-Kräfte-Modells zur Wettbewerbsanalyse dient.[316] Die sich hierin reflektierende Logik wird nachfolgend implizit auf das industrieökonomische Untersuchungsfeld der Krankenhausbranche und ihrer Subsysteme projiziert.

3.2.3.1 Aktuelle Entwicklungen und Prognosen

Das deutsche Gesundheitssystem gehört mit einem Anteil von 11 Prozent am Bruttosozialprodukt zu einem der bedeutendsten Wirtschaftszweige. 1998 entsprachen die Ausgaben einem geschätzten Gesamtvolumen von ca. 420 Mrd. Mark. Dabei sind die Kosten des Gesundheitsversorgungssystems in den vergangenen 25 Jahren überproportional zur Volkswirtschaft gestiegen. Während sich das Bruttosozialprodukt verdreifachte, haben sich die Kosten der Gesundheitsversorgung um

---

[314] Vgl. ausführlich zum Empowerment des Patienten Enste/Gouthier (2000), S. 378-380.

[315] Heskett/Sasser/Hart zitiert nach Russel/Taylor (1998), S. 213.

[316] Vgl. grundlegend Porter (1980) und (1985).

das Achtfache erhöht. Diese Dynamik der Kostenentwicklung führte Anfang der 90er Jahre zu ersten Bemühungen hinsichtlich einer Revision des Systems und zu zahlreichen Reformen.[317] Rund ein Drittel der gesamten Gesundheitskosten entfällt auf den Krankenhaussektor, der mit einem Volumen von rund 80 Milliarden Mark in 1997 halb so groß war wie die Automobilindustrie. Unter Erlösgesichtspunkten bewertet, stellt die Gesundheitsbranche immerhin „Deutschlands größte Serviceindustrie" dar.[318]

Bei einer Steigerung der Fallzahlen und gleichzeitiger Senkung der Verweildauern und Krankenhausbetten von 1991 bis 1997 kann auf eine allgemeine Krankenhausleistung, die *behandlungsintensiver* und *pflegeextensiver* ist, geschlossen werden. Dies bedeutet aber auch, daß eine Senkung der Kosten auf der Basis einer Reduzierung der Pflegetage allein nicht möglich ist.[319] Vielmehr werden Optimierungsmaßnahmen erforderlich, die am eigentlichen Leistungserstellungsprozeß ansetzen und über *Prozeßinnovationen* z.B. als Umsetzung von Maßnahmen wie *Best Practices* oder *Gemeinkostenwertanalyse* Kostensenkungspotentiale erschließen. Wettbewerbsvorteile können jedoch nicht ausschließlich über ein Nennermanagement erreicht werden, sondern sind dauerhaft über ein Zählermanagement zu ergänzen. Vor dem Hintergrund der beschriebenen Veränderung der Leistungszusammensetzung in Krankenhäusern, wird ein Wachstumsmanagement erforderlich, das z.B. über innovative medizinische Verfahren (innovatives Medizinmanagement), eine Integration von vor- und nachgelagerten Teilen der Versorgungskette (Business Migration), ein überlegenes Versorgungskettenmanagement (Supply Chain Management), die Übernahme neuer Aufgaben innerhalb der Versorgungskette oder ein innovatives Servicemanagement zusätzliche Erlösquellen erschließt. Eine Forcierung solcher Maßnahmen wird um so wichtiger, als mit dem verstärkten Auftreten privater Krankenhäuser sowie deutscher und zunehmend auch ausländischer Krankenhausketten[320] auf dem deutschen Krankenhausmarkt neue Standards durch überlegene Versorgungsarchitekturen und Geschäftsmodelle gesetzt werden. Ein radikales *Kostensenkungsmanagement*, Methoden der *Best Practices*[321] und der *Strategischen Standardisierung*[322], zusammen mit einer *verstärkten Automation* sowie dem *Einsatz von Gerätetechnik*

---

317 Vgl. Heuskel (1999), S. 94.

318 Vgl. Dullinger (1996), S. 2.

319 Vgl. Neubauer (2000c), o.S.

320 Während von 1991 bis 1997 die Anteile der Krankenhäuser insgesamt um 7 %, der öffentlichen Krankenhäuser um 18 %, der gemeinnützigen um 2 % sanken, stieg der Anteil der privaten Häuser um 16 %. In Anlehnung an Neubauer (2000c), o.S.

321 Vgl. dazu ausführlich Zairi (1999); Sherman (1999), S. 35-58 und S. 215-246.

322 Vgl. Sherman (1999), S. 61-90.

und *Informationstechnologie* der privaten Häuser[323], führen zu einer überlegenen Wettbewerbsposition.

Private Anbieter übernehmen vermehrt öffentliche Häuser[324] und erwerben damit nicht das Krankenhaus als solches, sondern das bestehende Budget ähnlich eines „Milchkontingentes". Die Unabhängigkeit der privaten Häuser von den Finanzierungsströmen der öffentlichen Haushalte macht sie flexibler in ihren unternehmerischen Aktivitäten und ermöglicht angesichts ihrer Investitionsautonomie umfassendere und schnellere Leistungsprogrammänderungen. Die Folge ist das vielfach kritisierte „Rosinenpicken" bzw. „Cream Skimming", das im ökonomischen Verständnis nichts anderes als die Ausrichtung oder Spezialisierung auf profitable Bereiche darstellt.[325] Die politisch angestrebte *flächendeckende Gesamtversorgung* wird zunehmend obsolet, je mehr die in der Vergangenheit dominierende *Transportproblematik* durch den Wunsch des Patienten nach qualitativ höchster medizinischer Behandlung und das Bestreben der Krankenkassen nach kostengünstiger Versorgung in den Hintergrund der Entscheidungsfindung gerät.

Ein anhaltender *Umstrukturierungs-* und *Konzentrationsprozeß* der deutschen Krankenhauslandschaft ist die Folge, der mit einer massiven Erhöhung der Wettbewerbsdynamik einhergeht und eine Überlebenssicherung in den nächsten Jahren deutlich anspruchsvoller gestaltet. Die bereits beschriebene *Asymmetrie* der Entwicklung des *ökonomischen* und *politischen Kräftefeldes* führt zu einer Wettbewerbssituation, die zunehmend durch das ökonomische Kräftefeld bestimmt wird. Selbst bei einer zögerlichen Entwicklung der politisch eingeleiteten Deregulierungsmaßnahmen wird die bestehende Dynamisierung des Wettbewerbs für Krankenhäuser bedingt durch die Einflüsse des ökonomischen Kräftefeldes nicht mehr aufzuhalten sein.[326]

3.2.3.2 Besonderheiten und Trends des Gesundheitsmarktes

Der „Markt" für Gesundheitsleistungen ist im Vergleich zu anderen Industriezweigen vor allem durch *zwei Besonderheiten* gekennzeichnet: (1) Einerseits führen die Entwicklungen im diagnostischen und therapeutischen Bereich zu einer stetig steigenden Nachfrage nach medizinischen Leistungen bei vorwiegender Angebotsorientierung und ausgesprochen niedriger Markttransparenz. (2) Andererseits

---

[323] Ein Vergleich der Kostenstruktur deutscher mit privaten amerikanischen Krankenhäusern zeigt deutliche Unterschiede bei den Personalkosten und bei den Sachkosten durch verstärkte Automation und den Einsatz von Gerätetechnik. Vgl. Neubauer (2000c), o.S.

[324] Nach NEUBAUER werden private Anbieter in Zukunft in der Lage sein, mit ihrem Know-how auch Universitätskliniken zu betreiben. Vgl. Neubauer (2000c), o.S.

[325] Vgl. Porter (1997), S. 67.

[326] Vgl. ArthurAndersen (2000); PricewaterhouseCoopers (2000); Neubauer (2000c), o.S.

avanciert Gesundheit zu einem Gut, für das zunächst „kein Preis zu hoch" erscheint. „Die Angst vor Krankheit ist in unserer Kultur eine kollektive Phobie – und wir werden mit Informationen überschüttet, die uns nur darin bestärken", äußerte sich *Popcorn* in ihrem Trendreport.[327] Auf diese Weise entsteht durch das Konsumverhalten der Endkunden des Gesundheitswesens ein quasi unendlicher Nachfragesog bei extrem geringer Preissensibilität. Es existiert folglich noch keine „Marktsituation" im eigentlichen Sinne, in der über den Preis das Gleichgewicht zwischen Angebot und Nachfrage gesteuert wird. Nach dem derzeitigen Stand der Finanzierung sind sowohl Anbieter als auch Nachfrager an einer Leistungsmaximierung interessiert, und das Ziel nach bestmöglicher Behandlung existiert folglich auf beiden Seiten.[328] Im Gegensatz zu den herkömmlichen Märkten werden Angebot und Nachfrage durch Institutionen reguliert, das bedeutet z.B., daß die Leistungen nicht vom Endkunden, sondern durch beitragsfinanzierte Krankenkassen abgerechnet werden. Das kollektive Finanzierungssystem zieht jedoch aufgrund der stetig steigenden Ausgaben wiederum wachsende Beiträge nach sich - eine Entwicklung, die sich für die Träger der Finanzierung zunehmend schwieriger gestaltet.[329]

Zwei Megatrends lassen sich heute für die Entwicklung der Gesundheitsbranche aufzeigen. Beide Entwicklungen führen zu massiven Marktpotentialen für Unternehmen: Bereits zum jetzigen Zeitpunkt ist prognostizierbar, daß vor allem der *private Markt für Gesundheitsleistungen*, der sich parallel zu dem regulierten entwickelt hat, bedeutend wachsen wird. Die Abnehmer von Gesundheitsleistungen sind aller Voraussicht nach eher bereit, Leistungen selbst zu finanzieren als auf medizinische Angebote zu verzichten. Weiterhin streben zahlreiche Reformen danach, mit einer zunehmenden *marktwirtschaftlichen Öffnung* des Gesundheitswesens Rationalisierungspotentiale des Systems aufzudecken, die sowohl von wirtschaftlicher als auch von institutioneller Seite vermutet werden.

Negativ fällt beispielsweise auch die Stellungnahme der Organisation für wirtschaftliche Zusammenarbeit und Entwicklung (OECD) über das deutsche Gesundheitswesen aus: „zu viele Ärzte, zu teure Arzneimittel, zu üppig ausgestattete Krankenhäuser, zu lange Klinikaufenthalte."[330] Die Krankenkassen fordern aufgrund der bestehenden Effizienzmängel, daß marktwirtschaftliche Kosten-Nutzen-Abwägungen und die Mechanismen des Wettbewerbs auch in der Gesundheitsbranche zunehmend Eingang finden. Im Vergleich zu anderen europäischen Ländern wie Frankreich und Großbritannien, vor allem aber im Vergleich zu den USA, der

[327] Popcorn (1995), S. 85 zitiert nach Heuskel (1999), S. 94.

[328] Vgl. unter anderem zum „Moral-Hazard"-Phänomen Breyer/Zweifel (1999), S. 186 ff.; Oberender/Hacker (1999), S. 346; Oberender/Hebborn (1994), S. 56 f. und S. 218.

[329] Vgl. Breyer/Zweifel (1992), S. 371.

[330] Heuskel (1999), S. 94 f.; o.V. (1998).

Schweiz und Neuseeland sind nun auch im deutschen Gesundheitssystem massive Deregulierungsbestrebungen und damit eine stärkere Marktöffnung erkennbar. Nach Auffassung von *Heuskel* läßt das deutsche System – noch – viel Spielraum zu Veränderung. Chancen für Unternehmen, im Gesundheitswesen Wachstumspotentiale zu erschließen, ergeben sich zum einen auf der Basis innovativer Geschäftsmodelle, die das traditionell „handwerklich" strukturierte, fragmentierte System der Arbeitsteilung zwischen Teilnehmern des Versorgungsnetzwerks (Hausarzt, Facharzt, Krankenhaus und Zulieferer von Arzneimitteln, medizinischen Produkten und Dienstleistungen) neu ausrichten.[331] Akteure, die eine am Krankheitsverlauf orientierte Betreuung „aus einer Hand" anbieten können gelten als sogenannte *Orchestratoren.* Da sie sich auf die bestmögliche Abstimmung der verschiedenen Leistungserbringer konzentrieren, können sie sowohl medizinische Qualität als auch kundenorientierten Service zu geringeren Kosten anbieten.[332]

Ein zweiter Ansatzpunkt für die Entwicklung erfolgversprechender Geschäftsmodelle besteht in der zunehmenden Bedeutung der Informationssammlung und –verarbeitung mit dem Ziel, effiziente Leistungen zu erbringen. Medizinisches Know-how, die Art der Diagnose und Therapie sind fallübergreifend und unternehmensübergreifend nutzbar. Die Fülle der Informationen in den vielfältigen medizinischen Spezialdisziplinen macht sie jedoch für die einzelnen Leistungsträger kaum beherrschbar. In diesem Zusammenhang eröffnet sich für sogenannte *Navigatoren* und Spezialisten, die fragmentierte Informationen, Erfahrungen und Wissensbestände zu den einzelnen Krankheiten je nach Anwendungsbedarf, z.B. zur individuellen Behandlung eines Patienten oder als Information an den Allgemeinarzt, gezielt zusammenfügen, ein wichtiger Markt. Damit sind nur zwei Beispiele aufgezeigt, wie aus zukünftigen Veränderungen, bestehenden Defiziten oder Optionen, neue Märkte (Zählermanagement) erschlossen werden könnten.[333]

Das wachsende Anspruchsniveau der Patienten dürfte den Kostendruck auf das Krankenhaus weiterhin erhöhen: Der Patient wird auch in Zukunft einen hohen Stellenwert auf eine möglichst individuelle Behandlung seines Gesundheitsproblems legen. Dabei wird er an einer raschen, schmerzlosen und nach den neuesten wissenschaftlichen Erkenntnissen arbeitenden Diagnostik und Therapie interessiert sein. Gleichfalls erwartet der Patient eine individuelle pflegerische Betreuung sowie eine angemessene, nach seinen Ansprüchen ausgerichtete Versorgung im Bereich der Beherbergung.[334] Das Anspruchsniveau der Patienten entwickelt sich parallel

---

[331] Vgl. ergänzend die Ausführungen von MÜNCH zur Struktur des deutschen Krankenhaussystems Münch (1997a), S. 8 ff.

[332] Vgl. Heuskel (1999), S. 95 f.

[333] Vgl. Heuskel (1999), S. 96.

[334] Vgl. Merschbächer (1999), S. 394 f.

zum steigenden Wohnkomfort, so daß die Erwartungen der Patienten an die Infrastruktur und Hotelleistungen in Zukunft eher steigen.[335] Dieses steigende Anspruchsniveau der Patienten ist mit zusätzlichen Infrastrukturkosten verbunden, die den Kostendruck auf das Krankenhaus ebenfalls erhöhen werden. Dieser steigende Kostendruck wird gleichzeitig von einer verstärkten Preissensitivität der Patienten begleitet.[336] Die These einer wachsenden Preissensitivität der Patienten steht aber im Widerspruch zu dem steigenden Anteil der Gesundheitsausgaben am Sozialprodukt. Ausgangspunkt für diese Steigerung ist jedoch die bereits beschriebene anbieterinduzierte Nachfrage nach Gesundheitsleistungen.[337] Zur Aushebelung dieses Mechanismus hat der Gesetzgeber bereits durch die Reformen zur Sozialversicherung die Grundlagen für ein erhöhtes Kostenbewußtsein bei den Versicherten geschaffen.[338] Das Prinzip der Kostenverursachung wird seitens der Krankenkassen gefördert, die mit Beitragssenkungen bei niedrigeren Ausgaben gegenüber dem Vorjahr bei den Versicherten werben.[339] Eine in den USA durchgeführte Studie wies eine hohe Preissensitivität bei HMO-Versicherten nach. So bewirkte eine fünfprozentige Senkung der monatlichen Prämie ein durchschnittliches Jahreswachstum der Versichertenzahl um 16 Prozent gegenüber einem Prozent bei gleichbleibender Prämie.[340] Allenfalls dämpfend wirkt sich der derzeit noch bestehende Risikostrukturausgleich zwischen den Krankenkassen aus.

Insgesamt wird das wachsende Anspruchsniveau der Patienten den Kostendruck auf das Krankenhaus erhöhen. Die Wahl des Versicherungstyps dürfte dagegen preissensitiver erfolgen, da die Beitragsbelastung der Bevölkerung sowie der beteiligten Unternehmen bereits eine kritische Marke erreicht hat. Diese Preissensitivität von Mitgliedern und Unternehmen wirkt sich in einem erhöhten Kostenbewußtsein der Kassen aus, das sich wiederum in anhaltenden Kostensenkungsbestrebungen der Kostenträger gegenüber den Krankenhäusern

---

[335] „Focus on the ‚atmospherics‘ of the point of service, creating an enviroment in which people want to purchase services. Attend to decor, displays, signage, selling techniques, and customer service. For example, offer waiting rooms that look like hotel lobbies, not airport holding areas." Coile (1999), S. 17.

[336] Vgl. Merschbächer (1999), S. 395 f.

[337] Vgl. Breyer/Zweifel (1999), S. 241 ff.; Oberender/Hebborn (1994), S. 57 f.

[338] Vgl. Artikel 64 des KVB und Bundesamt für Sozialversicherung (1994), S. 24 f., das folgende Maßnahmen zur Stärkung des Kostenbewußtseins aufführt: (1) Möglichkeit zur freiwilligen Erhöhung der Kostenbeteiligung gegen Prämienreduktion; (2) Möglichkeit, eine Versicherung mit Prämienbonus zu wählen; (3) Möglichkeit, alternative Versicherungsformen mit einem kostengünstigeren Leistungsangebot zu wählen; (4) detaillierte und verständliche Rechnungsstellung, damit die Versicherten die Rechnung überprüfen können und (5) freie Wahl des Versicherers und volle Freizügigkeit, damit die Versicherten bei gleichem Leistungspaket das günstigere Prämienangebot wählen können. Vgl. Morra (1996), S. 80.

[339] Vgl. Klusen (1998).

[340] Vgl. The Boston Consulting Group (1994), S. 1 zitiert nach Morra (1996), S. 80.

niederschlägt. Die Krankenhäuser werden deshalb - trotz steigender Nachfrage nach Krankenhausleistungen mit einer „drohenden Kostenschere" konfrontiert werden.[341] In der Konsequenz bedeutet dies für die Krankenhäuser einerseits die Fortführung des bereits eingeleiteten massiven Kostensenkungsmanagements (Nennermanagement) sowie andererseits die aktive Erschließung neuer Wachstumsfelder außerhalb der gesetzlichen Regelversorgung (Zählermanagement).[342]

Angesichts des bevorstehenden Generationenwechsels innerhalb der vorherrschenden Konsumentengruppe des Gesundheitssystems kann von weitreichenden Veränderungen ausgegangen werden: Eine erhebliche Bereitschaft zur Finanzierung von Gesundheitsleistungen wird insbesondere der zukünftigen älteren Generation zugesprochen. In Verbindung mit der demographischen Entwicklung und der Ausbreitung von Einpersonenhaushalten wird die Nachfrage nach medizinischen und vor allem pflegerischen Leistungen bei gleichzeitig hoher Zahlungsbereitschaft trotz beschriebener Preissensitivität in Zukunft steigen.[343] In den nächsten Jahren wird die Gesundheitsnachfrage neben der anwachsenden Zahl älterer Menschen zunehmend durch die sogenannte *Baby Boomer Generation* und deren Kaufgewohnheiten bestimmt werden. Der Einfluß dieser großen Konsumentengruppe hat sich bereits in einer umfassenden Kosten- und Qualitätsrevolution im Industriesektor, von der Automobilindustrie bis zum Einzelhandel, bemerkbar gemacht. Die Baby Boomer Generation unterscheidet sich deutlich in ihren Erwartungen und ihren Gewohnheiten von den vorherigen Generationen. Die Konsequenz ist ein verändertes Nachfrageverhalten im Gesundheitsbereich, das sich bereits deutlich in den steigenden Erwartungen bemerkbar macht.

Das Nachfrageverhalten der Baby Boomer Generation ist gekennzeichnet durch eine Reihe von Besonderheiten, die Krankenhäuser zukünftig bei ihrer Planung berücksichtigen sollten:[344] (1) Ärzte verlieren zunehmend ihre Aura als „Götter in Weiß" und müssen sich vielmehr einem kritischen Patienten stellen, der in vielen Fällen erst nach gründlichem Abwägen von Kosten und Qualität einer bevorstehenden Behandlung die Entscheidung für oder gegen eine Gesundheitseinrichtung trifft. (2) Die Nachfrage nach Dienstleistungen und Produkten, die ein jugendliches und gesundes Älterwerden versprechen, steigt. (3) Die Baby Boomer Generation nutzt verstärkt Bücher, Videos und Datenpools zur Selbstmedikation

---

[341] Vgl. Morra (1996), S. 81.

[342] Vgl. Arndt/Bigelow (2000), S. 512. Die Krankenhäuser müssen allerdings vor einer unreflektierten Konglomeratbildung gewarnt werden, die immer dann droht, wenn Unternehmen aus Gründen der Risikostreuung oder Neudefinition ihres Geschäftszwecks in kompetenzferne, aber vermeintlich attraktive Bereiche diversifizieren. Gefahr ist in einer deratigen Konstellation häufig deshalb in Verzug, weil das Management mit den neuen Aufgaben chronisch überfordert und zu einer Vielzahl strategischer wie operativer Fehler neigt. Vgl. Rasche (2001), S. 69 ff. sowie die dort zitierte Literatur.

[343] Vgl. Breyer/Zweifel (1999), S. 397 ff.

[344] Vgl. zu den folgenden Ausführungen Lumsdon (1993), S. 24 ff.

sowie Hotlines, Workshops zwecks Informationsgewinnung und Aufklärung zu unterschiedlichen Themenfeldern im Gesundheitsbereich. (4) Convenience in der Versorgung und exzellente Dienstleistungen werden grundlegende Entscheidungskriterien bei der Auswahl einer Einrichtung. (5) Es besteht eine hohe Erwartungshaltung gegenüber einem wirksamen Qualitätsmanagement und hohe Ansprüche an die Expertise der jeweiligen Einrichtungen. (6) Kontinuität in der Gesundheitsversorgung wird zu einer wichtigen Entscheidungsgrundlage für den Konsumenten. (7) Und nicht zuletzt wird das Forschen nach und Anwenden von alternativen Therapien[345] für den Konsumenten zunehmend interessanter.

> Zur Erschließung neuer Geschäftsfelder wurde in Essen in einem Modellprojekt des Ministeriums für Arbeit, Gesundheit und Soziales des Landes Nordrhein-Westfalen eine Klinik für Naturheilkunde und Integrative Medizin errichtet. „Es scheint, als hätten die Patienten seit langem auf dieses Angebot gewartet. Die Klinik ist mehr als ausgelastet, und die Bezahlung ist leistungsgerecht."[346]

Insbesondere im Hinblick auf diese Zielgruppen dürfte sich eine Orientierung am Konsumgütersektor mit den seinen wesentlichen Bausteinen, wie z.B. professionelles Marketing, Kundenorientierung und Service-Verbesserungen, im Krankenhaussektor noch deutlich verstärken.

3.2.3.3 Branchendynamik und Konkurrenzsituation

In den letzten 10 Jahren wurden in Deutschland ca. 200 Krankenhäuser geschlossen, damit sind ca. 10 Prozent aus dem Wettbewerb ausgeschieden. Während die privaten Häuser im gleichen Zeitraum ihren Marktanteil um etwa 16 Prozent steigern konnten, sind vor allem die öffentlichen Häuser mit einer Bettenzahl bis 200 von Schließungen betroffen. Mit der Einführung der DRG-Pauschalen dürfte sich dieser Verdrängungswettbewerb nochmals steigern.[347] In Zukunft wird es sich kein Krankenhaus leisten können, daß konkurrierende Krankenhäuser für einen längeren Zeitraum eine offensichtliche Führungsposition erreichen.[348] Dies hängt insbesondere in Ballungszentren damit zusammen, daß Patienten die Wahl eines Krankenhauses aufgrund ihrer Einschätzung dessen treffen, was jedes der ansässigen Krankenhäuser im Vergleich zu den anderen verfügbaren Wahlmöglichkeiten anzubieten hat. Der Entscheidungsfaktor ist nicht, wie gut die praktizierte Leistung ist, sondern wie hoch ihr Wert im Verhältnis zu den konkurrierenden Krankenhäuser

---

345 Vgl. Flower (1999), S. 4 f.; Coile (1999), S. 18 f.

346 Defren (2000), S. 370.

347 Vgl. Neubauer (2000b), S. 382.

348 Vgl. ausführlich zur Analyse der Wettbewerbskonstellation von Krankenhäusern Ginter/Swayne/Duncan (1998), S. 76-110.

einer Region ist.[349] Dabei kann zwischen unterschiedlichen Formen des Wettbewerbs differenziert werden:

(1) Regionaler Verdrängungswettbewerb: Außer für einzelne, wenige Einrichtungen der Grundversorgung in ländlichen und abgelegenen Regionen wird der unmittelbare Wettbewerb um Patienten zunehmen.[350] Da alle Krankenhäuser einer Region vergleichbaren Wettbewerbskräften ausgesetzt sind, werden jene Krankenhäuser überleben, die die unterschiedlichen Bedürfnisse eines Großteils der Patienten, einweisenden Ärzte sowie übrigen Stakeholder qualitativ am besten und gleichzeitig wirtschaftlich erfüllen können.[351]

(2) Konzentrationsprozeß und Bildung von Krankenhausketten: Der zunehmende Rivalitätsdruck wird einen Verdrängungswettbewerb mit Konzentrationstendenzen auf der Anbieterseite bewirken. Hintergrund für Konzentrationsprozesse ist fast immer das Bemühen, die Kosten durch flexibleren Einsatz von personellen Ressourcen, Synergieeffekte beim Verwaltungspersonal,[352] Streben von Größenvorteilen beim Einkauf von Sachmaterial und effizientere Nutzung vorhandener Einrichtungen[353] zu minimieren.[354]

Die Folge sind wachsende Unternehmensgruppen, die sich in Regionen mit unzureichendem oder überteuertem Angebot niederlassen, indem sie bestehende Krankenhäuser - in der beschriebenen Form des „Milchkontingentes" - übernehmen, neue Krankenhäuser errichten oder bestehende Häuser aus dem Markt verdrängen.[355]

---

[349] Vgl. Day/Reibstein/Gunther (1998), S. 16 f. Entscheidungsverhalten und –freiräume unterscheiden sich im Gesundheitsbereich zwar in ihren Voraussetzungen gegenüber anderen Branchen, z.B. der Konsumgüterindustrie. Dennoch bestimmt der Patient vermehrt selbst über die Wahl eines Krankenhauses. Einschränkende Bedingungen, wie Informationsasymmetrie, Notfallproblematik, altersbedingte Entscheidungsunfähigkeit, besitzen längst nicht den Stellenwert, der ihnen in der Diskussion um die Autarkie des Patienten in seinem Entscheidungsverhalten zugewiesen wird.

[350] Vgl. Morra (1996), S. 87. BUSCHOR rechnet längerfristig sogar mit einer Internationalisierung des Wettbewerbs für teure Behandlungen. Vgl. Buschor (1994), S. 5.

[351] Vgl. Morra (1996), S. 87; Hildebrand (1994), S. 451.

[352] Zentralabteilungen (Einkauf, Personal, Controlling) werden zusammengelegt und führen bedingt durch Straffung der Organisationsstrukturen und den Abbau von personellen Überschüssen zu deutlichen Kostensenkungen („Nennermanagement").

[353] Dies betrifft u.a. radiologische, kardiologische oder allgemein medizinisch-technische Infrastrukturen, Apotheken sowie spezialisierte Operationssäle. Gegenwärtig betreibt z.B. in Deutschland jede dritte staatliche Klinik eine eigene Apotheke. Bei den Privatkrankenhäusern (vielfach organisiert als Krankenhausketten) betreiben dagegen nur drei Prozent eine eigene Apotheke.Vgl. Morra (1996), S. 89.

[354] Vgl. Morra (1996), S. 88. f.

[355] Vgl. Neubauer (2000c), o.S.

In den USA ist dieser Konzentrationsprozeß schon voll im Gange.[356] Seit Beginn der Restrukturierungen im Gesundheitswesen hat sich die Zahl der Krankenhäuser in den USA stetig reduziert. Knapp die Hälfte der Häuser gehört einem der großen Krankenhausverbunde an, und die drei größten Krankenhausketten beanspruchen bereits einen Anteil von 9 Prozent für sich.[357] In Deutschland setzt dieser Konzentrationsprozeß bereits durch einige Krankenhausketten ein.[358] In den nächsten Jahren kann von einer Fortsetzung dieser Entwicklung ausgegangen werden.[359] Der Geschäftsbericht der Kursamed-Gruppe von 1997 macht die Vorteile von Krankenhausketten nochmals deutlich:

> „In Zukunft wird nur das professionelle Krankenhausmanagement dem jeweiligen Krankenhaus das Überleben sichern. Nur in einem Verbund von Krankenhäusern kann diese Zukunftsaufgabe bewältigt werden [...] Kursamed betreibt zur Zeit mehr als 20 Krankenhäuser in Eigenregie. Die jeweiligen Klinken arbeiten zwar selbständig, nutzen aber gemeinsam die zentralen Dienste des Unternehmens. Mit Hilfe der Bündelung des Einkaufsvolumens, durch die Nutzung gemeinsamer Einrichtungen und Organisationsoptimierungen sind massive Kosteneinsparungen im Vergleich zu den in der Vergangenheit kommunal als Einzelbetrieb geführten Kliniken erzielt worden."[360]

(3) Verdrängungswettbewerb durch allgemeine Dienstleistungsunternehmen: In Verbindung mit Reformen zum Aufbau marktwirtschaftlicher Strukturen haben zahlreiche private Unternehmen aus dem gesamten Leistungsprogramm des Dienstleistungssektors in den letzten Jahren zunehmend Elemente aus der zunächst integrierten Leistungskette der Kliniken herausgelöst. Die Tendenz für solche Veränderungen der Wertschöpfungsnetzwerke ist steigend. Neben Feldern wie Catering und Gebäudemanagement gehören auch verstärkt medizinisch-technische Spezialleistungen wie u.a. die Labordiagnostik oder Radiologie dazu. Dabei kann von einer wachsenden Nachfrage nach weiteren Dienstleistungen ausgegangen werden. So

---

[356] Vgl. o.V. (1994): Die Columbia/HCA Healthcare Corp. hat beispielsweise mit der Übernahme von Healthtrust regionale, flächendeckende Krankenhausnetzwerke von Richmond bis zum Bundesstaat Virginia aufgebaut, die das Leistungsangebot untereinander abstimmen und die notwendigen Krankenhausüberweisungen innerhalb des eigenen Netzwerkes abfangen. Der Merger machte aus Columbia/HCO Healthcare Corp. landesweit den 12-größten Arbeitgeber (172000 Arbeitnehmer) und die 45-größte Unternehmung hinsichtlich Umsatz (15 Mrd. Dollar). Die Columbia/HCA Healthcare Corp. betreibt bereits zwei Krankenhäuser in London und eines in Genf; von weiteren Expansionstendenzen des Krankenhauskonzerns im Ausland ist auszugehen. Internationale Direktinvestitionen führen zu einer zusätzlichen Wettbewerbsdynamik durch den Aufbau von internationalen Krankenhausketten. Vgl. Breyer/Zweifel (1999), S. 423.

[357] Vgl. Heuskel (1999), S. 98.

[358] Vgl. Neubauer (2000c), o.S.

[359] Vgl. Neubauer (2000c), o.S.

[360] Heuskel (1999), S. 96 f.

nutzen die großen amerikanischen Hotelketten ihr Know-how zunehmend im Krankenhaussektor. Herausragende Anbieter im Krankenhaus-Catering sind in den USA derzeit die Dienstleistungsunternehmen Marriott Management Services, eine Tochter der Margot Hotelkette, gefolgt von Aramark und Sodexho. Auch Restaurantketten drängen zunehmend in diesen Markt: Am Elmhurst Hospital in New York führt McDonald's ein Restaurant, das der Klinik zusätzliche Einnahmen durch Umsatzbeteiligung und Miete bringt. Für die Fast-Food-Kette eröffnet sich eine Chance, dem gängigen Vorwurf der „ungesunden Ernährung" entgegenzuwirken.[361] Andere Dienstleistungsanbieter entdecken zusätzliche Marktchancen im Umfeld der Krankenhäuser, die gleichermaßen von Krankenhäusern selbst übernommen werden könnten. So schuf Howard Johnson eine Hotelkette mit mehr als 500 Standorten, die in nächster Umgebung der Kliniken Hotelzimmer für Angehörige und Patienten anbietet.[362]

(4) Ambulante Anbieter: Zur Zeit sind Entwicklungen in der Gesundheitspolitik erkennbar, die auf eine klare Substitutionsgefährdung durch ambulante Anbieter hinweisen.[363] Gemäß des § 39 SGB V wird der ambulanten, vor- und nachstationären Behandlung der absolute Vorrang vor der vollstationären Versorgung eingeräumt. Und auch das stark propagierte Konzept der Verzahnung ambulanter und stationärer Leistungen führt zwangsläufig zu einer Leistungsverschiebung vom stationären zum ambulanten Sektor.[364] Der Substitutionsdruck des ambulanten Sektors auf die Krankenhausindustrie läßt sich u.a. auf die folgenden Faktoren zurückführen. (a) *Großes Substitutionspotential im Leistungsangebot*: Bereits heute könnten 20 bis 40 Prozent aller stationären Eingriffe in Tageskliniken oder durch ambulantes Operieren bewältigt werden.[365] (b) *Kostenvorteil*: Der ambulante Bereich besitzt aufgrund wesentlich niedrigerer Gemeinkosten einen absoluten Kostenvorteil gegenüber dem Krankenhaus.[366] (c) *Dominante Einweisungsmacht*: Differenziert nach Entscheidungsträgern wird bei Krankenhauseinweisungen die latent bestehende Substitutionsgefährdung durch den ambulanten Bereich noch deutlicher. So veranlassen die niedergelassenen Ärzte über 70 Prozent der Krankenhauseinweisungen.[367] (d) *Überproportionale Hospitalisierungsrate im internationalen*

---

[361] Vgl. Heuskel (1999), S. 98.

[362] Vgl. Herzlinger (1997), S. 45.

[363] Das Gesundheitsstrukturgesetz schreibt vor, daß die stationäre Behandlung als letzte Versorgungsart innerhalb eines abgestuften Versorgungssystemes vorgesehen ist.

[364] Vgl. Jelastopulu/Arnold (1994), S. 30 ff. So nahmen die Fallzahlen in Akutkrankenhäusern in den USA um 22 % in Jahren 1980 bis 1990 ab. Vgl. auch Morra (1996), S. 61 f.

[365] Vgl. Morra (1996), S. 62.

[366] Vgl. o.V. (1994), S. 5. Nach Expertenschätzungen können Krankenkassen in Deutschland durch eine verstärkte Substitution der Krankenhausbehandlung durch ambulantes Operieren jährlich zwischen vier bis elf Milliarden sparen. Vgl. auch Morra (1996), S. 62.

[367] Vgl. auch Morra (1996), S. 62 f.

Vergleich: Der internationale Vergleich von Leistungszahlen gibt eine gute Vorstellung über die Größenordnung des Substitutionspotentials des stationären Sektors durch den ambulanten. So besitzen Länder wie die USA, Großbritannien oder die Niederlande deutlich niedrigere Einweisungsfrequenzen[368], weniger Akutbetten[369], kürzere Verweildauern[370] und eine geringere Anzahl an Pflegetagen[371] als Deutschland. Überträgt man die Leistungskennzahlen der Niederlande, die hinsichtlich Versicherungsdichte, Leistungsfähigkeit des Systems und einem ähnlich hohen Leistungsanspruch der Versicherten vergleichbar sind, auf Deutschland, so würde sich der durchschnittlich Auslastungsgrad von Akutkrankenhäusern von 85,2 % auf 42,2 % reduzieren.[372]

Falls das überproportionale Kostenwachstum im Krankenhauswesen anhält, wird die Reformbereitschaft steigen, noch bestehende Wettbewerbsverzerrungen, wie bessere Verdienstmöglichkeiten beim stationären Eingriff, Subvention der stationären Krankenversorgung sowie höhere Beteiligung der Kosten für den Patienten, zu korrigieren.[373] Ferner können sich bereits heute viele Krankenhäuser dem Trend zur ambulanten Behandlung nicht entziehen.[374] Die Folge ist eine Erhöhung des durchschnittlichen Schwereindexes der Krankheitsfälle in den Krankenhäusern.[375] Der Leistungserstellungsprozeß in der stationären Versorgung gestaltet sich somit auch vor diesem Hintergrund zunehmend behandlungsintensiver und verursacht höhere Kosten. In der Konsequenz bedeutet dies für das Krankenhaus einerseits die Durchführung von Kostensenkungsprogrammen und andererseits den gezielten Aufbau von zusätzlichem medizinischem und pflegerischem Know-how. In diesem Zusammenhang deutet sich die Notwendigkeit von operativen und strategischen Maßnahmen gleichermaßen an. Der ambulante Bereich

---

[368] Vgl. OECD Health Systems (1993), S. 168: Die Einweisungsfrequenzen in Akutkrankenhäusern betrugen für das Jahr 1990 in den USA 12,4 %, Niederlande 10,3 %, Deutschland 18,7 %. Vgl. auch Morra (1996), S. 63.

[369] Deutschland besitzt mit 7,1 Akutbetten pro 1.000 Einwohner fast doppelt soviel wie in den Niederlanden bzw. ca. dreimal soviel wie vergleichbare Regionen in den USA. Vgl. Leiter/Loest/Thielscher (1996), S. 11 zitiert nach Oberender/Hacker (1999), S. 354.

[370] Die Verweildauern in Akutkrankenhäusern betrugen für das Jahr 1990 in den USA 9,3 Tage, in den Niederlanden 11,2 Tage und in Deutschland 12,4 Tage. Vgl. OECD Health Systems (1993), S. 168.

[371] Eine wesentliche Ursache stellt in diesem Zusammenhang die Fehlbelegung in deutschen Krankenhäusern dar. Da Krankenhausüberweisungen für den niedergelassenen Bereich budgetentlastend wirken und Einweisungen anders als z.B. in Großbritannien relativ unkompliziert sind, ergibt sich nach Schätzungen eine Fehlbelegungsrate von 20 %. Vgl. Arnold/Paffrath (1997), S. 22 f.

[372] Vgl. Morra (1996), S. 64.

[373] Vgl. Richthofen (1991), S. 62: Der deutsche Gesetzgeber setzt sich offen für eine Substitution der teueren stationären Behandlung durch die ambulante ein. Vgl. auch Morra (1996), S. 65.

[374] So bieten insbesondere Privatkliniken wie die Rhön Klinikum AG vermehrt Tageskliniken, um auf diese Weise der Konkurrenz ambulanter Anbieter entgegenzusteuern. Vgl. Münch (1997a), S. 12.

[375] Vgl. Neubauer (2000c), o.S.; Oberender/Hacker (1999), S. 350.

kann als Chance zur Erschließung weiterer Wachstumsfelder gesehen werden, wenn Krankenhäuser mittels Kooperationen ein Komplettangebot an stationärer und ambulanter Versorgung zusammenstellen. Sobald die entsprechenden Voraussetzungen für eine Gleichbehandlung des ambulanten und stationären Sektors hinsichtlich Finanzierungs- und Anreizsystemen von politischer Seite durch die Einführung des Globalbudgets geschaffen werden, ist auch von substanziellen Leistungsverschiebungen zugunsten des ambulanten Sektors auszugehen.[376]

(5) Nicht-traditionelle Anbieter: Veränderungen im Lifestyle und Konsumverhalten haben umfangreiche Chancen für den Bereich der Alternativmedizin eröffnet. Die wachsende Akzeptanz von alternativen Behandlungsformen, wie z.B. Chiropraktik, Massagetherapie, Hypnose, Meditation und speziellen Naturheilverfahren, eröffnet einen wachsenden Markt. Das starke Wachstum neben dem Markt der klassischen Schulmedizin verdeutlichen folgende Zahlen: Eine Untersuchung des New England Journal of Medicine fand heraus, daß 30 % der Befragten bereits mit alternativen Therapien behandelt wurden. Allein in den USA fließen über $ 15 Billionen im Jahr in den Bereich der alternativen Medizin.[377] Bedingt durch die Unsicherheit in der Wirksamkeit von alternativen Behandlungsmethoden reagieren traditionelle Anbieter medizinischer Leistungen noch zurückhaltend gegenüber diesem Trend. Allerdings finden auch in Deutschland bereits eine Integration der alternativen Medizin in das Leistungsprogramm der Kliniken sowie erste Kooperationen zwischen Einrichtungen der Schulmedizin und alternativen Anbietern statt.[378]

Zusammenfassend zeigt sich, daß einerseits die sich abzeichnende Marktreife im Krankenhaussektor nach einer langen Periode großen Wachstums den Wettbewerbsdruck erhöhen wird. Regional wird es zu einem Verdrängungswettbewerb kommen, in dem nur die „bestgeführten" Krankenhäuser überleben werden. Andererseits dürften demographische Entwicklung und medizinischer Fortschritt auf lange Sicht zu nachhaltigen Nachfragesteigerungen führen. Falls öffentliche Krankenhäuser in eine Rechtsform des Privatrechts übergeführt werden, dann ist

---

[376] Vgl. Ginter/Swayne/Duncan (1998) S. 219.

[377] Vgl. Burns (1993).

[378] Die Rhön Klinikum AG agiert nun auch im Bereich der alternativen Medizin als Pionier innerhalb der Krankenhausbranche: Im Rahmen eines Kooperationsprojektes des Herzzentrums Leipzig im Bereich chinesischer Heilkunst zur Unterstützung des Genesungsprozesses nach einem Eingriff am Herzen konnten erste positive Ergebnisse nachgewiesen werden. Die Daten sollen schließlich als Grundlage für die Behandlung in den übrigen Einrichtungen des Unternehmens dienen. – Wie bereits eingangs erwähnt, findet auch in diesem Fall eine Übertragung von Know-how innerhalb einer Krankenhauskette statt. Auf diese Weise können neben den üblicherweise vermuteten Economies of Scale and Scope in Krankenhausketten weitere Wettbewerbsvorteile mittels der Duplikation von Know-how erzielt werden. Vgl. hierzu ergänzend die Studie von McKinsey zu den Erfolgspotentialen amerikanischer Krankenhausketten. Vgl. Colón/Gupta/Mango (1999) sowie ergänzend Ferrari/Grimes (1995).

auch hier mit einem Konzentrationsprozeß und der Bildung von Krankenhausketten zu rechnen. Als bedeutende zukünftige Wachstumsfelder gelten die Bereiche der ambulanten Versorgung und der alternativen Medizin sowie die Übernahme von Koordinations- und Informationsleistungen innerhalb der Versorgungskette.

3.2.3.4 Bezugsrahmen zur Konkurrenzanalyse in dynamischen Umwelten

Die *Konkurrenzanalyse* bietet für Krankenhäuser eine methodische Möglichkeit, die unterschiedlichen Anbietergruppen im Hinblick auf ihre konkurrierenden und komplementären Leistungsangebote zu untersuchen. Auf diese Weise können Gefährdungs- oder auch Kooperationspotentiale für das Krankenhaus ermittelt werden.[379] Die zunächst relevante Untersuchungsgruppe sind die Krankenhäuser und Tageskliniken der Region, die aufgrund der gängigen Auschreibepraxis in einem direkten, aber lokal begrenzten Wettbewerb zueinander stehen.[380] Aufgrund einer zunehmenden Spezialisierung der Krankenhäuser sowie höheren Mobilität und verbesserten Informationssituation der Patienten, erweitert sich jedoch der Untersuchungsradius der Konkurrenzanalyse in Zukunft beträchtlich. Statt der üblichen Analyse auf Geschäftsfeldebene schlägt *Chen* ein mehrdimensionales Konzept vor, das zusätzliche Untersuchungsebenen integriert.[381] Unter der Einnahme verschiedener strategischer Referenzpunkte kann eine mehrschichtige Konkurrenzanalyse auf unterschiedlichen Aggregationsebenen gesteuert werden.

Rasche schlägt in dynamischen Umwelten ein multiples Modell der Konkurrenzanalyse vor,[382] das neben der Geschäftsfeldebene weitere Ebenen der konkurrierenden Unternehmen mit in den bewertenden Vergleich einbezieht. In Krankenhäusern könnten z.B. neben Kliniken bzw. Abteilungen als die klassischen Geschäftsfelder eines Krankenhauses Behandlungsleitfäden oder Abrechnungsposten untersucht werden.

Nicht selten wählten Unternehmen in der Vergangenheit eine falsche Aggregationsebene, die zu unbrauchbaren Informationen und damit zu einer gravierenden Fehlsteuerung der Managementaktivitäten führte. Das BHM priorisiert einen mehrdimensionalen Ansatz der Konkurrenzanalyse, um auf diese Weise zusätzliche

---

[379] Vgl. zur *Konkurrenzanalyse* in Gesundheitsunternehmen Oberender/Hacker (1999), S. 399 f.; Ginter/Swayne/Duncan (1998), S. 76-110 und Morra (1996), S. 202 f. Vgl. zur Konkurrenzanalyse allgemein Welge/Al-Laham (1999), S. 226 ff.; Kreikebaum (1997), S. 121 ff.; Thompson/Strickland (1995), S. 82 ff.; Aeberhardt (1996), S. 141 ff.; Gälweiler (1986), S. 370 sowie die spezielle Marketingliteratur.

[380] Vgl. Merschbächer (1999), S. 399; Morra (1996), S. 202 f.

[381] Vgl. Chen (1996); Chen/McMillan (1992); Heil/Day/Reibstein (1997); McGrath/Chen/McMillan (1998); Reibstein/Chussil (1997); Venkatraman/Chen/McMillan (1997).

[382] Vgl. Rasche (2000b/c).

Informationen zu gewinnen, aus denen sich gleichermaßen strategische und operative Aktivitäten ableiten lassen. Während die klassische Konkurrenzanalyse auf Geschäftsfeldebene unter einer überwiegend strategischen Perspektive durchgeführt wurde, integriert die mehrschichtige Konkurrenzanalyse Betrachtungsebenen, die in der Folge einer eher operativen Steuerung durch das Management bedürfen. Bei der Durchführung der Analyse können folgende Themenfelder berücksichtigt werden: (1) Vorhandene Fachbereiche und medizinische Spezialisierungen; (2) Kooperationen mit vor- und nachgelagerten Anbietern; (3) Entstehen von neuen Einrichtungen im Einzugsgebiet; (4) Entwicklung der Patientenzahlen auf Fachbereichsebene und (5) Neuausrichtung von existierenden Einrichtungen durch Variation des Leistungsangebots.[383]

3.2.3.5 Strategische Gruppen als branchenspezifische Mikroinstitutionen

Innerhalb einer Branche können Unternehmen unterschiedliche strategische Positionen einnehmen. Das Konzept der strategischen Gruppen erlaubt die systematische Identifikation aller möglichen Wettbewerbspositionen von Unternehmungen eines Marktes.[384] Eine Unterteilung von Krankenhäusern in sogenannte strategische Gruppen führt weg vom traditionellen Konzept der Versorgungsstufen. Nicht nur die Anzahl der Fachbereiche (Breite) oder die Anzahl der Spezialgebiete innerhalb der Fachbereiche (Tiefe), sondern auch das strategische Wettbewerbsverhalten wird damit ausschlaggebend für die Einteilung der Krankenhäuser in Wettbewerbsgruppen. Auf diese Weise läßt sich der strategische Handlungsbedarf für Krankenhäuser herleiten, es existiert eine systematische Übersicht über mögliche strategische Optionen sowie eine Bewertungsbasis hinsichtlich der Attraktivität der strategischen Optionen. Die unterschiedlichen strategischen Optionen lassen sich mit Hilfe einer strategischen Karte mit den Dimensionen *„Integrationsgrad der Versorgung“* und *„Spezialisierungsgrad“* voneinander abgrenzen:[385]

---

[383] Vgl. Morra (1996), S. 203.

[384] Die Existenz strategischer Gruppen ist seit den richtungsweisenden Arbeiten von Newman (1973); Porter (1973) und von Hunt (1972) inzwischen in einer Reihe von Branchen empirisch bestätigt worden. Vgl. ausführlich zur Umsetzung des Konzepts der strategischen Gruppen in Gesundheitsunternehmen Ginter/Swayne/Duncan (1998), S. 96 - 107; Javalgi/Whipple/ McMamon/Edick (1992). Vgl für eine umfassende Kritik am Konzept der strategischen Gruppen die weiterführenden Überlegungen von Hill/Deeds (1996); Dranove/Peteraf/Shanley (1998) und Peteraf/Shanley (1997); Farjoun/Lai (1997). Ein Hauptproblem bei der Abgrenzung und Bildung strategischer Gruppen besteht in dynamischen Umwelten in der Auswahl der „richtigen" Segmentierungskriterien, deren Relevanz sich im Zeitablauf verändern kann. Zudem unterliegt die Bildung und Abgrenzung strategischer Gruppen der Subjektivität des jeweiligen Forschers, so daß es sich hierbei streng genommenen lediglich um „konstruierte“ Bezugsobjekte handelt.

[385] Vgl. hierzu Morra (1996), S. 212 ff. sowie Porter (1990), S. 178.

Integrationsgrad der Versorgung: Diese Dimension beschreibt den Integrationsgrad des Leistungsprogramms eines Krankenhauses im Rahmen der Versorgungskaskade. Ein niedriger Integrationsgrad zeigt eine Beschränkung des Leistungsprogramms auf den Bereich der stationären Akutversorgung an. Ein mittlerer Integrationsgrad besteht, wenn das Leistungsprogramm des Krankenhauses mit vor- und nachgelagerten Anbietern verzahnt ist. Bei einem hohen Integrationsgrad betreut das Krankenhaus alle Stufen der Gesundheitsversorgung und bildet damit bereits eine Form des Gesundheitszentrums.[386]

Spezialisierungsgrad: Diese Dimension beschreibt den Spezialisierungsgrad des Leistungsprogrammes des Krankenhauses, das sich in Spezialitäten und Grundleistungen differenzieren läßt. Ein hoher medizinischer Spezialisierungsgrad im Diagnostik- und Therapiebereich setzt spezielles medizinisches Know-how sowie besondere medizinische Infrastrukturen voraus. Ein hoher Spezialisierungsgrad bei Hotelleistungen hingegen basiert auf einem exklusiven Patientenservice mit hotelspezifischen Leistungsmerkmalen. Dazu gehören jene Leistungen, die über das medizinisch und pflegerisch Erforderliche hinausgehen.

Unter Einbeziehung der beiden Dimensionen lassen sich nun folgende strategische Optionen für Krankenhäuser ableiten und wie folgt in einer strategischen Karte des Gesundheitsmarktes abbilden:[387]

[386] Der volle Integrationsgrad schließt neben der Versorgungskomponente z.B. auch die Versicherungskomponente – wie im Falle der HMO - im Leistungsspektrum mit ein.

[387] Vgl. hierzu Morra (1996), S. 214 und Porter (1990), S. 179.

Abbildung 17: Strategische Karte der Wettbewerbsgruppen

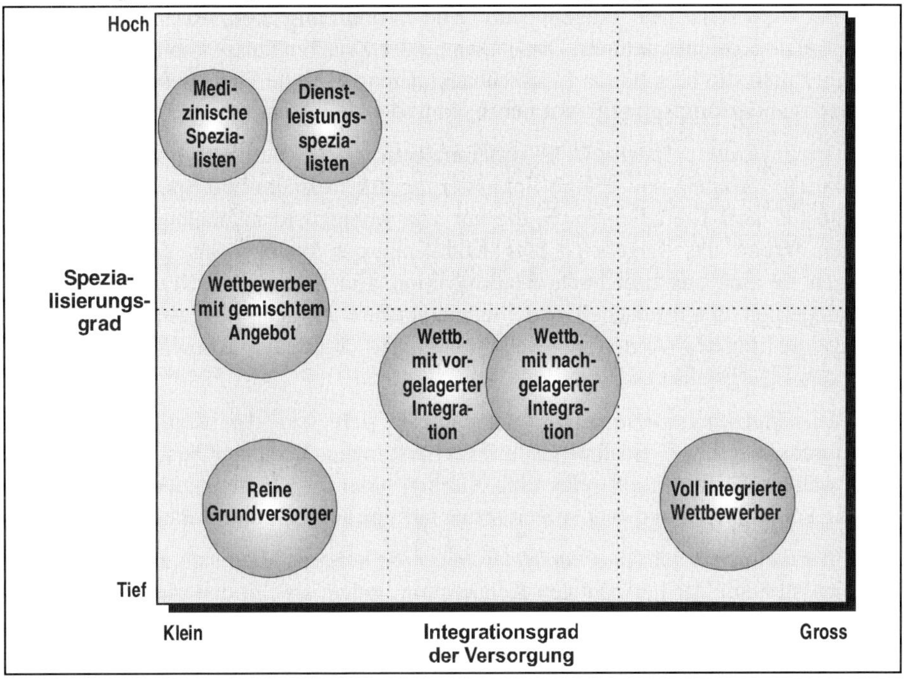

Quelle: In Anlehnung an Morra (1996), S. 214

Reine Grundversorger besitzen kein spezialisiertes Leistungsprogramm. Sie verfügen weder über besondere medizinische noch besondere Hotelleistungen gegenüber den übrigen Krankenhäusern, sondern ihr Fokus liegt auf der Grundversorgung. Sie benötigen einen stetigen Patientenfluß, und ihre Wettbewerbskonzeption orientiert sich an der Strategie der *Kostenführerschaft.* Durch niedrigere Kosten können sie ihre Verhandlungsposition gegenüber den Leistungseinkäufern bzw. Krankenkassen stärken.

Wettbewerber mit gemischtem Angebot verfügen zwar über eine Bandbreite an Grundleistungen, daneben aber auch über einzelne Spezialitäten. Diese Krankenhäuser befinden sich häufig in einer *Stuck-in-the-Middle-Position*[388] ohne bedeutenden Wettbewerbsvorteil. Sie stehen hinsichtlich der Belegungssicherung mit den Grundversorgern und mit den medizinischen Spezialisten parallel im Wettbewerb. Diese strategische Position führt vermehrt zu unterdurchschnittlichen Leistungen, da

[388] PORTER unterscheidet zwischen einer Strategie der Kostenführerschaft, der Differenzierung und Konzentration auf Schwerpunkte, wobei er die Unvereinbarkeit eines absoluten Kostenführers mit einer Differenzierungsstrategie betont und vor einem „Stuck-in-the-Middle" warnt. Vgl. Porter (1992b), S. 31 ff.

Krankenhäuser mit einer eindeutigen Wettbewerbsstrategie stets eine überlegenere Stellung besitzen. Die Folgen sind eine Vorhaltung von Ressourcen sowie suboptimale Kostenstrukturen. Diese Gruppe der Krankenhäuser konnte sich bisher, bedingt durch die bestehende Krankenhausplanung und die Finanzierung nach dem Selbstkostendeckungsprinzip, vor neuen Wettbewerbern schützen.

Medizinische Spezialisten differenzieren sich durch ein ausgeprägtes Innovationsverhalten sowie eine Fokussierung auf medizinische Spezialgebiete im Diagnostik- und Therapiebereich, die nur von wenigen Krankenhäusern angeboten werden. Wenn das Angebot dieser Krankenhäuser geringer als der Bedarf ist, besitzen sie eine ausgezeichnete Marktposition. Ein innovatives Krankenhaus, das mit modernen diagnostischen und therapeutischen Anlagen ausgestattet ist, zieht häufig qualifizierte Ärzte an. Ausstattung und ärztliches Know-how sind die zentralen Erfolgsfaktoren dieser Gruppe.

Dienstleistungsspezialisten unterscheiden sich von der Konkurrenz durch überdurchschnittliche, hochstehende Hotelleistungen. Krankenhäuser, die diesen Weg wählen, verfolgen entweder eine Nischen- oder eine Differenzierungsstrategie. Häufig konkurrieren in dieser strategischen Gruppe auch Privatkliniken.

Wettbewerber mit vorgelagerter Integration konzentrieren sich auf eine Unternehmensstrategie der horizontalen Kooperation, indem sie mit den niedergelassenen Ärzten eng zusammenarbeiten bzw. ambulante Einrichtungen wie Praxiskliniken oder ambulante chirurgische Praxen kontrollieren. In den USA schaffen Krankenhäuser zunehmend durch den Aufkauf von Gruppenpraxen oder durch Übernahme von niedergelassenen Ärzten in ein Angestelltenverhältnis sogenannte PHOs (Physician Hospital Organizations).[389] Ebenso arbeiten diese Häuser mit Grundversorgern zusammen, die spezifische Diagnose- und Therapieleistungen nicht erbringen können und deshalb ihre Patienten weiter überweisen. Zentrales Ziel dieser Krankenhäuser ist eine Sicherung des Patientenaufkommens durch eine verstärkte Kontrolle des Einweiserverhaltens.

Wettbewerber mit nachgelagerter Integration weisen eine starke Verzahnung, z.B. mit Rehabilitations- oder stationären Einrichtungen zur Behandlung von chronisch Erkrankten auf. Es handelt sich um eine Strategie, die insbesondere für Krankenhäuser mit einem hohen Anteil an geriatrischen Patienten eine sichere Verhandlungsbasis gegenüber den Kassen schafft, da auf diese Weise eine Verkürzung der stationären Behandlungszeiten erreicht werden kann. Wettbewerbsvorteile entstehen hier durch eine verzahnte stationäre Behandlung und ambulante Pflege sowie die Verfügbarkeit von organisatorischem Know-how für das Management der Pflegeeinrichtung.

---

[389] Vgl. o.V. (1999), S. 4.

Der *voll integrierte Wettbewerber* besitzt ein integriertes Versorgungsangebot. Solche Krankenhäuser integrieren eine ambulante und stationäre Versorgung sowie ein Angebot an Versicherungsleistungen. Eine Integration kann sowohl durch Beteiligungen als auch durch Eigenaufbau umgesetzt werden. Ein solches Krankenhaus besitzt damit „Managed Care-Charakter". Wettbewerbsvorteile entstehen durch Sicherstellung von Patientenflüssen, Optimierung der Schnittstellen mit vor- und nachgelagerten Einrichtungen und auf diese Weise auch Senkung der durchschnittlichen Verweildauer. Eine derartige Versorgung eliminiert Interessenkonflikte mit den vor- und nachgelagerten Stellen der Versorgungskaskade.[390]

Die vorgestellten Wettbewerbsgruppen stellen völlig unterschiedliche Anforderungen an ein Krankenhaus, und jede strategische Wettbewerbsgruppe baut auf verschiedenartige Fähigkeiten hinsichtlich der Strategierealisierung auf.[391] Die Rentabilität und die Attraktivität von Wettbewerbsgruppen werden aber nur teilweise durch exogene Wettbewerbsentwicklungen auf dem Gesundheitsmarkt determiniert. Neuere Untersuchungen zur Erklärungsrelevanz der *Structure-Conduct-Performance-Hypothese*, die letztlich forschungsleitend für die Bildung und Abgrenzung strategischer Gruppen ist, konstatieren allerdings mitunter beträchtliche Renditeunterschiede innerhalb ein- und derselben Branche respektive strategischen Gruppe.[392] Diese im Sinne der „Mainstream Industrial Organization" nicht nur schwer erklärbaren Leistungsunterschiede auf der Unternehmensebene führt der Resource Based View auf die Akkumulation und proprietäre Nutzung einzigartiger Ressourcen zurück, über die Konkurrenzunternehmen in der Regel nicht verfügen.[393] Im einzelnen kann es sich hierbei z.B. um sogenannte Kernkompetenzen handeln, von denen im Sinne des Synergieprinzips positive Ausstrahlungseffekte auf eine Vielzahl marktrelevanter Zwischen- und Endprodukte ausgehen. Die Kernkompetenzen eines Krankenhauses folgen der Logik der *Resource-Conduct-Performance-Hypothese*, indem sie in ihrer Funktion als idiosynkratische Erfolgspotentiale die Durchführung vorteilsschaffender Wertschöpfungsaktivitäten in für die Konkurrenz kaum imitierbarer Form unterstützen.[394] Hierbei kann es sich z.B. um herzchirurgische Fähigkeiten, innovative Methoden der Intensivpflege oder administrative Support Services handeln.

---

[390] Vgl. Morra (1996), S. 214 ff.

[391] Vgl. Morra (1996), S. 221.

[392] Vgl. zu diesem Themenkomplex weiterführend Bryan/Lyons/Rosenthal (1998), S. 19; Hill/Deeds (1996), S. 429 ff.; Kim/Mauborgne (1999b), S. 43; Makadok (1999), S. 935 ff.; Mauri/Michaels (1998), S. 211; McGahan (1999b), S. 395; Nelson (1995), S. 79; Roberts (1999), S. 668; Rumelt (1984), S. 567 und (1991), S. 167 ff.; Roquebert/Phillips/Westfall (1996), S. 653 ff.

[393] Vgl. grundlegend Rasche (1994) und (2000b).

[394] Vgl. z.B. Collis (1991a/b); Grant (1998); Prahalad/Hamel (1990); Rasche (1994); Teece/Pisano/Shuen (1997); Volberda (1998).

Mit der Liberalisierung des Gesundheitssektors avancieren strategische Managementfähigkeiten zunehmend zu Kernkompetenzen erfolgreicher Gesundheitseinrichtungen. Diese können entweder versuchen, über den Einsatz innovativer Erfolgspotentiale die Branchenspielregeln aktiv zu verändern oder sich an diese optimal anzupassen. In jedem Fall verstehen sich innovative Krankenhäuser zunehmend weniger als „Gefangene" exogener Strukturvariablen. Vielmehr erkennen sie in der mittelbaren oder unmittelbaren Beeinflussung relevanter Umweltbereiche durch ein gleichermaßen strategisch wie operativ exzellentes Handeln die Quelle dauerhafter Wettbewerbsvorteile. *Kim/Mauborgne* bringen das verzerrte Weltbild der Industrieökonomie bezüglich der Ableitung strategischer Handlungsempfehlungen auf den Punkt:

> "Many high achievers excel bad industry conditions. Instead of falling victim to industry conditions, these value innovators focus on creating opportunities in their fields."[395]

Krankenhäuser stellen sich aufgrund ihrer häufig vertikal und horizontal angelegten Strukturen als eine Art „Mischkonzern" dar, dessen institutionelle Einheiten in unterschiedlichen strategischen Gruppen agieren können: Während ein Krankenhaus z.B. in einem ausgewählten medizinischen Bereich als Spezialist auftritt, kann es in einer Abteilung der Regelversorgung eine Strategie der Kostenführerschaft verfolgen. Aufgrund der zunehmenden Deregulierung der Gesundheitsmarktes setzt für Krankenhäuser eine Entwicklung ein, die in anderen deregulierten Branchen, wie z.B. dem Energiesektor oder der Telekommunikationsbranche, bereits in vollem Gange ist. So werden Krankenhäuser vermehrt durch eine Vielzahl von agilen kleinen und mittelständischen Unternehmen mit einer Art „Guerillastrategie" in den verschiedenen Geschäftsfeldern attackiert.[396] Solche Unternehmen treten meist als Spezialisten in der jeweiligen strategischen Gruppe auf und besitzen aufgrund ihrer meist flexiblen und überschaubaren Strukturen die Fähigkeit, einzelne Leistung schneller, zu niedrigeren Kosten, zu einer besseren Qualität oder mit mehr Servicekomponenten als die häufig dinosaurierähnlichen Gebilde der Krankenhäuser zu erbringen. So konkurriert z.B. die ehemalige Post mit einer Vielzahl von kleinen privaten Telefongesellschaften oder Kurierdiensten. Für den Krankenhausbereich stellen z.B. die niedergelassenen Ärzte, Physiotherapeuten oder Ergotherapeuten eine vergleichbare Bedrohung dar.[397] In dem Maße, in dem rechtliche Marktzutrittsschranken, der indirekt vorhandene Gebietsschutz durch die Vertragsvereinbarungen mit den Kassen oder auch das Verbot der Werbung fallen

---

[395] Kim/Mauborgne (1999b), S. 43.

[396] Vgl. hierzu auch Yoffie/Cusumano (1999), S. 71 ff.

[397] Vgl. ergänzend Christensen/Bohmer/Kenagy (2000); Christensen/Overdorf (2000); Christensen/Rosenbloom (1995); Christensen/Suárez/Utterback (1998); D'Aveni (1994) und (1999); Ferrier/Smith/Grimm (1999); Rasche (2000a/b/c); Hamel (1998).

werden, treten weitere Akteure auf, die allesamt in den verschiedenen strategischen Gruppen mit dem Krankenhaus massiv konkurrieren werden. In diesem Kontext kommt auch die eingangs beschriebene Verschiebung der Branchengrenzen zum Tragen, so daß sich die Wettbewerbsintensität innerhalb der Krankenhausbranche in den nächsten Jahren deutlich erhöhen dürfte.[398] Es findet eine Neudefinition der Wettbewerbsregeln für Krankenhäuser unter vermehrt hyperdynamischen Wettbewerbsbedingungen der Gesundheitsbranche statt. In vermehrt dynamischen Umwelten kann eine Konzentration des Krankenhauses auf eine einzelne strategische Gruppe geradezu fahrlässig sein. Stattdessen bedarf es eines Managements, das Krankenhäuser in die Lage versetzt, eine Vielzahl von Strategiemustern abdecken zu können. Ein wesentliches Charakteristikum des BHM stellt deshalb die Fähigkeit eines Krankenhauses dar, innerhalb diverser strategischer Gruppen erfolgreich agieren zu können.

3.2.3.6 Absatzmarktkonstellation des Krankenhauses

3.2.3.6.1 Der Patient als Primärkunde

> "Health care is becoming more of a consumer product. [...] If the patient doesn't have a good experience, doesn't feel good about going back there, the hospital is going to loose a patient."[399]

Der Patient wird zunehmend zum Kunden, von dessen Entscheidung für das Krankenhaus und seiner Weiterempfehlung[400] der Erfolg des Hauses abhängt.[401] Genau wie in anderen Serviceindustrien entscheidet der Kunde aufgrund seiner gemachten Erfahrungen. Der Patient wird in der heutigen Terminologie von modernen Gesundheitseinrichtungen deshalb meist nur noch als Kunde bezeichnet. Dennoch unterscheidet sich die Beziehung „Patient - Arzt“ durchaus vom traditionellen „Käufer - Verkäufer“-Verhältnis. Der Patient verfügt kaum über die erforderliche medizinische Sachkenntnis, die es ihm ermöglicht, ohne Einbindung des Arztes eine autonome Entscheidung über den weiteren Behandlungsfortgang zu treffen. Hinzu kommt, daß eine qualitative Beurteilung der erbrachten medizinischen und pflegerischen Leistungen, bedingt durch die Komplexität der Diagnoseverfahren und

---

[398] Vgl. Heuskel (1999); Pauls (1998); o.V. (1998); sowie Slywotzky/Morrison (1997) und Slywotzky (1995).

[399] David Armour (Siemens Healthcare Manager) zitiert nach H & HN (2000), S. 2.

[400] Der Patient äußert sich über positive Erfahrungen in der Betreuung und Behandlung ca. viermal im Bekannten- und Freundeskreis, während er negative Eindrücke ca. neun- bis zwanzigmal direkt weitergibt und eine „imageschädigende“ Multiplikatorwirkung in Gang setzt. Vgl. Ament-Rambow (1998), S. 158.

[401] Vgl. ausführlich zu „Consumerization of health care“ Coile (1999), S. 17 f.; Haugh (1999); Morrison (1999b) sowie ergänzend Oberender/Hacker (1999), S. 364 f.

Behandlung, kaum zu realisieren ist. Dabei ist der Patient auf die entsprechende Unterstützung durch unabhängig bewertende Institutionen, medizinische Informationscenter und –literatur, Ranking-Listen oder die Beratung des einweisenden Arztes angewiesen. Auf der anderen Seite entwickelt sich der Patient zu einem zunehmend anspruchsvollen und aufgeklärten Abnehmer. Die einst bestehende Informationsasymmetrie zwischen Arzt und Patient wird als Folge neuer Informationsmöglichkeiten und einem veränderten Verbraucherverhalten kontinuierlich abgeschwächt. Dies führt zu einer wachsenden Vertrauenseinbuße gegenüber behandelnden Ärzten und Gesundheitseinrichtungen. Als Folge dieser fortschreitenden Anspruchs- und Informationsinflation rückt der Patient zunehmend in den Mittelpunkt der Managementaktivitäten von Krankenhäusern. Einst passiver Teilnehmer der Versorgungskette, gewinnt die „Stimme" des Patienten zunehmend an Relevanz für die zukünftige Ausrichtung und die Aktivitäten eines Krankenhauses.[402]

> "[...] the health care consumer was becoming more active, vocal, and forceful in the marketplace. [...] Most organizations believe in the power of consumerism, but comparatively few have acted on those beliefs. [...] Consumers are the driving force in the delivery of health care services."[403]

Anders als in früheren Jahren stellt der Patient zunehmend auch die Wahl des Krankenhauses durch den behandelnden Arzt in Frage. In einer Studie des Professional Research Consultants and American Hospital Publishing, Inc. gaben mehr als 42 Prozent der Befragten an, daß sie zu einem Wechsel ihres behandelnden Arztes bereit wären, wenn sie mit der Wahl des weiterbehandelnden Krankenhauses nicht einverstanden seien. Im Bereich der Geburtenbetreuung gaben 58 Prozent der schwangeren Frauen an, daß sie zuerst die Wahl des Krankenhauses treffen, bevor sie sich mit der Wahl eines Arztes beschäftigen. Die Befragung macht ferner deutlich, daß bei den Patienten ausgeprägte Präferenzen hinsichtlich eines bestimmten Krankenhauses bestehen, die eine zentrale Rolle beim Entscheidungsprozeß spielen.[404] Für Krankenhäuser bedeutet dies in der Zukunft, daß das Entscheidungsverhalten des Patienten zunehmend ausschlaggebend für die Wahl eines Krankenhauses ist und nicht wie bisher nur der einweisende Arzt bestimmend war. Der Patient selbst „stimmt zunehmend mit den Füßen" ab.[405] Deshalb wird es sehr viel wichtiger werden, umfangreiche Informationen über die Bedürfnisse, Erwartungen und die Zufriedenheit des Patienten zu gewinnen.

---

[402] Vgl. PricewaterhouseCoopers (2000), S. 9 ff.

[403] Vgl. KPMG (1998), S. 1.

[404] Vgl. o.V. (1990).

[405] Vgl. KPMG (1998), S. 16.

> "Knowing how people feel is far more important than having statistics."[406]

Vor diesem Hintergrund bewegt sich der Fokus zahlreicher Gesundheitseinrichtungen zunehmend von den Krankenkassen zum eigentlichen End-Kunden, dem Patienten.[407] In krankenhausfremden Industrien wird dem wachsenden Einfluß des Kunden bereits durch entsprechende Aktivitäten entsprochen. *Mass Customization*, *E-Commerce* und *DataBase-Marketing* sind Resultate eines allgemeinen Bedeutungszuwachses des Kunden und seiner spezifischen Bedürfnisse. Einzelne Strategien und Prinzipien haben bereits Eingang in die Praxis deutscher Krankenhäuser gefunden. In den USA gehört ein professionelles und innovatives Kundenmanagement bereits zu den festen Bestandteilen einer erfolgreichen Krankenhausführung. Nach der KPMG-Studie zu „Consumerism in Health Care" (CiCH) gab der Großteil der befragten Gesundheitseinrichtungen an, daß individuelle Patientenbedürfnisse zunehmend Politik, Strategie, Abläufe und Investitionsentscheidungen ihres Unternehmens nachhaltig beeinflußten:

> "We are now developing our strategy by thinking ourselves as a consumer product business and not an institution."[408]

Gegenwärtig bestehen noch erhebliche interne und externe Widerstände gegenüber einer umfassenden Patientenorientierung. Die verstärkte Integration der Kundenorientierung in die bereits in einigen Krankenhäusern praktizierten Managementkonzepte, wie z.B. im Rahmen der Balanced Scorecard, des Lean Managements oder des EFQM-Modells, sowie die vermehrt durchgeführten Auszeichnungen von herausragenden Abteilungen, Stationen und Mitarbeitern in der Umsetzung einer verbesserten Patientenorientierung sind aber bereits wesentliche Indizien der Aufhebung dieser bestehenden Widerstände und der Entstehung einer vermehrt „kundenorientierten Unternehmenskultur" in der Krankenhauspraxis.

Eine wesentliche Konsequenz dieser verstärkten Patientenorientierung ist eine verbesserte Information und Aufklärung des Patienten sowie der erleichterte Zugang zu entsprechenden Daten.[409] So besitzt der Konsument zur Zeit noch bedeutend mehr Informationen beim Kauf eines Autos oder Fernsehers als bei der Inanspruchnahme von Gesundheitsleistungen. Interessant ist in diesem Zusammenhang das Informations- und Nachfrageverhalten der Patienten. So werden nach der CiCH-Studie

---

[406] KPMG (1998), S. 16.

[407] Vgl. Boland (1996), S. 15.

[408] KPMG (1998), S. 13.

[409] "[...] consumer still seek far less information on health care than they do on other purchases such as automobiles and televisions. More people have looked up information on the price, quality, or options of the last car or television they purchased (75 %) than they have on health care issues." KPMG (1998), S. 19.

Qualitätsbeurteilungen von einzelnen Ärzten weniger wichtig eingestuft als Informationen über Zusatzleistungen oder besondere Behandlungsmethoden.

Gegenwärtig findet in deutschen Krankenhäusern eine allzu einseitige Fokussierung auf Maßnahmen des Qualitätsmanagements statt, während andere Optionen einer patientenorientierten Informationspolitik vielfach unberücksichtigt bleiben.[410] Zwar sieht sich der Patient einer wachsenden „Flut von Daten" gegenüber, doch wird es in Zukunft darauf ankommen, dem Patienten leicht zugängliche und nützliche Informationen zukommen zu lassen.[411] Der Patient wird auf Messungen der Ergebnisqualität und sogenannte Performance-Vergleiche der Krankenhäuser externer Anbieter, wie z.B. der Krankenkassen, KTQ, Fachpresse, Mitbewerber oder unabhängigen Gesundheitsinformations-Agenturen zurückgreifen können. Nur durch eine demonstrierbare überlegene Performance und Qualität sowie eine Kommunikationspolitik, die sich der Vermittlung der Expertise sowie der Darstellung von Outcomes und Fakten des Hauses widmet, können wahrgenommene Wettbewerbsvorteile erreicht werden.[412] *Neubauer* weist in diesem Zusammenhang ebenfalls darauf hin, daß nur „kommunizierbare Qualitätsaktivitäten" zur Generierung von Wettbewerbsvorteilen beitragen können. Stattdessen existiert eine Vielzahl von Maßnahmen, die zwar zu einer Verbesserung der Qualitäten führen, aber durch den Patienten nicht „wahrgenommen" werden.[413]

Einzelne Krankenhäuser haben bereits begonnen, die Geschäftsprozesse in Zusammenhang mit der Betreuung des Patienten über elektronische Medien (z.B. elektronische Patientenakte) abzuwickeln. In Zukunft wird auch für Krankenhäuser ein routinierter Einsatz von *E-Health* eine wesentliche Voraussetzung zur Schaffung von Wettbewerbsvorteilen sein, um den wachsenden Anforderungen der Patienten nach mehr Schnelligkeit in der Versorgung, einem verbesserten Zugang zu Gesundheitsinformationen und dem Wunsch nach gesteigerter Convenience in der

---

[410] Vgl. KPMG (1998), S. 19 sowie Neubauer (2000c), o.S.

[411] "However, many consumers are confused by sheer quantity health' information on the Internet, and most are concerned about the quality of what is available. Over the next decade; the Internet will play a pivotal role as networked consumer health information systems change health care [...]." Goldman/Graham (1999), S. 119.

[412] Vgl. KPMG (1998), S. 20.

[413] Vgl. Neubauer (2000c), o.S.

Leistungserbringung entsprechen zu können.[414] Dabei finden Technologien zur Erzeugung von zeitnahen Problemlösungen von Patientenwünschen ebenso Eingang wie solche zur elektronischen Eintragung, zur Inanspruchnahme von Gesundheitsleistungen, zur Terminvereinbarung oder zum Ordern von spezifischen Gesundheitsdienstleistungen. Dabei wird die Versorgungszeit von der Anfrage des Patienten bis zur Abwicklung ein wesentliches Differenzierungsmerkmal des Gesundheitsmarktes, insbesondere bei ambulanten Leistungen werden.

Ein wesentliches Ziel vermehrter Informationsaktivitäten von Krankenhäusern ist ein *Empowerment des Patienten*, das ihn in die Lage versetzt,[415] eigenverantwortlich und direkt über medizinische und pflegerische Maßnahmen zu entscheiden und den Genesungsprozeß im Sinne einer *Compliance* mitzugestalten.[416] [417] „Neben die Orientierung am Patienten tritt verstärkt die Orientierung des Patienten."[418] Dabei besteht jedoch keineswegs Einigkeit über die Wirksamkeit solcher Aktivi-

---

414 "Activity at the numerous health, medical, and wellness sites on the Internet today indicates a thirst for health information by on-line consumers. A resent study of Internet users found that more than 80 persent of current users were interested in tapping into health-related information." Journal of the American Medical Association, S. 218 zitiert nach Goldman/Graham (1999), S. 119; vgl. auch Coile (1999), S. 4. Nach PORSCHE ist der Gesundheitsmarkt geradezu prädestiniert für die Teilnahme am Internet: Das populärste Thema (ca. 30 Prozent aller Internetnutzer) im Internet ist derzeit das Thema Gesundheit. Bisher wurden jedoch nur rund ein Prozent der gesamten Internetseiten Gesundheitsthemen gewidmet. Nach Porsche wird das Internet das Kommunikationsmedium der Zukunft für Krankenhäuser sein. Dies gilt gleichermaßen für Patienten, Ärzte, Krankenkassen, Zulieferer und Behörden. Vgl. Porsche (2000), S. 215. Vgl. dazu auch Enste/Gouthier (2000), S. 378 ff. Nach einer Marktbetrachtung von Arthur D. Little und Steinbeis nutzen 80 % der deutschen Krankenhäuser das Internet bisher überwiegend als Marketinginstrument zur Patienteninformation. Erst an zweiter Stelle wird es als Instrument der Informationsrecherche und Kommunikation eingesetzt und weniger als 5 Prozent nutzen das Internet als Interaktionsinstrumentarium für das Management. Nicht einma l 10 Prozent der deutschen Krankenhäuser haben eine Vorstellung von der Vielzahl der Nutzungsoptionen des Internets für ihre Geschäftsprozesse. Vgl. Schurr/Brucksch/Lenz (2000), S. 633. Vgl. zur Bedeutung des Internets hinsichtlich der Dynamisierung der Gesundheitsbranche PricewaterhouseCoopers (2000), S. 15 ff. und S. 43 f.

415 Vgl. hierzu ausführlich Schurr/Brucksch/Lenz (2000).

416 "[...] nearly 80 % of organizations indicated they have marketing/advertising, community education, and community service programs. Many organizations (50-60%) cited Internet, phone-in services, and care management initiatives. A few other noteworthy aeras include: Accreditation/Designation – such as JCAHO, HEDIS. Outcomes Measurement and Benchmarking-clinical outcomes, report cards." KPMG (1998), S. 6; vgl. auch Coile (1999), S. 4.

417 Nach den Ergebnissen der CiCH-Studie zeigten Gesundheitseinrichtungen mit einem vordergründigen Kostendenken (z.B. Erzielung eines hohen Return on Investment) eine geringfügige Innovationsbereitschaft hinsichtlich eines Empowerment des Patienten. Die kurzfristig nicht quantifizierbaren Erfolge solcher Maßnahmen dürften Grund für das passive Zuwarten der Unternehmen sein. Während Gesundheitseinrichtungen an Standorten mit einer hohen Versorgungsdichte zur Generierung von Wettbewerbsvorteilen und Gewinnung von Marktanteilen verstärkt solche Empowerment-Maßnahmen einsetzen. Vgl. dazu ausführlicher KPMG (1998), S. 6; vgl. auch Enste/Gouthier (2000), S. 378 ff.

418 Enste/Gouthier (2000), S. 380.

täten. So wird den informierten Patienten von ärztlicher Seite bestenfalls ein „Supermarkt-Wissen" über die neuesten „Wunderdrogen" attestiert. Stattdessen sei das Vertrauen des Patienten aufgrund der Erfahrungen und der Informationen des Personals von Gesundheitseinrichtungen maßgeblicher für das Entscheidungsverhalten als Statistiken und Rankings. Vor diesem Hintergrund liegt gerade in der Personalgewinnung und –entwicklung von Ärzten und Pflegemitarbeitern mit besonderen Kommunikationsfähigkeiten sowie einer ausgewiesenen sozialen und methodischen Kompetenz ein wesentlicher Beeinflussungshebel hinsichtlich eines Empowerment des Patienten.[419] In diesem Kontext wird der Vermarktung von sogenannten *Self-Care-Leistungen* eine wachsende Bedeutung zukommen. Hier bietet sich für Krankenhäuser in Kombination mit einem Empowerment des Patienten ein neues, möglicherweise profitables Produktfeld, dessen Etablierung vor allem durch den weiterhin dominierenden Kostensenkungszwang seitens der Kassen und der Politik begünstigt wird.

Angesichts eines veränderten Nachfrageverhaltens müssen sich *Patientenanalysen* in Reichweite und Informationsgehalt deutlich von den bereits vereinzelt praktizierten Patientenzufriedenheitsanalysen in deutschen Krankenhäusern unterscheiden. Eine Erweiterung dieser Profilanalysen um das Meinungsbild der übrigen Stakeholder wird ebenfalls erforderlich. In den USA existieren bereits umfangreiche Aktivitäten in dieser Richtung: Einsatz von „Secret Shoppers" oder „Undercover Patients" zur Analyse des bestehenden *Service-Levels* eines Krankenhauses, Messungen der Patientenzufriedenheit „am Patientenbett" sowie im Nachgang an die Behandlung durch Telefonbefragungen[420], Entwicklung einer *Community Health Status Scorecard*, diverse Outcome-Messungen wie z.B. zum *Patients' Functional Health Status* im Rahmen eines *Feedback-Mechanismus* als fester Bestandteil eines verstärkten Patientenbindungsmanagements sowie verstärkte *Internet-Aktivitäten.* Solche Maßnahmen wirken sich neben einer verstärkten Patientenzufriedenheit und –bindung ebenfalls positiv auf eine *Markenbildung im Krankenhausbereich* sowie auf verbesserte Prozeß- und Ergebnisqualitäten aus.[421] Dabei wird die Markenbildung der Krankenhäuser in Zukunft zunehmend wichtiger. Die Schaffung eines

---

[419] Medizinstudenten der Universität Amsterdam werden künftig nur noch zum Examen zugelassen, wenn sie „Sozialtests" im Umgang mit Patienten bestanden haben. Unfreundliche „Halbgötter in Weiß" können höchstens noch einen Arbeitsplatz im Labor bekommen, wo sie keinen Patientenkontakt haben. Ärzte, Pfleger, Psychologen und demnächst auch Patienten bewerten den Sozialtest. Vgl. o.V. (1998).

[420] Zwar existieren in deutschen Krankenhäusern zahlreiche Beispiele von Patientenbefragungen, doch handelt es sich vielfach um punktuelle Maßnahmen, die selten in ein umfassendes Konzept z.B. ein Qualitätscontrolling oder eine Balanced Scorecard integriert sind. Es sollte ferner berücksichtigt werden, daß Patientenbefragungen stets benutzerfreundlich, zeitgerecht und regelmäßig durchgeführt werden. Eine Patientenbefragung ohne anschließende Konsequenzen ist in hohem Maße imageschädigend.

[421] Vgl. KPMG (1998), S. 16; Porsche (2000), S. 215 f.

Markennamens, Positionierung und Reputation werden wesentlich zur Wahl des Krankenhauses beitragen. Führende Krankenhäuser werden eine überlegene Stellung in der Bewertung ihrer Marke bzw. Sub-Marke erreichen, wenn sie ein auf die jeweiligen Patientensegmente und deren Präferenzen abgestimmtes Angebot an Qualität, Features, Convenience und Preis bieten können.[422]

> ”We’re in the early stages of revolution. [...] The real revolution in health care is the power of the consumer.”[423]

3.2.3.6.2 Krankenkassen als Sekundärkunden

Die Krankenkassen als wichtigster Zahler für das Krankenhaus stehen einem ständig steigenden Leistungsangebot des Krankenhauses in qualitativer und quantitativer Hinsicht mit entsprechend wachsenden Kosten bei relativ weniger wachsenden Einnahmen gegenüber. Daher üben sie in zunehmendem Maß Einfluß auf das Leistungsangebot des Krankenhauses mit gleichzeitig stärkeren Kontrollen der durchgeführten Leistungen aus. Die Kopplung zwischen Beitragseinnahmen der Krankenkassen und der Entwicklung der Krankenhausbudgets führt vermehrt zu einer Erweiterung der Nachfragemacht der Krankenkassen.[424] Eine weitere Machtverschiebung zugunsten der Krankenkassen ist einerseits auf den § 109 Nr. 4 SGB V zurückzuführen, der es den Vertragsparteien vor Ort erlaubt, auf Grundlage der Landeskrankenhausplanung sogenannte ergänzende Vereinbarungen abzuschließen. Andererseits erlaubt die Neuregelung des § 110 (2), 5 SGB V den Krankenkassen die Kündigung des Versorgungsvertrages für Plankrankenhäuser. In Zukunft dürften sich mit der Einführung der Monistik und der damit einhergehenden Finanzierung von Investitionskosten durch die Krankenkassen die Machtverhältnisse weiter zugunsten der Krankenkassen verändern. Insbesondere die geforderte Deregulierung des Vertragswesens zwischen Krankenkassen sowie einzelnen Leistungsanbietern („Einkaufsmodell“) dürfte zu einer deutlichen Stärkung der Stellung der Krankenkassen gegenüber den Krankenhäusern führen. Unabhängig von den vertraglichen und gesetzlichen Eckdaten festigen die Krankenkassen gegenwärtig ihre Verhandlungsposition gegenüber den Leistungsträgern durch eine Verschiebung der Entscheidungskompetenzen von der lokalen bzw. regionalen Ebene auf die Bundesebene.[425] Eine deutliche Konzentrationsbewegung und Machtverschiebung zugunsten der Krankenversicherungen ist in den USA schon lange zu beobachten:

---

[422] Vgl. Coile (1999), S. 18.

[423] William George, CEO der Firma Medtronic, zitiert nach Haugh (1999), S. 1. Vgl. auch PricewaterhouseCoopers (2000), S. 9 ff. und 43 f.

[424] Als gesetzliche Grundlage gelten in diesem Zusammenhang § 17 (1), 4 KHG sowie § 6 der Bundespflegesatzverordnung (BPflV).

[425] Vgl. Merschbächer (1999), S. 393.

"Perhaps the greatest change in the nature of the health care industry in the past decade has been the growing power of the buyers. [...] The increasing power of the buyers has fueled system integration as well as blurring of providers and insurers."[426]

Gegenwärtig ist in Deutschland eine zunehmende Krankenkassenkonzentration im Gange: Zahlreiche Beispiele für die Übernahme kleinerer Krankenkassen, insbesondere im Bereiche der Betriebskrankenkassen, gibt es bereits.[427] Von einer weiteren Beschleunigung dieses Konzentrationsprozesses in den nächsten Jahren kann nach Aussage von Experten ausgegangen werden: So dürfte hierzulande die Anzahl der Krankenkassen per 1999 auf 100 und im Jahr 2005 auf 50 geschrumpft sein.[428] Hauptgründe liegen in der Notwendigkeit des Aufbaus eines professionellen Krankenkassenmanagements und den Betriebsgrößenvorteilen von großen Krankenkassen, die niedrige Administrationskosten pro Versicherten durch Rationalisierung von Arbeitsabläufen realisieren können. Daneben ist eine deutliche Nachfragekonzentration bei Kassen zu beobachten. Im Zusammenhang mit einer politisch forcierten Stärkung der Krankenkassen und den angestrebten Einkaufsmodellen ist es eine Frage der Zeit, bis Krankenkassen einzeln oder gemeinsam eine Nachfragekonzentration auf sich vereinigen, um effektiv Marktbedingungen gegenüber Krankenhäusern zu diktieren. Aber auch von seiten der Versicherungsmärkte werden Integrationstendenzen spürbar. Multinational tätige Versicherer könnten z.B. durch Zusammenarbeit mit den Krankenkassen ökonomische Vorteile durch eine verbesserte Information über ihre Kunden und durch negative Korrelation zwischen Krankheitsrisiko und den Risiken aus der privaten Lebensversicherung sowie der Motorfahrzeugversicherung erwirtschaften. In den Niederlanden und in der Schweiz gibt es bereits Beispiele dafür.[429]

Der Patient, der sich zunehmend einer kaum durchschaubaren Flut an Informationen gegenübersieht, ist aufgrund seiner begrenzten Sachkenntnis kaum in der Lage, den jeweiligen Spezialisten für sein spezifisches Krankheitsbild zu finden oder eine eigenständige Integration der unterschiedlichen Anbieter von Gesundheitsleistungen vorzunehmen. Diese Aufgabe übernimmt in den meisten Fällen der einweisende Haus- oder Facharzt. Eine Transparenz oder ein System von Agenturen, die eine notwendige Integrationsleistung professionell übernehmen, existiert im Gesundheitssektor bislang noch nicht. Mit der wachsenden Bedeutung des Internet und der wachsenden Konsumentensouveränität könnte die Zusammen-

---

426 Ginter/Swayne/Duncan (1998), S. 94.

427 Vgl. Merschbächer (1999), S. 393; Morra (1996), S. 76.

428 Vgl. Morra (1996), S. 76; Hill (1995), S. 13.

429 Vgl. Breyer/Zweifel (1999), S. 420 f. In Deutschland ist aufgrund des bestehenden Datenschutzes ein vergleichbarer Austausch von Versichertendaten zwischen einzelnen Versicherungssparten noch nicht möglich.

führung von Einzelleistungen durch ein Agentursystem oder eine Art virtuelles Unternehmen geleistet werden. Krankenhäuser, aber auch Krankenkassen können in Zukunft, ebenso wie die übrigen Anbieter von Gesundheitsleistungen, die beschriebene professionelle Zusammenführung der Einzelleistungen der Wertschöpfungskette, z.B. als „virtuelles Unternehmen“, leisten. Die gegenwärtig bei den Krankenkassen vorhandenen Daten lassen bereits zum jetzigen Zeitpunkt eine Bewertung und einen Vergleich der Krankenhäuser zu und begünstigen die Steuerung eines „Agentursystems“ oder „virtuellen Gesundheitsunternehmens“ durch Krankenkassen. Zusammenfassend kann festgestellt werden, daß gegenwärtig die entscheidenden Voraussetzungen, damit eine einseitige Nachfragemacht durch Krankenkassen entstehen kann, noch nicht gegeben sind. Die beschriebenen Konzentrations- und Integrationstendenzen auf der Versicherungsseite dürften jedoch den Kostendruck langfristig auf das Krankenhausmanagement erhöhen. Werden die Steuerungsaufgaben zwischen den Leistungserbringern zukünftig vermehrt von den Krankenhäusern übernommen, dürften medizinische Leistungsaspekte eher berücksichtigt werden. Der Schwerpunkt der Rationalisierungsaktivitäten würde bei einer Krankenhaussteuerung auf einer Optimierung der Behandlungsverläufe sowie einer Fokussierung auf das medizinische Erforderliche liegen.[430]

3.2.3.7 Analyse der Beschaffungsmarktkonstellation

Die verwendeten Sachgüter sind bei Krankenhäusern (medizinische Anlagegüter usw.) meist wesentlich komplexer als in anderen Betrieben. In die Einkaufsentscheidungen greifen häufig mehr Personen ein, und es kommen deutlich mehr Kriterien zum Tragen als in anderen Bereichen. So stellt der Einkauf von pharmazeutischen Spezialitäten, Medikamenten oder auch Einmalartikeln häufig eine komplizierte Entscheidung dar, die auf der Grundlage medizinischer, pflegerischer und ökonomischer Kriterien zustande kommt. Vor diesem Hintergrund wird die im Zusammenhang mit den Prinzipien des Lean Managements thematisierte „vertrauensvolle Zusammenarbeit mit den vorgelagerten Stufen“ immer wichtiger. Damit setzt eine Entwicklung ein, die in anderen Industrien, z.B. der Automobilindustrie, bereits ihre volle Wirkung entfaltet hat: Krankenhäuser arbeiten verstärkt mit sogenannten Systemlieferanten zusammen, die ihrerseits eine Bündelung der Einkaufsaktivitäten des Krankenhauses leisten.

Das Krankenhaus reduziert auf diese Weise seine Ansprechpartner bzw. Schnittstellen und damit verbundene Reibungsverluste. Darüber hinaus werden solche Aktivitäten der Wertschöpfungskette des Krankenhauses, die keine Kernkompetenz des Hauses darstellen, vermehrt von Zulieferern übernommen. Diese

---

[430] Vgl. ergänzend Oberender/Hacker (1999), S. 364.

sind durch den Einsatz von Informationstechnologie in der Lage, einen Großteil der Materiallogistik eines Krankenhauses zu organisieren. Lagerverwaltung, Einkauf und Bestückung der Stationen mit Material und Medikamenten werden in einigen Krankenhäusern durch o.g. Systemlieferanten übernommen. Daneben werden weitere Aktivitäten der Wertschöpfungskette eines Krankenhauses - vergleichbar mit den bereits bestehenden Strukturen in der Automobilindustrie - vermehrt durch Systemlieferanten geleistet. Mittels einer Integration der Lieferanten in die OP-Planung liefern diese nach dem Just-in-Time-Prinzip z.B. ein bereits zusammengesetztes OP-Besteck.[431] Eine weitere Facette einer kooperativen Zusammenarbeit mit den vorgelagerten Stufen deutet sich in dem Engagement einzelner Pharma-Unternehmen an, die im Rahmen eines Disease Managements gemeinsam mit den Krankenhäusern eine Patientenversorgung und -steuerung leisten.[432] Die Konzentrationsbewegung der Pharmaindustrie dürfte allerdings zu einer Stärkung ihrer Verhandlungsposition gegenüber den Krankenkassen führen. Auch im Bereich der Medicalprodukthersteller sowie Medizintechnikfirmen sind solche Entwicklungen zukünftig absehbar. Mit dem höheren Konzentrationsgrad wächst deren Einfluß bei der Preisgebung und Qualitätsbestimmung der Produkte. Einkaufskooperationen schaffen für Krankenhäuser neben der beschriebenen Kooperation mit den Zulieferen eine Option zur Stärkung ihrer Verhandlungsposition.[433]

3.2.3.8 Analyse des medizinischen und technischen Umfelds

3.2.3.8.1 Besonderheiten des medizinischen Fortschritts

Der medizinische Fortschritt kann für das Krankenhaus sowohl eine Senkung der Ressourcenintensität[434] ermöglichen, z.B. durch Reduktion der Verweildauer, als auch einen zusätzlichen Ressourcenverbrauch in Folge der Entwicklung neuer Therapiemethoden bedeuten.[435] Falls diese neuen „Krankenhausprodukte“ in den zukünftigen Leistungskatalog aufgenommen werden, eröffnen sich neue Leistungsopportunitäten für das Krankenhaus. Auf der anderen Seite entstehen durch den medizinischen Fortschritt wirtschaftliche Gefahren, wenn durch neue Therapiemethoden, wie z.B. neue Narkoseverfahren oder Operationstechniken, die stationäre

---

[431] Vgl. von Eiff (1995), S. 72 ff.

[432] Vgl. ergänzend Mercer Management Consulting (1997).

[433] Vgl. Merschbächer (1999), S. 396.

[434] Eine gegenläufige Entwicklung eines verstärkten Einsatzes innovativer Medizintechnologien und der damit verbundenen Verweildauerreduktion besteht in der Zunahme der Pflegeintensität.

[435] In der Vergangenheit war der medizinische Fortschritt maßgeblich an der Ausweitung der Gesundheitskosten beteiligt. Nach OBERENDER präsentiert sich die vergangene, gegenwärtige und wohl auch zukünftige Entwicklung der Medizin als eine „Explosion des Machbaren“, so daß der Medizinbetrieb zunehmend in eine Fortschrittsfalle gerät. Vgl. ausführlich zur Finanzierbarkeit des medizinischen Fortschritts Oberender (2000), Teil 1, S. 1.

Behandlung durch die ambulante ersetzt werden kann.[436] Die derzeitige Leistungsfähigkeit moderner Medizin basiert wesentlich auf Entwicklungen in drei Bereichen, die zusammengenommen unter den Begriff des medizinischen Fortschritts subsumiert werden können. Dazu gehören im einzelnen die Fortschritte der Pharmakologie, die Entwicklung der Medizintechnik und ein enormes Wachstum an medizinischem Wissen.[437]

Gegenwärtig wird der medizinische Fortschritt in entscheidendem Maße durch die Informations- und Kommunikationstechnologie geprägt, die eine Plattform für weitreichende Veränderungen in der Medizin darstellt. Konkret liefert der Fortschritt Erkenntnisse über Krankheiten und Verbesserungen der medizinischen Möglichkeiten und schafft so die Voraussetzung für verbesserte Methoden der Diagnose, Behandlung/Therapie, Prävention oder Rehabilitation,[438] die sogenannten medizinischen Innovationen. Sie führen zu Änderungen der im Behandlungsprozeß eingesetzten diagnostischen und therapeutischen Leistungen und sollen zur Qualitätsverbeserung der Behandlung beitragen.[439] Allgemeiner kann man die Ziele des Fortschritts mit Verbesserungen der Gesundheit umschreiben. Während unter wirtschaftlichen Aspekten eine Verbesserung des Verhältnisses von Ressourceneinsatz (Kosten) zu gesundheitlichem Ergebnis (Nutzen) – auch in bezug auf die Leistungserbringung – angestrebt wird, verbindet der Patient mit dem Fortschrittsbegriff eine Verbesserung der Lebensqualität.[440]

Als Phasen der medizinisch-technischen Entwicklung (Fortschritts) können die drei Phasen Invention, Innovation und Diffusion unterschieden werden. Nach der Generierung neuen Wissens durch Forschung und Entwicklung (Invention) , findet in der Phase der Innovation die erstmalige Anwendung einer Neuerung im medizinischen Leistungsprozeß statt. Nicht nur die Phase, sondern auch die Neuerung selbst bezeichnet man als „Innovation“. Ein neues Produkt ist aus der Sicht der medizinisch-technischen Industrie verfügbar, wenn es auch an andere medizinische Leistungsanbieter verkauft werden kann. Ab diesem Zeitpunkt beginnt die Phase der Diffusion. Sie ist dadurch gekennzeichnet, daß andere Anbieter medizinischer Leistungen dieselbe Neuerung einführen (Imitation). Die Produktpreise nehmen im Fortschrittszyklus ab. Zunächst kann ein höherer Preis aufgrund

---

[436] Vgl. Morra (1996) S. 204.

[437] Vgl. Friesdorf et al. (1993), S. 207. Die o.g. medizinischen Entwicklungen sind interdependent und verstärken sich gegenseitig.

[438] Vgl. Sachverständigenrat (1997), S. 19 f.; Kühne (1997), S. 169; Jungclaus (1991), S. 21.

[439] Vgl. Buchholz (1993), S. 28.

[440] Vgl. Sachverständigenrat (1997), S. 19 f. Die Lebensqualität kann nicht nur im Ergebnis, sondern auch im Behandlungsprozeß selbst in Form von Patientenschonung erreicht werden – durch den Einsatz von Medizintechnik: z.B. wenn offene chirurgische Eingriffe substituiert und kürzere Untersuchungszeiten ermöglicht werden. Vgl. Metzger (1997), S. 186.

des Wettbewerbsvorsprungs des Innovators erzielt werden, dann bewirkt die Zunahme konkurrierender Anbieter im Diffusionsprozeß sinkende Preise pro Stück. Die Entwicklung der Absatzmengen verläuft umgekehrt und erreicht ihr Maximum in der Diffusionsphase. Überkompensiert der Mengeneffekt den Preiseffekt, ist das Umsatzmaximum erreicht.[441]

Der medizinische Fortschritt war in der Vergangenheit einer der wichtigsten Einflußfaktoren für die Kostenentwicklung im Krankenhaus. Hierbei drängt sich die Frage auf, warum der medizinische Fortschritt im Gesundheitswesen anders als in anderen Bereichen relativ einseitig zu Ausgabensteigerungen und nur selten zu Ausgabensenkungen führte: Ein wichtiger Unterschied zum Fortschrittszyklus in anderen Branchen ist der Einsatz sogenannter *Add-On-Technologien*.[442] Dadurch tritt der Verdrängungsprozeß im Gesundheitswesen nur zögerlich ein. Unter dem Aspekt der Finanzierungsprobleme der GKV ist besonders die Diffusionsphase von Bedeutung, da dort das Ausgabenmaximum liegt. Ein Korrektiv, welches die Ausgaben begrenzen könnte, gibt es in der augenblicklichen Konstruktion unseres Versicherungssystems nicht. Im medizinischen Bereich liegt der Fokus nur auf der Betrachtung der Wirksamkeit.[443] Dagegen wird in industriellen Bereichen stets geprüft, ob eine Innovation auch zu genau diesem Preis angeboten werden kann. Jede Neuerung führt somit zu deutlich höheren Ausgaben für das Gesamtsystem und damit auch im Krankenhaussektor.[444] Obwohl medizinischer Fortschritt oft additiv zu schon bestehenden Verfahren angewendet wird,[445] gibt es aber auch Beispiele für den substitutiven Einsatz von medizinischem Fortschritt. Innovationen werden dann substitutiv genutzt, wenn sie bisherige Verfahren, Medikamente, Therapien u.a. ablösen und einen Kostenvorteil bringen. Beispielsweise entfallen mit der Einführung der Eradicationsbehandlung des Helicobacter pylori, d.h. der medikamentösen Behandlung der Bakterien, die Magen- und Zwölffingerdarmgeschwüre hervorrufen, die erheblich teureren stationären Aufenthalte (Ulcus-Therapie).[446] Dem entgegen steht eine Entwicklung zu patientenfreundlicheren Substitutionen, die einerseits zu niedrigeren Verweildauern und weniger Komplikationen führen, aber andererseits mit insgesamt höheren Kosten verbunden sind. Aus Sicht von *Hildebrandt* wird die wachsende Tendenz der Substitution traditioneller

---

441 Vgl. Sachverständigenrat (1998), S. 71; Sachverständigenrat (1997), S. 21 f.

442 Vgl. grundlegend zur Finanzierbarkeit des medizinischen Fortschritts die Ausführungen von Oberender (2000).

443 Vgl. Sachverständigenrat (1998), S. 72.

444 Vgl. Christensen/Bohmer/Kenagy (2000).

445 Vgl. Oberender/Hacker (1999), S. 345.

446 Vgl. Sondergutachten (1996), S. 180 f.

Therapiemethoden mittels kapitalintensiver (z.B. minimalinvasiver) Verfahren weiterhin den Kostendruck auf das Krankenhaus erhöhen.[447]

Zwar werden durch den Einsatz neuer medizinischer Technologien immer mehr Menschenleben gerettet, doch gleichzeitig überwiegen in der modernen Medizin sogenannte *Halfway-Technologies*, die das Leben eines Menschen verlängern können, aber zu keiner vollständigen Gesundung führen. Man spricht von der sogenannten „Fortschrittsfalle", die die Anzahl der als krank diagnostizierten Menschen anwachsen läßt. So führten in der Vergangenheit neue medizinische Möglichkeiten oft nicht zu einer Minimierung des Ausgabenvolumens, sondern zogen einen weiteren Anstieg der Kosten nach sich. Dies läßt sich am Beispiel der Herzchirurgie zeigen: Durch medizinische Innovationen wie Ballondilatationen ist die Interventionsschwelle und damit auch das durchschnittliche Alter für den Ersteingriff stark gesunken. Dadurch stieg wiederum, bezogen auf ein bestimmtes Alter, der Anteil der Überlebenden, so daß sich der Bedarf an gravierenderen Eingriffen in der Folge erhöhte.[448] Nicht zuletzt bestehen bei den Anbietern der sogenannten High-Tech-Medizin kaum Anstrengungen, auf möglicherweise günstigere Substitutionstechnologien auszuweichen, weil diesen häufig eine leichtere Handhabbarkeit inhärent ist. Diese würde die Übernahme der Leistungen durch weniger qualifizierte Leistungsanbieter ermöglichen und damit zu einem Auftragsrückgang der bisherigen Leistungsanbieter führen.[449] Vor diesem Hintergrund ist die medizinische und pflegerische Behandlung durch den Einsatz von Innovationen, anders als in anderen Branchen, nicht preiswerter, sondern teurer geworden. Und nur in wenigen Fällen hat die medizin-technologische Entwicklung in der Vergangenheit kostenreduzierende Prozeßinnovationen hervorgebracht.[450] Als eine Ursache kann der beitragsunabhängige Zugang zu Leistungen des Gesundheitswesens genannt werden. Es fehlte der Forschung und Entwicklung die Wirkung einer preisgesteuerten Nachfrage. Da der Patient bisher durch eine Inanspruchnahme kaum monetär belastet wurde, bestand keine Nachfrage nach kostengünstigeren Behandlungsmethoden und es entstand stattdessen eine Art „Freifahrermentalität".[451] Dies galt für niedergelassene Ärzte und Krankenhäuser gleichermaßen. Vielmehr konnten sich die Anbieter durch die Verwendung der jeweils neuesten Technologie Wettbewerbsvorteile sichern.[452] Dies wird sich auch in Zukunft nicht ändern, doch werden diese Wettbewerbsvorteile durch medizinisch hochwertige Technologien bei

---

[447] Vgl. hierzu Hildebrand (1994), S. 451.

[448] Vgl. Münch (1996), S. 67.

[449] Vgl. Christensen/Bohmer/Kenagy (2000).

[450] Vgl. Christensen/Bohmer/Kenagy (2000); Oberender/Hacker (1999), S. 345; Oberender/ Hebborn (1994), S. 60 f.

[451] Vgl. Oberender/Hacker (1999), S. 346.

[452] Vgl. Oberender/Hebborn (1994), S. 128 ff.

gleichzeitig niedrigeren Preisen erreicht werden. Das GSG enthält mit der Abkehr vom Selbstkostendeckungsprinzip und der Einführung der Fallpauschalen erste Ansätze zu einer Veränderung der Nachfrage, die eine kostengünstigere Leistungserstellung priorisiert und mit der Aufnahme der DRGs in das Finanzierungssystem des Krankenhauses verstärkt wird.

Angesichts zunehmender Wettbewerbsintensität werden sich innovative Krankenhäuser im Bereich dieser medizinischen Zukunftstechnologien aktiv positionieren müssen, um sich damit einen entscheidenden Wettbewerbsvorsprung gegenüber der Konkurrenz zu sichern. Durch den zunehmenden Leistungsdruck auf Krankenhäuser wird der medizinische Fortschritt in den Häusern weiterhin forciert werden.

In Zukunft werden immer komplexere Eingriffe, immer genauere Diagnosen und davon abhängig frühzeitigere Behandlungen möglich sein, so daß die Nachfrage nach Krankenhausleistungen weiterhin steigen wird.[453] [454]

Zusammenfassend kann festgestellt werden, daß neue medizinische Diagnostik- und Therapiemethoden den Leistungsdruck auf die Krankenhäuser erhöhen werden. Die Krankenhäuser sind daher zur Sicherung und Verbesserung ihrer Wettbewerbsposition gefordert, ihre Leistungsstrukturen an die neuesten medizinischen Erkenntnisse anzupassen. Das veränderte Wettbewerbsumfeld allerdings motiviert die Anbieter von Medizintechnik, zunehmend qualitativ höherwertige und kostensenkende Technologien anzubieten. Während Krankenhäuser bisher keine strategische Planung hinsichtlich der eingesetzten medizinischen Verfahren und Technologien besaßen, wird zukünftig ein strategisches Medizin- sowie Medizin-Technologie-Management eine unabdingbare Voraussetzung zur dauerhaften Erfolgssicherung.

3.2.3.8.2 Innovative Technologien revolutionieren die Gesundheitsversorgung

Die zukünftigen Leistungen von Krankenhäusern werden in den nächsten Jahren maßgeblich durch die sich abzeichnenden technischen und naturwissenschaftlichen Veränderungen geprägt werden. Die rasante Entwicklung der *Gentechnik*, die

---

[453] Vgl. Baltensweiler (1995), S. 67, der über die starke Zunahme von chirurgischen Eingriffen bei Menschen höheren Alters berichtet.

[454] Angesichts des bestehenden Wettbewerbsdrucks werden Medizintechnik-Unternehmen ihre Aktivitäten hinsichtlich der Entwicklung kostensenkender Technologien zunehmend intensivieren. Bereits 1994 entwickelte die Firma Medtronic einen Herzschrittmacher, durch dessen Konfiguration die postoperative Verweildauer von 5 bis 7 Tagen auf 3 Tage gesenkt werden konnte. Eine weitere Generation kostensenkender und die Verweildauer reduzierender Schrittmacher hat das Unternehmen bereits angekündigt. Vgl. Herzlinger (1997), S. 229.

dramatische Zunahme von *neuen Materialien* und *Medizinprodukten*[455] sowie insbesondere die unaufhaltsame Entwicklung der *Informationstechnologie* werden zukünftig zu einem tiefgreifenden Wandel der Gesundheitsbranche beitragen. Vor allem durch den Einsatz der *Telematik* werden sich in den nächsten Jahren eine Reihe von einschneidenden Veränderungen für die Krankenhäuser ergeben: Dazu gehören im einzelnen die *Verbesserungen der diagnostischen bzw. therapeutischen Qualität* über innovative Systeme im Bereich der Bild- und Signalverarbeitung sowie eine *Verbesserung der professionellen Versorgungsqualität* durch (1) schnelleren und leichteren Zugang zu medizinischem Wissen über Telekonsultation mit anderen Spezialisten, (2) Zugriff auf medizinische Wissensdatenbanken (z.B. Leitlinien zur Diagnostik und Behandlung von Krankheiten, Arzneimitteldatenbanken im Sinne einer „Evidence Based Medicine"), (3) Vernetzung regionaler Versorgungseinrichtungen als strukturelle Basis integrierter Versorgungskonzepte (z.B. *Case Management* oder *Disease Management*), (4) verbesserte Rückkopplung zwischen Forschung und Praxis, (5) durch Fortbildung im Netz, (6) eine verbesserte klinische Dokumentation und schließlich durch (7) telemedizinisch gesteuerte Eingriffe. Künstliche Intelligenz und Expertensysteme werden zu festen Bestandteilen klinischer Diagnosesysteme und chirurgische Eingriffe werden z.B. in isolierten Räumen von fernbedienten Robotern durchgeführt.[456] In den USA hat die Entwicklung der *dynamischen Telemedizin* bereits mit einem massiven Wachstum und einer prognostizierten Wachstumsrate von 98,9 Prozent pro Jahr eingesetzt.[457]

Die Möglichkeiten der Informations- und Kommunikationstechnologie (IuK) werden sich unmittelbar in einer verbesserten Versorgung des Patienten niederschlagen. Dies geschieht im einzelnen durch (1) Informationen über existierende Versorgungsmöglichkeiten, (2) eine Verminderung des „Stadt-Land-Gefälles" mittels einer telemedizinischen Anbindung, (3) die leichtere Einbindung von professionellen Zweitmeinungen und Leitlinien, und schließlich durch (4) eine verbesserte „Arzt-Patient-Kommunikation" bedingt durch eine größere Betreuungsnähe/-dichte, verbesserte Flexibilität sowie größere räumliche Ungebundenheit des Versorgten (z.B. mittels Telemonitoring-/Telesteuerungsmöglichkeiten und Einsatz eines GPS – Global Positioning System). Die Telemedizin wird in Zukunft den Austausch von medizinischen Informationen und Dienstleistungen zwischen der Wohnung des Patienten und dem medizinischen Fachpersonal ermöglichen. Zu

---

[455] Medizinprodukte können klassifiziert werden nach den Segmenten Medizintechnik (Krankenhausausrüstung, chirurgische Instrumente u.a.), Medizinprodukte (medizinische Einmalprodukte, Verbandmittel, Implantate u.a.), elektromedizinisch-technische Geräte (bildgebende Verfahren, Nuklearmedizin, medizinische Elektroniksysteme u.a.), Dentalprodukte, Augenoptik, Optik, Laser, Labortechnik, Diagnostika, und sonstige medizinische Produkte (chirurgisches Nahtmaterial u.a.). Vgl. Sachverständigenrat (1998), S. 224.

[456] Vgl. Flower (1999); Hamel/Prahalad (1995), S. 58; Bergmann (1993b).

[457] Vgl. Sarudi (2000), S. 2.

diesem Zweck werden mobile Monitoring-Geräte am Patienten (*Point-of-care-Analysatoren*) zur Datenmessung und –analyse sowie zur Weitergabe an eine Monitoring-Station eingesetzt. Der Einsatz der beschriebenen Informations-, Kommunikations- und Medizintechnolgie ermöglicht schließlich eine Reduzierung der Kosten für Nachsorge- und Langzeitbehandlung sowie eine Verbesserung der „Convenience" einer häuslichen Versorgung.[458] Aus ökonomischer Sicht wird eine Reduzierung des medizinisch-administrativen Aufwands (z.B. bei Befunderstellung, Überweisungs-, Einweisungs- und Entlassungsbriefen) durch geringeren Raumbedarf der Archivierung, niedrigere Kosten des Informationstransfers und bessere Auslastung der Versorgungseinrichtungen erreicht.[459]

3.2.3.8.3 Auswirkungen des Internet auf die Gesundheitsversorgung

Neben den geschilderten Wirkungen der IuK auf den medizinischen und medizinisch-technologischen Fortschritt bietet das Internet eine Plattform für tiefgreifende Veränderungen der Gesundheitsversorgung.[460] Das Internet führt zur Aufhebung von geographischen Grenzen zahlreicher Gesundheitsleistungen. Durch die ubiquitäre Natur von *E-Commerce* bzw. *E-Health* werden auch im stärker regional verankerten Gesundheitsmarkt vermehrt lokale Serviceleistungen auf den nationalen oder internationalen Raum ausgedehnt. Entwicklungen in der Telemedizin zusammen mit jenen des Informationsbereichs werden z.B. spezialisiertes Know-how und Erfahrungen an entfernte Einrichtungen transferieren können. Dabei sind die gegenwärtigen Kernleistungen von Krankenhäusern nur mittelbar von den Möglichkeiten des Internet betroffen. Vielmehr sind es ergänzende Dienstleistungen und neue Serviceleistungen des Krankenhauses, die mittels des Einsatzes des Internet unterstützt und zu neuen Marktchancen ausgebaut werden können. So bietet z.B. eine Vernetzung des Krankenhauses mit anderen Teilnehmern der Gesundheitsversorgung einen wesentlichen Vorteil zur Realisierung der politisch gewollten und ökonomisch sinnvollen integrierten Versorgung. Wenn es dem Krankenhaus gelingt, das verbindende Glied bzw. das *fokale Unternehmen* zwischen den übrigen

---

[458] Voraussetzung für den wirkungsvollen Einsatz der dynamischen Telemedizin ist ein vorausgehende Qualifizierung des Patienten im Sinne eines Empowerment. Vgl. Enste/Gouthier (2000), S. 380.

[459] Vgl. Sachverständigenrat (1998), S. 202-223. Im schwedischen Vorzeigekrankenhaus, „Europas modernstem Krankenhaus", in Sunderby sind Bilder und Befunde von jedem Computer im Haus abrufbar. Selbst die Hausärzte der Region haben einen direkten Zugang in das Informationssystem des Krankenhauses und können das erforderliche Röntgenbild samt Expertenbefund auf ihrem Computer laden. Selbst die Rettungswagen sind mit dem Informationssystem vernetzt. Über Satellit können die Rettungssanitäter von der Krankentrage aus Daten, wie etwa das EKG des Patienten, in die Klinik senden, wo die Ärzte in der Notaufnahme bereits vorbereitet sind. Mittels des Informationssystems können Doppeluntersuchungen und Fehldiagnosen minimiert sowie Wartezeiten und Durchlaufzeiten verkürzt werden. Vgl. Spiekwak (2000), S. 3 f.

[460] Vgl. zur Bedeutung des Internet für die Entwicklung der Gesundheitsversorgung Schurr/Brucksch/Lenz (2000); Hudson-Thrall (2000); Sarudi (2000); Morrison (1999).

Netzwerkteilnehmern zu werden, bieten sich ihm zusätzliche Marktchancen sowie Optimierungspotentiale. So stellt das Internet zukünftig eine entscheidende Voraussetzung zur Generierung von Wettbewerbsvorteilen dar. Es bietet die technologische Grundlage zur Übernahme neuer Steuerungs- und Informationsfunktionen, zum Aufbau von überlegenen Versorgungsketten im Kontext eines SCM und einer *Architectual Innovation* sowie hinsichtlich eines professionellen Wissensmanagements.

Zum jetzigen Zeitpunkt ist keineswegs klar, welchen Akteuren der Gesundheitsversorgung (Krankenkassen, niedergelassene Ärzte, Krankenhaus u.a.) es in den nächsten Jahren gelingen wird, diese Funktionen zu übernehmen, und auf welche Weise solche Aufgaben finanziert werden. Andererseits eröffnen sich für Krankenhäuser als zentrales Bindeglied einer solchen „Wired Healthy Community" zusätzliche Chancen im Hinblick auf eine Markenbildung und eine höhere Patienten- und Kundenloyalität sowie die Freisetzung weiterer Optimierungspotentiale. Neben den Möglichkeiten einer verbesserten Steuerung des Patienten durch die Versorgungskette eröffnet das Internet Wege (1) zu einer verbesserten Information des Patienten und der niedergelassenen Ärzte des Gesundheitsnetzes, (2) zu einer schnelleren und fundierteren Information durch die Hinzunahme weiterer Experten sowie (3) eines direkten Kontaktes mit dem jeweiligen Spezialisten.

In Zukunft ist davon auszugehen, daß solche Krankenhäuser einen Wettbewerbsvorsprung besitzen, die Teilnehmer eines erfolgreichen und überlegenen Gesundheitsnetzwerkes bzw. einer *Healthy Community* sind.[461] Eine *Healthy Community* muß nicht zwangsläufig auf eine Region oder eine Stadt bezogen werden; vielmehr kann es sinnvoller sein, Menschen mit einem spezifischen Krankheitsbild (z.B. Diabetes-Netzwerk) oder Mitarbeiter eines bestimmten Arbeitgebers (z.B. VW-BKK) zusammenzuführen. Bei dem Aufbau einer solchen Healthy Community wird die bestehende Know-how-Basis der Teilnehmer des Gesundheitsnetzes, die Benutzerfreundlichkeit und das Funktionieren der eingesetzten Netzwerktechnologie einen wesentlichen Wettbewerbsvorteil bilden. Innovative Prozeßtechnologien sowie ein professionelles Wissensmanagement gewinnen innerhalb einer erweiterten Wertschöpfungskette einen wachsenden Stellenwert für die erfolgreiche Steuerung eines Krankenhauses. Aufgrund der geschilderten Situation wird die Notwendigkeit nach einem

---

[461] Vgl. dazu auch die Ausführungen von MÜNCH: „Als Non-Profit-Leistung zur Effizienzsteigerung werden Lösungen für Datenverbundsysteme für zuweisende Ärzte entwickelt, aus denen neue Dienstleistungen generiert werden können. Eine sehr hohe Bedeutung geben wir in der Zukunft der Anbindung von potentiellen und tatsächlichen Patienten über das Internet. Das Internet wird in vielerlei Hinsicht zu enormen Veränderungen der Struktur jedes Krankenhauses führen, und es müssen wichtige Basisentscheidungen getroffen werden, um die mit der Veränderung sich ergebenden Chancen nutzen und die entstehenden Risiken zu vermeiden." Meurer (2000), S. 365.

Managementmodell deutlich, das Krankenhäuser in die Lage versetzt, durch seine Teilmodule einerseits ein Management des medizinischen und medizinisch-technischen Know-hows und andererseits die optimierte und innovative Gestaltung einer erweiterten Versorgungskette zu leisten. Das BHM versucht diesen Anforderungen mit seinen Einzelmodulen zu entsprechen.[462]

Daneben erschließen sich durch den Einsatz von E-Health erhebliche Rationalisierungspotentiale durch die Zusammenführung von zersplitterten Informationen innerhalb der Versorgungskette und Bereitstellung von aufgearbeitetem medizinischen Know-how in diversen Datenbanken.[463]

> „Die Abläufe im Gesundheitswesen bieten enorme Potentiale zur Erhöhung der Effizienz. Durch die starke Fragmentierung und die oft nur mangelhaft ausgeprägte Zusammenarbeit der verschiedenen Akteure bei einer gleichzeitig ständig steigenden Wissens- und Datenflut werden viele Ressourcen unnötig verschwendet.“[464]

Kooperative Maßnahmen im Sinne des *Co-opetition*-Ansatzes können die Wirkungen des Internet deutlich verstärken. Die Mehrzahl der forschungsmethodischen Ausführungen zum Innovationsmanagement gehen davon aus, daß ein Unternehmen über die meisten der benötigten Ressourcen verfügt. Diese Annahme ist, bedingt durch den hohen Komplexitätsgrad und die damit verbundenen steigenden Kosten angesichts eines fortschreitenden Finanzierungsengpasses in der Gesundheitsbranche, für das Feld der medizinischen und medizinisch-technischen Ressourcen unrealistisch. Die Mehrzahl der Innovationen erfordert daher kooperative Maßnahmen und die Integration komplexer Systeme.[465] Vor diesem Hintergrund ergibt sich auch für Krankenhäuser ein erheblicher Kooperationsbedarf (z.B. mit Pharmaunternehmen oder Medizingeräteherstellern) zur Verbesserung ihrer Innovationsfähigkeit. Für den Aufbau eines effizienten und effektiven Versorgungsnetzwerkes stellen Kooperation und Internet zwei entscheidende Voraussetzungen dar.

---

[462] Vgl. dazu die Ausführungen zum Lean Management und Supply Chain Management in den Kapiteln 4.1 und 5.3.1.

[463] Solche Managementaktivitäten finden unter der Berücksichtigung datenschutzrechtlicher Bestimmungen statt, die gegenwärtig die Möglichkeiten des Informationsaustausches gravierend einschränken.

[464] Porsche (2000), S. 214. Zum Beispiel werden über 30 % aller Diagnostik-Untersuchungen unnötig praktiziert, weil die Informationen nicht verfügbar sind und Therapien werden nicht optimal durchgeführt, weil Vorbefunde fehlen oder aktuelle wissenschaftliche Erkenntnisse nicht zur Verfügung stehen. Vgl. Porsche (2000), S. 214.

[465] Vgl. Hamel/Prahalad (1995), S. 66 f.

3.2.3.8.4 Medizinische Trends des 21. Jahrhunderts

Neben den derzeit viel diskutierten Möglichkeiten und Auswirkungen des Internet existiert eine Reihe von schwachen Signalen, die Rückschlüsse auf die zukünftigen Strukturen und medizinischen Entwicklungen der Krankenhäuser und der Gesundheitsbranche allgemein zulassen: So dürfte sich die Gesundheitsversorgung zunehmend von einer *Diagnose- und Behandlungsmedizin* hin zu einer *Vorsorge- und Präventionsbehandlung* wandeln. Biosensorische Geräte zur Selbstdiagnostik sowie sogenannte „*Wearable Personal Computers*" werden in diesem Kontext an Bedeutung gewinnen. Eine solche Gesundheitsvorsorge oder Prophylaxe stellt einen weiteren Schritt hinsichtlich eines *Empowerment* des Patienten dar.[466] Zahlreiche Einrichtungen der Akutversorgung werden weiträumig dezentralisiert und operative Eingriffe zunehmend ambulant oder im Rahmen eines *Home Care Systems* durchgeführt werden. Ferner ist mit einem starken Zuwachs an endoskopischen Verfahren zu rechnen, der von einer *Inpatient-* zu einer *Outpatient-Chirurgie* führt. Insgesamt kann von einem Rückgang der operativen Eingriffe ausgegangen werden. Krankenhäuser dagegen werden sich zunehmend psychosozialen Krankheiten oder ernsthaften und wenig bekannten Infektionen zuwenden müssen. Angesichts eines weiteren Anstiegs der Lebenserwartung wird es in den Krankenhäusern zu einem wachsenden Bedarf an Spezialisten und Ärzten im Bereich Geriatrie kommen. Vor diesem Hintergrund wird der Bedarf an akademisierten Pflegekräften deutlich zunehmen. Ferner wird die Behandlung von Krankheiten wie Krebs, AIDS und Alzheimer sowie die Wiederherstellung von defekten oder zerstörten Genen durch medizinische Verfahren möglich werden. Die Gesundheitsbranche insgesamt wird durch einen starken Zuwachs an alternativen Therapien und Anbietern in diesem Bereich geprägt werden.[467] Nicht zuletzt werden Methoden (z.B. Langzeitstudien) zur frühzeitigen Erkennung von Krankheitsrisiken oder Auswertungen genetischen Datenmaterials sowie Präventivmedizin mittels Genaustauschtherapie zu einem festen Bestandteil der medizinischen Versorgung gehören.[468]

3.3 Analyse systeminterner Einflußgrößen

Die Dominanz der markt- und wettbewerbsorientierten Unternehmensführung bis in die neunziger Jahre hinein hat zu einer Vernachlässigung betriebsinterner Einflußgrößen des Unternehmenserfolgs geführt. Dank des RBV und korrespondierender Studien konnte jedoch festgestellt werden, daß sich die Varianz des Unternehmenserfolgs – in Abhängigkeit von situativen Rahmenfaktoren – häufig weniger über die

---

[466] Vgl. Enste/Gouthier (2000), S. 380.

[467] Nach einer Studie der Stanford University gaben 69% der Amerikaner an, im vergangen Jahr auf eine Form der Alternativmedizin zurückgegriffen zu haben. Vgl. Flower (2000).

[468] Vgl. ausführlich zu den Trends im Gesundheitsbereich Flower (1999); Bergmann (1993a).

Konfiguration der Branchenstruktur oder der Marktverhältnisse erklärt, als vielmehr über den Aufbau, den Schutz und den effektiven wie effizienten Einsatz einzigartiger interner Erfolgspotentiale.[469] Diese bisher vorherrschende Outside-in-Perspektive wird im Kontext eines BHM erweitert um die Inside-out-Perspektive des RBV, um den Unternehmenserfolg nunmehr „multiparadigmatisch" erklären zu können. Die momentan diskutierte Balanced Scorecard versucht die theoretischen Unausgewogenheiten bei der Herleitung und Prognose des Unternehmenserfolgs durch die Integration interner und externer Erfolgspotentiale im Rahmen eines Vier-Säulen-Modells zu beseitigen, indem neben den „üblichen" Markt- und Wettbewerbsaspekten explizit die dem Markterfolg vorgelagerten internen Erfolgspotentiale als zentrale Steuerungsgrößen (z.B. Lernen, Wachstumsziele, Prozesse) thematisiert werden.[470]

Die mangelnde Berücksichtigung der internen Perspektive hat dazu geführt, daß zur Analyse der systeminternen Stärken und Schwächen von Unternehmen deutlich weniger Methoden und Tools zur Verfügung stehen als für die Untersuchung der externen Bedingungen.[471] Das 5-Faktoren-Modell dient im Rahmen der EPA als Analysegrundlage zur Erfassung der krankenhausinternen Einflußgrößen. Die folgenden Ausführungen bewegen sich zwangsläufig auf einem eher abstrakten Niveau, weil die konkrete Anwendung der Verfahren zur internen Unternehmensanalyse auf die spezifische Entscheidungssituation einjustiert werden muß. An dieser Stelle sei angemerkt, daß die Unterscheidung in interne und externe Analysefelder in der Realität mit zunehmender Auflösung der Unternehmensgrenzen häufig zur Makulatur wird, so daß eine derart stringente Differenzierung lediglich aus didaktischen Gründen Sinn macht. Zwischen internen und externen Bedingungen bestehen häufig erhebliche Interdependenzen. So können Unternehmen einerseits über ihre Strategien häufig mittelbar oder unmittelbar Einfluß auf ihr externes Planungsumfeld nehmen, während von diesem wiederum wichtige Impulse für die Gestaltung der Unternehmensinterna ausgehen. Komplexitätstreibend kommt hinzu, daß die in vielen Lehrbüchern angenommene Markt-versus-Hierarchie-Dichotomie

---

469 Vgl. z.B. Rumelt (1991).

470 Vgl. Kaplan/Norton (2001).

471 "To date, the development of tools for analyzing environmental opportunities and threats has proceeded much more rapidly than the development of tools for analyzing a firm's internal strengths and weaknesses." Barney, J.B. zitiert nach Ginter/Swayne/Duncan (1998), S. 111. Nahezu alle Standardlehrbücher zum strategischen Management gewichten die Analyse der Chancen und Risiken weitaus stärker als die Analyse der Stärken und Schwächen, wie sich an der Anzahl der diesbezüglich diskutierten Methoden und Heuristiken zeigt. Zu den populärsten Tools zur Analyse des externen Planungsumfeld zählen u.a. die folgenden Ansätze: 5-Forces-Modell, Konzept der strategischen Gruppen, strategische Erfolgsfaktorenforschung, Environmental Scanning, Monitoring & Forecasting, Cross-Impact-Analysen, Szenario-Analysen, strategische Markt- und Konkurrenzforschung als Rahmenkonzept. Dagegen wurden zur Evaluation der Stärken und Schwächen zumeist lediglich einfache Profildarstellungen empfohlen.

in der Praxis an Relevanz einbüßt, weil in vernetzten Organisationen changierende Übergänge zwischen Marktlösungen und Unternehmenslösungen bestehen.

3.3.1 Der Resource Based View als analyseleitender Bezugsrahmen

Die Analyse systeminterner Einflußgrößen ist nur unter Bezugnahme auf den Resource Based View und seiner Implikationen für den Aufbau komparativer Konkurrenzvorteile möglich. Der RBV erklärt den Unternehmenserfolg über die Akkumulation, die Verfügungsgewalt und den gleichermaßen effektiven wie effizienten Einsatz erfolgskritischer Ressourcen.[472] Im Gegensatz zur Structure-Conduct-Performance-Hypothese der Industrieökonomie, die ihren Niederschlag in der wettbewerbsorientierten Managementforschung um ihren Protagonisten *Porter* findet,[473] verkehren die Vertreter des RBV diese Outside-in-Perspektive des Unternehmenserfolgs in eine inside-out-orientierte Resource-Conduct-Performance-Perspektive.[474] Während die industrieökonomisch geprägte Managementlehre den Unternehmenserfolg primär auf eine durch Marktbarrieren protektionierte Positionierung in attraktiven Branchen zurückführt,[475] kommt die ressourcenorientierte Managementlehre zu einem entgegengesetzten Ergebnis. Hiernach ist weniger die Branchenattraktivität erfolgsdeterminierend als vielmehr ein zielführendes Ressourcen- respektive Kompetenzenmanagement.

Die Empirie zum RBV zeigt, daß zahlreiche Unternehmen in objektiv betrachtet unattraktiven Branchen prosperieren können, sofern sie über einzigartige Ressourcenveredelungsprozesse, Kompetenzen und sonstige interne Erfolgspotentiale verfügen, die zu unangreifbaren Positionen in den bearbeiteten Absatzmärkten beitragen.[476] Subjektiv interpretiert ist die Branchenattraktivität damit nicht nur eine Funktion „harter" industrieökonomischer Rahmendaten, sondern auch eine Funktion unternehmensspezifischer Ressourcen, um sich an die vorherrschenden Branchenbedingungen bestmöglich anzupassen bzw. diese sogar aktiv zum eigenen Vorteil zu beeinflussen.[477] Zwar manifestieren sich kapitalisierbare Wettbewerbsvorteile auf den Absatzmärkten in Form eines überlegenen Preis-/Leistungsverhältnisses bei den

---

472 Vgl. grundlegend Rasche (1994) als einer der Protagonisten des Resource Based View im deutschsprachigen Raum.

473 Vgl. insbesondere Porter (1980) und (1985).

474 Vgl. z.B. Barney (1986) und (1991), Collis (1991a/b); Grant (1996); Hill/Deeds (1996); Prahalad/Hamel (1990); Penrose (1959).

475 Vgl. grundlegend Teece/Pisano/Shuen (1997).

476 Vgl. hierzu insbesondere Bowman/Helfat (2001), S. 1 ff.; Bryan/Lyons/Rosenthal (1998), S. 19; Makadok (1999), S. 935 ff.; Mauri/Michaels (1998), S. 211; Roquebert/Phillips/Westfall (1996), S. 653 ff.; Rumelt (1991), S. 167 ff.

477 Vgl. weiterführend Child (1997) und Hill/Deeds (1996).

angebotenen Produkten, doch reicht es im Sinne des RBV nicht aus, nur die „letzten hundert Meter eines Marathonlaufs" zu betrachten.[478] Vielmehr sind Absatzmarktvorteile oftmals lediglich das Ergebnis einer Reihe vorgeschalteter Ressourcenveredelungs- und Ressourcenbeschaffungsprozesse, die ihren Ursprung an korrespondierenden Faktormärkten nehmen.

Diese weisen in Abhängigkeit von den zu beschaffenden Inputfaktoren eine unterschiedliche Funktionsfähigkeit auf. Während für generische Inputfaktoren in der Regel weitgehend vollständige Faktormärkte existieren, erweisen sich diese für transaktionsspezifische Ressourcen als chronisch ineffizient, so daß für die Beschaffung idiosynkratischer Ressourcen ein komplettes Marktversagen konstatiert werden muß. Insbesondere Kernkompetenzen, in ihrer Funktion als sozial-komplexe, interaktive und oftmals historisch gewachsene Handlungsmuster lassen sich in der Regel nicht auf dem Marktwege beziehen, weshalb sie entweder eines organischen Aufbaus bedürfen oder in Lernallianzen kreiert werden müssen. Diese komplexen Erfolgsmuster erweisen sich aufgrund ihrer Einzigartigkeit als weitgehend immun gegenüber der Imitationsbedrohung. Dagegen bleibt die Substitutionsgefahr in dynamischen Umwelten allgegenwärtig, weil sich insbesondere spezifische Ressourcen allgemein einem höheren Erosions- und Substitutionsrisiko ausgesetzt sehen als generische Einsatzfaktoren.[479] Letztere können aufgrund ihrer leichten Beschaffbarkeit allerdings kaum die Quelle dauerhafter Wettbewerbsvorteile sein, weshalb Unternehmen nicht darauf verzichten können, einen Mindestbestand an hochgradig spezialisierten Ressourcen („Commitments") zu akkumulieren, um nicht zu Organisationen ohne Spezialisierungsvorteile zu verkommen.[480] Den Ausweg aus diesem Spezifitäts-/ Flexibilitätsdilemma sehen die Vertreter des RBV in der Aneignung hybrider Ressourcen im Sinne von dynamischen Kompetenzen.[481] Allerdings werden wenig konkrete Aussagen darüber abgegeben, wie derartige „Wunderwaffen" beschaffen sein sollen und wie sich diese aufbauen lassen. Trotz dieses Defizits ist es dem RBV zu verdanken, daß sich der Fokus der betriebswirtschaftlichen Forschung nach Jahren der Außenorientierung bei der Analyse des Unternehmenserfolgs dem Aufbau und der Verteidigung interner Erfolgspotentiale zuwendet.

Die Mechanik des RBV läßt sich in besonderer Weise auf den Gesundheitssektor übertragen, weil der Erfolg einer dienstleistungsorientierten Wertschöpfung entscheidend auf dem Erwerb und Einsatz intangibler Ressourcen basiert. Diese immateriellen Dienstleistungspotentiale lassen sich in krankenhausbezogene Aktivposten einerseits und medizinische, pflegerische sowie administra-

---

[478] Vgl. Prahalad/Hamel (1990).

[479] Vgl. zu diesen Ausführungen grundlegend Rasche (1994).

[480] Vgl. weiterführend Michalski/Rasche (2000); Rasche (2000a/c).

[481] Vgl. Eisenhardt/Martin (2000); Teece/Pisano/Shuen (1997).

tive Kompetenzen andererseits differenzieren. Während Aktivposten im hier verstandenen Sinne Bestandsgrößen repräsentieren (z.B. Infrastrukturen, Reputation, Kapital) stellen Kompetenzen Stromgrößen dar, die die effektive Transformation von Ressourcen im allgemeinen und Aktivposten im besonderen in konkurrenzfähige Absatzleistungen unterstützen.

Im Gesundheitswesen basiert die Wettbewerbsfähigkeit der Akteure entscheidend auf personal- und prozeßinduzierten Wettbewerbsvorteilen, für deren Aufbau und Verteidigung entsprechende Dienstleistungspotentiale in Form einzigartiger Medizin-, Pflege- und Managementkompetenzen erforderlich sind. An dieser Stelle wird bewußt zwischen Managementkompetenz und administrativer Kompetenz differenziert, um zu betonen, daß sich die Krankenhausleitung in dynamischen Umwelten nicht lediglich mit einer Verwaltung des Status quo begnügen darf. Vielmehr haben zahlreiche Gesundheitsinstitutionen ein großes Management- und Führungsdefizit, das sich nicht allein durch operative Verbesserungen im Verwaltungsapparat beseitigen läßt. Derartige Schwachstellen im Bereich der strategischen Unternehmensführung haben häufig einen operativen Inkrementalismus zur Folge, der bis hin zur Marketing-Myopie reicht, wenn Organisationen ihren Geschäftszweck zu eng definieren und dabei gravierende Umweltveränderungen verkennen.[482] Diese Form der strategischen Kurzsichtigkeit läßt sich zumeist auf eine dominante Führungslogik in Verbindung mit einer selektiven Managementwahrnehmung zurückführen. In letzter Konsequenz ist eine Verengung des strategischen Sichtfelds die Folge, die zu einer Negierung bzw. Fehleinschätzung externer Entwicklungen führt. Das sogenannte Not-Invented-Here-Syndrom ist Ausdruck einer primär vergangenheitsorientierten und innenfokussierten Betriebsführung, bei der die historischen Erfolgsmuster unreflektiert in die Zukunft projiziert werden.

Im Sinne des RBV bestehen für Leadership-Kompetenzen chronisch ineffiziente Faktormärkte, wie sich am Beispiel der Knappheit exzellenter Führungsqualitäten zeigt. Aufstrebende High Potentials und erfolgreiche Top-Manager werden zunächst in illustre Branchen drängen, die mit Spitzengehältern und attraktiven Stock-Options-Plänen locken, so daß für die relativ unattraktive Gesundheitsbranche ein Mangel an Spitzenkräften konstatiert werden muß. Zukünftig wird deshalb eine zentrale Führungsaufgabe im strategischen Personalmanagement von Gesundheitsinstitutionen darin bestehen, Leadership-Kompetenzen „organisch" im Rahmen interner Qualifizierungsprogramme aufzubauen. Im hier verstandenen Sinne darf sich die Managementfunktion in Gesundheitseinrichtungen nicht lediglich auf die Leitungsspitze reduzieren. Wie die Erfahrung aus dem erwerbswirtschaftlichen Bereich zeigt, zeichnen sich Hochleistungsorganisationen durch die Fähigkeit zur Multiplikation und Delegation von Managementkompetenzen aus, um

---

[482] Vgl. grundlegend Levitt (1960).

die organisatorische Handlungs- und Entscheidungsfähigkeit auf eine breite Basis zu stellen.[483] Diese Form der Bevollmächtigung („Empowerment") der Mitarbeiter impliziert für das Gesundheitswesen eine stärke Einbeziehung des pflegerischen und therapeutischen Personals in die Managementkonzeption des Krankenhauses. Abbildung 18 verdeutlicht zusammenfassend die Implikationen des RBV für das strategische Kompetenzenmanagement in Gesundheitseinrichtungen.

Abbildung 18: Der RBV im Krankenhaus

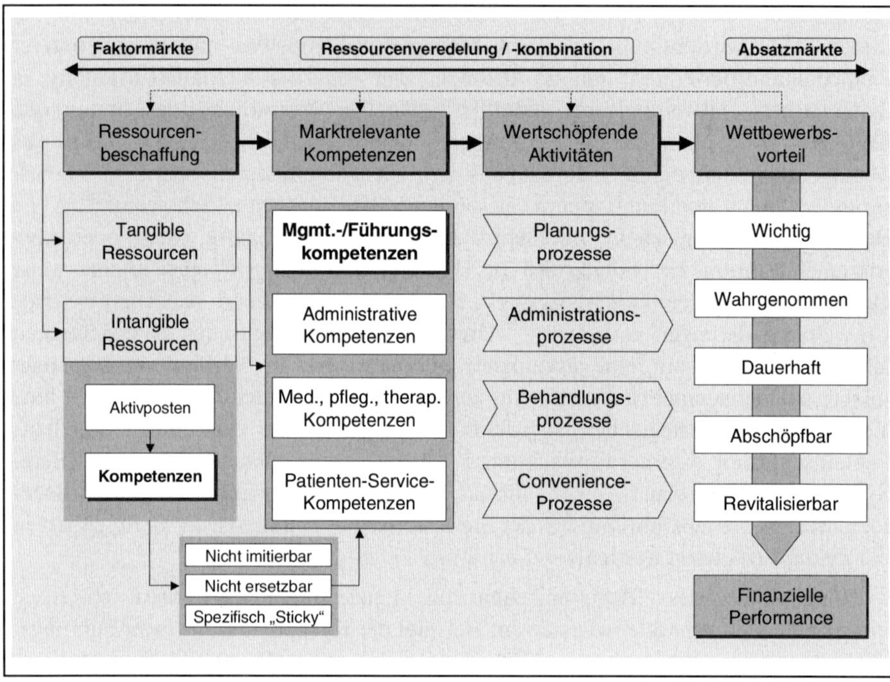

Quelle: Eigene Abbildung

Enge Anknüpfungspunkte bestehen zwischen diesem Ansatz und dem Konzept der Wertkette, das die Wertschöpfung der Unternehmung auf ihre Stärken und Schwächen gegenüber der Konkurrenz entlang der betrieblichen Primär- und Supportaktivitäten zu analysieren beansprucht. Der Unterschied zur Wertkette besteht in diesem Modell in der expliziten Berücksichtigung der Faktormarktseite und der kausalen Einflußgrößen, die im idealtypischen Fall die Transformation von Faktormarktvorteilen in Absatzmarktvorteile begünstigen. Den Transmissionsriemen zwischen Faktor- und Absatzmärkten bildet im konkreten Fall das Krankenhaus,

[483] Vgl. Chakravarthy/Gargiulo (1998)

dem die Gestaltungsaufgabe zufällt, die Transformationsprozeß von unspezifischen bzw. semispezifischen Inputfaktoren in konkrete Wettbewerbsvorteile und eine letztlich superiore finanzielle Performance zu überführen.

Den nachfolgenden Ausführungen liegt implizit die Logik des RBV zugrunde, die das Komplement zur Außenorientierung des Market Based View respektive dem wettbewerbsorientierten Managementansatz bildet. Zusammen betrachtet, reflektieren beide Perspektiven den SWOT-Ansatz. Die folgende interne Organisationsanalyse von Krankenhäusern folgt dem 5-Faktoren-Modell, das zentrale Aspekte des RBV aufgreift. Organisationsanalysen bedürfen in ihrer praktischen Durchführung immer einer konkreten Einzelfallbetrachtung, weshalb sich die Ausführungen zu diesem Thema zwangsläufig auf abstraktem Niveau bewegen. Jedoch werden die zentralen Ansatzpunkte für Identifikation interner Erfolgs- und Mißerfolgspotentiale transparent.

3.3.2 Konstitutionelle und strukturelle Veränderungen

Die derzeitige Organisation von Krankenhäusern ist durch Strukturen gekennzeichnet, die denen einer „Manufaktur der vorindustriellen Zeit" gleichen. In dieser Struktur arbeiten Ärzte als sogenannte „Künstlerhandwerker". Die Leistungserbringung erfolgt „auf Zuruf" und in einer Art „Haufenorganisation" arbeitet jeder mehr oder weniger für sich. Spezialisierung in der Manufaktur verhindert die interdisziplinäre Leistung.[484] Der Patient wird in einer Art „Sprungverfahren" durch das Haus geleitet. Er trifft im Aufnahmebereich meist auf die geringste Kompetenz. Angehende Ärzte im Praktikum oder Assistenzärzte in Weiterbildung starten die Behandlung.[485] Hier wird deutlich, welche Leerkostenpotentiale das Krankenhaus in einer solchen Konzeption besitzt, ohne dabei auf die qualitativen Defizite einzugehen. Weiterhin haben mangelnde Infrastrukturinvestitionen und permanentes Desinvestment das Krankenhaus wettbewerbsunfähig gemacht. Die deutschen Krankenhäuser leiden unter einer ständigen Kompensation unterlassener Investitionen durch betriebskostensteigernde Maßnahmen. Verursacht wird dies durch das duale System und die im öffentlich-rechtlichen System nicht vorhandene Vorfinanzierungsfähigkeit von Rationalisierungsinvestitionen, aber auch die mangelnde Bereitschaft, Rationalisierungsfolgen zu akzeptieren.[486]

---

[484] Vgl. Münch (1997a), S. 8.

[485] „(Was passiert, wenn ein Patient in ein Krankenhaus kommt?) Der niedergelassene Arzt weist ihn unter eigener zum Teil unsicherer Diagnose, im Normalfall direkt auf die Station ein. Der Patient wird von der Verwaltung aufgenommen, von der Schwester der Station abgenommen und zu seinem Bett gebracht. Dann kommt als erstes Kompetenzzentrum ein Assistenzarzt mit einjähriger Facharztweiterbildung. Dieser veranlaßt nun entsprechend seinen Fähigkeiten und gewissen Standards, die ihm aus Sicherheitsgründen vorgegeben sind, die aber dem konkreten Fall meist nur zur Hälfte nutzen eine Vielzahl von kostenträchtigen Maßnahmen." Münch (1996), S. 76 f.

[486] Vgl. Münch (1997), S. 9 f.

Standort und strukturelles Design von Krankenhäusern werden sich in den nächsten Jahren drastisch verändern. Dabei wird das Krankenhaus nicht mehr als „monolithische Einrichtung" an einen festen Standort gebunden sein, sondern kann als eine Art Gesundheitszentrum in netzwerkähnlicher Gestalt seine Leistungen in sogenannten „Satellitenorganisationen", wie u.a. in Privathaushalten, sozialen Einrichtungen oder auch Unternehmen erbringen.[487] Dennoch stellt die Standortwahl für Gesundheitseinrichtungen nach wie vor einen wesentlichen Erfolgsfaktor dar.[488] Der „Standort" wird darüber hinausgehend nicht mehr nur begriffen als „Standort verbunden mit einem Gebäude und der dazugehörigen Facility", sondern als „Standort von Informationen und Know-how". Die EUROMED-Klinik in Fürth hat mit der Besetzung eines neuen Geschäftsfeldes „Consulting" einen solchen Weg beschritten:

> „Das nun angesammelte Know-how in Form von personeller und konzeptioneller Infrastruktur ist zwanglos vermarktbar. Dies gilt mit Sicherheit auch für andere Einrichtungen im Gesundheitswesen. Der Vorteil bei diesem Konzept liegt eindeutig in dem Vorhandensein des entsprechenden Anwendermodells vor Ort, dies führt zu einem eindeutigen Alleinstellungsmerkmal im Vergleich zu klassischen Beratungsunternehmen. Wir haben somit durch Ausgründung der ENTACON GmbH Management Systeme bereits vor fast eineinhalb Jahren die Gelegenheit genutzt, um unsere Beratungskompetenz in den genannten Bereichen den Marktteilnehmern anzubieten."[489]

Auf diese Weise definiert sich die Aufgabe von Krankenhäusern auf eine völlig neue Weise. Patienten können z.B. zu Hause durch den Einsatz von interaktiver Telemedizin behandelt werden, während Spezialisten im Krankenhaus den Informationsaustausch steuern.[490]

> "The hospital will not be a place you go, but something that comes to you."[491]

An das Krankenhaus in seiner heutigen Struktur und seinem damit verbundenen Angebot werden vor allem noch das erforderliche Angebot an Notfall- und Intensivmedizin sowie einige diagnostische Angebote erinnern. Andere Leistungen werden mobil, zu Hause oder in sogenannten Satellitenorganisationen, wie z.B.

---

[487] Vgl. Bergman (1993b), S. 29.

[488] "The location of a hospital's physical plant can be worth a great deal simply because there is no easy way to duplicate a location that will provide equal or better patient convenience." Ginter/Duncan/Swayne (1998), S. 124.

[489] Wiesinger, Vorstand Medizin und Klinikwesen EuromedClinic Fürth, zitiert nach Meurer (2000), S. 369.

[490] Vgl. PricewaterhouseCoopers (2000), S. 15 ff.

[491] Bergman (1993b), S. 29.

in Reise-MRIs (Röntgeneinrichtungen in Einkaufszentren), angeboten werden.[492] Dabei wird sich vor allem die Grenze im Leistungsangebot zwischen Krankenhäusern und ambulanten Anbietern nicht mehr klar definieren lassen. Insgesamt wird ein Teil der angestammten Gesundheitsleistungen nicht mehr von Krankenhäusern erbracht werden, das heißt, ein Teil der Wertschöpfungskette wird von anderen Akteuren, die in das bisherige Leistungsspektrum des Krankenhauses eindringen, übernommen werden. Neben den traditionellen Beschäftigungs- und Organisationsformen treten neue Gestaltungsformen ärztlicher und pflegerischer Zusammenarbeit. Medizinische und pflegerische High-Potentials werden in medizinischen Consulting-Unternehmen oder Ärztenetzwerken mit Markenbildung ihr Know-how zur Verfügung stellen. Das Krankenhaus wird einerseits auf solche Beratungsleistungen zurückgreifen und andererseits selbst als Anbieter von medizinischen und pflegerischen Consultingleistungen auftreten.[493]

Die Anforderungen einer integrierten Versorgung sowie die Einführung der DRG-Pauschalen werden zusammen mit dem Suchen nach weiteren Kostensenkungspotentialen zu einer Zunahme der Konzentration im Krankenhausbereich führen. Deshalb wird es um so wichtiger für Krankenhäuser werden, neue Formen der Organisation und Finanzierung zu finden.

> „Es ist schon verwunderlich, dass die Privatwirtschaft von einer länderübergreifenden Fusionswelle erfasst ist, während die Krankenhäuser oft noch lokale ‚Kirchturmpolitik' betreiben. Dies kann als ein Zeichen von noch zu geringer Wettbewerbsintensität interpretiert werden, oder aber die öffentlichen Träger haben die Zeichen des Wettbewerbs noch nicht verstanden. [...] Wer heute noch Kirchturmpolitik betreibt, wird morgen aus dem Wettbewerb gedrängt."[494]

Nach einer vordergründigen *Downsizing-Politik* in zahlreichen Krankenhäusern sollte jedoch nicht der Umkehrschluß in einem überzogenen *Upsizing* bestehen. Vielmehr wird es darum gehen, wie bereits *Herzlinger* in ihren Ausführungen zu einer *Market Driven Healthcare* aufzeigt, ein *Rightsizing* zu betreiben.[495] Die in der Krankenhausstudie von Arthur Andersen prognostizierte Konzentration der deutschen Krankenhauslandschaft[496] scheint angesichts der in den USA gewonnenen Erfahrungen mit einem unreflektierten „Krankenhaus-Gigantismus" äußert fraglich. Zwar steht ein Fortschreiten des Konzentrationsprozesses außer Frage, doch wird es ebenso wie in anderen Industrien auch in der Kranken-

---

[492] Vgl. Robbins (1996), S. 40.

[493] Vgl. Morrison (1999a).

[494] Neubauer (2000b), S. 382.

[495] Vgl. Herzlinger (1997), S. 108 ff.

[496] Vgl. ArthurAnderson (2000), S. 21 ff.

hausbranche sogenannte *Hidden Champions*[497] geben. Dabei werden M & A, Joint Ventures, Partnerschaften und Kooperationen zukünftig nicht nur zwischen Gesundheitseinrichtungen bestehen, sondern werden sich auf den industriellen und übrigen Dienstleistungssektor ausdehnen. Insbesondere in sehr know-how- oder kostenintensiven Bereichen, wie z.B. im E-Commerce-Bereich, in denen Krankenhäuser klassischerweise über eine ungünstigere Ressourcenbasis verfügen, tragen derartige Kooperationen zu einer überlegenen Wettbewerbsposition der Krankenhäuser bei.[498] Ferner stellen Kooperationen und Spezialisierungen bei einer Krankenhausfinanzierung durch Fallpauschalen, die derzeit durch die Einführung der DRGs als Finanzierungsbasis nochmals verstärkt wird, aus einzelwirtschaftlicher und gesamtgesellschaftlicher Sicht nachweislich eine ökonomisch sinnvolle Strategie dar.[499]

Neben einer horizontalen und vertikalen Integration stellt das „virtuell integrierte Unternehmen" für Krankenhäuser eine interessante Alternative dar.[500] Statt einer schwierigen Verschmelzung und Zusammenführung der vorhandenen Aktivposten *(Assets)* der Merger-Partner, bedarf das *virtuelle Gesundheitsunternehmen* eines Managements der einzelnen Leistungs- und Servicekomponenten durch Kontrakte.[501] Mittels entsprechender Zielvereinbarungen kann das Fundamentalprinzip in einem virtuellen Gesundheitsunternehmen seine volle Wirkung entfalten. Die Versorgungskette bzw. das Versorgungsnetz bieten ein *Kontinuum an Gesundheitsbündeln*, die durch die Mitglieder bzw. den Patienten nachgefragt werden können. Dem Krankenhaus selbst bietet sich durch eine Stellung als Systemintegrator in der Versorgungskette neue Betätigungsfelder. So planen bspw. die Sana-Kliniken im Sinne eines Supply Chain Managements ein EDV-Betreiberzentrum für Krankenhäuser sowie die Bildung eines regionalen Logistikzentrums. Daneben werden an verschiedenen Standorten im Rahmen eines integrierten Gesundheitszentrums Arztpraxen im Krankenhaus angesiedelt. – „Entschieden wurde auch der ‚Know-how-Aufbau' in Netzwerkmanagement sowie die aktive Beteiligung an Arztnetzwerken vorangetrieben. Die Sana Kliniken GmbH setzt sich seit einigen Jahren mit der Besetzung neuer Geschäftsfelder auseinander. So hat sie sich auf dem Marktsegment der krankenhausunterstützenden Dienstleistungen [...] positioniert."[502]

---

497 Vgl. ausführlich zum Sachverhalt der „Hidden Champions" Simon (1996).

498 Vgl. KPMG (1998), S. 21.

499 Vgl. Meyer/Harfner (1999), S. 149 ff; vgl. dazu auch Neubauer (2000b), S. 382-385.

500 Vgl. Wrenn (1998), S. 271; Colie (1995); o.V. (1995); Goldsmith (1994).

501 Vgl. Boland (1996), S. 16.

502 Der Geschäftsführer der Sana Kliniken-Gesellschaft mbH München, SCHWARZ, äußerte sich hinsichtlich der zukünftigen Positionierungspolitik seines Unternehmens. Meurer (2000), S. 368.

3.3.3 Personalwirtschaftliche Aspekte

Der herrschende Engpaß an „qualifizierten“ Krankenhausmitarbeitern übt einen massiven Leistungsdruck auf das Krankenhaus aus. Im Pflegebereich sowie im therapeutischen Dienst[503], zwei Berufsgruppen mit historischer Personalknappheit, hat sich die Personalsituation aufgrund der aktuellen Arbeitsmarktlage und der durchgeführten Marketing- und Rekrutierungsanstrengungen deutlich verbessert. In Zukunft wird sich der Leistungsdruck hinsichtlich der Personalakquisition von ärztlichem Personal mit Leistungsträgerfunktion zuspitzen, und dies trotz hoher Ärztezahlen. Ärzte können durch den Wechsel zu anderen Krankenhäusern oder auch durch Verselbständigung in den vorgelagerten ambulanten Bereich ihre Verhandlungsstärke gegenüber dem Krankenhaus demonstrieren. „Diese Verhandlungsstärke akzentuiert sich beim Chefarzt, da der Erfolg des Fachbereichs (z.B. Image bei der Bevölkerung und somit Patientenzahlen) entscheidend von seiner Persönlichkeit und Kompetenz beeinflußt wird.“[504] Grundsätzlich kann festgestellt werden, daß der Leistungsdruck auf Krankenhäuser durch die Probleme bei der Rekrutierung von qualifiziertem und unternehmerisch denkendem Personal, insbesondere der ärztlichen und pflegerischen Profession, zunehmen wird.

So wird der Wettbewerb um Patienten und finanzielle Mittel um eine dritte Dimension erweitert: Krankenhäuser werden in Zukunft stärker im direkten Wettbewerb um gute Mitarbeiter mit Leistungsträger-Know-how stehen.[505] Unternehmerisch denkende Chefärzte sind aufgrund ihrer Schlüsselposition nicht nur in der Lage, einen hohen, stetigen Patientenfluß für das Krankenhaus sicherzustellen, sondern sie erzielen auch eine effizientere Prozeßleistung bei oft höherem Qualitätsniveau. Daraus ergeben sich wiederum niedrigere durchschnittliche Fallkosten. 60 - 80 Prozent der Gesundheitskosten werden durch Entscheidungen von Ärzten festgelegt.[506] Auf diese Weise sind leitende Ärzte nicht nur eine kritische Ressource für den Patientenfluß und medizinische Fragen, sondern besitzen auch eine Schlüsselrolle für die Produktivität und Wettbewerbsfähigkeit der Leistungserstellungsprozesse im Krankenhaus. Ähnliches gilt für leitende Krankenhausangestellte im Pflege- und Verwaltungsbereich. Effektive und effiziente Leistungsprozesse im Krankenhaus bedingen einer Optimierung der interdisziplinären Koordination und Kooperation. Die Gewinnung entsprechender Personalressourcen stellt bereits heute für Krankenhäuser einen entscheidenden Wettbewerbsvorteil dar. Die Tatsache, daß die meisten Krankenhäuser bis zum gegenwärtigen Zeitpunkt kein berufsübergreifendes Human-Resource-Management

---

[503] Z.B. die Mitarbeiter der ergotherapeutischen oder physiotherapeutischen Abteilungen.

[504] Morra (1996), S. 82.

[505] Vgl. Morra (1996), S. 82 f.

[506] Vgl. Sherman (1999), S. 76; Kane/Duke (1996), S. 51.

besitzen, ist charakteristisch für die geradezu „sträfliche" Vernachlässigung des Humanvermögens. Dabei stellt der Faktor Personal nicht nur den „Kostenfaktor", sondern auch den „Erfolgsfaktor" eines Krankenhauses dar.[507] Nach der Konzeption der Balanced Scorecard stellen die Personalperspektive „Lernen und Innovation" und ihre Performance-Treiber die Voraussetzung für die übrigen Perspektiven der Unternehmung dar. Das Humanvermögen wird auf diese Weise zur erfolgskritischen Voraussetzung für die Unternehmensentwicklung. Das BHM versucht durch personalspezifische Gestaltungssprinzipien der Sonderrolle des Faktors Personal im Dienstleistungsunternehmen Krankenhaus zu entsprechen.[508]

3.3.4 Medizinisch-technologische Beschaffenheit der Ausstattung des Krankenhauses

Ein Großteil der heute in der Medizin routinemäßig eingesetzten Verfahren hat sich erst in den letzten 30 Jahren entwickelt.[509] Es kann davon ausgegangen werden, daß sich das medizinische Wissen in nur 10 Jahren verdoppelt.[510] In einer einzigen ärztlichen Berufsgeneration hat sich also nicht nur eine dramatische Vervielfachung von medizinischen Möglichkeiten ergeben, sondern daneben hat der technische Bereich infiltrierend alle diagnostischen Verfahren besetzt. Dies hat Auswirkungen auf die Krankenhäuser,[511] die vermehrt zu Innovationsträgern und Zentren der Hochleistungsmedizin werden.[512] Das Krankenhaus hat sich durch die medizinische Entwicklung zu einem komplexen Arbeitssystem entwickelt,[513] das gekennzeichnet ist durch anhaltende Ausdifferenzierung neuer Teilfunktionen und zunehmende Spezialisierung des Personals.[514] Dies hat zur Folge, daß das medizinische Wissen isoliert kaum zu optimalen Ergebnissen der Versorgung führen kann, sondern daß vermehrt auf sämtlichen Krankenhausebenen organisatorische Fähigkeiten und Gestaltungs-Know-how erforderlich werden.[515] Nach einer Phase einseitiger

---

[507] Vgl. Braun (2000), S. 1.

[508] Kapitel 3.3.3 knüpft an die Theorie des Resource Based View an und beschreibt im Rahmen der Erfolgspotentialanalyse die allgemeinen Entwicklungen der internen Einflußgröße „Personal". Es folgen in Kapitel 4.2.3.3 die Ausführungen des inhaltlichen Lean-Prinzips „Perspektivenwechsel vom Sach- zum Humanvermögen", die sich ebenfalls mit dem Faktor Personal auseinandersetzen. Werden im Zusammenhang mit dem Gestaltungsprinzip des Lean Management eher spezifische, auf den Leistungserstellungsprozeß bezogene Inhalte der Humanseite thematisiert, greift Kapitel 3.3.3 überwiegend wettbewerbsrelevante Inhalte des Personalbereichs für Krankenhäuser auf.

[509] Vgl. Küster (1993), S. 49.

[510] Vgl. Jungclaus (1991), S. 21.

[511] Vgl. Küster (1993), S. 49.

[512] Vgl. Rebscher (1996) S. 135.

[513] Vgl. Friesdorf (1993), S. 89.

[514] Vgl. Schott (1997), S. 89.

[515] Vgl. Friedorf (1993), S. 207.

Investitionen in innovative Medizintechnik, deutet sich angesichts der bestehenden Rationalisierungs- und Integrationsaktivitäten eine Verlagerung der Investitionsaktivitäten in den Bereich der Informations- und Kommunikationstechnologien an. Die im Gestaltungsprinzip des Lean Managements thematisierte gleichrangige Betrachtung von Produkt- und Prozeßtechnologie ist in den USA bereits beobachtbar.[516]

3.3.5 Systeminput des Krankenhauses

Zahlreiche Leistungsanbieter fungieren sowohl als Überweiser als auch als Konkurrenten gegenüber dem Krankenhaus. So gehören sie sowohl zu dem Kräftefeld des Systeminputs als auch zum konkurrenzbezogenen Kräftefeld. *Morra* schlägt im Zusammenhang mit dem Systeminput eine sogenannte Überweiseranalyse vor. In diesem Zusammenhang geht es um die Analyse von Patientenströmen einer Region, den jeweiligen Marktanteil, dessen Entwicklung u.a. bezogen auch auf die Fachbereichsebene. Im Mittelpunkt einer Überweiseranalyse stehen u.a. die Anbietergruppen ambulante Ärzte, Akutkrankenhäuser, einschließlich Tageskliniken, nachgelagerte Anbieter z.B. Rehabilitationskliniken oder Einrichtungen zur Behandlung chronischer Krankheiten (z.B. Pflegeheime, Therapiestätten).

Als bedeutendste Gruppe gelten die ambulanten Ärzte, die durchschnittlich mehr als 70 Prozent der Patientenüberweisungen tätigen. Exemplarisch kann am Beispiel eines 500 Bettenkrankenhauses gezeigt werden, welche langfristige Multiplikatorfunktion die niedergelassenen Ärzte insbesondere im Einzugsbereich eines Krankenhauses erfüllen und daß hier eine Zielgruppe für Maßnahmen des Marketings und eines Kundenbindungsmanagements nach wie vor verborgen liegt, deren Hebelwirkung es systematisch zu nutzen gilt: Bei durchschnittlich 40 bis 50 Patientenkontakten einer etablierten Praxis und ca. 350 einweisenden Ärzten im Einzugsgebiet eines 500-Bettenkrankenhauses ergeben sich in etwa 14.000 bis 17.000 Patientenkontakte der Einweiser pro Tag. Die durchschnittliche Kooperationsdauer zwischen niedergelassenem Arzt und Krankenhaus liegt bei ungefähr 25 Jahren, so daß der Einweiser zu einem erfolgsrelevanten Multiplikator und „Propagandisten“ des Krankenhauses werden kann.[517]

Deshalb sollte zunächst eine Konzentration auf diese Gruppe stattfinden und eine Analyse des Überweiserverhaltens sowohl nach qualitativen als auch nach quantitativen Gesichtspunkten stattfinden. Unter Einsatz eines Fragebogens können Themenfelder wie medizinische Spezialisierung der niedergelassenen Ärzte, Patientenkontakte der niedergelassenen Ärzte, positive Argumente für eine Zusammenarbeit mit dem Krankenhaus, negative Punkte in der Zusammenarbeit,

---

[516] Vgl. Asplund (1996), S. 4.

[517] Vgl. o.V. (1999b).

Beurteilung der Schnittstellen mit den Fachbereichen und Abteilungen, Beurteilung der fachlichen Kompetenz der Fachbereiche und Abteilungen, Beurteilung der Servicequalität (z.B. Wartezeit auf die Entlassungsunterlagen), Überweiserverhalten differenziert nach Fachbereichen sowie nach Wahleingriffen und Notfällen, Beurteilung von neuen Leistungsangeboten im Sinne eines „Follow-ups", Wünsche hinsichtlich zusätzlicher medizinischer Spezialgebiete und schließlich allgemeine Verbesserungsvorschläge abgefragt werden.[518] Auf diese Weise können wichtige Informationen über operative Verbesserungspotentiale im Bereich des Schnittstellenmanagements gewonnen werden. Aber auch subjektive Faktoren wie persönliche Beziehungen der Ärzte zu Vertretern des Krankenhauses können Ergebnis einer solchen Analyse sein. Schließlich können auf diese Weise Informationen über „unausgeschöpfte Marktpotentiale" gewonnen werden.

3.3.6 Dienstleistungsimmanenter Systemoutput als Gestaltungsparameter

Der zunehmende ökonomische Druck sowie die Verschärfung der Wettbewerbsbedingungen veranlassen Krankenhäuser verstärkt über die Zusammensetzung ihrer Leistungen nachzudenken. Zwar stellt die stationäre Versorgung nach wie vor die eigentliche Kernleistung von Krankenhäusern dar, doch bietet die angestrebte integrierte Versorgung Ansatzpunkte für die Übernahme weiterer Leistungsbündel der Gesundheitsversorgung. Langfristig kann davon ausgegangen werden, daß angesichts einer politisch und ökonomisch gewünschten Korrektur der Anreizsysteme nicht die zu behandelnde Krankheit die Grundlage der Finanzierung bildet, sondern der Erhalt der Gesundheit. Rechtzeitig strategisch vorsteuernd wird eine Veränderung des Leistungsangebots der Krankenhäuser weg von den klassischen *krankheitszentrierten* Leistungen hin zu *gesundheitserhaltenden* Leistungen an Bedeutung gewinnen. Zwar werden derartige Leistungen durch die gegenwärtige Finanzierungsgrundlage häufig nicht abgedeckt, doch bietet sich angesichts einer steigenden Nachfrage nach gesundheitserhaltenden Angeboten durch eine wachsende Konsumentengruppe älterer, zahlungskräftiger Kunden die Chance, mittels Wahlleistungen eine eigenständige Finanzierungsgrundlage zu schaffen. Solche Leistungsprogramme unterscheiden sich jedoch deutlich von der bestehenden Versorgungspraxis deutscher Krankenhäuser und benötigen zur erfolgreichen Entwicklung ein wirkungsvolles Marketing- und Servicekonzept.

Die bisher undifferenzierte Betrachtung des Leistungsoutputs deutscher Krankenhäuser erschwerte eine zielorientierte, verschwendungsfreie Steuerung der Abläufe. Eine Unterscheidung der erforderlichen Reengineeringmaßnahmen nach einem (1) *Systemübergreifenden Reengineering*, (2) *Chronic Care Management*

---

[518] Vgl. Morra (1996), S. 202 f. Vgl. hierzu auch Cruse/Braun/Schlüchtermann (1999).

sowie einem (3) *Risk Management* führt zu einer deutlichen Vereinfachung der Ablaufsteuerung und damit verbunden zu einer Steigerung der *organisatorischen Performance*, der Verbesserung des Patientenservice und der Behandlungsqualität bei gleichzeitiger Senkung der Kosten.[519]

Ausgehend von der Leistungskonzeption treten Krankenhäuser als Anbieter unterschiedlich gestalteter Krankenhausleistungen an die Absatzmärkte. Das Angebot richtet sich u.a. an die einweisenden Ärzte, die Privatversicherten und die nachfragenden Selbstzahler. Damit orientiert sich die sachliche Abgrenzung der Absatzmärkte an den Produkten, d.h. an den Komponenten des Leistungsprogramms von Krankenhäusern und den Krankheitsarten. Produkte als Ergebnis des Faktorkombinationsprozesses im Krankenhaus lassen sich mit Hilfe primärer und sekundärer Kriterien unterscheiden. Während die primären Merkmale aufgrund der Krankheitsarten eine Deckungsgleichheit von Angebot und Nachfrage herbeiführen, bringen die sekundären Merkmale Kennzeichen des Leistungserstellungsprozesses in den Abstimmungsprozeß ein. Das Leistungsprogramm eines Krankenhauses läßt sich in *Spezialleistungen* und *Commodities* (Grundleistungen) unterteilen. Als Spezialleistungen gelten jene Krankenhausprodukte, die von wenigen Leistungsanbietern erbracht werden und betreffen sowohl Produkte im Bereich der Diagnostik und Therapie als auch im Bereich der Hotelleistungen. In beiden Produktfeldern ist der Übergang zwischen hohem und niedrigem Spezialisierungsgrad fließend. Ein hoher Spezialisierungsgrad ermöglicht nicht nur eine Leistungsdifferenzierung gegenüber den konkurrierenden Einrichtungen, sondern schützt das Krankenhaus im Rahmen der marktorientierten Angebotssteuerung mit Ausschreibeverfahren auch vor einem starken direkten Wettbewerb. Hinzu kommt, daß Spezialleistungen einem geringeren Preisverfall als Grundleistungen unterliegen, da bei letzteren in vielen Fällen Überkapazitäten entstehen können.[520] Aufgrund der vorgenommenen sachlichen Abgrenzung agiert das Mehrproduktunternehmen Krankenhaus auf unterschiedlichen Absatzmärkten. Abgrenzungskriterium dieser Märkte ist die Substitutionalität der einzelnen Leistungen.

Der Output eines Krankenhauses unterscheidet sich sehr deutlich von herkömmlichen Leistungen oder Produkten der traditionellen Industrien: (1) Bei den erbrachten Leistungen eines Krankenhauses handelt sich mehrheitlich um sogenannte intangible Leistungen, da der Verbraucher die Leistungen vorab nicht testen kann. (2) Der Patient zahlt nicht direkt für die erbrachten Leistungen eines Krankenhauses. (3) Erwartungshaltung des Konsumenten und Leistung fallen bei Dienstleistungen im Gesundheitsbereich aufgrund des individuellen Charakters der Leistungserstellung vermehrt auseinander. Die Multidisziplinarität der Leistungserbringung führt in der Konsequenz zu größeren Abweichungen in der Qualität der

---

[519] Vgl. hierzu ausführlich Boland (1996), S. 3 – 22.

[520] Vgl. Morra (1996), S. 204 f.

Leistungserstellung. (4) Die Nachfrage nach Gesundheitsleistungen ist weniger vorhersehbar und damit planbar, so daß stets Ressourcen in größerem Umfang vorgehalten werden müssen. Dennoch bestehen in den meisten Einrichtungen noch Spielräume für eine effizientere und kontrolliertere Nutzung der bestehenden Ressourcen. Zum Beispiel könnten die Mitarbeiter des OPs mittels eines Anreizsystems zur Durchführung planbarer Eingriffe an Nachmittagen oder Wochenenden, wenn die Kapazitäten des OPs ungenutzt sind, motiviert werden. (5) Der Arzt ist durch seine Empfehlungen hinsichtlich der Wahl eines Krankenhauses, einer Pflegeeinrichtung u.a. stärker in den Entscheidungsprozeß des Konsumenten (Patienten) involviert als in anderen Branchen. (6) Nicht zuletzt zahlt der Patient die erbrachte Leistung nicht direkt.[521]

Die aufgezeigten Chancen und Risiken basierend auf der (Miß-) Erfolgspotentialanalyse bilden den Handlungskorridor für die zukünftige operative und strategische Ausrichtung des Krankenhauses. Die gleichzeitige Berücksichtigung einer Inside-out und Outside-in-Perspektive schafft die Voraussetzung für eine Balance zwischen Operation und Strategie und verhindert auf diese Weise Informationsdefizite und damit verbundene unternehmerische Schieflagen. Abbildung 19 veranschaulicht den erweiterten Analyse-Fokus zur Informationsgenerierung in dynamischen Umwelten als Voraussetzung einer integrierten operativen und strategischen Vorgehensweise im Kontext eines Balanced Managements:

Abbildung 19: Analyserahmen und Vorgehensweise eines BHM

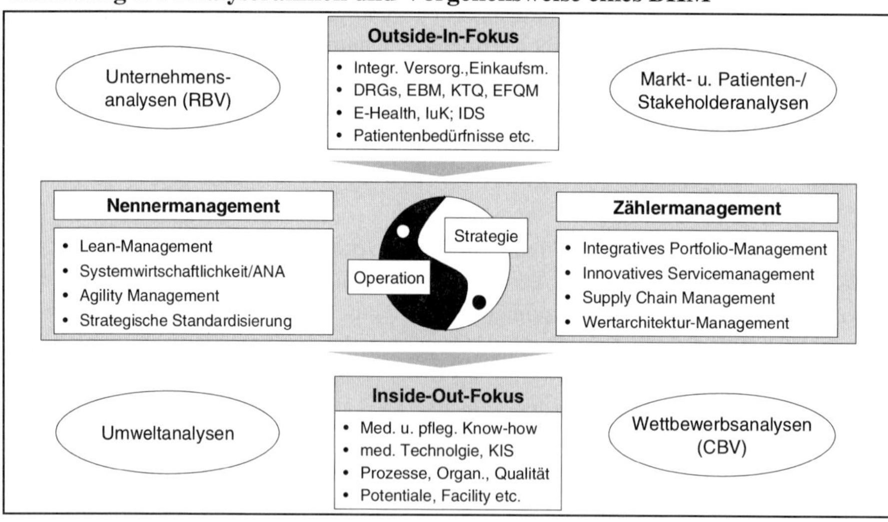

Quelle: Eigene Darstellung

[521] Vgl. Ginter/Swayne/Duncan (1998), S. 254 f.; Gorschlüter (1999), S. 24 ff.

4 Operative Exzellenz von Krankenhäusern

4.1 Vom Lean Management zum Balanced Hospital Management (BHM)

> "When Henry Ford completed his first massive automobile factory in 1914, it resoundingly demonstrated the efficiencies inherent in the ‚big is beautiful' strategy. [...] Ford's triumph inspired generations of managers, including those who now think they can wring the inefficiency out of the health care system through economies of scale. Their managerial solution does not require rationing. Instead, like Henry Ford's, their solution is to get big. [...] Big may not be beautiful, when it comes to our health care system. In years to come we may well find that we have created a costly and unresponsive monster rather than the lean, mean, fighting machine we sought."[522]

Das Lean Management steht stellvertretend für ein Führungskonzept, unter das sich das gesamte Spektrum aller Heuristiken, Maßnahmen und Steuerungsmechanismen subsumieren läßt, die auf eine einschneidende Effizienzsteigerung in relativ stabilen Planungsumfeldern abstellen. Die Zielsetzung des Lean Managements besteht somit in einer „Verschlankung" der Strukturen, Prozesse und Potentiale innerhalb und außerhalb der institutionellen Systemgrenzen der Unternehmung. Dem gezielten Abbau organisatorischer Überschüsse („Slacks") zum Zweck der Steigerung der Kapitalproduktivität und der Kosteneffizienz des Ressourceneinsatzes kommt hierbei eine hohe Evidenz zu. Das Lean Management im weiteren Sinne transzendiert als holistisches Konzept der statischen Effizienzsteigerung die organisationale Wertkette, weil gleichermaßen vor- und nachgelagerte Wertschöpfungsstufen als aktive Partner dieses Ansatzes fungieren können. Zu denken ist hierbei an vertikale Kooperationen in Form von Kanbansystemen, Outsourcing-Rahmenverträgen, Just-in-Time-Belieferung oder integrative TQM-Konzepten. Im engeren Sinne korrespondiert das Lean Management mit einem auf die Reduzierung des Ressourceneinsatzes bedachten Nennermanagement. Anstatt Erfolgspotentiale aufzubauen und zusätzliche Wachstumsinvestitionen durchzuführen, die eine Erschließung neuer Märkte, Leistungen und Technologien zum Gegenstand haben, bestreitet ein „hartes" Nennermanagement den entgegengesetzten Weg. Nicht die Steigerung der Einzahlungen steht dabei im Vordergrund, sondern die Verringerung der Auszahlungen – jedoch unter der Nebenbedingung unterproportionaler Einzahlungsrückgänge, um eine Aufzehrung der Unternehmung zu verhindern („Hollow Corporation"). Der Wertvernichtung im Unternehmen wird auf diese Weise gezielt Einhalt geboten.

---

[522] Herzlinger (1997), S. 128.

Auf Basis einer nunmehr „geleanten" Kapitalbasis versucht die Unternehmung, höhere Renditen zu erwirtschaften. Darüber hinaus besteht die Intention darin, die bisher defizitäre Wertschöpfung nicht kurzfristig abbaubarer „Slack"-Ressourcen (z.B. unkündbares Personal) durch rigorosen Einsatz geeigneter Anreiz- und vor allem Sanktionsmechanismen auf ein vertretbares Niveau anzuheben. In der Summe dient das Lean Management der Realisierung einer hohen operativen Exzellenz innerhalb eines vordefinierten produktiven Referenzsystems. Im Gegensatz zu den momentan zu beobachtenden Geschäftssystem-Innovationen (z.B. Gesundheitsnetzwerke, Managed-Care-Konzepte, Service-Franchising), werden im Rahmen des Lean Managements zumeist effizienzgeleitete Maßnahmen zur Optimierung des Status quo ergriffen. Neben dem Konzept des Lean Managements wurde in der jüngsten Vergangenheit ein ganzer Methodenkanon zur Steigerung der operativen Exzellenz entwickelt, der allerdings sein theoretisches Fundament aus der Lean-Philosophie bezieht.

Die unbestreitbaren Vorteile einer stabilitätsorientierten Lean Management-Konzeption im operativen Bereich der Wertschöpfung verkehren sich aus zwei Gründen leicht in Wettbewerbsnachteile. Erstens: Nehmen vormals stabile Planungsumfelder volatilen Charakter an, so fehlt es stark verschlankten Unternehmen häufig an der erforderlichen Agilität, um sich auf rasch wechselnde Rahmenbedingungen einzustellen, weil zuvor lediglich statische Routinen (Standard Operation Procedures) perfektioniert wurden. Diese erweisen sich als chronisch unflexibel gegenüber Störeinflüssen, deren Handhabung nach „robusten" Systemen verlangt. Zweitens: Das Lean Management verleitet die Unternehmung zur Adaption eines operativen Inkrementalismus im Sinne permanenter Fortschritte, ohne daß eine strategische Renovierung des Referenzsystems der Planung erreicht wird. Aspekte der strategischen Neuausrichtung werden durch eine Dominanz des Lean Managements mit Verweis auf ihre kurzfristig geringe Ergebniswirksamkeit unterdrückt. Die Durchführung längerfristiger Zukunftsinvestitionen in Wachstumsfelder zur Sicherung neuer Ertragsquellen (Zählermanagement) bleibt beim Lean Management häufig auf der Strecke. Das Konzept des Balanced Hospital Managements beansprucht, den Dualismus zwischen strategischer Exzellenz einerseits und operativer Exzellenz andererseits in ein ausgewogenes Konzept der Unternehmensführung zu überführen. Dieses soll Übersteuerungstendenzen vermeiden helfen, indem Unternehmen die Gegenwart meistern (Lean Management), ohne dabei die Zukunft zu vergessen (visionäres bzw. strategisches Management).[523]

[523] Vgl. Abell (1999).

4.2 Gestaltungsprinzipien der operativen Exzellenz

Die operative Exzellenz beinhaltet gleichermaßen die Schaffung komparativer Wertschöpfungsvorteile in stabilen und dynamischen Umwelten. Der Schwerpunkt der operativen Exzellenz liegt in der Wettbewerbsprofilierung durch die hohe Anzahl perfektionierter Detailmaßnahmen innerhalb eines vordefinierten Bezugsrahmens. Hierin liegt der Unterschied zur strategischen Exzellenz, die auf eine Infragestellung und Verbesserung desselben abstellt. Nachfolgend wird das Gestaltungsprinzip der Managementagilität dem Themenkomplex der operativen Exzellenz zugeordnet, obwohl diese durchaus in Teilbereichen strategischen Charakter besitzt. Dennoch verbinden sich mit dem Terminus der Agilität – semantisch betrachtet – eher operative als strategische Assoziationsketten. Letztlich impliziert die Agilität die Fähigkeit zu einem responsiven Verhalten, das als Antwort auf unvorhersehbare Diskontinuitäten interpretiert werden kann. Dagegen impliziert der Strategiebegriff ein zumeist langfristig vorsteuerndes Handeln, das sich aus der strategischen Unternehmensplanung ableitet.

4.2.1 Lean Management als Basisanforderung der operativen Exzellenz

Zwar ist das Lean Management-Konzept in der Vergangenheit mit Verweis auf dessen primäre Ausrichtung an der statischen Effizienz in die Kritik geraten, doch stellt dieses oftmals die Grundlage zur Schaffung operativer Exzellenz dar. Unternehmen, die unter stabilen Planungs- und Entscheidungsbedingungen an der Anforderung der statischen Effizienz scheitern, werden kaum imstande sein, dem Kriterium der dynamischen Effizienz in volatilen Umwelten zu entsprechen. Lean Management-Kompetenzen stellen somit die Grundvoraussetzung für das Erfolgspotential der Managementagilität dar.

Die zentrale Aufgabe eines Managements für Krankenhäuser besteht in der Gestaltung und Erhaltung des Unternehmens. Die Rationalisierungstheorie der Systemwirtschaftlichkeit hat zusammen mit dem Konzept des Lean Managements eine Reihe von Gestaltungsmustern hervorgebracht, die insbesondere für eine Anwendung in Krankenhäusern aufgrund ihrer sachzielorientierten Ausrichtung in besonderem Maße geeignet sind. Darüber hinaus werden diese allgemeinen industriebezogenen Prinzipien um krankenhausspezifische Prinzipien ergänzt.[524] Systemgestaltung im Krankenhaus soll im folgenden in Anlehnung an die Systemgestaltungsprinzipien der Lean Management-Konzeption von *Pfeiffer* sowie erweitert um krankenhausspezifische Prinzipien der Arbeits-, Organisations- sowie Medizin- und Technikgestaltung begriffen werden. Lean Management selbst

---

[524] Vgl. zum Einsatz von Gestaltungsprinzipien in Unternehmen allgemein Pfeiffer/Weiß (1994); Strubl (1993).

„[...] repräsentiert die permanente, konsequente und integrierte Anwendung eines Bündels von Prinzipien, Methoden und Maßnahmen zur effektiven und effizienten Planung, Gestaltung und Kontrolle der gesamten Wertschöpfungskette von (industriellen) Gütern und Dienstleistungen."[525] Wichtig ist, daß das gesamte Versorgungsnetzwerk, also auch das System der einweisenden Ärzte, Reha-Kliniken oder Krankenkassen in die Betrachtung integriert wird, um auf diese Weise die Systemwirtschaftlichkeit für alle beteiligten Akteure innerhalb der Versorgungskaskade zu optimieren.[526]

Als *System-Innovation*, die die Umgestaltung des gesamten Wertschöpfungsnetzwerks nicht nur im Krankenhaus selbst, sondern gravierende Einschnitte in die Versorgungsnetzwerke zu einweisenden Ärzten und Lieferanten und entsprechend weit in die Beziehungen auf der „Kunden-/Patienten-" bis „Kunden-/Kunden-Seite" (Krankenkassen, Reha-Einrichtungen u.a.) bis hin zum Neuentwurf der gesamten Wertschöpfungsarchitektur über die Branchengrenzen hinweg erzwingt, wird die Realisierung eines Gesamtoptimums angestrebt. Eine solche Maßnahme erfordert nach *Pfeiffer* eine „Reform an Haupt und Gliedern."[527] Es genügt nicht, bei der Einführung einzelner Konzepte, wie der Prozeßoptimierung oder Qualitätsmanagementprogrammen stehen zu bleiben. Lean Management setzt an sämtlichen Gestaltungsfaktoren des operativ/taktischen Bereiches eines Krankenhauses an. Dabei werden auch die Systeme der Krankenkassen oder einliefernden Ärzte in die Betrachtungen einbezogen, mit dem Ziel, prinzipiell „Verschwendung zu vermeiden", um somit die Systemwirtschaftlichkeit kurz- bis mittelfristig, vor allem aber langfristig für alle beteiligten Akteure der Versorgungskette zu optimieren. Es handelt sich dabei um kein Rationalisierungsprogramm im Sinne eines „Crash-Konzeptes" zur Revitalisierung angeschlagener Krankenhäuser, sondern um die ganzheitliche und kontinuierliche Anwendung von Gestaltungsprinzipien zur Verbesserung der Wettbewerbsfähigkeit von Krankenhäusern.

Fundamental für das Verständnis des Lean Managements und seiner besonderen Eignung für das Management von Krankenhäusern ist der folgende Tatbestand: „Lean Management stellt das direkte Gegenkonzept zu dem auf Taylor und Henry Ford zurückgehenden hocharbeitsteiligen Massenproduktionskonzept dar und ist im Ansatz individual- bzw. kundenauftragsorientiert."[528] Damit stellt das Konzept eine geeignete Managementbasis für das patientenorientierte Dienstleistungsunternehmen Krankenhaus dar. Die Prinzipien des Fordismus/Taylorismus, die in der funktionalen Ausrichtung der bisherigen Krankenhauspraxis durchaus

---

[525] Pfeiffer/Weiß (1994), S. 53.

[526] In Anlehnung an Pfeiffer/Weiß (1994), S. 53.

[527] Vgl. Pfeiffer/Weiß (1994), S. 4.

[528] Pfeiffer/Weiß (1994), S. 54.

Anwendung fanden,[529] stellen jedoch angesichts der Besonderheiten des Krankenhauses und seiner spezifischen Anforderungen als Dienstleistungsbetrieb nur in ausgewählten Bereichen eine geeignete Gestaltungsgrundlage dar. Im Kontext der forcierten Einführung des DRG-Systems wird eine Standardisierung in Teilen eingeleitet. Aufgabe eines balancierten Krankenhausmanagements wird es sein, fallweise zu entscheiden, in welchen Bereichen eine tayloristisch geprägte oder ein nach den Lean-Prinzipien gestaltete Leistungserstellung das ideale Produktionskonzept darstellen. Dabei dürften in Krankenhäusern auch solche Produktionskonzepte an Bedeutung gewinnen, die die Vorteile der Massenproduktion mit der Anforderung einer individualisierten Nachfrage, wie z.B. das Konzept der *Mass Customization*, zusammenführen.[530]

Die Operationalisierung des Lean Management-Modells wird durch eine Reihe fundamentaler Prinzipien umgesetzt, die im Sinne von Richtungsgebern, Orientierungshilfen und Leitlinien für das Krankenhausmanagement zu sehen sind.[531] Dieses Prinzipien-Bündel hat nach *Pfeiffer* die Funktion eines „Scheinwerfers",[532] mit dessen Hilfe die Ärzte oder Verwaltungsmanager von Krankenhäusern „das Dunkel der eigenen Betriebsblindheit ausleuchten können" und somit die zuvor „unsichtbare Verschwendung" sehen und diagnostizieren können. *Pfeiffer* unterscheidet *prozessuale*, die Effektivität und Effizienz der Managementprozesse optimierende Prinzipien von *inhaltlichen*, die Effektivität und Effizienz des Managementobjektes, folglich die Gestaltung des Krankenhauses der Zukunft, betreffende Prinzipien.[533]

Einen Überblick über die in diesem Buch thematisierten Prinzipien zeigt die folgende Abbildung:

---

[529] Vgl. dazu die Ausführungen von Münch (1997a), S. 8 f.

[530] Vgl. grundlegend zum Konzept der „Kundenindividuellen Massenproduktion" Pine/Gilmore (1997).

[531] Prinzipien stellen nach PFEIFFER/WEIß verdichtete Handlungsanweisungen dar. Sie bilden Heuristiken zur Reduktion der Komplexität von Entscheidungssituationen bzw. Problemlösungsprozessen dar. Vgl. Pfeiffer/Weiß (1994), S. 56. Siehe grundlegend auch STRUBLS Ausführungen zu „Systemgestaltungsprinzipien". Vgl. Strubl (1993).

[532] Vgl. zur „Scheinwerfertheorie" grundlegend Popper (1973), S. 401 ff.

[533] Vgl. Pfeiffer/Weiß (1994), S. 56 ff.

Abbildung 20: Prinzipien des Lean Managements

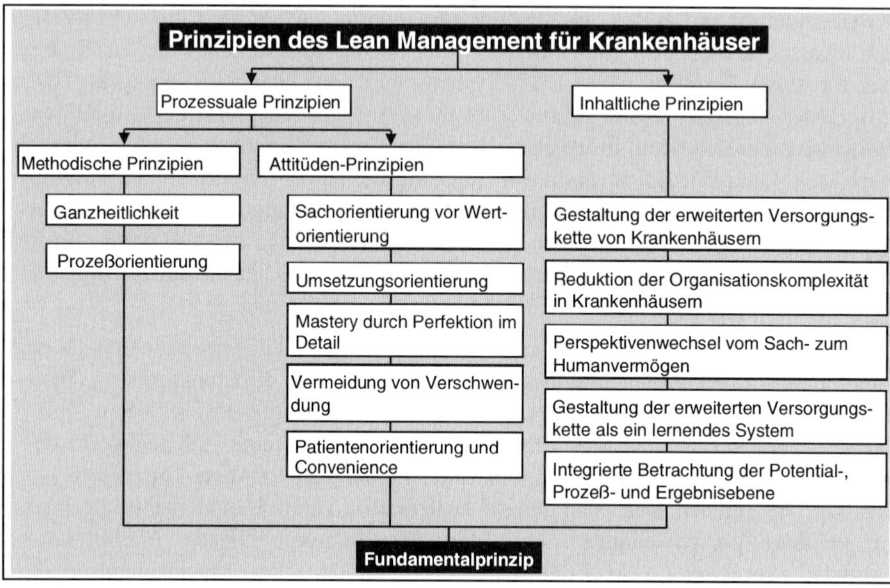

Quelle: Eigene Darstellung in Anlehnung an Pfeiffer/Weiß (1994), S. 57.

4.2.2 Realisierung von methodischen und Attitüden-Prinzipien (prozessuale Prinzipen)

Prozessuale Prinzipien sind nach *Pfeiffer* solche des rationalen Denkens und Handelns, die wiederum nach *methodischen Prinzipien* und *Attitüden-Prinzipien* unterschieden werden.[534]

4.2.2.1 Methodische Prinzipien

Die methodischen Prinzipien können nach dem (1) *Prinzip der Ganzheitlichkeit* und nach dem (2) *Prinzip der Prozeßorientierung* differenziert werden.

4.2.2.1.1 Prinzip der Ganzheitlichkeit

Das *Prinzip der Ganzheitlichkeit* setzt die Einnahme einer systematischen, integrierten und interdisziplinären Sichtweise im Krankenhaus voraus. Damit wird einem evidenten Defizit des Krankenhauses in Form berufsständischen und bereichsbezogenen „Silodenkens" entgegengewirkt. Dieses Gestaltungsprinzip

[534] Vgl. zu den weiteren Ausführungen zum Lean Management sowie den Gestaltungsprinzipien zur Systemwirtschaftlichkeit grundlegend Pfeiffer/Weiß (1994); Pfeiffer/Weiß/Volz (1994); Strubl (1993).

basiert auf dem bereits durch *Gutenberg* aufgegriffenen Sachverhalt, den er in seinem „Ausgleichsgesetz der Planung und des Handelns" thematisierte:[535] Danach reguliert sich ein Unternehmen stets auf die Leistung des Engpaßfaktors. Eine solche Dominanz des Minimumsektors, also die Einregulierung auf das schwächste Glied der Wertschöpfungs- bzw. Versorgungskette, läßt sich nur beseitigen, indem die übrigen Faktoren eines Krankenhauses eine entsprechende Anpassung erfahren. Mit Hilfe des sogenannten *5-Faktoren-Modells*[536] ist eine Umsetzung der vorgestellten methodischen Prinzipien strukturierter und leichter verständlich möglich.

Nach diesem Modell besitzt jede Aktivität, unabhängig auf welcher Ebene des Krankenhauses (z.B. Stelle, Station, Abteilung, Klinik) und in welchen Funktionsbereichen (Verwaltung, OP, Pflege, Versorgung) sie stattfindet, eine funktionale (Input-Output), eine strukturale (Sachmittel, Personal, Aufbauorganisation) und eine prozessuale Dimension (Ablauforganisation). Bei jeder Veränderung gilt es, diese fünf Faktoren entsprechend anzupassen. Ein so verstandenes Management führt damit zu einem „Denken in Wirkungszusammenhängen" der Faktoren „Input" (z.B. Pharma-Unternehmen), „Output" (z.B. Bedürfnisse der Patienten), „Personal" (z.B. Mediziner, Pflege- und Verwaltungsmitarbeiter), „Sachmittel/Technologie" (z.B. medizinisch-technische Geräte) und „Organisation" (z.B. berufsständische Organisation) bei der Schwachstellensuche und -diagnose sowie beim Entwickeln und Bewerten von Lösungsalternativen. Diese Vorgehensweise verhindert ein „Kurieren an Symptomen" und führt schließlich zu den „tieferliegenden Ursachen".[537] Bis heute besitzen Krankenhäuser eine nach berufsständischen Kriterien ausgerichtete Aufbau- und Ablauforganisation, die als sehr statisch beschrieben werden kann. Der Gedanke ist im Krankenhaus nach wie vor fremd, daß jede Veränderung beim Faktor Personal (z.B. Abbau von Pflegekräften), beim Faktor Sachmittel (z.B. eingesetztes medizinisches Verfahren oder verwendete Medizintechnologie) sowie bei den Faktoren Input (z.B. Fusion von Pharma-Unternehmen) und Output (z.B. Reduktion der Komplikationsrate) auf organisatorisch erforderliche Konsequenzen überprüft werden muß. Bleibt die Organisation jedoch „unbeweglich" und „starr" werden erfolgversprechende Strategien in ihrer Wirkung reduziert oder gar zunichte gemacht.[538] Dabei scheint das Krankenhaus gegenwärtig nach dem Grundmuster „alles ändert sich, nur die Organisation bleibt starr" zu funktionieren. So bedarf ein vermehrter Einsatz der minimalinvasiven Chirurgie entsprechender Anpassungs- und Verän-

---

[535] Vgl. Gutenberg (1951), S. 162.

[536] Das 5-Faktoren-Modell bildet letztlich die durch PFEIFFER inhaltlich umgesetzte Synthese aus GUTENBERGS „Ausgleichsgesetz der Planung" und seinem produktionstheoretischen Ansatz sowie der Systemtheorie. Das 5-Faktoren-Modell bietet im Kontext des BHM eine geeignete Strukturierungsbasis zur Steuerung des Unternehmens aus verschiedenen Perspektiven und mittels unterschiedlicher Faktoren. Vgl. Abbildung 8 sowie die dazugehörigen Ausführungen.

[537] In Anlehnung an Pfeiffer/Weiß (1994), S. 59.

[538] In Anlehnung an Pfeiffer/Weiß (1994), S. 60 f.

derungsaktivitäten bei den übrigen Faktoren, wie z.B. eingesetzter Medizin-Technologie, Qualifikation des Personals und OP-Organisation, um in den erforderlichen „neuen Systemzustand" zu gelangen. So müssen bei allen angestrebten Veränderungen im Krankenhausbetrieb - anders als in der Praxis immer wieder beobachtbar - die Konsequenzen für die übrigen Faktoren bedacht werden, um dann die adäquaten Voraussetzungen für die Realisierung herzustellen.

> Das Wilmer Eye Institute in Baltimore besaß 120 Betten zur stationären Behandlung bei Augenoperationen sowie einen umfassenden Stab an Mitarbeitern zur Versorgung dieser Patienten. Die durchschnittliche Verweildauer betrug ca. zwei Wochen. Nachdem das Institut die Lasertechnologie im OP eingeführt hatte, war für die meisten Patienten kaum mehr ein 1-tägiger stationärer Aufenthalt erforderlich. Das Institut mußte umgehend seine Strukturen an die veränderte Technologie im OP anpassen: Es wurden zwei neue OP-Räume geschaffen, man rekrutierte weitere Chirurgen, die Anzahl der Betten wurde drastisch auf 12 reduziert, vier Pflegeeinrichtungen wurden konsolidiert und das „Wilmer Nursing & Trauma Center" mit sogenannten „virtuellen Räumen", die nach Bedarf für ambulante und stationäre Patienten sowie deren Angehörige genutzt werden, geschaffen. Die Kosten des Institutes konnten im Rahmen der Umstrukturierung um 20 % gesenkt werden, die Auslastung befand sich auf einem kontinuierlich hohen Stand, und im U.S. News and World Reports's jährlicher Bewertung belegte das Institut 1995 Platz 1 in der Augenheilkunde.[539]

Als Beispiel für die Folgen mangelnder integrativer Maßnahmen kann auch das sehr häufig existierende „Anbau-Krankenhaus" genannt werden. Staatliche Planwirtschaft ist in vielen Fällen verantwortlich für die Gemeinkosten von heute, weil eine Krankenhausstruktur bzw. Organisation belassen wurde, die keineswegs mehr aktuellen Erfordernissen und Leistungen eines Krankenhauses entspricht. Das ursprüngliche Hauptgebäude ist in der Zwischenzeit „ausgewuchert", und es gibt zahlreiche Anbauten und ergänzende Räumlichkeiten. Die Patienten werden „kreuz und quer" in einer Art „Hindernislauf" zwischen Stationen und Abteilungen, z.B. von den OP-Räumlichkeiten zur Station oder Radiologie, gefahren. Bis es dann zu der eigentlichen Kernleistung (dem operativen Eingriff oder der Röntgenaufnahme) kommt, ist bereits ein Großteil der Kosten entstanden. Im sogenannten „Anbau-Krankenhaus" und der mangelnden integrierten Optimierung liegt somit häufig eine Ursache für das Wuchern von Gemeinkosten in Krankenhäusern.[540]

> Ein Exempel statuierte dagegen die Rhön Klinikum AG durch den Bau des Versorgungskrankenhauses Meiningen. Sie folgte ihren Vorbildern in der Industrie und errichtete einen Neubau auf der „grünen Wiese". Die

539 Vgl. Speer (1996), S. 43.

540 In Anlehnung an Pfeiffer/Weiß (1994), S. 60 f.

Unternehmensleitung entschied sich für eine Investition in den Bau eines architektonisch nach den spezifischen Abläufen und Bedingungen des Leistungserstellungsprozesses eines Krankenhauses konzipierten Gebäudes und verzichtete auf die Eingliederung des bestehenden Gebäudekomplexes. Nach Auskunft der Unternehmensleitung sind die Einsparungen durch effiziente bauliche Strukturen derart umfangreich, daß eine Amortisation der Investition bereits nach wenigen Jahren erfolgte.

Das aktuelle Vorgehen in den deutschen Krankenhäusern ist in vielen Fällen von einer Einseitigkeit und einer Mißachtung der im 5-Faktoren-Modell fixierten Forderung nach *Integriertheit*, *Systematik* und *Interdisziplinarität* geprägt, die in letzter Konsequenz zu einem suboptimalen Ergebnis führen muß. Gerade aber in der Vermeidung von solchen Einseitigkeiten liegt ein erfolgsbestimmender Faktor des Lean Managements für Krankenhäuser. Die Mißachtung der Ganzheitlichkeits-Systematik, Integriertheit und Interdisziplinarität erklärt, warum viele sogenannte Kostensenkungsprogramme im Krankenhaus bisher keinen dauerhaften Erfolg hatten, sondern das System nach kurzer Zeit in seine alten (Kosten-)Strukturen zurückfiel. So konnte die mit der Einführung der Fallpauschalen anvisierte Kostenreduktion vielfach nur durch eine Quersubventionierung zu Lasten der Abteilungs- und Basispflegesätze, angesichts meist unveränderter organisatorischer Strukturen und Abläufe, realisiert werden.[541]

4.2.2.1.2 Prinzip der Prozeßorientierung

> "When health care organizations reorganize around processes, much unnecessary work, hand-offs, duplication and redundant management structures are able to drop out, saving money and simplifying work."[542]

Der in der Lean Management-Konzeption verwendete Begriff „Wertschöpfungskette" deutet in Anlehnung an *Porter* eine Prozeßorientierung an,[543] die über die jeweiligen Unternehmensgrenzen hinweg gilt. Das bedeutet, daß auf der Basis des Fundamentalprinzips die aktive Beeinflussungsgrenze der Versorgungskette eines Krankenhauses weit über die eigenen Grenzen hinaus reicht. Deshalb werden nicht nur die Aktivitäten innerhalb des Krankenhauses, sondern die Aktivitäten des gesamten Versorgungs- bzw. Aktivitätennetzwerks gestaltet. Hier deutet sich bereits das im Zusammenhang mit dem SCM methodisch aufgegriffene Versorgungsketten-Management an. Bei einer radikalen Prozeßorientierung stehen primär nicht Strukturen, z.B. die Stelle, Station oder die Abteilung im Vordergrund, sondern die Perspektive ist auf die gesamte Versorgungskette bzw. das gesamte Versorgungs-

[541] In Anlehnung an Pfeiffer/Weiß (1994), S. 63.

[542] Ringhouse (1999), S. 1.

[543] Vgl. grundlegend Porter (1985) sowie ergänzend Straub (1997).

netzwerk von Aktivitäten zur Lösung des Krankheitsfalles gerichtet: Vom ersten Besuch beim einweisenden Arzt, über die Behandlung durch verschiedene Stationen im Krankenhaus, bis hin zur Abrechnung der stationären Behandlung durch die Krankenkassen.[544]

Eine so verstandene Optimierung von Versorgungsnetzwerken tangiert in aller Regel die Ressortegoismen und Einzelinteressen, weil vielfach der Nutzen von Aktivitäten und dazu notwendiger (Des-)Investitionen an völlig anderen Stellen des Netzwerks anfallen als an den Stellen, an denen sie realisiert werden. Hinzu kommt die häufig verstärkende Wirkung der Anreizsysteme, die dazu führen, das Ressortinteresse über das Gesamtinteresse zu stellen. Prozeßorientierung, wie sie hier verstanden wird, führt aber weg von einem „Ressort-, Fach-, Berufsgruppen-, Stationen- und Klinik-Egoismus" mit seinen Suboptima. In einer derartigen konsequenten Prozeßoptimierung liegt der Hebel zur Erschließung beträchtlicher Rationalisierungsreserven, deren Freisetzung aufwendig, aber in besonderem Maße ertragreich für Krankenhäuser sein kann.[545] Die Vorteilhaftigkeit des Prozeßdenkens liegt vor allem in der zwangsläufig integrierten Betrachtung vor- und nachgelagerter Bereiche, die konsequent in die Analyse und Gestaltung einbezogen werden. Eine Konkretisierung hinsichtlich der Umsetzung dieses Prinzips kann dabei durch ein prozeßorientiertes Instrumentarium, wie z. B. der „Aktivitäten-Netzwerk-Analyse"[546] geleistet werden.[547] Das wichtigste Behandlungsprinzip von „Europas modernstem Krankenhaus" im schwedischen Sunderby[548] besteht in einer durch das Informationssystem des Krankenhauses unterstützten „Just-in-Time-Versorgung" des Patienten. In einer ununterbrochenen Behandlungskette soll der Patient ohne unnötige Wartezeiten durch das Krankenhaus geschleust werden. Nach den Aussagen des Klinikdirektors Öberg muß der Patient in einem traditionellen Krankenhaus oft warten: „wenn er aufgenommen wird, wenn er die Station

---

[544] Vgl. dazu auch Gorschlüter (1998), S. 102-109 und 122-129.

[545] Vgl. ausführlich zu den Vorteilen einer prozeßorientierten Organisation in Krankenhäusern Ringhouse (1999). Vgl. zu den Inhalten konkret Pfeiffer/Weiß (1994), S. 63 ff.

[546] In Anlehnung an die Aktivitäten-Netzwerk-Analyse von STRUBL (1993) wurde für den Gesundheitssektor die Versorgungs-Netzwerk-Analyse entwickelt. Vgl. dazu grundlegend Pfeiffer/Weiß/Strubl/Küßner (1999); Pfeiffer/Weiß/Strubl (1994); Pfeiffer/Weiß (1994); Strubl (1993). Vgl. dazu ausführlich die Ausführungen in Kapitel 4.3.

[547] Vgl. ergänzend zum Prozeßmanagement in Krankenhäusern Eichhorn/Schmidt-Rettig (1999); Scheer/Chen/Zimmermann (1996) sowie zum Prozeßmanagment allgemein grundlegend Christopher (2000); Lambert/Cooper (2000); Hammer/Stanton (1999); Malone/Laubacher (1998); Evans/Wurster (1997); Hagel/Rayport (1997a/b); Hammer (1996); Töpfer (1996); Rayport/Sviokla (1996); Hammer/Stanton (1995); Gaitanides/Scholz/Vrohlings/ Raster (1994); Hammer/Champy (1993); Hammer (1990).

[548] Vgl. hierzu ausführlich Spiekwak (2000a).

wechselt. Er wartet auf die Operation und schließlich auf die Entlassung. In Sunderby soll das Warten entfallen.“[549]

Das York Hospital versuchte durch den Einsatz sogenannter „geographisch“ organisierter PATH-Teams (Patient Approach to Health), eine prozeßorientierte Gesundheitsversorgung des Patienten über die eigenen Unternehmensgrenzen hinweg zu implementieren:

> ”The intention was to break down the walls of care, thinking about the whole as opposed to an episode of care.‘ York Hospital wanted to change its care model from a ‚snapshot‘ to a ‚story‘.”[550]

Das PATH-Team betreut den Patienten auch im Falle einer Wiedereinweisung, so daß einerseits der Patient auf einen vertrauten Mitarbeiterkreis trifft und andererseits dem PATH-Team, von der bisherigen Krankengeschichte bis zu den Besonderheiten des privaten Umfelds und den spezifischen Wünschen eines Patienten umfangreiche Informationen zur Verfügung stehen, die eine kontinuierliche Versorgung mit einer Minimierung von Schnittstellenverlusten ermöglichen.[551]

Eine weitere, bereits bestehende Möglichkeit das Prinzip der Prozeßoptimierung im Krankenhaus zu realisieren, ist die Konzeption der Rhön Klinikum AG: Grundlage ist ein *interdisziplinäres Diagnostikum*, das am Beginn des Versorgungsprozesses im Krankenhaus höchste medizinische Kompetenz bündelt. Ein solches Diagnostikum ist Basisstation für die Arbeitsvorbereitung, Qualitätssteuerung und das Controlling der patienten- und prozeßorientierten Betriebsführung. Als zentrale Datenstelle und Informationspool ermöglicht es fundierte Hochrechnungen über zukünftige Auslastung und somit ein effizienteres Leerkostenmanagement des Krankenhauses.[552] Eine *horizontal angelegte Teamstruktur* bricht bisherige Hierarchien auf und forciert die interdisziplinäre Zusammenarbeit. *Betreuungsärzte* als ständige Ansprechpartner und Bezugspersonen erhöhen die Patientenorientierung der arbeitsteiligen Prozeßorientierung und kompensieren dadurch den systemimmanenten punktuellen menschlichen Kontakt. Die logische Folge für den Patienten sind sinnvollere, optimierte Abläufe ohne unnötige Untersuchungsprozesse. Nach Aussagen von *Münch* können auf diese

---

549 Spiewak (2000a), S. 4.

550 Allee (1999), S. 2.

551 Vgl. Allee (1999), S. 2. „Europas modernstes Krankenhaus“, die schwedische Provinzklinik Sunderby setzt in seinen Behandlungszentren ebenfalls ein festes Betreuungsteam ein, das ebenfalls für die Nachbetreuung des Patienten verantwortlich ist. Auf diese Weise trifft der Patient bei seiner Rückkehr auf „vertraute Gesichter“ und die Ärzte erfahren auch nach der Entlassung, was aus „ihrem Fall“ geworden ist. Vgl. Spiekwak (2000a), S. 4.

552 Vgl. Münch (1997a), S. 15.

Weise bei gleichzeitiger Anhebung der Behandlungs- und Betreuungsqualität Rationalisierungsreserven in Höhe von ca. 10 bis 20 % mobilisiert werden.[553]

4.2.2.2 Attitüden Prinzipien

Attitüden-Prinzipien sind nach *Pfeiffer* relativ stabile Einstellungen, mit denen im Lean Management Probleme gesehen und gehandhabt werden. Im einzelnen sind dieses: (1) *Sachorientierung vor Wertorientierung*, (2) *Permanenz im Denken und Handeln*, (3) *Umsetzungsorientierung*, (4) *Perfektion auch im Kleinen*, (5) *Vermeidung von Verschwendung* und (6) *Kundenorientierung.*

4.2.2.2.1 Sachorientierung vor Wertorientierung

Von zentraler Bedeutung für die Steuerung von Krankenhäusern ist der Vorrang der Kriterien auf der Sachebene vor denen auf der monetären Ebene. Überdies folgen die „guten Zahlen" zwangsläufig den „guten Sachgrößen".[554] Dieser Ursache-Wirkungs-Zusammenhang ist auch der Logik der Balanced Scorecard inhärent. Die wesentlichen Optimierungskriterien auf der Sachebene sind Qualität, Zeit, Flexibilität, Convenience, Service, Produktivität und Bestände und auf der Wertebene Kosten, Erlöse und Rentabilität.

4.2.2.2.2 Umsetzungsorientierung

Charakteristisch für Lean-Krankenhäuser ist eine konsequente Umsetzungsorientierung. In der Praxis läßt man dagegen zahlreiche Projekte zur Erhöhung der Wirtschaftlichkeit einfach treiben. Die meisten Probleme wie z.B. Wartezeitenproblematik, Qualitätsmängel, zu lange Verweildauer oder zu hohe Tagessätze sind bereits mehrere Jahre bekannt, ohne daß eine Lösung erreicht wurde. Zahlreiche Projekte bleiben nach einer allgemeinen Anfangseuphorie „in den Startlöchern stehen". Dabei stellt dieses Verhalten keineswegs eine Besonderheit des Managements deutscher Krankenhäuser dar. Bereits *Ford* kommentierte die allgegenwärtige verharrende Managementpraxis wie folgt: „Die meisten Menschen verwenden mehr Zeit und Kraft darauf, um die Probleme herumzureden, als sie anzupacken."[555] Erst durch das tatsächliche Umsetzen ist es möglich, neue Einsichten zu erzielen, die dann zur Lösung von bestehenden Problemen in den Krankenhäusern beitragen können.

---

[553] Vgl. Münch (1997a), S. 15f.

[554] Vgl. Pfeiffer/Weiß (1994), S. 66; vgl. grundlegend zu einer Steuerung von Unternehmen mittels der Einbeziehung der Finanz- und Sachperspektive Pfeiffer/Weiß/Strubl/Küßner (1999); Pfeiffer/Weiß/Strubl (1994) sowie insbesondere die Ausführungen in den Kapiteln 2.1 und 2.2.

[555] Vgl. Pfeiffer/Weiß (1994), S. 68.

4.2.2.2.3 „Mastery" durch Perfektion im Detail

> "Health care [...] can no longer afford the maxim. ,If it ain't broke, don't fix it. Rather, if it isn't perfect, make it better,' is becoming the credo of leading hospitals."[556]

Bedenkt man den erheblichen Aufwand, den zahlreiche erfolgreiche Dienstleistungsunternehmen, wie z.B. Mariott, WalMart, McDonald oder Walt Disney, bei der Gestaltung ihrer Leistungen hinsichtlich Qualität, Kosten, Convenience, Service und Flexibilität erbringen, so sind Krankenhäuser weit davon entfernt, eine vergleichbare Sorgfalt und Perfektion zu praktizieren.[557] Dabei geht es keineswegs um die reine medizinische Leistung, sondern um die Vielzahl von Einzelaktivitäten (z.B. Hygienemaßnahmen, Medikamentenversorgung, Pflegestandard). So ergab eine Benchmark-Studie der Harvard University, daß jährlich etwa bei 1,3 Mio. Menschen in Krankenhäusern Komplikationen auftreten, von denen 100.000 an den Folgen starben. Erschwerend zeigte sich, daß 335.000 dieser Komplikationen auf Nachlässigkeiten in den Krankenhäusern zurückgeführt werden konnten und daß 80.000 dieser Fälle mit dem Tod endeten. Nur 3,7 % der Patienten litten an Folgen, die auf medizinische Fehlentscheidungen zurückzufuhren waren, während 28 % der Komplikationen unmittelbar auf allgemeine Nachlässigkeiten zurückzuführen waren. Insgesamt liegt nach *Sherman* die in anderen Bereichen übliche EER (Expected Error Rate) von 6 pro Tausend in amerikanischen Krankenhäusern bei 38 pro Tausend. In welchen dramatischen Dimensionen sich die Qualitätsdefizite

---

[556] Everett/Brent zitiert nach Ginter/Swayne/Duncan (1998), S. 367.

[557] An dieser Stelle darf nicht der Eindruck entstehen, daß sich Krankhäuser zukünftig zu Unterhaltungs-, Handels- oder Fast-Food-Unternehmen entwickeln. Jedoch sollten Krankenhäuser die Chance nutzen, im Sinne eines möglichen Best-Practice-Transfers übertragbare Referenzprozesse zu studieren und gegebenenfalls in angepaßter Form zu übernehmen. Insbesondere in den Bereichen Marketing, Logistik & Versorgungskettenmanagement und Service lassen sich oftmals erhebliche Parallelen zwischen Krankenhäusern und branchenfremden Top-Dienstleistern wie McDonalds oder Wal-Mart ausmachen. Gerade der „Blick über den Tellerrand der eigenen Branche" verschafft den etablierten Anbietern den erforderlichen Weitblick zur Einleitung strategischer Veränderungsprozesse. Denkbar wäre z.B., daß Krankenhäuser in Teilprojekten mit branchenfremden Servicepionieren (z.B. Lufthansa) kooperieren, um im Zuge des *Inter-Partner-Learning* fehlende Kompetenzen zu internalisieren. Vgl. hierzu institutionenübergreifend Hamel (1991). Voraussetzung hierfür ist oftmals der gezielte Einsatz erfahrener Unternehmensberater, die als Vermittler zwischen „Lehrendem" und „Lernendem" den Wissenstransfer erleichtern. Im Extremfall ist sogar zu überlegen, ob z.B. McDonald nicht mit „angepaßten" Produkten ein neues Geschäftsfeld Krankenhaus-Catering erschließen sollte oder ob nicht ein generelles Outsourcing der Warenbewirtschaftung an Wal-Mart erfolgen könnte. Denkbar wäre auch die Anbahnung von Lernallianzen mit führenden Hotelketten. Kooperationen zwischen branchenfremden, aber komplementären Unternehmen werden zunehmend angebahnt, um absolute Kompetenz- und Spezialsierungsvorteile zu nutzen. Entscheidender Erfolgsfaktor im Rahmen des „Inter-Industry-Benchmarking" ist aus Sicht des lernenden Unternehmens die differenzierte Analyse der zu transferierenden Prozesse des Benchmarking-Objekts und deren situative Anpassung, um eine unreflektierte Übernahme fremder Prozesse zu verhindern. Nicht zuletzt aufgrund der fehlenden Integration „kopierter" Kompetenzen verlaufen viele Benchmarking-Projekte enttäuschend. Benchmarking-Task-Forces sollten deshalb die interne Verankerung akquirierten Wissens forcieren.

amerikanischer Krankenhäuser bewegen, verdeutlicht *Shermans* Vergleich mit der Luftfahrtindustrie: 100.000 Todesfälle in amerikanischen Krankenhäusern bedeuten im übertragenen Sinne 285 Abstürze einer voll besetzten Boing 747 pro Jahr oder sechs Abstürze pro Woche.[558]

Das unaufhörliche Streben nach Perfektion ist allerdings nur realisierbar, wenn entsprechende Organisationsstrukturen vorhanden sind. Die Mitarbeiter im Krankenhaus sollen dazu veranlaßt werden, kleine Probleme eigenständig auszuräumen. Dazu bedarf es grundsätzlich eines Empowerment der Mitarbeiter.[559]

4.2.2.2.4 Vermeidung von Verschwendung

> *Walt Bogdanich*, Pulitzer Preis Gewinner, schreibt in seinem Health Care Exposé „*The Great White Lie*" über Krankenhäuser "dirty little secrets: waste, greed, incompetence plus bureaucratic arrogance [...]."[560]

Ein zentrales, von Lean-Krankenhäusern verfolgtes Prinzip stellt die „Vermeidung von Verschwendung" dar. Um ein operationales Maß für Verschwendung definieren zu können, müssen notwendige Aktivitäten von nicht notwendigen unterschieden werden. Erstere sind *Aktivitäten mit Wertzuwachs*, also Aktivitäten, für die der Patient bzw. die Krankenkasse bereit sind zu zahlen wie z.B. die medizinisch notwendige Ultra-Schall-Untersuchung, das Nähen einer offenen Wunde oder die erforderliche Betäubungsspritze. Letztere sind *Aktivitäten ohne Wertzuwachs*, für die der Patient bzw. die Krankenkassen nicht bereit sind zu zahlen. Sie bringen keinen Nutzen, sind jedoch aufgrund der bestehenden Bedingungen in den Krankenhäusern erforderlich und führen deshalb zu versteckter Verschwendung.[561] Beispiele für solche nicht-wertschöpfenden Aktivitäten in Krankenhäusern sind z.B. Ablaufverzögerungen und verlängerte Liegezeiten, bedingt durch Wartezeiten vor den Serviceeinrichtungen wie OP oder Radiologie; aber auch vermeidbare Kopien in der Verwaltung, unnötige Bestände an Arzneimitteln auf den Stationen sowie medizinisch unwirksame und nicht indizierte Maßnahmen.[562] Das Verhältnis von Aktivitäten mit Wertzuwachs und Aktivitäten ohne Wertzuwachs stellt eine *Kennzahl zur Verschwendung* dar. Diese Kennzahl zeigt die Potentiale für Produktivitätssteigerungen in den Krankenhäusern auf. Das Prinzip „Vermeidung

---

[558] Vgl. Sherman (1999), S. 9 f. "Obfuscation surrounds these incidents-the victim was ‚too old', the reason ‚natural causes', there were ‚complications' following surgery, or ‚contributive factors' in a complex biological system." Sherman (1999), S. 9.

[559] Vgl. dazu die Ausführungen in Kapitel 4.2.3.3.

[560] Sherman (1999), S. 10.

[561] In Anlehnung an Pfeiffer/Weiß (1994), S. 69 f.; Strubl (1993), S. 155 f.

[562] Internationale Untersuchungen deuten in diesem Zusammenhang auf erhebliche Wirtschaftlichkeitsreserven hin: Für Kanada und die USA werden nicht notwendige Gesundheitsleistungen auf eine Höhe von mindestens 30 % geschätzt. Dabei besteht natürlich das Problem, daß solche ex-post-Bewertungen nicht immer ex-ante zur Verfügung stehen. Vgl. Sachverständigenrat (1996), S. 184.

von Verschwendung“ bietet eine vielfältige und umfangreiche Bandbreite von Maßnahmen, die sich in Art, Umfang und Ort deutlich unterscheiden. Die Fülle der auf diese Weise erreichbaren Rationalisierungspotentiale ist geradezu unerschöpflich. Um Pragmatik und Anwendungsbreite dieses Gestaltungsprinzips zu verdeutlichen, seien zunächst folgende konkreten Anwendungsbeispiele genannt: (1) In den USA konnte der renommierte Herzchirurg Cooley die bisherigen Durchschnittskosten einer herzchirurgischen Bypassoperation von bisher $ 43.370 im landesweiten Durchschnitt auf $ 27.040 für das Texas Heart Institute senken. Diese Reduktion der Kosten erreichte er durch eine Reihe von Kostensenkungsmaßnahmen. Einerseits gelang es ihm, durch den Umfang der durchgeführten herzchirurgischen Eingriffe die Economies of Scale auszuschöpfen,[563] andererseits nutzte er jegliche Gestaltungsoptionen zur Vereinfachung und Modularisierung von Abläufen. Die New York Times kommentierte sein Vorgehensweise wie folgt:

> ”Watching Dr. Cooley operate [...] is a lesson in economy. No wasted movement, no errant emotion, no extra tools. [...] He (is) ceaselessly modifying and simplifying.”[564]

(2) Dem Transplantationszentrum der Duke University gelang es, die Kosten für Knochenmarkstransplantationen um ca. 30 % zu senken. Nach einem 5-tägigen Krankenhausaufenthalt werden die Patienten in ein nahegelegenes Mittelklassehotel verlegt, in dem das Krankenhaus eine Etage gemietet und nach den entsprechenden Hygienemaßnahmen vorbereitet hat. (3) Nicht zuletzt erreichten die renommierten Herztransplantationseinrichtungen der Stanford University und der Cleveland Klinik eine Kostenreduktion um ca. 15 bis 20 % durch das Überdenken und Verändern von Details wie die Anzahl der vorgenommenen Nähte bei chirurgischen Eingriffen oder veränderte Typen der durchgeführten Diagnoseverfahren und Tests.

Vorteilhaft erweist sich bei diesem Gestaltungsprinzip „Vermeidung von Verschwendung“ seine Einfachheit in der unmittelbaren Umsetzung, die vom einzelnen Mitarbeiter über Stationen bis hin zur gesamten Versorgungskette möglich ist. Die Anwendung dieses Lean-Prinzips führt einerseits zu einer *Reduktion des Faktoreinsatzes* sowie andererseits zur *Vereinfachung und Elimination von Prozessen und Strukturen*. Das Ergebnis der Leistungserstellung soll dabei jedoch auf einem gleichen oder verbesserten Niveau erfolgen. Die Gestaltungsoptionen erstrecken sich z.B. von einem Facility Management bis zur evidenzbasierten Medizin: So sollten *kurze Wege* bereits das planerische Ziel bei der baulichen Konzeption und Ausstattung von Krankenhäusern sein. Grundsätzlich ist eine *Gebäudekonstellation* anzustreben, die durch geplante Gemeinschaftsnutzung interdisziplinäre Zwänge herstellt, welche unnötige hausinterne Doppelleistungen

---

[563] Vgl. Herzlinger (1997), S. 84. Eine „durchschnittliche Senkung der Fallkosten“ setzt allerdings eine „medizinisch gerechtfertigte“ Fallausdehnung zur Realisierung von Economies of Scale voraus.

[564] Myerson (1994), S. 56.

und damit Kosten vermeiden und die Qualität der Leistung verbessern helfen. So können die „Bettenzentrale in der Hausmitte“, „Zwischenläger für Bettwäsche in den Zimmern“, „fahrbare Schrankwagen für Kleidung und persönliche Dinge der Patienten“, die die Verlegung vereinfachen, oder auch die „räumliche Nähe der Bereiche Notfallversorgung, Diagnostik und ambulantes Operieren“ Teil der räumlichen Layoutgestaltung zur Vermeidung von unnötigen Wegen sowie Durchlaufzeiten und damit zur Vermeidung von Verschwendung sein. Stellt man ein derart gestaltetes Haus den bisherigen Krankenhausstrukturen gegenüber, so ergeben sich nach *Münch* Kosteneinsparungen von 30 bis 40 %.[565] Diese Differenz ist nach *Münch* nicht nur „Zahl,“ sondern vor allem „Inhalt“. Mit dieser Aussage greift *Münch* den Zusammenhang, daß die „guten Zahlen“ automatisch den „guten Sachgrößen“ folgen sowie die der BSC inhärente Logik einer Ursache-Wirkungs-Beziehung zwischen der Wertperspektive „Finanzen“ und den Sachperspektiven „Kunden“, „Prozesse“ und „Lernen und Wachstum“, wenn auch nur indirekt, auf.

Ein weiterer Ansatzpunkt zur Realisierung des Prinzips „Vermeidung von Verschwendung“ besteht in der Auswahl und Umsetzung *kostengünstiger Behandlungsverfahren* bei gleichbleibender Behandlungsqualität. In der Regel stehen für die Behandlung von Erkrankungen mehrere Diagnose- und Therapieverfahren zur Verfügung. Durch die gezielte Wahl des kostengünstigeren Verfahrens läßt sich Verschwendung vermeiden, was allerdings hinreichende Informationen über die einzelnen Verfahren voraussetzt. Als kostengünstigere Behandlungsverfahren gelten z.B. endoskopische Eingriffe gegenüber herkömmlichen Schnittoperationen, die in der Vergangenheit aufgrund ihrer verkürzenden Wirkung auf die Verweildauern und des damit verbundenen Wegfalls von tagesgleichen Pflegesätzen weniger attraktiv waren.[566] Eine *Evidence-based-Medicine* (EBM) bildet die theoretische Basis einer medizinischen Rationalisierung, über deren Beherrschbarkeit erhebliche Kostensenkungspotentiale freigesetzt werden können.[567] Die EBM stellt folglich die medizinische Umsetzung des ökonomischen Gestaltungsprinzips „Vermeidung von Verschwendung“ bezogen auf die Behandlungsmethode dar. In welchem Umfang sich die Kosten konkurrierender Behandlungsverfahren unterscheiden können, wird bspw. im Rahmen einer Gegenüberstellung der Kosten unterschiedlicher Verfahren einer Gallenblasenentfernung (Cholezystemie) deutlich: Zwischen dem herkömmlichen offen-chirurgischen Verfahren und dem laparoskopischen Verfahren wird ein Kostenunterschied von ca. 20 % sichtbar, soweit die Verfahren aus medizinischer Sicht gleichwertig sind.[568] Vergleichbare Unterschiede liegen auch in anderen

---

[565] Vgl. Münch (1997a), S. 12 ff.

[566] Vgl. Sachverständigenrat (1996), S. 190.

[567] Vgl. Oberender/Hacker (1999), S. 252 f.; vgl. ausführlich zum Themenkomplex der Evidence-based-Medicine (EBM) Perleth/Antes (1999).

[568] Vgl. Sachverständigenrat (1996), S. 190.

Therapiebereichen vor, etwa bei Niereninsuffizienz, wenn eine Heimdialyse eine Zentrumsdialyse ersetzen kann. Oder auch im Bereich der Hämato-Onkologie, wenn Knochenmarkstransplantation und periphere Blutstammzellenverfahren als medizinisch vertretbare Optionen zur Verfügung stehen, jedoch aus ökonomischer Perspektive erhebliche Unterschiede bestehen. Die Deutsche Röntgengesellschaft stellte fest, daß in Deutschland, verglichen mit dem Ausland, mehr als ein Drittel aller Röntgenuntersuchungen überflüssig seien.[569] Ferner belegt eine Studie des Swedish Council on Technology Assessment in Health Care bezüglich der heute weithin üblichen präoperativen Routinediagnostik (Röntgen-Thorax, EKG, Labortests), daß diese bei gesunden Patienten vor elektiven chirurgischen Eingriffen nutzlos ist. Das Einsparpotential wurde auf ca. $ 3 Mio. pro 1 Mio. Bevölkerung jährlich geschätzt. Umgerechnet auf die deutsche Situation entspricht das etwa einer Summe von 360 Mio. DM jährlich.[570]

Eine weitere erfolgreiche Maßnahme zur „Vermeidung von Verschwendung" in Lean-Krankenhäusern besteht in der *Reduzierung der Vorhaltekosten*. Sowohl auf den Stationen als auch in der Krankenhausapotheke werden oft beträchtliche Vorräte gehalten, die durch ein modernes Logistikmanagement abgesenkt werden könnten.[571] Zu den Vorhaltekosten im Krankenhaus zählten z.B. die Vorräte von Medikamenten, Medikalprodukten.[572]

In der *Senkung der Kosten bei gegebenen Behandlungsmethoden* liegen ebenfalls erhebliche Kostensenkungspotentiale verborgen. Die Kalkulation der Fallpauschalen hat deutlich gemacht, daß in verschiedenen Krankenhäusern die gleiche Behandlung bei ähnlichen Patientengruppen zu abweichenden Kosten erfolgt. Die Gründe sind vielfältig und ergeben sich unabhängig von Risiken in unterschiedlich langen Verweildauern, variierenden Sachkosten oder differierenden Basiskosten. Solange der Grundsatz der Selbstkostendeckung für das Krankenhaus verbindlich war, bestanden kaum Anreize, Verschwendung zu vermeiden. Erst mit der Einführung leistungsbezogener Entgelte für definierte Leistungen besteht ein entsprechender Druck zur Kostensenkung pro Behandlung, da die Vergütung unabhängig von den krankenhausspezifischen Kosten gewährt wird.

Ein Vergleich der durchschnittlichen Kosten zweier Krankenhäuser veranschaulicht exemplarisch die deutlichen Leistungsdifferenzen zwischen unterschiedlichen Anbietern von Gesundheitsleistungen. Es zeigt sich, daß der gleiche

---

569 Vgl. Sachverständigenrat (1996), S. 191 f. Bei der Anwendung von kostengünstigeren und schonenderen Verfahren besteht allerdings das Dilemma von einerseits niedrigeren Behandlungskosten und andererseits höheren Gesamtkosten durch die Ausdehnung des Indikationsgebietes (z.B. minimalinvasive Chirurgie). Vgl. Sachverständigenrat (1996), S. 191.

570 Vgl. Morra (1996), S. 67.

571 Vgl. Sachverständigenrat (1996), S. 196.

572 Vgl. ergänzend von Eiff (1995), S. 72 ff.

Eingriff mit stark abweichenden Kosten vorgenommen wird, obwohl sich die Patienten hinsichtlich des Alters (Durchschnittsalter zwischen 53 und 56 Jahren) nur wenig unterscheiden. Die Kostenunterschiede werden auf der Normalstation auf unterschiedliche Verweildauern (11,3 bis 15,8 Tage) zurückgeführt. Im OP-Bereich spielen die Personenzahl sowie die Zusammensetzung der beteiligten Personen, aber auch die Frequenz der Nutzung der Einrichtung eine zentrale Rolle. Bei den Basisleistungen, zu denen die Infrastrukturleistungen von der Verwaltung über die Haustechnik bis zum Reinigungsdienst gehören, ist die Kapazitätsauslastung eine entscheidende Einflußgröße. Die Gesamtkosten beider Häuser unterscheiden sich insgesamt um 3.308 DM. Bezogen auf das kostengünstigere Haus liegen die Kosten des zweiten Hauses um 58 % höher.[573] Durch ein Benchmarking innerhalb des Hauses oder mit konkurrierenden Häusern können Rationalisierungspotentiale zwar aufgedeckt werden, doch kann über ein Benchmarking der Best Practices niemals ein dauerhafter Wettbewerbsvorteil generiert werden, weil es sich lediglich um ein Kopieren bereits bestehender Methoden handelt. Schwer imitierbare Wettbewerbspositionen hingegen können letztlich nur über den Aufbau einzigartiger Ressourcenpositionen sowie ein innovatives Prozeß- und Medizinmanagement erreicht werden.

Als weitere Maßnahmen eines Nennermanagements zur Vermeidung von nicht-wertschöpfenden Aktivitäten gelten: (1) Der Einsatz von *Best Practices* der medizinischen Behandlung und pflegerischen Versorgung bei gleichzeitiger Verweildauerreduzierung und bester Ausnutzung der Ressourcen, wie Personal, Kapazitäten der medizinischen Geräte, Verbrauchsmaterialien u.a.; (2) die *Clusterbildung von homogenen Patientengruppen und Krankheitsbildern* (z.B. durch DRGs), um einen effizienten Einsatz der Faktoren zu realisieren; (3) eine *kapazitätsorientierte Steuerung* der Patientenflüsse;[574] (4) die *Delegation von repetitiven, wenig anspruchsvollen Routinetätigkeiten* an weniger qualifiziertes Personal zur Reduzierung der Personalkosten und zur Entlastung des examinierten Personals für qualifiziertere Tätigkeiten, wie z.B. der Evaluierung der Effektivität von Maßnahmen zur Verbesserung des Gesundheitszustandes von Patienten; (5) die *Zentralisierung von nicht stationsgebundenen Aktivitäten* zur Realisierung von Economies of Scale und (6) das *Redesign des Versorgungs– und Behandlungsablaufs* bei *unterstützendem Einsatz von entsprechender Software*, wie z.B. Pflegeprogrammen, Monitoring, Systemen zur Begleitung der Clinical Pathways, elektronisch verwalteten Pflege- und Behandlungsprotokollen.[575] Es ist davon auszugehen, daß zukünftig die konsequente Nutzung der Anwendungsoptionen von

---

[573] Vgl. Sachverständigenrat (1996), S. 191 f.; Bundesministerium für Gesundheit (1995), S. III 90.

[574] Vgl. hierzu Schlüchtermann (1990).

[575] Vgl. Curran (1996), S. 188 ff.

E-Health zur Erschließung beachtlicher Rationalisierungspotentiale in den Krankenhäusern führen dürfte.[576]

4.2.2.2.5 Patientenorientierung und Convenience

> "We need to go beyond satisfying the customer. The challenge is in delighting the customer."[577]

Es existieren in deutschen Krankenhäusern erstaunliche Informationsdefizite über die Kunden- bzw. Patientenumwelt, übcr die Probleme der Patienten sowie deren konkrete Wünsche. In anderen Industrien hat man erkannt, daß es nicht ausreicht, einen Kunden für den Kauf eines Produktes zu gewinnen, seine Zufriedenheit ist mittel- und langfristig wichtiger. Einer der Gründe hierfür liegt darin, daß es viel einfacher und kostengünstiger ist, eine bestehende Kundenbeziehung aufrechtzuerhalten, als eine neue aufzubauen.[578] Nach *Heskett/Sasser/Hart* (1) betragen die Kosten zur Aufrechterhaltung einer Kundenbeziehung nur ein Fünftel der Kosten, die zur Herstellung einer neuen Kundenbeziehung erforderlich sind. (2) Ebenso kommt es innerhalb bestehender Kundenbeziehungen zu keinen überzogenen Erwartungen, und (3) die Kosten können insgesamt niedriger gehalten werden, da über den Kunden bereits entsprechende Daten vorliegen.[579] Dies gilt in besonderem Maße für Krankenhäuser, deren Kosten für die Erfassung und Übermittlung von patientenbezogenen Daten aufgrund der Komplexität und der Relevanz der Einzelinformationen deutlich höher liegen als in anderen Branchen.[580] Im Krankenhaus kommt verstärkend hinzu, daß der Patient einerseits in Abteilungen mit hoher Einweisungsrate aus dem regionalen Einzugsbereich einen wichtigen Multiplikator für positive Erlebnisse darstellt und andererseits eine verstärkte Kundennähe eine wesentliche Komponente einer erfolgreichen Leistungserstellung von Vertrauensgütern ist. Während die Wirtschaft sehr viel Geld in ein professionelles Kundenmanagement investiert, wird eine vergleichbare Ausgabe in deutschen Krankenhäusern nach wie vor als überflüssig oder nicht finanzierbar abqualifiziert. In den USA dagegen existieren bereits umfangreiche Aktivitäten eines umfassenden Patientenzufriedenheits- und -bindungsmanagements.

> "Health care organizations will increasingly invest in feedback mechanisms to assure they are ‚in touch' with consumer needs and are meeting expectations."[581]

---

576 Vgl. Schurr/Brucksch/Lenz (2000).

577 Vice President eines „Health Systems" zitiert nach KPMG (1998), S. 8.

578 Vgl. Homburg (1997), S. 102.

579 Vgl. Heskett/Sasser/Hart (1990).

580 Vgl. Taylor (1998a), S. 56.

581 KPMG (1998), S. 14. Vgl. dazu auch Henthorne/Henthorne/Alcorn (1994).

Abbildung 21: Zusammenhang zwischen Patientenzufriedenheit und -bindung

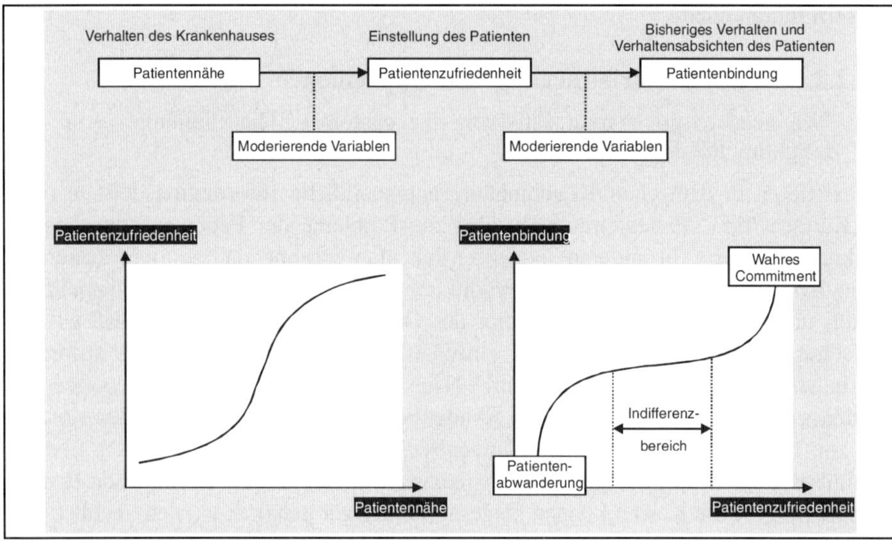

Quelle: In Anlehnung an Homburg/Faßnacht (1998), S. 408 ff.

Taylor sieht in einem *Beziehungsmarketing* die methodische Grundlage einer verbesserten Kundenbindung für Gesundheitseinrichtungen, da Patienten aufgrund des Vertrauensgutcharakters von Gesundheitsleistungen eine personalisierte Kundenbeziehung bevorzugen.[582] Die meist intangiblen Leistungen werden auf diese Weise für die meist emotional stark involvierten Patienten eher „faßbar“ und bewertbar.[583] In Anlehnung an *Homburg/Faßnacht* führt eine verstärkte Patientennähe zu mehr Patientenzufriedenheit, und diese wiederum zu einer erhöhten Patientenbindung.[584] Dabei kommt es jedoch darauf an, eine kritische Schwelle der Patientenzufriedenheit zu überschreiten, bis sich schließlich beim Patienten die Perzeption subjektiver Zufriedenheit einstellt, die sich auf lange Sicht hin in dauerhaften Patientenbeziehungen und relationalem Vertrauenskapital manifestieren kann.[585]

Zukünftig wird es in den Krankenhäusern nicht nur darum gehen, eine allgemeine Kundenzufriedenheit über alle Kundengruppen hinweg zu realisieren.[586]

---

[582] Vgl. Taylor (1998a), S. 57.

[583] Vgl. Prahalad/Ramaswany (2000).

[584] Vgl. Homburg/Faßnacht (1998).

[585] Vgl. Kale/Perlmutter/Singh (2000).

[586] Vgl. auch Gorschlüter (1999), S. 103 u. 130f.

Statt dessen bedarf es einer nach verschiedenen Patiententypen bzw. -profilen angelegten Segmentierung, die eine gezielte Ansprache und Bedürfnisbefriedigung des Patienten gewährleisten kann. Als handlungsleitender Bezugsrahmen dient in diesem Zusammenhang der Segmenting-Targeting-Positioning-Ansatz des Marketings, der den Aufbau und die Verteidigung komparativer Konkurrenzvorteile über eine zielführende Marktabgrenzung, Marktsegmentierung und Marktbearbeitung erklärt. Im Sinne von *Kotler* erzielen Unternehmen Wettbewerbsvorteile, wenn sich mittels geeigneter Positionierungskonzepte in attraktiven Kundensegmenten sogenannte Unique Selling Propositions (USP) aufbauen und dauerhaft verteidigen lassen. Voraussetzung hierfür ist, daß Krankenhäuser die von ihnen anvisierten Märkte anhand geeigneter Segmentierungskriterien in homogene Teilmärkte unterteilen und diese anhand aktiver und passiver Variablen (z.B. Soziodemographie, psychographische Variablen, beobachtbare Krankheitsbilder) beschreiben. Auf diese Weise lassen sich Segmente unterschiedlicher Attraktivität ermitteln, die Krankenhäuser nachfolgend vor dem Hintergrund ihrer eigenen Stärken und Schwächen auf die mögliche Erzielung komparativer Konkurrenzvorteile überprüfen müssen. Demzufolge sollten Krankenhäuser nicht jedes Segment bedienen, sondern nur solche, in denen eine Koinzidenz von hoher Segmentattraktivität und hoher Segmentkompetenz vorliegt. Ein häufig begangener Fehler besteht in der Auswahl zwar objektiv attraktiver Segmente (z.B. Volumen, Wachstum, Gewinnmargen), für deren Bearbeitung aber unternehmensseitig keine ausreichende Kompetenz besteht, wie sich am Beispiel der negativen Folgen der konglomeraten Diversifikation zeigt. Umgekehrt führen komparative Konkurrenzvorteile in chronisch unattraktiven Segmenten langfristig in eine Kompetenzfalle, weil sich die Unternehmensstärken nicht kapitalisieren lassen. Derartige Krankenhauskompetenzen verkörpern organisatorische Überschüsse von zweifelhafter Relevanz, weil es ihnen an der Nutzenstiftung am Absatzmarkt mangelt und sie nicht einmal ihre Kapitalkosten einspielen.

Die Grenzen der Marktsegmentierung werden im Krankenhaussektor allerdings nicht nur über ökonomische Aspekte der Segmentattraktivität definiert. Vielmehr setzen ethische und rechtliche Restriktionen einer konsequent wertorientierten Marktsegmentierung enge Grenzen (z.B. Ablehnung von „C-Patienten“). In diesem Kontext ist zu untersuchen, unter welchen Bedingungen eine wertorientierte Segmentierung möglich und wo diese abzulehnen ist. Grundsätzlich gilt hierbei die Devise, daß in ethisch-sozial und rechtlich unkritischen Märkten die konsequente Anwendung ökonomischer Prinzipien zu empfehlen ist, weil sich auf diese Weise die Ertragssituation des Krankenhauses erheblich verbessern läßt (New Profit Sources). Dagegen müssen bei der Bedienung sensibler Segmente multiple Stakeholder-Interessen berücksichtigt werden.

Das Stanford University Hospital nutzt ein sogenanntes *Psychographic Profiling*, um zu zeigen, daß unterschiedliche Patiententypen die identische

Dienstleistung einer Gesundheitseinrichtung unterschiedlich bewerten. Ein auf den Kunden zugeschnittenes Angebot an Leistungen wird in Zukunft auch für Krankenhäuser deutlich wichtiger werden als das bisher wahllos angestrebte generelle Mehrangebot an Leistungen[587] oder ein einseitig verfolgtes Qualitätsmanagement, dessen Verbesserungspotentiale häufig für den Patienten intransparent bleiben.[588]

> "There is an emerging emphasis on the importance of the patient as a customer in health care organizations. Today, almost all health organizations provide quality care. Therefore, as it is no longer a competitive advantage, health care organizations have to transition beyond merely providing quality care. Excellent organizations seem to understand better than others the true importance of a satisfied customer and focus their energies at all levels to accomplish this goal."[589]

Folglich bedeutet Kundenorientierung auch nicht ein generelles Mehrangebot der Leistungen zu niedrigeren Kosten, die ohnehin zunächst nur mittelbar für den Patienten von Relevanz sind, sondern vielmehr eine auf seine Bedürfnisse ausgerichtete, „bequeme und zweckmäßige“ Leistungserbringung im Sinne einer allgemeinen *Convenience*. Obwohl Convenience ein zentrales Attribut der Krankenhausleistungen im Kontext eines kundenorientierten Managements darstellt, findet eine methodische Berücksichtigung nur in den seltensten Fällen in deutschen Krankenhäusern statt. Das deutsche Gesundheitssystem ist bisher nach den Bedürfnissen seiner Anbieter organisiert und nicht nach den Bedürfnissen seiner Konsumenten. Dabei trivialisiert die Bezeichnung Convenience geradezu die Bedeutung der damit verbundenen Innovation.[590] Obgleich derzeit die bestehenden Regulierungen des Gesundheitsmarktes Leistungen im Sinne von *Convenient Health Care Services* hemmen, haben einige innovative Anbieter wie z.B. die EUROMED-Klinik in Fürth begonnen, entsprechende Maßnahmen einzuleiten:

> „Wie sich ein kundenorientierter Krankenhausbetrieb auf wirtschaftlicher Grundlage gestaltet, zeigt beispielsweise die seit 1994 bestehende EUROMED-Klinik in Fürth. Spezialisierte Fachärzte, die gleichzeitig Gesellschafter des Privatklinikums sind, führen vor Ort Einzelpraxen und

---

[587] "Two personality types that dominate Stanford University Hospital's service area tend to rate room accomodations, nursing, and physician care lower than other health care personality types, regardless of the hospital used. An attitude and behavior shared by these two groups is their propensity to gather health care information in order to choose from health care alternatives. According to Frederick Navarro, marketing research manager at Stanford, „This information has shown the hospital the importance of understanding its costumers‘ needs and wants, and that simply trying to provide more services is not the whole answer." Navarro (1993), S. 7.

[588] Vgl. Neubauer (2000c).

[589] Ginter/Swayne/Duncan (1998), S. 377.

[590] Vgl. ausführlich zur Umsetzung des Erfolgsfaktors „Convenience“ in Gesundheitseinrichtungen Herzlinger (1997), S. 16-96.

versorgen Patienten im Verbund. Die Leistungserbringung orientiert sich an den spezifischen Bedürfnissen der Kunden: So werden Operationen auch an Wochenenden durchgeführt, Liegezeiten minimiert und Mehrfachdiagnostik durch ein effizientes Informationssystem vermieden."[591]

Im Zusammenhang mit einer Steigerung der Convenience und Kundenorientierung eines Krankenhauses werden die Faktoren Zeit und Flexibilität zu wesentlichen Stellgrößen. So ist z.B. der Rückgang der Immunisierungsrate von Kindern in den USA nach einer Untersuchung unter Eltern dcr Mittelschicht weder auf ein mangelndes Angebot noch auf zu hohe Kosten, sondern vor allem auf Zeitengpässe, bedingt durch die beiderseitige Berufstätigkeit der Eltern sowie die mangelnde Information über den medizinisch korrekten Zeitpunkt der Impfung, zurückzuführen. Aber auch der *Standort* (z.B. die gute Erreichbarkeit), eine aufbereitete und verständliche *Informationsversorgung* (z.B. über Internet) sowie eine hohe *Flexibilität* und *Qualität* beim Design der Leistungsbündel führen zu einer verbesserten Convenience für den Patienten. In den USA gehören sogenannte *Health Stops* in Einkaufszentren bereits zu einem festen Bestandteil der amerikanischen Gesundheitsversorgung. Diese Health Stops stellen eine Art Satelittenorganisation des Krankenhauses dar und bieten vor allem Leistungen der Notfallversorgung, Impfungen u.a. an. Durch ihre Präsenz in den unmittelbaren Lebensbereichen der Einwohner einer Region kann schließlich ein nachhaltiger Erinnerungswert an das dazugehörige Krankenhaus aufgebaut werden.[592] Weiterhin sollte eine Übertragung der Kundenorientierung auf die Art und Weise, wie die interne Kommunikation und Kooperation im Wertschöpfungsnetzwerk praktiziert wird, vorgenommen werden. Diese so verstandene interne und externe Kundenorientierung innerhalb der Versorgungskette stellt eine komplementäre Ergänzung zum „Denken in Prozeßketten" dar.[593] Im *Lean-Krankenhaus* betrachtet jeder den Träger der jeweils nächsten Aktivität, für den seine Arbeit Input wird, als seinen Kunden, den er in allen relevanten Parametern zufriedenzustellen hat:[594] Die richtige Dienstleistung und Information zum richtigen Zeitpunkt in der gewünschten Qualität.

Neben den *prozessualen* Prinzipien existieren nach *Pfeiffer* sogenannte inhaltliche Prinzipien, die im folgenden um einzelne krankenhausspezifische Prinzipien erweitert werden: Das Fundamentalprinzip stellt dabei eine Art Oberprinzip der inhaltlichen Gestaltungsprinzipien dar.

---

[591] Heuskel (1999), S. 99.

[592] Vgl. Herzlinger (1997), S. 19-96.

[593] Vgl. Pfeiffer/Weiß (1994), S. 71.

[594] Vgl. hierzu ausführlicher Imai (1986), S. 9-13.

4.2.3 Inhaltliche Gestaltungsprinzipien des Lean Managements

4.2.3.1 Gestaltung der erweiterten Versorgungskette von Krankenhäusern

Ein wesentlicher Ansatzpunkt vieler Reengineering- oder Redesign-Maßnahmen im Gesundheitssystem besteht in der Gestaltung der erweiterten Versorgungskette bzw. der Einbeziehung der vor- und nachgelagerten Bereiche des Krankenhauses in die Analyse. Lean-Krankenhäuser bleiben deshalb nicht bei der Gesamtoptimierung ihrer internen Wertschöpfung stehen, sondern greifen auch optimierend in das externe Versorgungsnetzwerk ein. Statt punktueller, auf Teilbereiche bezogener Suboptimierungen (z.B. hinsichtlich Rationalisierungsanstrengungen) versucht man, die Produktivitätseffekte durch Maßnahmen, die sich auf alle beteiligten Stellen bzw. Organisationsbereiche der Versorgungskette beziehen, zu steigern.[595] In diesem Zusammenhang entfaltet das Fundamentalprinzip seine volle Wirkung, d.h., je früher und je rechtzeitiger Krankenhäuser mit den Reengineering-Aktivitäten starten, um so größer ist der Beeinflussungshebel hinsichtlich der Faktoren Qualität, Kosten, Zeit, Flexibilität und Convenience. Neben den allgemeinen Gestaltungsprinzipien des Reengineering kommen in diesem Kontext z.B. auch die Organisationskonzepte „Supply Chain Management", „Managed Care" oder „Disease Management" zum Tragen. Anders als das in erster Linie operativ angelegte Prinzip des Lean Managements zur Gestaltung der erweiterten Wertschöpfungskette führen die obigen Konzepte zur einer - überwiegend strategisch angelegten - logistischen bzw. organisatorischen Neuausrichtung des Krankenhauses zum Zwecke einer verstärkten Kunden- (Patienten-)orientierung, eines höheren Qualitätsstandards und niedrigerer Kosten. Allen Konzepten sind letztlich ähnliche Prinzipien, insbesondere aber das Prinzip der Prozeßorientierung inhärent, so daß eine klare Abgrenzung zwischen dem Lean Management und seinen Gestaltungsprinzipien „Prozeßorientierung" sowie „Gestaltung der erweiterten Versorgungskette" einerseits sowie dem Supply Chain Management, dem Disease Management oder Managed Care andererseits nur bedingt möglich ist.

Eine Gestaltung der erweiterten Versorgungskette setzt eine genaue Kenntnis der „Prozeßlandkarte" und ihrer bestehenden und möglichen Teilnehmer voraus.[596] In diesem Zusammenhang muß das Krankenhaus entscheiden, welche Bereiche des erweiterten Versorgungsnetzes es in Zukunft selbst übernehmen kann oder angesichts eines zu erwartenden profitablen Wachstums integrieren möchte. Letztlich verbirgt sich hinter dieser Entscheidung eine aus ökonomischer Sicht

[595] In Anlehnung an Pfeiffer/Weiß (1994), S. 83 f.

[596] Vgl. weiterführend Garvin (1998).

immer wieder aufgegriffene Fragestellung nach dem Grad der Integration bzw. nach den Möglichkeiten eines In- oder Outsourcing. Eine dominierende Wettbewerbsstellung über sämtliche Teilstücke der Versorgungskette hinweg ist vor allem in dynamischen Umwelten unrealistisch. Dies würde eine vorteilhafte Kosten- und Leistungsposition in sämtlichen Teilen der Versorgungskette voraussetzen.[597] Kooperationen und Kontrakte bieten die Möglichkeit, die Defizite (z.B. Kapazitätenüberschüsse, kulturelle Differenzen, mangelnde Flexibilität) eines vollständig integrierten Gesundheitszentrums zu minimieren und stattdessen höchste Kompetenz in den einzelnen Teilstücken der Versorgungskette zu besitzen. Die Qualitäts- und Kostenposition fällt insgesamt kostengünstiger und qualitativ hochwertiger aus, weil Erfahrungskurveneffekte zu Buche schlagen. Das Krankenhaus kann sich auf diese Weise zu einem *virtuellen Unternehmen* entwickeln, das die einzelnen Prozeßabschnitte der Versorgung zusammenführt.[598] Die mit den Schlagworten der *Collaboration* oder des *Co-opetition* belegte Kooperation zwischen durchaus auch konkurrierenden Teilnehmern der Versorgungskette wird in den nächsten Jahren eine wesentliche Voraussetzung zur Generierung einer überlegenen Wettbewerbsposition darstellen.[599] *Preiss/Goldman/Nagel* gehen noch einen Schritt weiter und sprechen in diesem Kontext von der Entwicklung sogenannter „Interprises“ in der Gesundheitsversorgung. Sie beschreiben damit eine nächste Generation „agiler Enterprises“[600] mittels derer die erforderlichen Teilstücke einer Versorgungskette patientenzentriert zusammengeführt werden können. Anders als traditionelle Unternehmen, die genau definierte Unternehmensgrenzen besitzen, sind solche Interprises durch offene Grenzen gekennzeichnet.[601] Die Umsetzbarkeit und der Erfolg dieser Prozeß- bzw. Geschäftssysteminnovationen hängen wesentlich davon ab, inwieweit es gelingt, die anderen Teilnehmer des Versorgungsnetzwerkes dazu zu bewegen, die für die angestrebte Problemlösung notwendigen Teillösungen beizutragen.[602] Dabei geht es jedoch nicht nur um eine verbesserte Zusammenarbeit eines Krankenhauses mit den einzelnen Netzwerkteilnehmern, sondern um eine umfassende Convenience für den Patienten entlang der gesamten Wertschöpfungskette der Gesundheitsversorgung.

> "[...] inconvenience of doctors, hospitals, and health insurers is mere quibble compared with the inconvenience of the health care system as a

---

597 Vgl. Heuskel (1999).

598 Vgl. Heuskel (1999), S. 61 ff.; Goldman/Graham (1999), S. 184 ff.

599 Vgl. Goldman/Graham (1999), S. 180 ff. sowie ergänzend Preiss/Goldman/Nagel (1996).

600 Vgl. hierzu ausführlich Kapitel 5.3.2.1.

601 Vgl. Preiss/Goldman/Nagel (1996). "Unlike the traditional enterprise, which has well defined boundaries that set it from suppliers, customers, partners, and competitors, the interprise has very fuzzy boundaries." Goldman/Graham (1999), S. 181.

602 In Anlehnung an Pfeiffer/Weiß (1994), S. 84.

whole. [...] Frequently, sick debilitated patients themselves must integrate these resources to obtain all the care they require."[603]

Damit eng verbunden ist eine mangelnde Patientenorientierung innerhalb der erweiterten Versorgungskette: So organisiert sich derzeit die gesamte Wertschöpfungskette der Gesundheitsversorgung eher an den Anforderungen bzw. Wünschen der Versicherungen, Ärzte und Krankenhäuser als an Bedürfnissen des Versicherten. Der Patient seinerseits sieht sich einer unüberschaubaren Vielfalt von Anbietern gegenüber. Es bedarf häufig mehrerer Monate und Jahre, bis ein Patient die für seine spezifische Krankheitssituation erfolgreiche Behandlungsmethode bei einem Spezialisten meist nach langem „eigenständigen Suchen", durch „Empfehlung aus dem persönlichen Umfeld" oder „zufällig" entdeckt. Damit verbunden sind eine zumeist aufreibende, belastende Suche, eine erhebliche zeitliche Belastung sowie insgesamt hohe Transaktionskosten.[604] Mangelnde Transparenz in der Gesundheitsversorgung und die rasant fortschreitende medizinische Entwicklung machen es den einweisenden Ärzten nicht möglich, eine ausreichende und umfassende Informationsgrundlage zu besitzen, um den Patienten durch das Geflecht der Gesundheitsanbieter zu navigieren. Im Zusammenhang mit der politisch forcierten Stärkung der hausärztlichen Funktion sind unter der Beibehaltung des Status quo der medizinischen Aus- und Weiterbildung von Allgemeinärzten erhebliche Informations- und Steuerungsdefizite zu erwarten.

Eine allgemeine Zunahme der Wettbewerbsintensität hat in vielen Bereichen zu einer Aufhebung der bestehenden Branchengrenzen geführt. Es beginnt ein Wettbewerb, der sich nicht nur auf einen Teilbereich der internen Versorgungskette des Krankenhauses erstreckt, sondern der sich auf das gesamte Wertschöpfungsnetz in horizontaler und vertikaler Richtung ausdehnt. Bei dieser Verschiebung von Teilstücken der Wertkette über Branchengrenzen hinweg handelt es sich um eine Bewegung, die in anderen Branchen (z.B. zwischen Banken und Versicherungen, Tankstellen und Einzelhandelsketten) bereits eingesetzt hat und allgemein als *Business Migration* bezeichnet wird.[605] Die derzeit auch in der Gesundheitsbranche einsetzende Migrationsbewegung erfordert eine Ausdehnung des Betrachtungshorizonts der Versorgung in horizontaler und vertikaler Sicht sowie über die Branchengrenzen hinweg. In Zukunft ist vermehrt davon auszugehen, daß sowohl Krankenkassen, Krankenhäuser, ambulante Anbieter sowie branchenfremde Dienstleistungsunternehmen um Teilstücke der Versorgungskette konkurrieren werden. Eine Verschiebung der Leistungsgrenzen vollzieht sich bereits von der stationären Versorgung zu den meist kostengünstigeren ambulanten Anbietern. Krankenkassen

---

603 Herzlinger (1997), S. 19.

604 Vgl. Herzlinger (1997), S. 19-96.

605 Vgl. Heuskel (1999); Pauls (1998); Slywotzky/Morrison (1997) und Slywotzky (1995) sowie ausführlich die Inhalte des Kapitel 5.3.2.

dagegen übernehmen bereits vielerorts die steuernde, integrierende und informierende Funktion eines Orchestrators oder Navigators in der Gesundheitsversorgung.[606]

In den USA dringt z.B. der Kosmetikkonzern Estée Lauder mit der Gründung einer Stiftung zur Brustkrebsforschung in die Versorgungskette der klassischen Anbieter von Gesundheitsleistungen ein:

> "In her vision the center would not be limited to providing kinds of services offered in more traditional cancer centers. [...] (her) center would provide one-stop-shopping – genetic, nutritional and psychological counseling; a pharmacy, a program for aesthetics – hair, clothes, new bras; physical therapy; and a library."[607] Lauder selbst kommentierte ihr neuartiges Engagement wie folgt: "I'm a marketer. [...] I know what woman want and I understand what a system lacks."[608]

Im engeren Sinne setzt die integrierte Betrachtung des gesamten Versorgungsnetzwerks zunächst eine systematisch gestaltete Zusammenarbeit mit den Input- und Outputschnittstellen des Krankenhauses voraus. Ein Charakteristikum eines Lean-Krankenhauses ist in den *festen und vertrauensvollen Bindungen* mit den ambulanten Vorleistern und den nachfolgenden Institutionen wie Reha- oder Pflegeeinrichtungen zu sehen.[609] Die Vernetzung mit beiden Seiten über die bloße Zusammenarbeit hinaus sowie die datenmäßige Einbindung verhindern Doppelleistungen und bringen das Krankenhaus aufgrund seiner interdisziplinären Struktur in die „Pole-Position" einer so entstehenden Qualitätskette. Das Krankenhaus wird zum *Know-how-, Informations- und Datenpool*, das dem niedergelassenen Arzt sein Wissen und seine aus der Vielzahl von Fällen erworbenen Erfahrungen zur Verfügung stellt. Eine solche Zentralfunktion des Krankenhauses macht den systematischen Aufbau von umfassendem und/oder spezifischem Know-how zur Stärkung der strategischen Wettbewerbsposition erforderlich. Denn nicht zuletzt werden auch Krankenkassen und insbesondere Pharmaunternehmen eine vergleichbare Zentralposition mit ihren Steuerungsoptionen sowie erweiterten Kontroll- und Dispositionsmöglichkeiten anstreben. In den Kontext der vertrauensvollen Zusammenarbeit läßt sich auch die Einführung von sogenannten *Low Care Stationen* für tagesklinische und Kurzzeitpatienten, die unnötige Leistungsbereitstellung vermeiden und Freiräume für persönliche Betreuung schaffen, einordnen. Ebenso Tageskliniken bei kleineren Häusern (Tagesbelegkliniken), die gleichzeitig

---

[606] Vgl. Heuskel (1999), S. 94 ff.

[607] Vgl. Herzlinger (1997), S. 166 f.

[608] Zitiert nach Herzlinger (1997), S. 166.

[609] In Anlehnung an Pfeiffer/Weiß (1994), S. 107.

Gerätepool sind und das Krankenhaus mit den zuweisenden Ärzten und Patienten im Einzugsgebiet verbinden.[610]

4.2.3.2 Reduktion der Organisationskomplexität in Krankenhäusern

> "[...] health care has organized itself around the classic industrial-age service model, heavily influenced by Frederick Taylor's early industrial engineering model. [...] Using this model, health care is managed as if it were the sum of its procedures. [...] As they move from one part of the system to the next, they are often asked the same questions over again. Now with more and more pressure being put on pumping patients through physicians' offices, and increasingly narrow specialization, no one in the system has a sense of the full context of the patient."[611]

Gegenwärtig laufen viele historisch gewachsene Prozesse im Krankenhaus suboptimal. Sie sind oft fragmentiert und unstrukturiert und gruppieren sich um die täglichen Anweisungen der betreuenden Ärzte. Traditionell wird im Krankenhaus in Funktionen gedacht, die zu typischen Schnittstellenproblemen führen.[612] Dabei können zwei Arten unterschieden werden: *(1) Schnittstellenprobleme zwischen Abteilungen* tauchen insbesondere entlang des Patientenweges von der Aufnahme bis zur Entlassung auf. Hier geht es um alle Schnittstellenprobleme, die zwischen der Aufnahme und der Station, zwischen den einzelnen Stationen, zwischen Stationen und Therapie- oder Diagnostikbereichen (z.B. Radiologie, Labor, Physiotherapie) entstehen. *(2) Schnittstellenprobleme zwischen Berufsgruppen* entstehen in den Abteilungen, in denen Leistungsprozesse die Zusammenarbeit von verschiedenen Berufsgruppen voraussetzen. Die optimale Koordination der verschiedenen Tätigkeiten der unterschiedlichen Berufsgruppen ist jedoch erfolgskritisch für eine hohe Prozeßleistung. Durch die o.g. Schnittstellenprobleme entstehen nicht-wertschöpfende Zeiten, wie z.B. Wartezeiten, Leerzeiten und Doppelarbeiten. Resultat ist eine Suboptimierung des Ganzen als Folge eines weitgehenden Verlustes einer übergreifenden Perspektive.

Die damit verbundenen operativen Managementprobleme können im wesentlichen wie folgt beschrieben werden: (1) Produktivitätsverluste und überhöhte Kostenstrukturen, die auf suboptimale Leistungsprozesse zurückzuführen sind; (2) unzufriedene Mitarbeiter und ein hoher Frustrationsgrad aufgrund mangelnder interdisziplinärer Zusammenarbeit sowie Reibungsverluste zwischen Abteilungen und Berufsgruppen und (3) eine zum Teil hohe, nicht patientenspezifische Fallkostenvarianz, die durch unterschiedliche Behandlungsstrategien der jeweils behandelnden

[610] Vgl. Münch (1997a), S. 16 f.

[611] Allee (1999), S. 1.

[612] Vgl. Morra (1996), S. 241; Marder (1994), S. 64.

Ärzte und Pflegekräfte (z.B. aufgrund unterschiedlicher Berufserfahrung und variierenden medizinischen bzw. pflegerischen Know-hows) verursacht wird. Bei den ersten beiden Problemfeldern handelt es sich um allgemeine, operative Managementprobleme. Der letzte Punkt ist ein krankenhausspezifisches und medizinisches Ausbildungsproblem innerhalb des operativen Managements.

Mit der Einführung der Fallpauschalen und DRGs im Jahre 2003 kommt der Verminderung der Schnittstellen eine erfolgsbestimmende Bedeutung zu.[613] In einem Finanzierungssystem mit Tagessätzen und Erstattung der Selbstkosten konnten Kostenüberschreitungen bisher entweder durch Defizitdeckung oder Verweildauersteuerung aufgefangen werden. In einem Finanzierungssystem mit Fallpauschalen hingegen gefährden sie die wirtschaftliche Überlebensfähigkeit des Krankenhauses, da das Krankenhaus für jeden behandelten Fall einer Diagnosegruppe mit einer im voraus bestimmten Fallpauschale vergütet wird. Eine Diagnosegruppe besteht nicht nur aus Fällen mit einer in personeller und sachlicher Hinsicht relativ homogenen Ressourcenbeanspruchung, sondern sie bedingt auch ähnliche diagnosespezifische Leistungsprozesse. Ziel muß deshalb langfristig die Förderung der Best Practices in der medizinischen und pflegerischen Behandlung sein. Die operative Steuerung der Leistungsprozesse im Krankenhaus bedarf vor diesem Hintergrund eines Managementinstrumentariums mit einer prozeßorientierten Betrachtung. In der funktionalen, berufsständischen 3-Säulenorganisation des Krankenhauses werden dagegen gleichartige Funktionen bzw. Aufgaben in entsprechenden Leitungs- und Verantwortungsbereichen konzentriert. So dominiert in der gegenwärtigen Organisationsform des Krankenhauses *die Struktur den Prozeß*.

---

[613] Vgl. hierzu ausführlich Kapitel 4.3.

Abbildung 22: „Struktur dominiert den Prozeß"

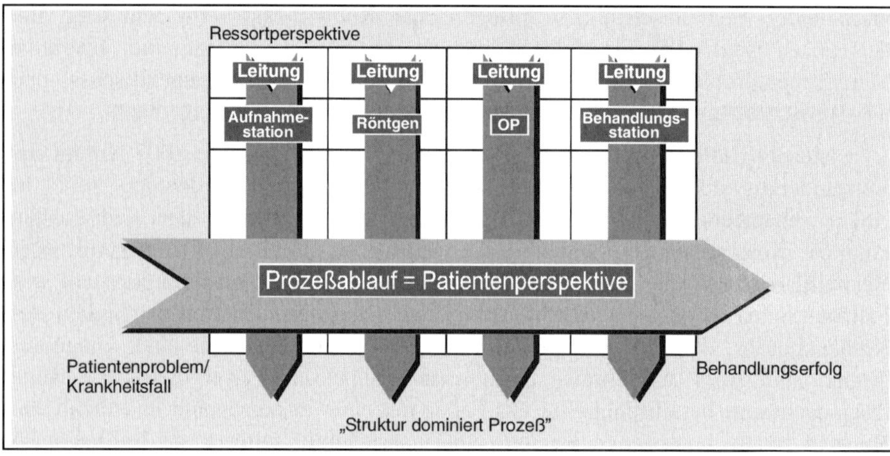

Quelle: In Anlehnung an Pfeiffer/Weiß (1994), S. 110

Die im Zuge der Behandlung erforderliche, aber schwierige und häufig sogar politische Aufgabe der Integration der Teilverantwortungen findet vielfach nur bedingt statt. Eine Delegation der Verantwortung ist stets nur für die jeweiligen funktionalen Teilprozesse (z.B. Röntgen, OP, Krankengymnastik) möglich. Scheinbar autonomes Agieren innerhalb der Berufsgruppen und hohe Interdependenzen zwischen diesen, Mehrfachunterstellungen und damit einhergehende unklare Kompetenzen sind exemplarisch für die gravierenden Defizite des schwerfälligen Organisationstypus Krankenhaus.[614] Im Gegensatz zu den bürokratischen und hoch arbeitsteiligen Strukturen in den Krankenhäusern bedarf es heute vielmehr flexibler Strukturen, die nicht als starre Dauerlösung konzipiert sind, sondern schnell und flexibel an neue Aufgaben- und Problemstellungen der Gesundheitsversorgung angepaßt werden können. Eine Möglichkeit wäre die Einführung von krankenhausspezifischen Guidelines, die soviel Standardisierung der Behandlung wie möglich und soviel Individualisierung wie nötig als eine Art *Mass Customizing*[615] im Krankenhaus ermöglichen.[616] Konkret bedeutet dies, daß die krankenhausspezifische Leitlinie als Behandlungskorridor zu interpretieren ist, der in der medizinischen und pflegerischen Kernleistung überwiegend standardisiert ist, während ergänzende Serviceleistungen als austauschbare Module Spielraum für die individuellen Bedürfnisse des Patienten lassen. Der Servicekern bildet somit den Mittelpunkt

[614] Vgl. Böhnisch/Freisler-Traub/Schütz (1999), S. 368.

[615] Vgl. Pine/Gilmore (1997) und (1998).

[616] Vgl. dazu ausführlich die Ausführungen in Kapitel 4.5 zur „Strategischen Standardisierung" und den Möglichkeiten der Generierung von Wettbewerbsvorteilen durch den Aufbau von Best Practices.

eines „Satellitenkonzepts", das aus einer Reihe von Serviceoptionen besteht, die wahlweise ausgeübt werden können und mittels derer eine Patientenindividualisierung realsiert werden kann.

Optimierungen von Teilbereichen sind unter gegenwärtigen organisatorischen Bedingungen zwar möglich, führen aber häufig zu Ressortegoismen bzw. sogenannten Optimierungsinseln. In der bisherigen funktionalen und berufsständischen Organisation im Krankenhaus dominiert die punktuelle Optimierung vor einer ganzheitlichen, behandlungsbezogenen Problemlösung. Letztlich führt dies zu einer Verschwendung an Zeit und Ressourcen aufgrund der kontinuierlich erforderlichen Abstimmung im Behandlungsprozeß. Die Problematik der funktionalen und berufsständischen Organisation ist folglich in einer den Ablauf erschwerenden Binnenkomplexität in Krankenhäusern zu sehen.[617] Der Prozeß der Behandlung des Patienten läuft horizontal zur vertikalen und funktionalen Organisation und gleicht deshalb einem *Hindernislauf* über die Stations- sowie Abteilungsschnittstellen. Die Konsequenzen dieser Strukturen für die betriebswirtschaftlichen Optimierungskriterien können exemplarisch anhand der Durchlaufzeit dargestellt werden: Es läßt sich in Krankenhäusern nachweisen, daß im Rahmen der Behandlung nur ein Bruchteil (ca. 5 – 10 %) des Zeitbedarfs für tatsächliche Wertschöpfung genutzt wird, den Rest bilden Vorbereitungs- und Wartezeiten.[618] Die Entwicklung einer effizienten Organisationsstruktur für Krankenhäuser wird zukünftig zu einem entscheidenden Wettbewerbsfaktor werden, da sie maßgeblich für wettbewerbsrelevante Größen wie Zeit, Kosten, Qualität, Convenience, Innovation und Flexibilität verantwortlich ist. Die in der berufsständisch geprägten, funktionalen Organisation des Krankenhauses begründeten Optimierungsinseln sind zukünftig zu vermeiden. Hierzu ist der Gesamtprozeß der Einweisung und (Nach-)Behandlung in den Mittelpunkt zu stellen und gleichzeitig die Ablauforganisation zu vereinfachen. Ein fruchtbarer Ansatz hierzu ist der Übergang zu einer fallbezogenen, also objektorientierten Organisationsstruktur. Letztlich muß es das Ziel sein, die funktional differenzierten Teilverantwortungen zu einer prozeßübergreifenden Gesamtverantwortung zu reintegrieren.[619]

[617] In Anlehnung an Pfeiffer/Weiß (1994), S. 111.

[618] Vgl. Herzlinger (1997), S. 94.

[619] Vgl. Pfeiffer/Weiß (1994), S. 113.

Abbildung 23: „Prozeß dominiert Struktur“

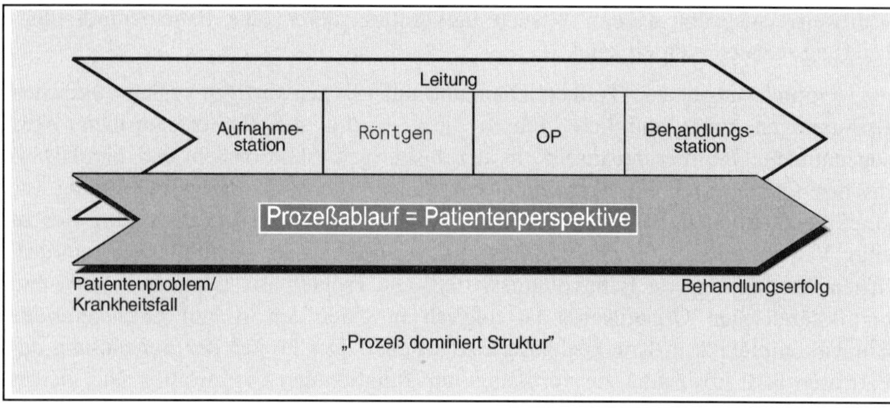

Quelle: In Anlehnung an Pfeiffer/Weiß (1994), S. 114.

Es werden auf diese Weise patientengruppenspezifische, quasi-selbständige, eigenverantwortliche und überschaubare Organisationseinheiten geschaffen. Diese besitzen im Gegensatz zur schwerfälligen Funktionalorganisation[620] mit ihrer hohen Schnittstellenkomplexität eine hohe Flexibilität und Convenience. Damit verbunden sind sprunghafte Qualitäts-, Zeit-, Flexibilitäts-, Convenience-, Service- und Produktivitätsverbesserungen.

Spezifische Projektteams stellen eine zusätzliche Möglichkeit dar, berufsständische und abteilungsbezogene Grenzen zu überwinden: (1) Sogenannte *PATH-Teams*[621] oder *patientenbezogene Teams* werden zur Reduzierung von nicht wertschöpfenden Aktivitäten eingesetzt: z.B. zur Verkürzung der Verweildauer, Senkung der Verbrauchsmaterialien oder zur Entwicklung von Best Practices in der Pflege und medizinischen Guidelines bei Krankheitsbildern mit hohen Fallzahlen sowie einer bereits vorhandenen hohen Expertise des Hauses. (2) *Supplier-Teams* sind mit Tätigkeiten der integrierten Versorgung beschäftigt. Und (3) *Service-Teams* sind für sämtliche Service-Aktivitäten rund um die Versorgung des Patienten, Informationsmaßnahmen und administrative Service-Funktionen verantwortlich.[622]

---

620 Die funktionale Organisationsform ist durchaus geeignet für Routineabläufe in relativ stabilen Umwelten. Da im Krankenhaus jedoch eine gegenteilige Situation vorliegt, überwiegen die Nachteile dieser Organsationsform deutlich. Vgl. grundlegend zu den Defiziten der gegenwärtigen Krankenhausorganisation sowie Konzepten zukunftsträchtiger Organisationsmodelle Eichhorn/ Schmitt-Rettig (2001).

621 Vgl. Kapitel 4.2.2.1.2.

622 Vgl. Curran (1996), S. 186 f. sowie ergänzend zu den Möglichkeiten von Teamstrukturen und Gruppenarbeit im Krankenhaus Gorschlüter (1999), S. 109-116.

Eine weitere Möglichkeit zur Reduktion der bestehenden Organisationskomplexität ist der von der Rhön Klinikum AG praktizierte mehrstufige Aufbau der Behandlungsstruktur mit sogenannten *Patientenübergabepunkten*, an denen Qualitätskontrollen durch einen genau definierten Zustand des Patienten durchgeführt werden. Es besteht eine *system- bzw. organisationsimmanente Qualitätskette*, die keine geschriebenen, sondern wechselseitig gelebte und damit *dynamische Normen und Standards* verwendet. So ist die Intensivabteilung des Rhön Klinikums in mehrere spezialisierte Bereiche aufgefächert: *Höchstintensiv, Intermediate Care überwachungsorientiert, Intermediate Care pflegeorientiert*, erst dann folgt die früh mobilisierende patientenfreundliche *Normalstation*. Damit kann dem jeweiligen Zustand des Patienten entsprochen werden, da das so abgestufte System eine optimale Patientenbehandlung und Betreuungsqualität gewährleistet. Ein derartig angelegtes Stufenkonzept reduziert zudem die Kosten für die Vorhaltung von Personal und Material auf den Normalstationen, die sich ihrerseits wesentlich stärker betreuerisch sowie pflegerisch ausrichten können. Der gleichen Philosophie, nur mit der Zielrichtung auf gering pflegebedürftige Patienten, folgt die Konzeption für sogenannte Low Care Stationen. Sie dienen der qualitätsorientierten Unterbringung tagesklinischer Patienten, die gehfähig, jedoch stationspflichtig sind und einer umfassenden pflegerischen Betreuung nicht bedürfen. Hier steht die organisatorisch lenkende Betreuung durch das Pflegepersonal mit Steuerungs- und Informationsfunktion im Vordergrund. So wird der Arzt, der gewohnt war, die Patienten autonom um sich herum zu organisieren, in dem neuen Ablaufkonzept veranlaßt, seine Leistung zwischen den Schnittstellen zu erbringen, um die Patienten an den Schnittstellen (d.h. Übergabe- und Kontrollpunkten) in definiertem Zustand weiterzugeben.[623] Die einzelnen Arbeitsbereiche müssen so sachgerecht und professional hintereinandergeschaltet sein, das sie den standardmäßigen ebenso wie den untypischen Verläufen des Patienten gerecht werden; das bedeutet für das Krankenhaus eine „Organisation interdisziplinärer Strukturen“. Desweiteren müssen diese *professionellen Leistungszentren* jeweils so groß disponiert sein, daß sie in Erfüllung ihres Versorgungsauftrags jeden aufgenommenen Patienten, in Entsprechung seines Krankheitsbildes leistungsadäquat und zeitgerecht in Umfang und Dauer betreuen können. Dies erfordert ein *flexibles Engpaßmanagement* des Krankenhauses.[624]

Ein weiteres Engpaßproblem besteht schließlich in der starren Zuordnung von Betten zu Fachbereichen, die automatisch Über- und Unterbelegung produzieren. Jeder dieser Betriebszustände verursacht zusätzliche Kosten und Qualitätseinbußen. So besteht die organisatorische Möglichkeit, Schwerpunkte zu bilden, die an den Rändern austauschbar sind, so daß z.B. fachrichtungsbezogene Intensivabteilungen

---

[623] Vgl. Münch (1997a), S. 13.

[624] Vgl. Meder (1996), S. 6; Münch (1996), S. 75 f.

kurzfristig und in einem angemessenen Kosten-/Nutzen-Verhältnis zu kostengünstigeren interdisziplinären Intensivabteilungen umgebaut werden können. Das organisatorische Konzept lautet: Im Zentrum der Teilprozesse Spezialisierung und an den Rändern Generalisierung, um die Vernetzung zu den Nebengebieten zu ermöglichen.[625]

4.2.3.3 Perspektivenwechsel vom Sach- zum Humanvermögen

> "At the heart of the health care organization are clinical personnel-individuals who are the foundation of health care organizations. The term ‚clinical personnel' is used to include physicians, nurses, and others who are involved in direct patient care as well as groups that provide support to the clinical staff, such as pharmacy, pathology, medical laboratories, rehabilitation services, and others."[626]

In der oftmals einseitig technokratisch angelegten Reengineering-Euphorie fand der Faktor Mensch bisher kaum Berücksichtigung. Dabei liegen in der Einbeziehung des Faktors Personal wesentliche Optimierungs- und Beeinflussungspotentiale verborgen. Insbesondere in Krankenhäusern entfaltet sich durch eine vermehrte Integration des Faktors Personals, aufgrund der dort vorherrschenden Personalintensität im Rahmen der Leistungserstellung, eine deutliche Hebelwirkung. *Hammer* konstatierte gegenüber seinem bisherigen Reengineering-Konzept eine mangelnde Einbindung des Faktors Personal.[627] Statt einer gezielten Personalorientierung stand in der Vergangenheit ein vergleichsweise aufwendiges Aufrüsten der Krankenhäuser mit medizinisch-technischen Geräten im Vordergrund.[628] Zukünftig dürfte jedoch die systematische Entwicklung und Gewinnung von personengebundenem Know-how, dessen effiziente Nutzung und Weitergabe die Wettbewerbsstärke eines Krankenhauses bestimmen.[629] Nach einer Untersuchung der Unternehmensberatung *McKinsey* zu den wesentlichsten Erfolgspotentialen von Krankenhausketten liegen die Produktivitätsvorteile gegenüber den eigenständigen Krankenhäusern nicht ausschließlich in den vermuteten Economies of Scale und

---

[625] Vgl. Münch (1996), S. 76.

[626] Ginter/Swayne/Duncan (1998), S. 118.

[627] Wie das Wall Street Journal berichtete, nutzte HAMMER die Zusammenkunft der GE-Fanuc (gehört zur Unternehmensgruppe General Electric), um einen „Schönheitsfehler" in der von ihm propagierten Reengineering-Theorie einzugestehen: „Er und andere Vordenker der Reengineering-Branche, die mittlerweile einen Umsatz von 4,7 Milliarden Doller erwirtschaftet haben, hätten „die Menschen vergessen". [...] „In dieser Sache war ich nicht scharfsinnig genug. Ich ging von meinem technischen Hintergrund aus und hatte den Faktor Mensch nicht genügend in Betracht gezogen. Inzwischen habe ich gelernt, daß er von entscheidender Bedeutung ist." Zitiert nach Shapiro (1999), S. 167 f.

[628] Vgl. Braun (2000), S. 2.

[629] Damit verliert die innovative Medizin-Technologie keineswegs an Bedeutung, sondern das Humanvermögen nimmt einen gleichrangigen Stellenwert in der Planung unternehmerischer Aktivitäten ein.

Scope im *engeren Sinne* verborgen. Im Unterschied zur „konventionellen" Interpretation von Scale & Scope Economies im Industriegütersektor wird anstelle von physischen Produkten nunmehr als Referenzobjekt das immaterielle Erfolgspotential „Wissen" herangezogen. Dessen Veredelungs-, Nutzungs- und Transformationsprozesse unterliegen analog zur industriellen Güterprodukten dem Erfahrungslernen und Fixkostendegressionseffekten im Sinne anvisierter Skaleneffekte, wie sich am Beispiel der Reproduktion von Best Practices im globalen Kontext zeigt. Verbundeffekte entstehen hierbei durch die Übertragung akkumulierter Wissensressourcen auf ähnliche Anwendungsfelder, ohne daß hohe „Rüstkosten" der Wissensadjustierung entstehen. In exemplarischer Form lassen sich Kompetenzen im Bereich der Laserbehandlung von unterschiedlichen medizinischen Fachdisziplinen nutzen (z.B. Herzchirurgie, Augenheilkunde, plastische Chirurgie), so daß alle Fachdisziplinen von einem gemeinsamen Wissensbestand profitieren. Dadurch wird der interdisziplinäre Wissenstransfer entscheidend erleichtert, weil eine gemeinsame Kommunikationsbasis vorliegt.

Konkret bedeutet dies, daß z.B. *krankenhausspezifische Guidelines*, überlegene *Routinen* und *Prozesse* innerhalb der Krankenhauskette dupliziert sowie kontinuierlich verbessert werden und auf diese Weise mehrfach Kostensenkungspotentiale erschlossen werden.[630] Gerade hierin begründet sich die vorteilhafte Kostenstruktur der gegenwärtig auch im deutschen Raum expandierenden Krankenhausketten. Die nach der Akquisition übertragenen Best Practices[631] führen auf diese Weise zu schnellen finanziellen Erfolgen, die zum Aufbau neuer attraktiver Geschäftsfelder genutzt werden können.[632]

Auf der anderen Seite eröffnet der Faktor Personal mit einem Ausgabenanteil von 60 bis 70 Prozent an den Gesamtkosten des Krankenhauses und einer jährlichen Steigerungsrate von ca. 5 % allein schon aufgrund seines Volumens umfangreiche Gestaltungspotentiale.[633] Angesichts des bestehenden Kostendrucks können die derzeit noch in zahlreichen Krankenhäusern bestehenden personellen Überkapazitäten langfristig nicht ungenutzt bleiben. Der bestehende gesellschaftspolitische Druck auf deutsche Krankenhäuser läßt jedoch in vielen Fällen Personalfreisetzungen in großem Umfang nicht zu. Deshalb wird es in Zukunft darauf ankommen, das in den Einrichtungen vorhandene, aber „brachliegende" Humankapital durch eine innovative Personaleinsatzplanung und –entwicklung auszuschöpfen.

---

[630] Vgl. Colón/Gupta/Mango (1999); Ferrari/Grimes (1995). Relativierend ist allerdings zu bemerken, daß die Prozesse der Duplikation, Mehrfachnutzung und Übertragung von Wissen letztlich auch Skalen- und Verbundeffekten unterliegen.

[631] Vgl. ergänzend zu einem Benchmarking der Best Practices Gorschlüter (1999), S. 195-199.

[632] Vgl. in diesem Zusammenhang die bereits beschriebenen Aktivitäten der Naumann Kliniken.

[633] Vgl. Böhnisch/Freisler-Traub/Schütz (1999), S. 368; Merschbächer (1999), S. 395 f.

Das Humankapital stellt jedoch nicht nur den größten „Kostenfaktor“, sondern auch den zentralen „Erfolgsfaktor“ eines Krankenhauses dar.

> „Mitarbeiterqualität wird zum wettbewerblichen Dreh- und Angelpunkt, wo das Preis-Leistungsverhältnis beginnt, die Entscheidung des Patienten für oder gegen ein Haus zu beeinflussen.“ [634]

Es ist geradezu fahrlässig, daß dieses Erfolgspotential bisher nur ansatzweise genutzt wurde. Nach einer Untersuchung von *Straub* ist systematische Personalarbeit, z.B. hinsichtlich Qualifikation, bislang im Krankenhaus eher ein „Fremdwort“.[635] Die in den meisten deutschen Häusern fehlende Personalabteilung steht exemplarisch für die gravierenden Defizite deutscher Krankenhäuser im Humanbereich. Zwar existiert in den meisten Fällen eine institutionalisierte „Lohn- und Gehaltsabrechnung“ sowie eine umfassende Personalentwicklung im Pflegebereich, doch fehlt in den meisten Häusern ein professionelles, alle Berufsgruppen übergreifendes, strategisches Management der Humanressourcen sowie ein Human-Capital-Management, das durch eine Einbindung in das Controlling des Krankenhauses, Personalaktivitäten und –prozesse bewertbar macht.[636] Um dem bisher praktizierten Inkrementalismus und Aktionismus im Personalbereich vorzubeugen, bedarf es in Zukunft eines effizienten Human Resource Managements, das sich aus der strategischen Zielsetzung des Hauses ableitet: In der strategischen Planung eines Krankenhauses bietet sich „[...] der Ansatzpunkt für personalstrategische Überlegungen bis hin zu operativen Maßnahmen, die dann in ihrer Wechselwirkung zur Unternehmensstrategie wiederum als kritischer Erfolgsfaktor im Rahmen der Positionierung eines Hauses am ‚Gesundheitsmarkt‘ bezeichnet werden können.“[637]

Die bisherige Überbetonung der Medizintechnologie in deutschen Krankenhäusern einerseits sowie die mangelnde Fokussierung des Humanvermögens andererseits stellen angesichts des spezifischen Dienstleistungscharakters von Krankenhausleistungen eine gefährliche Schieflage unternehmerischer Planung dar. Eine Vielzahl der Dienstleistungen eines Krankenhauses, insbesondere die Kernleistungen, sind gekennzeichnet durch eine sehr hohe Verhaltensunsicherheit sowie einen ausgeprägten Integrations- und Individualisierungsgrad und kann nach der Dienstleistungssystematik von *Woratschek* im oberen Quadranten des folgenden Würfels eingeordnet werden. Allenfalls Unternehmensberatungen oder spezialisierte

---

[634] Münch (1997a), S. 6 f.

[635] Vgl. Straub (1997), S. 146 f.

[636] Vgl. grundlegend zur Personalarbeit und Personalentwicklung im Krankenhaus Dahlgaard (1995).

[637] Böhnisch/Freisler-Traub/Schütz (1999), S. 369.

Finanzdienstleister bewegen sich auf einem vergleichbar hohen Dienstleistungsniveau.[638]

Abbildung 24: Typologie der Dienstleistungen

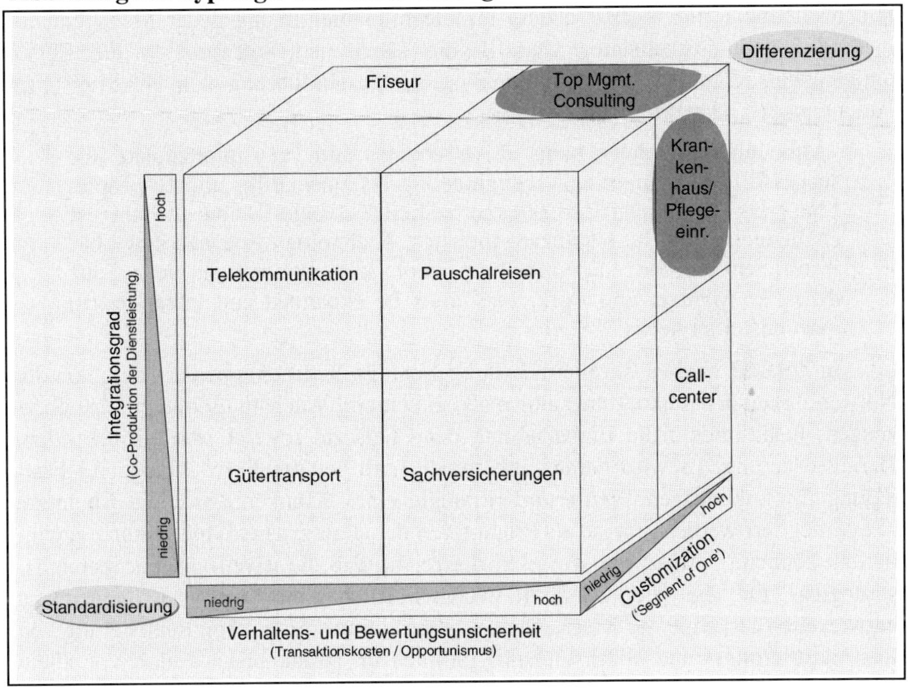

Quelle: Eigene Darstellung in Anlehnung an Woratschek (1998), S. 616.

In der Konsequenz werden an das Personal in Krankenhäusern, insbesondere an die Mitarbeiter mit Patientenkontakt, sehr hohe Anforderungen gestellt,[639] deren mangelnde Berücksichtigung gravierende qualitative und finanzielle Folgen haben kann. In der Wechselwirkung von Personal und unternehmerischem Erfolg kommen nicht zuletzt der in der Balanced Scorecard integrierte Ursache-Wirkungs-Mechanismus sowie die Zusammenhänge des EFQM-Modells zum Tragen: Insgesamt positive Werte in der „Lern- und Innovationsperspektive" bzw. „Mitarbeiterperspektive" der BSC führen zu besseren Ergebnissen in der Prozeßperspektive. Diese wirken sich positiv auf die Kennzahlen der Kunden- bzw. Patientenperspek-

638 Vgl. hierzu ausführlich Woratschek (1998), S. 615 f. sowie ergänzend Gorschlüter (1999), S. 24-31.

639 Vgl. ausführlich zu den Anforderungen an Patienten- bzw. Kundenkontaktpersonal Dullinger (1996), S. XXXI; Becker/Günther (1998), S. 764; Taylor (1998a), S. 69-71.

tive aus, die sich wiederum in guten Ergebnissen im Finanzbereich niederschlagen.[640]

Darüber hinaus wird ein Großteil der im Krankenhaus erforderlichen Veränderungsprozesse über das Personal gesteuert. Elemente des Sachvermögens bilden allenfalls eine Voraussetzung für die Implementierung neuer Managementmethoden und -instrumente, wie z.B. die Hard- und Software für ein EDV-unterstütztes Krankenhausinformationssystem, die Einführung von elektronischen Patientenakten oder Pflegeprogrammen.

> "Although technology helps drive change and is a prerequisite for successful reengineering, reengineering is primarily about people. Managing the human side of organizational change is now the biggest challenge facing the healthcare industry. Technology is a necessary but insufficient tool for redesigning how people and organizations work. Staff skills, knowledge, and work roles must be expanded and integrated to meet customer needs."[641]

In Zukunft wird es vor allem darum gehen, die Berufsgruppe der Ärzte von der Notwendigkeit der Restrukturierungsmaßnahmen und Wachstumsstrategien zu überzeugen. Insbesondere die Einbeziehung der Chefärzte erweist sich als besondere Herausforderung. Es wird darauf ankommen, daß bei der Entwicklung und Festlegung der zukünftigen Wettbewerbsstrategie eines Krankenhauses die Chefärzte aktiv integriert werden, um sie als Promotoren der strategischen Stoßrichtung gewinnen zu können.[642] Auf diese Weise wird erreicht, daß die jeweiligen Fachbereichsstrategien, für die die Chefärzte verantwortlich sind, mit der gemeinsam entwickelten Strategie des Krankenhauses abgestimmt werden. Die Realisierung von Restrukturierungs- und Wachstumsprogrammen im Krankenhaus bedarf vor allem einer veränderten *Leadership-Konzeption*, die abweicht von dem sonst in Gesundheitseinrichtungen gängigen „Kommando- und Kontroll-Management"[643] sowie spezifischer *Change Management Skills* bei den personellen Trägern dieser Veränderungsaktivitäten.[644] Eine Neugestaltung der Leadership-Konzeption wird nicht zuletzt aufgrund der im Zusammenhang mit dem Lean Management

[640] Vgl. Kaplan/Norton (1997); vgl. weiterführend Schlüchtermann/Sibbel/Prill (2001); Schlüchtermann/Klöpfer/Braun (1998).

[641] Boland (1996), S. 6.

[642] "[...] hospital administrations should integrate physicians into management at both the program and institutional levels. This integration would not only allow physicians to participate in the planning of hospital programs and restructuring but would also require them to take responsibility for decisions on resource allocation." Shortt (1999), S. 104.

[643] Nach der Untersuchung von STRAUB ist der Führungsstil im Krankenhaus eher autoritär geprägt. Statt der Verwendung von Anreizsystemen wird verstärkt Kontrolle zur Umsetzung der Krankenhaus- bzw. Abteilungsziele eingesetzt. Vgl. Straub (1997), S. 148 f.

[644] Vgl. Boland (1996), S. 15.

propagierten verstärkten Kunden- und Serviceorientierung erforderlich, die nach *Taylor* insbesondere durch darauf ausgerichtete Leadership-Fähigkeiten unterstützt wird.[645] Der Servicecharakter von Krankenhausleistungen bedarf im Kontext der verstärkten Kundenorientierung neben den Aktivitäten eines externen Marketing einer Ergänzung durch Maßnahmen eines Beziehungsmarketing sowie eines internen Marketing.[646] Das interne Marketing beschäftigt sich mit der Übertragung von Instrumenten des Marketing auf den Personalbereich und rückt damit den Faktor Personal in den Mittelpunkt der unternehmerischen Aktivitäten.

Auf der anderen Seite wirken sich die bestehenden strukturellen und personellen Besonderheiten derzeit auf jegliche Veränderungsaktivitäten hemmend aus. Das Krankenhaus stellt sich als typisches Expertensystem dar, dessen wesentliches Leistungsmerkmal in der sehr hohen fachlichen Expertise der drei Berufsgruppen Ärzte, Pflege und Verwaltung, insbesondere im medizinischen Bereich, besteht.

> "In fact many professionals tend to actively resist internal administrative controls. They tend by nature to be perfectionists, not flighty mavericks. They regard administrators as their servants (or as an anemy) and have the power to enforce their will by ignoring the administrators or by threatening to leave. Professionals trained for years in their specialist skills a nurturing them through practice, often tend to regard themselves as an elite. The more expert they become, the more they have to function alone and take the full responsibility for what their units do [...]. Such people do not subordinate their egos well to another authority or to an organizational consensus. Instead, they tend to build fiefdoms where they are kings and to listen to outsiders only if they choose."[647]

Charakteristisch ist in diesem Zusammenhang eine Differenzierung ausgeprägter Subkulturen, die die Interaktion zwischen den Gruppierungen prägt und ein ganzheitliches Handeln sowie Aktivitäten einer verstärkten Prozeß- und Patientenorientierung oftmals schwierig gestaltet.[648] Mit einer vermehrten integrierten Zusammenarbeit und dem Einsatz von interdisziplinären multifunktionalen Teams können Krankenhäuser strukturelle Voraussetzungen zur Aufhebung berufsständischer Ressentiments schaffen. Eine zielgerichtete Steuerung dieser Teams, die sich deutlich von der bisherigen Führungspraxis in deutschen Krankenhäusern abhebt, führt zur Minderung der bestehenden berufsgruppen- und abteilungsbezogenen Reibungsverluste. Wie bereits oben angedeutet, benötigen Krankenhäuser Führungs-

---

[645] Vgl. Taylor (1998a), S. 66 f.

[646] Vgl. Kotler (1997), S. 472 ff.

[647] Quinn (1992), S. 261 f.

[648] "Physician leadership appears to be a key to a successful integrated system." McLaughlin/ Konrad/ Pathman (1997), S. 25.

persönlichkeiten, die in der Lage sind, ihre Mitarbeiter nicht mehr im patriarchalischen Stil, sondern wie ein aufeinander eingespieltes „Sportteam" oder „Orchester" nach medizinischen und ökonomischen Gesichtspunkten gleichermaßen zu steuern:

> "[...] they function smoothly, like a seasoned sports team whose members are well acquainted with each other's strengths and weaknesses."[649]

4.2.3.4 Gestaltung der erweiterten Versorgungskette als ein lernendes System

Die konsequente Ausgestaltung des Krankenhauses als lernendes System ist notwendig, um einen kontinuierlichen Know-how-Erwerb, der im Rahmen des veränderten Wettbewerbsumfelds des Krankenhauses dringend erforderlich wird, sicherzustellen. Der Gesundheitsbereich ist einer der wissensintensivsten Industrien. Neues Know-how entsteht zunächst immer auf individueller Ebene. Ausschlaggebend für die Nutzung des permanent neu entstehenden Know-how-Repertoires ist, wie gut es ein Krankenhaus versteht, das individuelle interne sowie externe, aber relevante Know-how einem breiteren Kreis von Mitarbeitern zugänglich zu machen. Ein Krankenhaus, das sich als „lernendes System" versteht, muß Strukturen und Prozesse schaffen, die den Know-how-Transfer in einer für den jeweiligen Adressatenkreis - der in der Regel keine betriebswirtschaftliche Ausbildung besitzt - geeigneten Form erlauben. Ein durch internes und externes Wissen unterstützter Work-flow wird in den nächsten Jahren eine Option zur Generierung von Wettbewerbsvorteilen darstellen.[650] Ein wissensbasiertes Work-flow-Management im Krankenhaus setzt allerdings neben der Kenntnis der physischen Versorgungskette die Identifikation der informatorischen Prozeßketten voraus.[651] In anderen Industrien existiert bereits eine Reihe von Vorbildern, die auf diesem Wege eine überlegene Wettbewerbsposition aufgebaut haben (z.B. WalMart). Mittels der optimierten Gestaltung der informatorischen Wertkette bieten sich auch den Krankenhäusern weitere Möglichkeiten zum Aufbau entscheidender Wettbewerbsvorteile. Das Universitätsklinikum von Iowa versteht sich bspw. als „Virtuelles Krankenhaus", dessen Intention in einem netzunterstützten Lernen und dessen direkter Integration in den Behandlungs- und Versorgungsprozeß liegt. Zentrale Elemente dieser EDV-Unterstützung bestehen in einer elektronischen Patientenakte, verbunden mit den unterschiedlichsten multimedialen lernenden Systemen.[652]

---

[649] Herzlinger (1997), S. 161.

[650] Vgl. zu einem Blueprinting des Wissens in Krankenhäusern die Ausführungen von ELLIOT in „*Sharing Knowledge & Best Practices*" Elliot (1999).

[651] Vgl. ergänzend Christopher (2000); Evans/Wurster (1997); Hammer (1996); Hammer/Stanton (1999); Lambert/Cooper (2000); Rayport/Sviokla (1995); Malone/Laubacher (1998); Hagel/Rayport (1997a/b).

[652] Vgl. Goldman/Graham (1999), S.129 f.

Daneben unterstützt ein vermehrter Einsatz von Simulationstechniken im medizinischen Bereich die Idee des lernenden Krankenhauses. Ein gemeinsamer Wissenspool innerhalb einer Versorgungskette setzt allerdings eine klare Festlegung der gemeinsam oder getrennt zu nutzenden Wissensbausteine voraus. So können u.a. aus Gründen des Datenschutzes und Ärztegeheimnisses ausgewählte Informationen nur einem begrenzten Adressatenkreis zugänglich gemacht werden. Solche Informationen sind durch sogenannte *Firewalls* sowie entsprechende Berechtigungskonzepte und Verschlüsselungstechniken vor einem allgemeinen Zugang systematisch zu sichern.

Eine Gestaltung der erweiterten Wertschöpfungskette des Krankenhauses als ein „lernendes System" wird vermehrt zu Wissenskooperationen mit Zulieferern der medizinischen Industrie, [653] der Pharmaindustrie,[654] den einweisenden Ärzten[655] sowie Forschungseinrichtungen u.a. führen. Auch innerhalb der eigenen Versorgungskette ist das Wissen über Abteilungen und Stationen hinweg einem breiten Adressatenkreis des Krankenhauses zugänglich zu machen. Dies setzt veränderte Anreizsysteme sowie entsprechende Lernstrukturen voraus. Die Informationsmöglichkeit des Patienten durch medizinische Datenbanken u.a. unterstützt ein Empowerment des Patienten und schafft die Basis für eine Kooperation von Patient und Krankenhaus im Genesungsprozeß (Compliance). Ein fest institutionalisiertes „Wissensmanagement" dürfte in den nächsten Jahren zu einer zentralen Herausforderung des Krankenhausmanagements werden.[656]

Die Kenntnis der Architektur des Wissens (*Knowledge-Map*) eines Krankenhauses bildet die Grundlage eines wettbewerbsorientierten Human-Resource-Managements. Internalisiertes, wettbewerbskritisches Wissen gilt es nach *Lepak/ Snell* gegenüber den Wettbewerbern zu entwickeln.[657] Personelle Träger von wettbewerbsrelevantem Know-how sind an das Haus zu binden und systematisch zu entwickeln. Einige Kliniken vertreten die Auffassung, daß Spezialisten, die später nur schwer oder mit hohen Personalbeschaffungskosten auf dem Arbeitsmarkt zu gewinnen sind (z.B. zukünftige Professionals bzw. Chefärzte), im eigenen Haus „gezüchtet" bzw. entwickelt werden sollten. Weniger wettbewerbskritisches Wissen für den Erfolg des Krankenhauses, wie z.B. das Wissen des Apothekers, ist möglicherweise extern zu beschaffen. *Lepak/Snell* entwickelten auf Basis dieser Überlegungen ein Human-Resource-Portfolio, das auf der x-Achse den „Wert des

---

[653] Zum Beispiel Kooperationen der Firma Siemens AG mit dem deutschen Herzzentrum in Berlin zur Entwicklung von Pflegesoftware für den Einsatz auf Intensivstationen.

[654] Zum Beispiel Forschungskooperation eines Münchner Krankenhauses mit einem Pharmaunternehmen zur gemeinsamen Konzeption eines Disease Management.

[655] Zum Beispiel Einrichtung eines Wissens- und Datenpool des Rhön Klinikums für niedergelassene Ärzte.

[656] Vgl. PricewaterhouseCoopers (2000), S. 22.

[657] Vgl. Lepak/Snell (1999).

Humankapitals zur Generierung von unternehmensbezogenen Wettbewerbsvorteilen“ und auf der y-Achse die „Einzigartigkeit des Humankapitals“ anzeigt. Je nach Einordnung der Humanressourcen im HR-Portfolio ergeben sich Empfehlungen hinsichtlich Personalbeschaffung und -entwicklung.[658] Die Analyse der Wissensarchitektur führt schließlich zu „Make-or-Buy“-Entscheidungen für den Personalbereich.[659]

Die Erfassung und Duplikation des Wissens eröffnet die Möglichkeit zur Generierung weiterer Wettbewerbsvorteile. Besonders problematisch gestaltet sich jedoch die Identifikation und Weitergabe des idiosynkratischen Wissens („Tacit-Knowledge“ - z.B. die Fähigkeiten eines Chirurgen oder die Fertigkeiten einer Pflegekraft), das in Krankenhäusern einen beträchtlichen Teil des Wissens ausmacht. Derartiges Erfahrungswissen ist kaum artikulierbar und in den Tiefenstrukturen der Träger festgelegt.[660]

In einem „lernenden Krankenhaus“ steht nicht die konfliktfreie, störungssichere Programmierung routinierter Handlungsabläufe im Hinblick auf den Organisationszweck im Vordergrund, sondern mitdenkendes Tun und Handeln sowie Entdecken von Problemlösungen.[661] Latente Kreativitätspotentiale müssen in einem Know-how-intensiven Dienstleistungsbetrieb mobilisiert und nicht unterdrückt werden. Vor diesem Hintergrund wird es erforderlich, daß Krankenhäuser Anreizstrukturen schaffen, die einer veränderten Bedürfnisstruktur der Mitarbeiter und den Besonderheiten von Know-how-intensiven Dienstleistungsbetrieben Rechnung tragen. Monetäre Anreizstrukturen, wie z.B. die Erfolgsbeteiligungen der Rhön Klinikum AG,[662] veranlassen Mitarbeiter eher zu unternehmerischem „Mitdenken“ und „Mitwissen“ als ein durchgängig nach dem BAT angelegtes Entlohnungssystem. Das in den Häusern überwiegend ungenutzte Vorschlagswesen ist auf eine gänzlich neue Basis zu stellen. Nicht zuletzt müssen Krankenhäuser auch darüber nachdenken, inwieweit sie „Forscherpersönlichkeiten“ der eigenen Organisation, ähnlich der wissensbasierten Unternehmen der IT-

---

[658] Vgl. Lepak/Snell (1999).

[659] Der Vorstand der Rhön Klinikum votiert ebenfalls für eine differenzierte Personalpolitik: „Wir stellten fest, je weiter unsere Mitarbeiter in ihrer Arbeit vom Patienten weg sind, um so höher sind die Einsparungsmöglichkeiten beim Personal, d.h. in der Verwaltung kann kräftig eingespart werden. Weitere wesentliche Beeinflussungsgrößen liegen in ‚make or buy Entscheidungen‘, also im Outsourcing, z.B. des Reinigungspersonals, der Speiseversorgung, der Apotheke, des Labors, der Wäschereinigung.“ Meder (1996), S. 5.

[660] Vgl. Elliot (1999); Allee (1999), S. 2 f.

[661] Vgl. Pfeiffer/Weiß (1994), S. 130.

[662] „Die Ergebnisbeteiligung erzwingt Offenheit und bedingt die Frage nach dem warum. Damit wird ein permanter Entwicklungsanstoß gegeben, zuerst in den Köpfen, dann für die Prozesse. Natürlich ist der informierte Mitarbeiter der kritischere und nicht der „bequemere“, doch von solchem unternehmerischem Mitdenken lebt die Konzeption des Krankenhauses im Wettbewerb.“ Münch (1997a), S. 15.

Branche, an ihren Forschungsergebnissen teilhaben lassen. Auf diese Weise soll ein Abwandern von wettbewerbskritischem Know-how an die Konkurrenz vermieden werden.

Mittels einer Bevollmächtigung der Mitarbeiter im Zuge der Kompetenzdelegation („Empowerment") können unternehmerische Potentiale freigesetzt werden.[663] Das Ziel solcher Aktivitäten besteht darin, aus Mitarbeitern eigenverantwortlich handelnde „Mikrounternehmer" zu machen, die über leistungsorientierte Anreizsysteme und permanente Weiterqualifizierung von Befehlsempfängern zu wertschaffendem Humankapital avancieren. Empowerment im hier verstandenen Sinne bedeutet die Erhöhung der Handlungskompetenz der Mitarbeiter auf operativer Ebene, weil die Entscheidungskompetenzen in abgestufter Form von der Leitungsspitze in die Peripherie eines Krankenhauses verlagert werden. Bei diesem Prozeß der Aufgaben- und Kompetenzdelegation ist allerdings darauf zu achten, daß Überforderungssituationen vermieden werden. Ziel solcher Aktivitäten ist die Schaffung einer Kultur der „Unternehmung", die Mitarbeiter in die Lage versetzt, trotz einer Fülle zu beachtender Bestimmungen und formaler Regeln, ihren Fähigkeiten entsprechend autonom zu handeln und zu entscheiden. Ein „lernendes Krankenhaus" braucht eine kritische Größe an „Querdenkern", um permanent kreative Ideen zu erhalten und organisatorische Trägheitsmomente zu verhindern. „Querdenker" unterscheiden sich von „Quertreibern" durch ihr konstruktives Potential, die Wettbewerbsposition eines Krankenhauses durch Ideen, Anregungen und Verbesserungsvorschläge zu erhöhen. Nicht zuletzt aus diesem Grund motivieren viele Unternehmen ihre Mitarbeiter dazu, an Maßnahmen wie Qualitätszirkeln, TQM, betriebliches Vorschlagswesen, Organisationsaudits oder Brainstorming-Sitzungen aktiv mitzuwirken.

Zusammenfassend können folgende Prinzipien einer lernenden Organisation Anwendung finden: (1) Umkehrung der hoch arbeitsteiligen Organisationsstruktur; (2) Aktivierung der Mitarbeiter (auch derjenigen ohne betriebswirtschaftliche Ausbildung) zur intensiven Mitgestaltung an Verbesserungsprozessen; (3) strikte Umsetzungsorientierung; (4) optimale aufgabenorientierte Information und Kommunikation; (5) Einrichtung eines effektiven und effizienten Systems zur sofortigen Erkennung von Fehlern, zur Identifizierung der tieferliegenden Ursachen und zur wirksamen Fehlerbeseitigung; (6) Know-how-Erwerb über die Grenzen des

---

[663] Vgl. Chakrarvarthy/Gargiulo (1998).

eigenen Unternehmens sowie über Landesgrenzen hinaus;[664] sowie (7) weitgehende Übertragung von Aufgaben und Kompetenzen auf diejenigen, die zur Wertschöpfung beitragen.[665]

4.2.3.5 Integrierte Betrachtung der Potential-, Prozeß- und Ergebnisebene

Bedingt durch die humanitäre Komponente der Dienstleistung im Krankenhaus sowie die Dominanz des ärztlichen Zielsystems wurde in der Vergangenheit insbesondere der medizinisch-optimalen Behandlung und vollständigen Heilung des Patienten die zentrale Aufmerksamkeit geschenkt. Die Konzentration auf medizinische bzw. medizinisch-technische Innovationen wurde häufig durch risikoaverses Verhalten und Abrechnungsmodalitäten der liquidationsberechtigten Ärzte verstärkt. Während nach der bisherigen Abrechnungspraxis vor allem leistungssteigernde Innovationen zu rechtfertigen waren, werden durch die Zunahme des Wettbewerbsdrucks und die bestehenden Finanzierungsengpässe der Leistungserstatter verstärkt kostensenkende Innovationen, die sich sowohl auf den administrativen wie auf den medizinisch/ pflegerischen Bereich beziehen und gleichermaßen den Produkt-/Leistungs- und Prozeßinnovationen angehören, in den Mittelpunkt der Verhandlungen rücken. Durch die bestehenden Organisations- und Kommunikationsstrukturen findet diese einseitige Innovationspraxis eine weitere Bestätigung. Da bisher der ärztliche Bereich weitgehend den Inhalt der Innovationen bestimmte, fanden bei Innovationsentscheidungen vor allem die medizinischen oder medizinisch-technischen Leistungsinnovationen im Sinne einer Produktinnovation Berücksichtigung. Kostensenkende Prozeßinnovationen oder Serviceinnovationen mit einem wesentlichen Kundennutzen traten eher in den Hintergrund.

> "The second feature of the emerging health care system, which derives from the first, is continued innovation in forms of organizations, ownership, contract, finance, governance. Given the pressure to restrain inflation, large rewards will accrue to those who pioneer cost-decreasing products and processes. Outpatient surgery, home health care, sub-acute facilities, nurse practitioners, impatient hospitalist teams, practice profiling, drug formularies, case managers for patients with chronic illness, and internet-enabled applications of every description represent

---

[664] Wenn beispielsweise bekannt ist, daß in Deutschland bei Blindarmoperationen eine Fehldiagnoserate von 40 bis 60 % auftritt und in international vergleichbaren Versorgungs-gefügen die Fehldiagnoserate zwischen 10 - 15 % liegt, ist es nachrangig, ob eine Blindarmoperation 2.400 oder 2.200 DM kostet. Ausschlaggebend ist es, daß das lernende System ärztlicher Indikationsstellung bereit ist, die Fehldiagnoserate von 40 % auf 15 % zurückzufahren und z.B. ein Krankenhaus der Schwerpunktversorgung statt 600 Appendektomien nur noch 150 pro Jahr durchführt. Vgl. Huber (1995), S. 66.

[665] In Anlehnung an Pfeiffer/Weiß (1994), S. 130.

> clinical innovations that attenuate rather than accentuate the cost of health care (compared to what the traditional hospital-centered specialty-dominated, and indemnity-financed system would be generated.")[666]

Als Folge des steigenden Kostendrucks und der wachsenden Kundenmacht werden Krankenhäuser an einer komplementären Betrachtung der medizinischen und pflegerischen Behandlung einerseits und den damit verbundenen effektiven und effizienten Prozessen andererseits nicht vorbeikommen. Nicht nur der auf jeden Fall genesene Patient, sondern auch die optimierte Behandlung zu konkurrenzfähigen Kosten sowie auf die individuellen Bedürfnisse des Patienten zugeschnittene Serviceleistungen gehören zukünftig zur gemeinsamen Aufgabe des Mediziners, Pflegemanagers und Kaufmanns. So ist es in deutschen Krankenhäusern nach wie vor keine Seltenheit, daß Patienten eine nach medizinisch - wissenschaftlichen Erkenntnissen ausgezeichnete medizinische Leistung erhalten, während im Bereich der Pflege und der ergänzenden Serviceleistungen erhebliche Mängel bestehen:[667]

> „Das Essen hat in der Regel Kantinenniveau. Es herrschte im Pflege-/ Servicebereich häufig ein bedrückendes Arbeitsklima. Neben der z.T. antiquierten baulichen Ausstattung der Krankenhäuser trug die zum Teil erhebliche Unterbesetzung im pflegerischen Bereich zu dieser Situation bei. Fazit: Es regierte die Behördenorganisation: solide, wenig flexibel und wenig patientenorientiert.“[668]

Feststellbar ist die gegenwärtige Asymmetrie zwischen den medizinischen bzw. der medizinisch-technologischen Leistung auf der einen, sowie Prozeß- und Serviceleistungen auf der anderen Seite, auch an der bisher ungleichen Verteilung des Aufwands in die einzelnen Leistungsfelder.

Krankenhäusern bieten sich durch eine Ausdehnung des bisherigen Betrachtungshorizontes von der medizinischen Potential- und Ergebnisperspektive auf die in Abbildung 25 aufgezeigten Wertschöpfungsbereiche „Pflegerische Dienste“, „Convenience & Catering“ und „Administrative Dienste“ sowie die Steuerungsebenen „Potentiale“, „Prozesse“ und „Ergebnisse“ weitere zukunftsträchtige Strategieoptionen.

---

[666] Robinson (2000), S. 14.

[667] Vgl. o.V. (1999), S. 2.

[668] ArthurAndersen (2000), S. 15.

Abbildung 25: Multiple Differenzierungs- und Gestaltungsoptionen

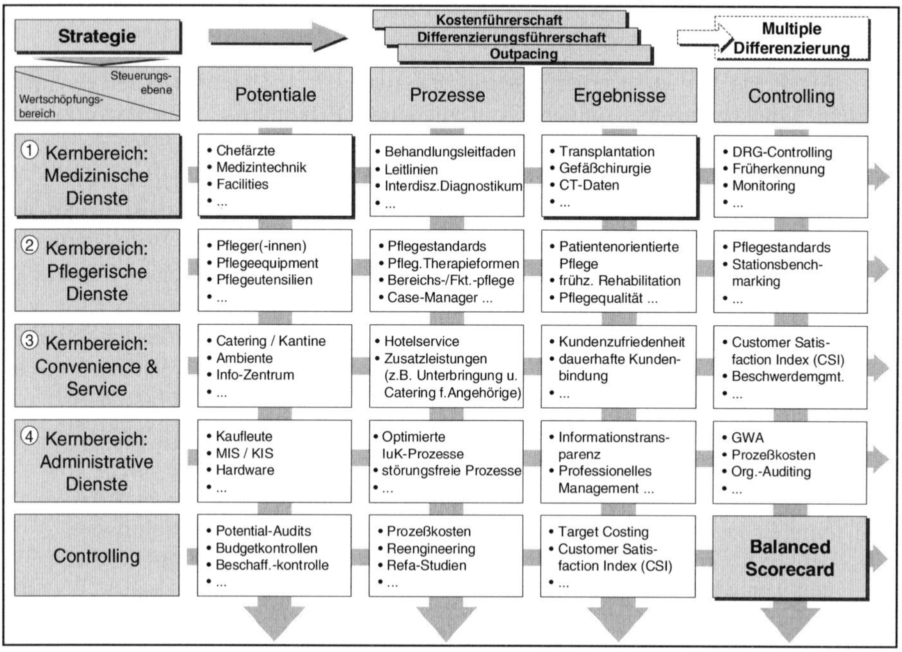

Quelle: Eigene Darstellung

Die schwedische Provinzklinik von Sunderby beispielsweise, die für sich beansprucht, zum modernsten Krankenhaus Europas zu werden, setzt gezielt auf eine Positionierung, die neben dem medizinischen Bereich die übrigen Wertschöpfungsbereiche als weitere zukunftsträchtige Positionierungsmöglichkeiten nutzt:

> „Wer ein Krankenhaus betritt, fühlt sich selten wohl. [...] Deshalb versuchen es die Planer der neuen Provinzklinik in Sunderby mit einem Trick: Im neuen Sjukhus soll so wenig wie möglich an ein Krankenhaus erinnern. Früher baute man Kliniken als Anstalten, in den siebziger Jahren als Gesundheitsfabriken. Heute erinnern sie an Shopping-Malls oder Hotels. Das beginnt in Sunderby an der Rezeption. Zwei adrette Damen – weder bekittelt noch hinter Glas – warten an einem Tresen schräg gegenüber dem Wasserfall und weisen den Weg: Geradeaus geht es zum Klinikhotel für die Angehörigen, rechts zur Küstenstraße, links zur Landstraße. So heißen die beiden Hauptachsen des Klinikgebäudes, und so sehen sie auch aus. Wie auf einem Boulevard flanieren Patienten und Besucher unter einem Glasdach. Vorbei an Straßenlaternen, Bänken, rotem Klinkermauerwerk und Fenstern mit Gardinen. Ab und zu überholt eine Schwester oder ein Arzt – auf einem Roller. Fast wie im Leben

draußen. [...] Die Liegedauer in Sunderby beträgt weniger als fünf Tage, halb so lange wie in Deutschland."[669]

Die gegenwärtig vorherrschende einseitige Positionierung über medizinische Potentiale und Ergebnisse bedarf zukünftig einerseits aufgrund des bestehenden Kostendrucks sowie andererseits den gestiegenen Bedürfnissen und Wünschen der Patienten bzw. unterschiedlichen Stakeholder einer Erweiterung zu einer vielschichtigeren und differenzierteren Positionierungsstrategie. Die Bandbreite der bisher ungenutzten multiplen Differenzierungsoptionen verdeutlicht Abbildung 25.

Gleichsam wird ein Controlling der ausgewählten Wertschöpfungsbereiche und Ebenen zur Strategieumsetzung erforderlich. Ein nach den aufgezeigten Wertschöpfungsbereichen und Steuerungsebenen aufgebautes Controlling mündet schließlich in der Logik der Balanced Scorecard, die ihrerseits versucht, eine Steuerung über Meßgrößen unterschiedlicher Unternehmensperspektiven zu erreichen.

4.3 Systemwirtschaftlichkeitsbetrachtung von Krankenhäusern

4.3.1 „Aktivitäten" als Optimierungsparameter der Systemwirtschaftlichkeit

In der gegenwärtigen Diskussion konstituiert sich in der Krankenhausbetriebslehre verstärkt eine *prozeßorientierte Perspektive* bei der Analyse und Gestaltung der Krankenhäuser.[670] Damit folgen die Krankenhäuser einerseits einem allgemeinen Trend, der sich mit einem Paradigmenwechsel zu Konzepten wie z.B. Prozeßmanagement, Geschäftsprozeßoptimierung oder Business Reengineering in der Betriebswirtschaftslehre vollzogen hat. Andererseits bietet das Prozeßmanagement vor dem Hintergrund eines interdisziplinären und patientenbezogenen Leistungserstellungsprozesses erhebliche Vorteile für Krankenhäuser. Die *Prozesse* des Krankenhauses lassen sich wiederum auf einzelne *Aktivitäten* zurückführen. Solche Aktivitäten sind vielfältig in Krankenhäusern und können im umfassenden Sinne z.B. Planung, Organisation, Führung, Kontrolle ebenso wie Anamnese, Befundung, Diagnose und Therapie sein. Betrachtet man nun z.B. die Aktivität „Befundung", so läßt sich diese wiederum differenzieren in Aktivitäten der körperlichen Untersuchung, radiologischen Diagnostik und Labordiagnostik. Aktivitäten werden als Veränderung einer Ausgangssituation in eine Endsituation, oder allgemeiner als

---

[669] Spiewak (2000a), S. 1.

[670] Vgl. in diesem Zusammenhang Kapitel 4.2.2.1.2.

„das Bewirken einer Wirkung mit definiertem zeitlichen Anfang und Ende"[671] verstanden. Eine Aktivität kann sowohl dem Menschen als auch der Materie i.S.v. Maschinen und Material zugeordnet werden. Dem Menschen zugerechnete Aktivitäten werden als Handlung oder Verhalten bezeichnet. Folglich wird mit der Aktivität die kleinste Betrachtungseinheit in der Ablauforganisation - im Gegensatz zur „Stelle" als kleinste Betrachtungseinheit der Aufbauorganisation - bezeichnet. Werden die Aktivitäten *vertikal oder horizontal* verbunden, entstehen *Prozesse* bzw. *Aktivitätenketten*, werden sie *vertikal und horizontal* verknüpft, entstehen *komplexe Netzwerke*.

Die Systemwirtschaftlichkeit wird positiv beeinflußt, wenn mit einer vorhandenen Quantität und Qualität der Aktivitäten der Output bzw. Nutzen gesteigert oder ein gegebener Output bzw. Nutzen mit einer geringeren Quantität und/oder Qualität an Aktivitäten erreicht wird. Ungenügende Systemwirtschaftlichkeit als verdichtete Kennzahl ist somit Indikator eines ineffektiven und ineffizienten Aktivitätenmanagements auf der Sachebene, denn „Costs cannot be managed - only activities can".[672] Die Anwendung der Systemwirtschaftlichkeitskonzeption im Krankenhaus bedarf der Anwendung eines komplementären Instrumentariums, welches dem Entscheidungsträger die erforderlichen Hilfeleistungen bei der Erfassung und Interpretation der relevanten Einflußgrößen gibt. Ohne eine ganzheitliche Erfassung der Wirkungszusammenhänge einer Alternative, so die Grundidee der Systemwirtschaftlichkeit, ist es dem Entscheidungsträger nicht möglich, eine hinreichend exakte Aussage über das Kosten/Nutzen-Verhältnis zu treffen. Diese Wirkungsverläufe können systematisch und ganzheitlich erfaßt werden, wenn die dahinterstehenden Aktivitäten betrachtet werden.

4.3.2 Grundzüge der Aktivitätennetzwerk-Analyse (ANA)

Die Umsetzung des Fundamentalprinzips der Systemgestaltung als Synthese der prozessualen und inhaltlichen Systemgestaltungsprinzipien wird durch die Anwendung der *Aktivitäten-Netzwerk-Analyse (ANA)* erreicht. Der Unterschied zwischen ANA und Kräftefeldanalyse besteht darin, daß die Kräftefeldanalyse ausgehend vom Krankenhaus, das im Mittelpunkt der Betrachtung steht, Umsysteme analysiert, während die ANA konsequent Aktivitäten im Versorgungsnetzwerk analysiert. Mit der ANA steht ein systemtheoretisch fundiertes Instrument zur Verfügung, mit dessen Hilfe das vieldimensionale Geflecht der Aktivitäten des Krankenhauses transparent gemacht werden kann. Eine Aktivität kann sowohl dem Faktor Personal (z.B. Pflegekräften, Ärzten) oder dem Faktor Sachmittel (z.B. medizinischen Geräten oder Material) zugeordnet werden.[673] Dadurch, daß die

[671] Pfeiffer/Weiß/Strubl (1994), S. 66.

[672] McNair (1990), S. 18. zitiert nach Pfeiffer/Weiß/Strubl/Küßner (1999), S. 53.

[673] Vgl. Pfeiffer/Weiß/Strubl (1994), S. 66.

Aktivitäten im Mittelpunkt der Untersuchung stehen und nicht Strukturen, gelingt es, Abteilungs-, Stations-, oder auch berufsständische Grenzen des Krankenhauses zu überwinden und ein übergreifendes, ganzheitliches Denken und Handeln zu realisieren.[674] Die Durchführung der ANA läßt sich in die (1) *Modellbildungs-*, (2) *Analyse-* und (3) *Gestaltungsphase* gliedern.[675]

Ziel der *Modellbildung*[676] als erstem Schritt der ANA ist es, den Analysebereich präzise zu bestimmen. Die Abgrenzung ist vom jeweiligen Untersuchungszweck abhängig, der sich auf eine Informationsgewinnung für strategische oder taktische/ operative Planungs-, Durchführungs- und Kontrollaktivitäten des Krankenhauses beziehen kann. Im bestehenden Möglichkeitenraum muß ein geeignetes Analysefenster erschlossen werden, das mit Hilfe der ANA untersucht werden soll. Die Auswahl dieses Entscheidungsfelds ist als anspruchsvolle Top-Managementaufgabe zu werten, denn bei der Fokussierung auf ein marginales Feld werden knappe Ressourcen unnötig gebunden und verbraucht. Das zu definierende Entscheidungsfeld muß somit in seiner sachlich-strukturellen und prozessual-zeitlichen Dimension abgegrenzt werden, da eine Totalanalyse des Krankenhauses sehr zeit- und kostenintensiv wäre. Für eine detaillierte Analyse bedarf es einer Operationalisierung des Aktivitätennetzes, oder präziser ausgedrückt, der einzelnen Aktivitäten bzw. Knoten. Zu dieser Beschreibung der Aktivitäten im Krankenhaus kann das 5-Faktoren-Modell[677] genutzt werden, welches die Interdependenzen der in jedem Krankenhaus bestehenden grundlegenden Faktoren Input, Output, Personal, Sachmittel und Organisation darstellt. Die instrumentellen Vorteile des 5-Faktoren-Modells für die Analyse der Aktivitäten des Krankenhauses sind insbesondere darin zu sehen, daß es bei der Beschreibung eines gesamten Krankenhauses sowie bei der Beschreibung z.B. von Stationen, Abteilungen und Einzelbereichen, wie Küche oder Apotheke, eingesetzt werden kann. Die auf der Gesamtunternehmensebene diskutierte Beziehung „Zulieferer-Abnehmer" wird im Rahmen der ANA auf das Krankenhaus bezogen, und es lassen sich nun auch Schnittstellen, z.B. zwischen verschiedenen Stationen oder zwischen Radiologie und Station als „Zuliefer-Abnehmer-Beziehung", beschreiben. So kann es gelingen, das Bewußtsein für eine notwendige *interne Kundenorientierung* auch in Krankenhäuser stärker hineinzutragen. In der Phase der Modellbildung wird ganz wesentlich auf den Detaillierungsgrad der Analyse Einfluß genommen. Während z.B. bei der Schnittstellenoptimierung zwischen Stationsbereichen, z.B. Schnittstelle „Aufnahme

---

[674] Entsprechend dem Fundamentalprinzip „[...] ist eine radikale Prozeßbetrachtung die beste Gewähr dafür, nicht an Abteilungs- oder Unternehmensgrenzen haltzumachen. Die Schnittstellen zu sich anschließenden vor- und nachgelagerten Aktivitäten müssen konsequent in den Analyse- und Gestaltungsprozeß integriert werden." Strubl (1993), S. 169.

[675] Vgl. Strubl (1993), S. 168.

[676] Vgl. grundlegend zur Modellbildung Stachowiak (1965); vgl. ergänzend Amler (1983), S. 111 ff.

[677] Vgl. zum 5-Faktoren-Modell Abbildung 8 sowie die dazugehörigen Ausführungen.

– Innere – OP", die ganze Station als Knoten betrachtet wird, stellen bei Detailuntersuchungen, z.B. in der Layoutgestaltung von Stationen, die Knoten respektive die Aktivitäten einzelne Tätigkeiten wie z.B. Verteilen von Medikamenten oder Versorgung mit Spritzen sowie Verwaltungsarbeiten dar.

Wenn auf diesem Wege das Untersuchungsfeld abgesteckt wurde, kann die eigentliche Analyse beginnen. Als Leitfaden für die Analyse bietet die Modellbildung eine komplexe *Analyse-Matrix* an, mit deren Hilfe eine systematische und ganzheitliche Erfassung des Aktivitätennetzes erfolgen kann. Hierzu differenziert die Analysematrix nach *dem Aktivitätspfad (vertikal/Ablauforganisation)* und dem *Ort der Ausführung der Aktivität im Aktivitätsnetz (horizontal/Aufbauorganisation).* Mit dieser Darstellung wird eine Prozeßorientierung bei der Analyse eines Krankenhauses erleichtert, da auf der einen Seite z.B. die Stationen und damit die Schnittstellen verdeutlicht werden und auf der anderen Seite der prozessuale Ablauf der Aktivitäten abgebildet werden kann. Verflechtungen zwischen den Stationen und anderen Abteilungen werden auf diese Weise offensichtlich.[678]

Die *Analyse* des Aktivitätennetzes im Krankenhaus beginnt mit der den ersten Patientenkontakt ausführenden Aktivität. Anschließend erfolgt eine räumliche, zeitliche und funktionale Analyse des Informations- und Patientenflusses (Materialflusses) innerhalb des definierten Untersuchungsfeldes. Auf diese Weise wird es möglich, Häufigkeit und Richtung der für die Erfüllung der Behandlungsaufgabe notwendigen Schnittstellen festzustellen. Die Analyse wird mit Hilfe von (halbstrukturierten) Interviews[679], Beobachtungen und, ganz im Sinne der Prinzipien des lernenden Systems, auf der Basis von Workshops mit den involvierten Mitarbeitern des Krankenhauses durchgeführt. Zu den Faktoren Personal, Sachmittel und Organisation, den Knoten der Matrix, orientiert sich die Analyse an einer Vielzahl möglicher Indikatoren. Für eine Analyse aus der Zeitperspektive werden diejenigen fokussiert, die verstärkt „zeitkritische" Sachverhalte widerspiegeln. Es kann sich dann z.B. um die Qualifikation des Personals, den Modernisierungsgrad des medizinisch-technologischen Equipments, die Struktur bzw. Anordnung der

---

[678] In Anlehnung an Pfeiffer/Weiß/Strubl/Küßner (1999), S. 79 ff.; Pfeiffer/Weiß/Strubl (1994), S. 98 ff.

[679] Die Informationsgewinnung erfolgt dabei auf Basis von Interviews, die im ganzen Aktivitätsnetz vom Ärztlichen Direktor, Verwaltungsleiter und Pflegedirektor bis zur Schwester, MTA und Pfleger durchgeführt werden. Eine unbewußte Wahrnehmungsverzerrung der Befragten muß jedoch aus einer (neutralen) Beobachtungsperspektive korrigiert werden. Dennoch stellt diese direkte Methode der Informationsgewinnung gegenüber einer indirekten, auf Aufzeichnungen und Unterlagen basierenden Informationsgewinnungsmethode eine wirksamere Erfassungsmöglichkeit dar, da jegliche Formen von Aufzeichnungen nur vergangene Informationen aus bisherigen Perspektiven beinhalten können. Hervorzuheben ist in diesem Zusammenhang, daß die Mitarbeiter bereits in dieser Phase des Informationsgewinnungsprozesses zu integrieren sind, um einen qualitativ hochwertigen Informationsstand zu erzielen und bereits in diesem Stadium eine Eigeninitiative bei den Mitarbeitern zu erreichen. In Anlehnung an Pfeiffer/Weiß/Strubl (1994), S. 102.

jeweiligen Behandlungsknotenpunkte, den Instanzenweg oder den Formalisierungsgrad organisatorischer Regelungen handeln. Von besonderer Relevanz für die Analyse ist jedoch das Aufzeigen von Verknüpfungen zwischen einzelnen Aktivitäten an den unterschiedlichsten Stellen, also die Verknüpfung von Ablauf- und Aufbauorganisation. Dies wird erzielt über eine Analyse der Input/Output-Beziehungen der Aktivität. So liegt z.B. der Input in Form einer Information des Patienten, des einweisenden Arztes oder des Labors vor. Analog stellt der Output der Aktivität eine Information dar, die an die verschiedensten Stellen des Aktivitätennetzes weitergeleitet wird. Eine Analyse des Informationsflusses könnte sich wie das folgende visualisierte Aktivitätennetz darstellen:

Abbildung 26: Aktivitäten-Netzwerk-Matrix

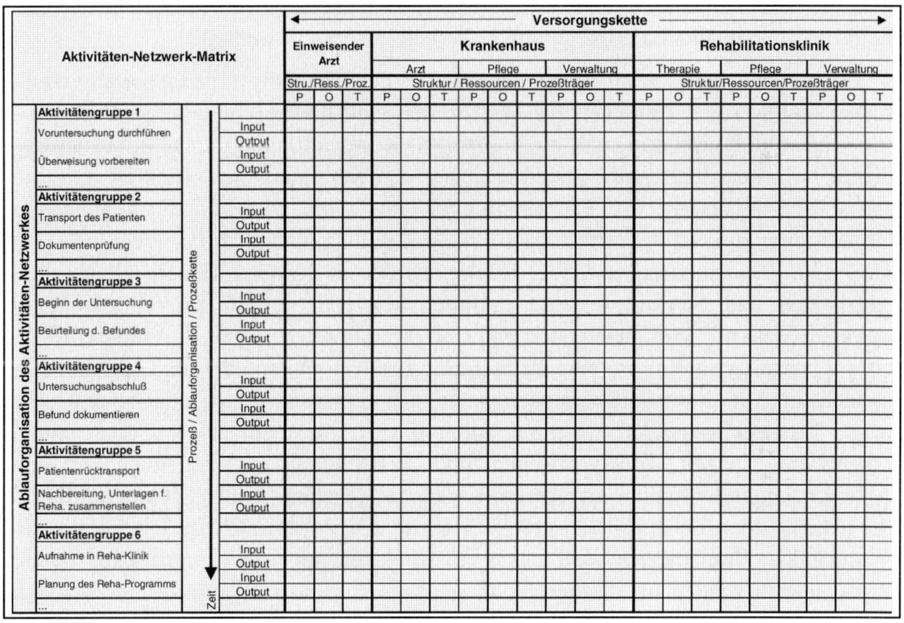

Quelle: In Anlehnung an Pfeiffer/Weiß/Strubl/Küßner (1999), S. 80.

Das visualisierte Aktivitätennetz läßt sich wie folgt beschreiben: In der Horizontalen steht die Aufbauorganisation, die Vertikale stellt die Aktivitäten im Zeitablauf dar und damit z.B. den Aufnahme-, Behandlungs- oder Entlassungsprozeß. Parallel stattfindende Aktivitäten finden sich horizontal auf einer Ebene. Zunächst wird eine Analyse der *„Streckenverhältnisse“* zwischen den Wertschöpfungsschritten, dargestellt auf der vertikalen Achse, und der an diesen beteiligten Organisationseinheiten, dargestellt auf der horizontalen Achse, durchgeführt. Sind bei der Durchführung eines Wertschöpfungsschrittes sehr viele

Organisationseinheiten involviert, deuten sich vielfach folgende Schwachstellen an: hohe Spezialisierung und Stellvertreterprobleme, geringer Organisationsgrad, niedrige Kommunikationsdichte, Medienbrüche im Informationshandling, unnötige Aktivitäten, Rückkopplungsschleifen u.a. Damit einher gehen in der Regel zahlreiche Verschwendungsaktivitäten. In einem visualisierten Aktivitäten-Netz zeigen sich diese Schwachstellen z.B. durch Rückfrageaktivitäten, Rückkopplungsschleifen oder Dokumentationsaktivitäten. Als besondere Schwachstelle ist folgender Aspekt zu betrachten: Werden innerhalb einer Wertschöpfungsschicht (d.h. bei Bewegung auf der vertikalen Achse) in großem Umfang horizontal gleichgelagerte Aktivitäten benötigt, handelt es sich typischerweise um eine hochgradig arbeitsteilige Organisation. Unter der Perspektive Zeit sollte ferner für die folgende Gestaltungsphase der ANA zusätzlich eine *Durchlaufzeitenanalyse* durchgeführt werden. Die Zeiten der Aktivitäten können mit Hilfe verschiedener Zeiterfassungsmethoden erhoben und kumuliert dargestellt werden.

Eine Interpretation auf Basis der ANA-Ergebnisse läßt folgenden Sachverhalt transparent werden: Ursachen für Wartezeiten sind häufig ein geringerer Organisationsgrad in Verbindung mit einer geringen Kommunikations- und Informationsdichte zwischen den involvierten Bereichen des Krankenhauses. Dies ist auf eine starke Spezialisierung der Fachabteilungen sowie die berufsständisch angelegte Organisation zurückzuführen. Je nach Problemstellung sind auch *Patientenfluß-* und *Materialflußanalysen* zu erstellen. Häufig werden in Krankenhäusern gleichartige Aktivitäten und Strukturelemente räumlich konzentriert und agieren als abgeschottete Stellen.[680] Im günstigsten Fall sind diese Bereiche – wie Radiologie, EKG, OP u.a. – isoliert optimiert, eine Betrachtung des Aktivitätspfades als Ganzes findet nicht statt. Auf diese Weise entstehen vielfach ungerichtete, chaotische und sehr lange Transportwege der Patienten durch das Krankenhaus. Neben den schnell erkennbaren langen Transportwegen und Wartezeiten der Patienten vor den Abteilungen sind erhebliche Steuerungsprobleme gegeben, da der Patientenfluß und der aktuelle Dienstleistungsstatus nicht erfaßbar, d.h. zu komplex ist. Die Folgen der mangelnden Transparenz sind dann Überbelastungen von Engpaßkapazitäten, Prozeßunsicherheiten und -unterbrechungen sowie nicht planbare Durchlaufzeiten und kontinuierliche Improvisationssteuerungen. Es ist unverzichtbar, den Fluß von Patienten oder auch Medikamenten, Dokumenten u.a. durch das Krankenhaus aufzunehmen sowie bei spezifischen Behandlungsabläufen bzw. Arbeitsgängen die zurückgelegten Wege des Krankenhauspersonals zu erfassen. Auf diese Weise entstehen *schnittmusterartige Skizzen*, die für die Betroffenen Transparenz darüber schaffen, wo in großem Umfang Zeit und Bewegung „verschwendet“ wird. Ergänzend können entsprechend des jeweiligen Untersuchungszwecks Sonderaus-

[680] Parallel dazu entstehen dazugehörige Kostenstellen oder Profit-Center, deren unreflektierter Einsatz zu einer Mißachtung des Gesamtoptimums und mangelnden Ausrichtung auf den Patienten führen kann.

wertungen, wie z.B. *Ablaufoptimierungen*[681], *Flußgradermittlungen*[682] oder *Bestandsanalysen*[683], nützlich sein. Als Flußgrad wird in diesem Zusammenhang das Verhältnis von Behandlungszeit zur Durchlaufzeit definiert, so daß der Flußgrad einen möglichen Indikator für das Verhältnis von Wertschöpfungszeit zur nicht wertschöpfenden Zeit darstellt.[684] Abschließend werden die identifizierten *Schwachstellen systematisiert* und entsprechend den Faktoren Input, Output, Personal, Sachmittel und Organisation zugeordnet und verdichtet.

Um zu den tieferliegenden Ursachen zu gelangen und ein „Kurieren an Symptomen" zu verhindern, müssen die vorhandenen Schwachstellen weiter analysiert werden. Es werden deshalb die Kausalzusammenhänge in vertikaler und horizontaler Richtung des Aktivitätennetzes untersucht. Dabei kann die sogenannte *5-Why-Methode*[685] eingesetzt werden.

> "At the time, all organizations travel through one or more of the stages of change: reduce cost, improve marketing and sales, boost customer satisfaction, or regain share with market-focused products and services. Regardless of the starting point, the primary challenge is to recognize the root cause of the problem, not just the symptoms. Maintaining the long-term health of an organization is no less complex than ensuring human health."[686]

Bei vorhandenen Informationen aus der Wertschöpfungskette stehen zur analytischen Problemlösung eine Reihe statistischer Auswertungsmethoden, wie z.B. *Ursache-Wirkungsdiagramme* - bekannt als *Fischgrät- oder Ishikawa-Diagramme, Pareto-Diagramme, Histogramme, Kontrollkarten und Streuungsdiagramme* - zur Verfügung.[687]

Der Faktor Organisation verfügt nach der Logik des Fundamentalprinzips über einen enormen Beeinflussungshebel, wurde aber aus verschiedensten Gründen im Krankenhaus bisher nur unzureichend berücksichtigt. So können z.B. zeitliche

---

[681] Vgl. ausführlich zum dem Themenfeld der Ablaufoptimierung im Krankenhäusern Schlüchtermann (1990).

[682] Vgl. Pfeiffer/Eberle/Schäffner (1994), S. 151. Bei der Ermittlung des Flußgrades sollte beachtet werden, daß dieser, anders als im klassischen Produktionsbetrieb, nicht idealerweise = 1 sein muß, weil die tägliche Belastbarkeit von Patienten berücksichtigt werden muß.

[683] Zum Beispiel Anzahl der Lagerorte, Lagerorganisation und Lagerhaltungspolitik, Umschlagshäufigkeit je Teil, Bestandshöhe je Teil.

[684] Vgl. Pfeiffer/Weiß/Strubl (1993), S. 110.

[685] Vgl. Pfeiffer/Weiß/Strubl/Küßner, (1999), S. 86 ff.; Schuderer (1996), S. 76; Pfeiffer/Weiß (1994), S. 149 ff.; Womack/Jones/Ross (1991), S. 62 und S. 160.; Ohno (1988), S. 17 f.; Pfeiffer/Weiß/Strubl (1994), S. 110 ff. und Suzaki (1989), S. 111.

[686] Payne/Vasile (1996), S. 48.

[687] Vgl. ausführlich zu den Methoden der Ursachenerkennung Schuderer (1996), S. 76 ff.; Imai (1993), S. 281 ff., Eidenmüller (1991), S. 188 f.; Sirkin/Stalk (1990), S. 26 ff.; Ishikawa (1987), S. 46 f. und 63.

Schwachstellen, wie lange Wartezeiten oder Durchlaufzeiten in der Radiologie, mit einem geringen Anteil an Wertschöpfungszeit vielfach auf Mängel in der Organisation zurückgeführt werden.[688] Krankenhäuser „verschwenden" allzu häufig Zeit und Energie für die Optimierung im Elementbereich - als typische Beispiele seien hier die Beschaffung neuer medizinisch-technischer Geräte mit meist überzogenen Kapazitäten, Entlohnungsfragen u.a. erwähnt. Die Organisation hingegen wurde bisher kaum einschneidenden Veränderungen unterzogen.[689] Ressortegoismen z.B. der Chefärzte oder Stationen, Vergangenheitsorientierung des Verwaltungspersonals, mangelnde individuelle Innovationsbereitschaft sowie fehlende Konsensfähigkeit bei organisatorischen Änderungen stellen Hemmnisse für bereits überfällige Restrukturierungen in Krankenhäusern dar. Auch anfängliche Befürworter von Veränderungen werden häufig zu Gegnern von Veränderungen, wenn die Schwachstellen im eigenen Bereich identifiziert werden.[690] Es wird stattdessen auf oberflächliche Schwachstellen in Nachbarbereichen verwiesen, was wiederum einer Symptombekämpfung gleichkommt.[691] In vielen Fällen versuchen Chefärzte, die mit ihren Stationen unzureichend in den Behandlungsablauf integriert sind, eigene Defizite mit Verweis auf Schwachstellen in anderen, ihrer Meinung nach „subalternen" Support-Bereichen (z.B. Pflege) zu entschuldigen. Insbesondere die Pflege muß sich in diesem Zusammenhang häufig den Vorwurf gefallen lassen, aufgrund von Personalvertretungs- bzw. -besetzungsschwierigkeiten ihre zugewiesenen Aufgaben nicht ordnungsgemäß erfüllen zu können.

4.3.3 Prozeßorientierte Optimierung von Krankenhausaktivitäten

Die *Gestaltung des Aktivitätennetzes* des Krankenhauses vollzieht sich nach *qualitativen* und *quantitativen* Gesichtspunkten. In qualitativer Hinsicht steht die Gestaltung der notwendigen Aktivitäten und deren struktureller und personeller Voraussetzungszusammenhang im Mittelpunkt. Dabei stehen qualitative und quantitative Ansatzpunkte in einem wechselseitigen Verhältnis: Ein Krankenhaus, das den Behandlungsablauf oder Ablauf im OP nur durch die tatsächlich notwendigen Aktivitäten gestaltet, verfügt über keinerlei Sicherheitsnetze zum „Verschleiern" von Fehlern und Störungen.[692] „Der Abbau von ‚Sicherheitsnetzen'

---

[688] Vgl. hierzu ausführlich Schlüchtermann (1990).

[689] Vgl. grundlegend zu Stand und Paradigmenwechsel der Organisation von Krankenhäusern Eichhorn/Schmitt-Rettig (2001); Eichhorn/Schmitt-Rettig (1999).

[690] Vgl. hierzu weiterführend Arndt/Bigelow (2000).

[691] Vgl. Pfeiffer/Weiß/Strubl (1994), S. 114 f.

[692] Auf der anderen Seite weisen Abläufe im Krankenhaus in vielen Fällen eine geringe Standardisierbarkeit auf, so daß insbesondere an den allgemeinen Vorbereitungsgrad bzw. an das vorhandene Know-How der Mitarbeiter hohe Anforderungen gestellt werden müssen.

(Vermeidung von Aktivitäten) steht damit im direkten Zusammenhang mit der Entwicklung einer hohen Prozeßsicherheit (Qualität der Aktivitäten).“[693] Zur pragmatischen Entwicklung eines Handlungsprogramms sind insbesondere unter der Prozeßperspektive z.B. folgende Fragen nützlich: (1) *Elimination*: Können einzelne Aktivitäten vermieden werden (z.B. Wartezeiten, Mehrfachuntersuchungen)? (2) *Relocation*: Werden einzelne Aktivitäten an der richtigen Stelle in der Aufbauorganisation des Aktivitätennetzes durchgeführt (z.B. gezieltere Diagnose bereits bei den einweisenden Ärzten oder durch einen Verfahrensarzt mit einer sehr hohen medizinischen Kompetenz zu Beginn der Behandlung im Krankenhaus)? (3) *Reintegration*: Lassen sich Aktivitäten zusammenfassen (z.B. Fieber messen, Tabletten verabreichen, einzelne Untersuchungen)? (4) *Reduction*: Können einzelne Aktivitäten beschleunigt werden (z.B. Untersuchungen durch den Einsatz neuer medizinischer Technologie)? (5) *Restructuring*: Kann der strukturelle Kontext (Organisation, Personal, Equipment) einzelner Aktivitäten optimiert werden (z.B. Einsparungspotential von Pflegekräften oder Ärzten in einer wenig ausgelasteten Station)?[694] Eine prozeßorientierte Gestaltung kann schließlich auf Basis allgemeiner „Prinzipien der Aktivitäten-Netzwerk-Gestaltung“ erfolgen. Als Heuristik zur Ableitung von Prinzipien können z.B. die Charakteristika einer Aktivität (Träger, Ort, Dauer, Kapazität) sowie deren (zeitliche und sachliche) Beziehungen zu anderen Aktivitäten zugrundegelegt werden. Die Gestaltung eines analysierten Ist-Aktivitäten-Netzwerks des Krankenhauses kann mittels der Prinzipien *„Vermeiden und Eliminieren“, „Verlagern und Integrieren“, „Verkürzen und Beschleunigen“, „Parallelisieren und Reihenfolgen ändern“ (Überlappung und Pufferung)* sowie *„Kapazitätsharmonisierung und Kapazitätsquerschnittsoptimierung“*[695] erfolgen:

---

[693] Pfeiffer/Weiß/Strubl (1994), S. 117.

[694] Vgl. Strubl (1993), S. 174.

[695] Vgl. Pfeiffer/Weiß/Strubl/Küßner (1999), S. 89.

Abbildung 27: Prinzipien der Prozeßgestaltung

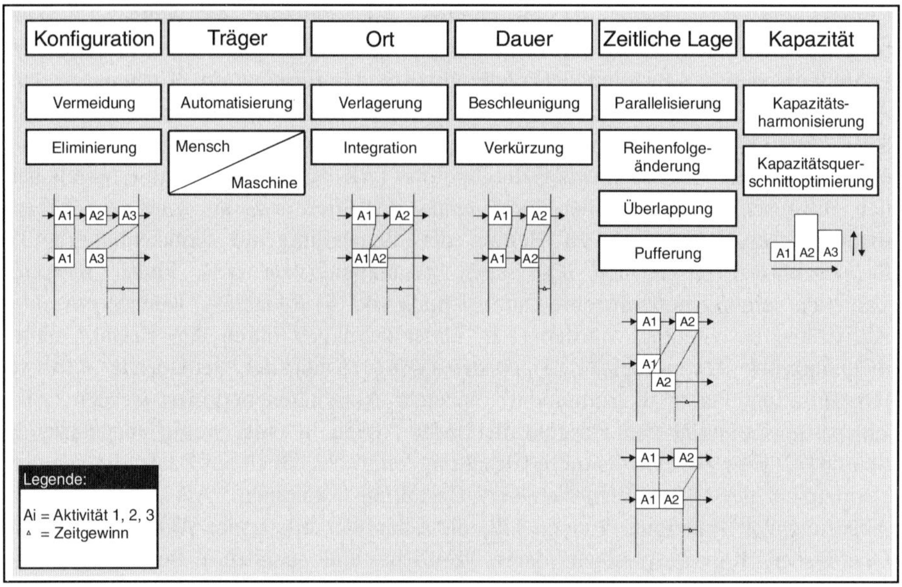

Quelle: In Anlehnung an Pfeiffer/Weiß/Strubl/Küßner (1999), S. 89.

Die *Durchführung und Implementierung* erfordert schließlich die Umsetzung eines Planungszustandes durch konkrete Gestaltungsmaßnahmen. Dabei ist eine frühzeitige Integration der Mitarbeiter erforderlich, um mögliche Widerstände im Zuge der Implementierung zu verhindern und das Humankapital des *Shop Floors*[696] zu nutzen. Bereits während der Analysephase sollten deshalb interdisziplinäre Workshopgruppen[697] eingesetzt werden, die dann mit Hilfe eines Moderators oder auch Systemlenkers im Phasenprozeß der Systemgestaltung - im Rahmen einer Gruppenarbeit - adäquate Problemlösungen ausarbeiten. Schließlich wird der Implementierungserfolg durch eine Verankerung der Systemgestaltungsprinzipien „in den Köpfen der Mitarbeiter" bestimmt. Dabei sollten die Prinzipien der Systemgestaltung in einer praxisbezogenen und anwenderorientierten Sprache thematisiert

---

[696] Mit *Shop Floor-Humankapital* bezeichnet SUZAKI die Mitarbeiter am „Ort der Wertschöpfung bzw. Leistungserstellung", die einerseits aufgrund ihrer genauen Einsicht und Erfahrung in Bezug auf die Leistungserstellungsprozesse erfolgskritisches Know-how für Restrukturierungsmaßnahmen besitzen und andererseits durch ihre Präsenz am Ort der Wertschöpfung als Hemmfaktor oder Promotor für die Umsetzung von Veränderungsmaßnahmen agieren können. Vgl. ausführlich zum *Shop Floor Management (SFM)* Suzaki (1994).

[697] Der Einsatz von Workshops gewährleistet in dieser Phase eine Vorsteuerung bzw. Beschleunigung von Analyse- und Gestaltungsaktivitäten sowie eine Reduktion von Implementierungshemmnissen sowie die Aktivierung der vorhandenen Know-how-Ressourcen verbunden mit einer interdisziplinären Problemlösungssichtweise.

werden. „Durch die Integration der Mitarbeiter und durch Transformation der Prinzipien können bereits in den frühen Phasen der Systemgestaltung die entscheidenden Gestaltungsrestriktionen und Konsequenzenzusammenhänge aufgedeckt und durch interdisziplinäre Perspektiven funktionsübergreifende Problemlösungen und Lernprozesse (Know-how-Transfer) initiiert werden.“[698] Ferner sollte die Durchführung durch ein verhaltenssteuerndes Führungsverständnis begleitet werden, das den Mitarbeiter am Ort der Wertschöpfung durch transparente Sachgrößen eine verhaltensorientierte Hilfestellung gibt. Sachgrößen wie Durchlaufzeit, Lagerbestände, Komplikationen, Infektionen, Größe der Lagerfläche, Wartezeiten im OP oder der Radiologie, Qualitätskennzahlen u.a. stellen Kostentreiber dar, die in die Analyse einfließen sollten.[699]

4.4 Das Agilitätskonzept als Erweiterung des Lean Managements unter dynamischen Wettbewerbsbedingungen

4.4.1 Dynamisierung des Wettbewerbsumfelds im Gesundheitssektor

> “Increasingly, managers are turning to academics and consultants to understand why the nature of competition is changing and for insights about how to compete in chaotic and disorderly times.”[700]

Bedingt durch die sich abzeichnenden Liberalisierungs- und Deregulierungstendenzen im Gesundheitssektor unterliegen vormals statische Branchenstrukturen und verteilte Märkte einer zunehmenden Wettbewerbsdynamik. Von allen Akteuren stillschweigend akzeptierte Wettbewerbsspielregeln und deeskalative Geschäftspraktiken verlieren angesichts konvergierender Branchengrenzen und aggressiver Neueinsteiger an Bedeutung.[701] Erschwerend kommt im Gesundheitssektor die Anspruchsinflation wichtiger Stakeholder hinzu, die im Zuge der Interessenvertretung versuchen, auf politischem Wege ihre Individualinteressen zu Lasten des Gesamtsystems „durchzuboxen“. Harte Verteilungskämpfe und opportunistische Koalitionen unter den Akteuren sind die Folge der sich abzeichnenden

---

[698] Pfeiffer/Weiß/Strubl (1993), S. 124.

[699] Balanced Scorecard und Aktivitäten-Netzwerk-Analyse weisen in ihrer Umsetzung deutliche Parallelen auf.

[700] Ilinitch/Lewin/D'Aveni (1998), S. 56.

[701] ”Changes in the social, economic, and political structure [...] and the impact of those changes in health care mean that, [...] ‚there are no more rules‘. Successful health care organizations now and in the future will be agile and able to respond to changes in patient expectations, community needs, and public policy.” Goldman/Graham (1999), S. 82.

Redistribution der Machtverhältnisse in einer Branche, die vor gravierenden Strukturbrüchen steht. Der von *D'Aveni* geprägte Begriff des *Hyperwettbewerbs* steht stellvertretend für ein extremes Wettbewerbsszenario, in dem „der Zweck die Mittel heiligt, die wiederum zur Stärkung der eigenen Wettbewerbsposition bzw. zur Schwächung der Konkurrenz ohne Skrupel eingesetzt werden."[702] Auch wenn der Hyperwettbewerb den Gesundheitssektor nicht en bloc in seiner vollen Zerstörungswirkung treffen wird, so ist dennoch in zahlreichen Leistungsfeldern eine erhebliche Wettbewerbsverschärfung zu erwarten bzw. derzeit bereits anzutreffen.

Der isolierte Einsatz effizienzgeleiteter Managementkonzepte, die unter relativ stabilen Wettbewerbsbedingungen die Schaffung komparativer Konkurrenzvorteile begünstigen, versagt paradoxerweise oftmals unter hyperdynamischen Wettbewerbsbedingungen, wie sie sich derzeit zumindest teilweise im Gesundheitssektor abzeichnen. In der Vergangenheit wurden Anwendungsbereiche populärer Managementtools wie z.B. Business Process Reengineering, Total Quality Management, Kaizen oder auch Lean Management insofern „überstrapaziert", als diese vornehmlich auf eine Steigerung der statischen Effizienz unter weitgehend vordefinierten Rahmenbedingungen bedacht sind. Eine Optimierung des Krankenhausmanagements unter der Ägide dieser Prinzipien macht allerdings nur solange Sinn, wie der strategische Referenzrahmen der Systemoptimierung weitgehend unverändert bleibt. Eben dieser wird aber in letzter Zeit vehement durch die Politik und sonstige Anspruchsgruppen in Frage gestellt.

Aus diesem Grund wird in der aktuellen Managementliteratur vermehrt die Forderung nach dynamischen Strategien, Geschäftsprozessen und Wertschöpfungssystemen erhoben. Am Beispiel der oben diskutierten Lean-Prinzipien, die zusammen mit einer Reihe effizienzorientierter Methoden des Nennermanagements in den vergangenen Jahren zu einer deutlichen Verschlankung der Organisationsstrukturen und Geschäftsprozesse beigetragen haben, soll mit Blick auf das Paradigma der Agilität aufgezeigt werden, daß in dynamischen Umwelten die Grenze zwischen „schlanken" und „magersüchtigen" Unternehmen fließend sind.[703]

„Magersüchtigen" Unternehmen fehlt es an der strategischen und operativen Flexibilitätsreserve in Gestalt überschüssiger Handlungspotentiale und Realoptionen (z.B. Beteiligungen, Allianzen, Innovationsfelder), um mit einer hohen Responsivität und Agilität schwer antizipierbaren Diskontinuitäten begegnen zu

---

[702] D'Aveni (1994) und (1999) sowie ergänzend für eine kritische Auseinandersetzung mit dem Hyperwettbewerb die Ausführungen von Böhler/Rasche (2000); Rasche (2000c) und (2001); Victor/Stephens (1998); Zohar/Morgan (1998).

[703] GHOSHAL/BARTLETT/MORAN üben in diesem Zusammenhang harsche Kritik an der Tendenz der vergangenen Jahre, die Wettbewerbsfähigkeit krisengeschüttelter Unternehmen unreflektiert durch Lean-Konzepte und deren „Derivate" erhöhen zu wollen: "If downsizing, cost-cutting, and getting 'lean and mean' were the mantras of the past decade, the desire for growth and renewal will be the major concern of the next." Vgl. Ghoshal/Bartlett/Moran (1999), S. 12.

können.[704] Im Sinne von *Christopher* ergänzen bzw. substituieren *agile* Geschäftssysteme ihre nur *schlanken* Antagonisten unter dynamischen Wettbewerbsbedingungen, weil statische Routinen der lokalen Effizienzoptimierung eine Anpassung an volatile Umweltbedingungen erschweren. Agilen Geschäftssystemen liegen die von *Teece/Pisano/Shuen* diskutierten dynamischen Fähigkeiten zugrunde, die durch Vorhaltung einer permanenten Lern- und Innovationsbereitschaft auf der strategischen *und* operativen Ebene für eine hohe Flexibilität der Kompetenzen, Strukturen und Prozesse einer Organisation sorgen.[705] Unter hyperdynamischen Bedingungen versagen oftmals die Instrumente der strategischen Planung aufgrund der Komplexität der zu berücksichtigenden Entscheidungsparameter, so daß keine längerfristigen Prognosen bezüglich der Umwelt- und Wettbewerbsentwicklung möglich sind. Nach *O'Connor* befindet sich in den USA der Gesundheitssektor bereits in einem Stadium der Hyperturbulenz, die sich aus Sicht vieler Führungskräfte kaum noch bewältigen lasse.[706] Seiner Meinung nach manifestiert sich diese in einer fundamentalen Restrukturierung des amerikanischen Gesundheitswesens in Richtung horizontal und vertikal vernetzter Wertschöpfungsgeflechte, in die eine Vielzahl unterschiedlicher Stakeholder eingebunden ist.

Mit der Liberalisierung des Gesundheitssektors erhalten schrittweise marktwirtschaftliche Prinzipien Einzug in einen vormals „planwirtschaftlich" bewirtschafteten Konsenssektor öffentlicher Anspruchsgruppen. Die De-Monopolisierung öffentlicher Gesundheitseinrichtungen konfrontiert die etablierten Anbieter mit der Herausforderung, das *magische Vieleck der Wettbewerbsfähigkeit*[707] durch gleichzeitige Beachtung marktinduzierter Qualitäts-, Kosten-, Zeit-, Flexibilitäts- und Innovationsanforderungen unter Preis-/ Leistungsgesichtspunkten zu optimieren. Zusätzlich treten zu diesen Kernerfolgsfaktoren sogenannte Hygienefaktoren additiv hinzu (z.B. Convenience, Mastery). Diese erhöhen zwar nicht den wahrgenommenen Kundennutzen der Kernleistung, doch arrondieren sie

---

[704] Vgl. hierzu ausführlich Goldmann/Graham (1999).

[705] Vgl. zum Konzept der dynamischen Fähigkeiten Teece/Pisano/Shuen (1997); Volberda (1998); Ghemwat/del Sol (1998) sowie Rasche (2000a) zum Ressourcenmanagement unter hybriden Wettbewerbsbedingungen. „The right course is to create health care organizations able to configure and reconfigure human, information, and physical resources routinely in response to changing opportunities. To an organization capable of such agility, marketplace change is experienced as new opportunities, not as new requirements threatening the status quo." Goldman/Graham (1999), S. 27.

[706] Vgl. O'Connor (1998), S. 432.

[707] Bisher dominierte das Handeln im magischen Dreieck von „Qualität, Kosten und Zeit" das Management vieler Unternehmen. Die Reduzierung der Unternehmensführung auf die Beachtung dieser drei generischen Erfolgfaktoren erweist sich allerdings vor dem Hintergrund der Hyperturbulenz als zu rudimentär. RASCHE prägt in diesem Zusammenhang den Begriff der multiplen Positionierung bei diversen strategischen Erfolgsfaktoren entlang der gesamten Wertschöpfungskette, um die Flaschenhälse des *Service Delivery Process* von den Faktormärkten bis zu den Absatzmärkten zu kontrollieren, ohne dabei notwendigerweise eine hohe vertikale Integration aufweisen zu müssen. Vgl. Rasche (2000b).

den aggregierten Gesamteindruck des empfangenen Servicepakets um aus Patientensicht wichtige Nutzenkomponenten. In Verbindung mit einer Anspruchsinflation der Patienten und Krankenkassen („more for less") entwickelt sich im Gesundheitssektor ein zunehmend aggressiver *Outpacing*-Wettbewerb,[708] der von Preis-/Leistungseskalationen auf diversen Wertschöpfungsstufen und Aggregationsebenen begleitet wird.[709] Die Folge ist eine Transformation einer vormals anti-kompetitiven in eine pro-kompetitive Branche nach dem Vorbild bereits (teil-)regulierter Wirtschaftssektoren (z.B. Telekommunikation, Energie, Transport). Letztere können für den Gesundheitssektor gleichsam als Benchmark dienen, um aus den dort begangenen Fehlern zu lernen bzw. praxisbewährte Erfolgsrezepte zu adoptieren.

> "We now know that organizations that are swift and flexible have proven successful in other industries and will probably carry the day in their competitive wars. Yet what we see in health care is heavier external bureaucracies among regulators, payers, and business groups and a heavier internal bureaucratic load caused by the emergence of system hierarchies on top of already top-heavy hospital organizational structures. These bureaucracies slow down organizational performance rather than get to the heart of problems swiftly-exactly the wrong response for a situation requiring urgency."[710]

Angesichts disruptiver Veränderungen im strategischen und operativen Referenzsystem des Gesundheitswesens entsteht auf diese Weise ein Prognosevakuum in Form einer erheblichen Entscheidungsunsicherheit bezüglich des Spektrums plausibler Zukunftsszenarien. Vor dem Hintergrund der zunehmend thematisierten Planungsdefizite des strategischen Managements[711] im Kontext des Hyperwettbewerbs dienen dynamische Routinen in Form agiler Managementkonzepte, wie *Quick Response*, *Supply Chain Management*, *Mass Customization* oder *modulare Gestaltungsprinzipien* entlang der gesamten Wertschöpfungskette als ablauforganisatorische Antworten auf volatile Rahmenbedingungen. Im Gegensatz zur Logik der strategischen Planung, die von der Prämisse einer rechtzeitigen Ortung und Interpretation schwacher Signale ausgeht, wählen der Resource Based View und der aus diesem hervorgegangene Ansatz der dynamischen Handlungs-

---

[708] Vgl. Braun (1998a) sowie grundlegend zur Strategie des Outpacing Proff/Proff (1997); Porter (1996); Strebel (1995), S. 11 ff.

[709] O'CONNOR resümiert die strategische Dynamik im Gesundheitsbereich: "A principal element of this rapid change appears to be an inexorable movement toward capitation, managed care, and the development of vertically integrated health networks. Purchases of healthcare such as employers, insurers, governments, unions, and health coalitions who offer easy access to care, a broad array of services, and exceptional value – appropriately delivered high quality at a reasonable cost." O'Connor (1998), S. 432.

[710] Sherman (1999), S. 10.

[711] Für eine umfassende Kritik am Status quo der strategischen Planung vgl. Mintzberg (1994).

fähigkeit (*Dynamic Capabilities*) einen entgegengesetzten Weg zur Bewältigung der Entscheidungsunsicherheit im Management. Letztere soll durch Akkumulation eines heterogenen Repertoires flexibler Handlungsroutinen und Realoptionen abgefedert werden, die im Sinne einer *Strategic Defense Initiative* (SDI) präventiv abrupt auftretende und kaum antizipierbare Schockwirkungen neutralisieren.[712]

Insbesondere der Gesundheitssektor ist aufgrund der Liberalisierung, der Folgen des medizinischen und technologischen Fortschritts, der Volatilität der Nachfrage nach medizinischer Behandlung[713] sowie der Emergenz neuer Krankheitsbilder durch eine Vielzahl von Imponderabilien gekennzeichnet,[714] die sich trotz verbesserter Planungs- und Entscheidungstechniken oftmals bestenfalls als Entwicklungsmuster mit hoher Unschärfe prognostizieren lassen. Agile Managementprinzipien substituieren nicht das Methodenspektrum der strategischen Planung, sondern ergänzen dieses „subsidiär", indem evidente Planungslücken durch Vorhaltung einer hohen Reaktionsbereitschaft und Flexibilität geschlossen werden. Aus dem Blickfeld der Organisationswissenschaft sind Gesundheitseinrichtungen unter hyperdynamischen Bedingungen gefordert, diametral zur *Lean*-Logik dort *organisatorische Überschüsse* in Form flexibler Handlungspotentiale aufzubauen, wo die latente Gefahr schwer antizipierbarer Versorgungslücken besteht.

Im Ergebnis ist festzuhalten, daß die erfolgreiche Betriebsführung von Gesundheitseinrichtungen weder allein auf strategischem noch auf rein operativem Wege möglich scheint. Vielmehr stellen hyperdynamische Wettbewerbsbedingungen Krankenhäuser vor die Herausforderung einer pluralistischen Unternehmensführung, die gleichermaßen responsive und prognostische Elemente beinhaltet.[715]

4.4.2 Strategische und operative Agilität als Antwort auf Diskontinuitäten

> "What is demanded even of health care organizations by today's commercial reality is a shift to a new system keyed to continually changing marketplace opportunities and continually escalating customer demands. But whatever name is characterized - we favor agility - this system requires that the employees of an organization work together with one another and with customers, suppliers, partners, and even competitors to produce a constantly changing mix of customer-centered solutions.

---

[712] Vgl. Goldman/Graham (1999), S. 56.

[713] Schwankungen der Nachfrage nach medizinischen Leistungen können z.B. auf eine veränderte Krankenhausfinanzierung, neue Behandlungsmethoden, imageschädigende Presseberichte oder auch Modetrends zurückzuführen sein.

[714] Vgl. hierzu weiterführend ArthurAndersen (2000).

[715] Vgl. hierzu institutionenübergreifend Rasche (2001), Kapitel E und F.

> This may sound like a call to return to the old craft method of production. Craft methods, however, allowed a business to satisfy only a very few customers at a time, and at a premium price; new technologies, especially new information technologies, now allow companies to satisfy the unique requirements of many individual customers at a cost comparable to mass production-era costs, while maintaining high overall volumes of production. The objective for health care organizations is to use technology to function routinely and cost-effectively in a manner analogous to a hospital's emergency room: responding in an integrated way, on demand, to the full spectrum of an individual customer's requirements by using an appropriate mix of competencies and facilities, near at hand and distributed."[716]

Mit dem Managementkonzept der Agilität soll an dieser Stelle eine Anforderung an das Krankenhausmanagement diskutiert werden, daß die vorgenannten Defizite der strategischen Planung abmildert. Zu überlegen ist, diese um die Aspekte der strategischen und operativen Agilität komplementär zu erweitern, um dem Anspruch der strategischen Planung als „Meta-Instrumentarium" zur Generierung konsistenter Problemlösungen für komplexe Handlungsfelder tatsächlich gerecht zu werden. Nachfolgend soll ein Bezugsrahmen zum Agilitätsmanagement abgeleitet werden, der sich kritisch mit den bisher dominierenden Prinzipien des Lean Managements auseinandersetzt. Letztere beherrsch(t)en die Diskussion im strategischen und operativen Management vor dem Hintergrund der enorm gestiegenen Effizienz und Effektivität ostasiatischer Wettbewerber. Wie sich zeigen wird, entfalten die Lean-Prinzipien allerdings nur unter der Prämisse einer hohen Planungs- und Entscheidungsstabilität ihre volle Hebelwirkung. Ihre Schattenseiten werden derzeit in zahlreichen Unternehmen unter hochdynamischen Bedingungen offenbar, weil sie Unternehmen zum Aufbau einer hohen *statischen Effizienz* verleiten, obwohl die Vorhaltung einer hohen *dynamischen Effizienz* zum entscheidenden Parameter der Wettbewerbsfähigkeit avanciert.

Das Konzept der Agilität verschafft diesbezüglich Abhilfe, indem es dort ergänzend eingreift, wo die Prinzipien des Lean Managements an ihre Grenzen stoßen. Abbildung 28 konfrontiert als Vierfeldermatrix das „konventionelle" Lean-Konzept mit dem verstärkt diskutierten Agility-Konzept, um die Chancen und Risiken beider Managementansätze aufzuzeigen. Managementkonzepte besitzen allgemein keinen Universalcharakter, sondern weisen einen limitierten Anwendungsbereich der höchsten Nutzenstiftung auf. Aus diesem Grund ist fallweise zu prüfen, unter welchen Bedingungen entweder einem Lean Management oder Agility Management der Vorzug zu geben ist, bzw. ob sich beide Ansätze unter dem Dach einer Gesundheitsorganisation harmonisieren lassen.

---

[716] Goldman (1999), S. 25.

Das Agility Management basiert ebenso wie das Lean Management auf einer Reihe von Gestaltungsprinzipien zur Optimierung von Qualität, Kosten und Zeit im Sinne des „magischen Dreiecks“. Diese Prinzipien wiederum sind richtungsweisend für entsprechende betriebswirtschaftliche Instrumente und Verfahren, die dem jeweiligen Konzept zugeordnet werden. Auf eine wissenschaftlich fundierte Darstellung der wesentlichen Gestaltungsprinzipien des Agility Managements kann anders als beim Lean Management aufgrund der Neuartigkeit des Konzeptes noch nicht zurückgegriffen werden, so daß in Kapitel 4.4 zwar die Instrumente und Verfahren des Agility Managements thematisiert, die Gestaltungsprinzipien hingegen nur ansatzweise skizziert werden.

Unter das Konzept des Lean Managements lassen sich insbesondere solche Gestaltungsprinzipien und Methoden subsumieren, die die Erhöhung der statischen Effizienz durch Steigerung der operativen Exzellenz in Form eines konsequenten Nennermanagements zum Gegenstand haben. Hierzu zählen unter anderem die in Kapitel 4.2 beschriebenen Gestaltungsprinzipien des Lean Managements nach *Pfeiffer*, denen sich eine Reihe von betriebswirtschaftlichen Methoden zur Optimierung der Kernerfolgsfaktoren Qualität, Kosten und Zeit sowie der Hygienefaktoren wie z.B. Convenience und Mastery zuordnen lassen. Zu den populärsten Instrumenten der Unternehmenspraxis zählen: a) Reengineering; b) Outsourcing; c) Gemeinkostenwertanalyse; d) Total Quality Management; e) Zero Base Budgeting; f) Just-In-Time; g) Prozeßkostenrechnung und h) der Referenzrahmen des „konventionellen“ Controllings. Hinter diesen Verfahren stehen richtungsweisend die Prinzipien des Lean Managements wie „Vermeidung von Verschwendung“, „Perfektion im Kleinen“, „Gestaltung der erweiterten Wertschöpfungskette“ u.a. Die Methoden des Agility-Konzepts stellen tendenziell auf eine Erhöhung der dynamischen Effizienz durch gezielte Anhäufung organisatorischer Überschüsse ab, um unter hochdynamischen Bedingungen volatilen Marktanforderungen jederzeit gerecht werden zu können. Die Herausforderung besteht hierbei in der Beherrschung der Vorgaben des „magischen Dreiecks“ im Kontext hoher Entscheidungsunsicherheit. Als unterstützende Instrumente lassen sich diesbezüglich folgende Managementtechniken einsetzen: a) Realoptionen-Ansatz; b) Konzept der dynamischen Fähigkeiten; c) Quick Response; d) Supply Chain Management; e) Balanced Scorecard sowie f) das Gedankengebäude eines multifokalen Managements.[717]

---

[717] Vgl. Annisson (1999), S. 77 ff. "Strategically, agility [...] goes beyond lean manufacturing by reconfiguring work teams, production tools, and products. The agile manufacturing concept integrates flexible production techniques with a skilled workforce and flexible management structures that form joint business ventures with other manufactures. In this way, companies are able to compete in continuously changing environments that are completely customer-driven. According to proponents of agile manufacturing, the U.S. has a unique opportunity to regain ground that was lost over the last two decades." Kennedy (1996), S. 8.

Abbildung 28: Lean Management versus Agility Management

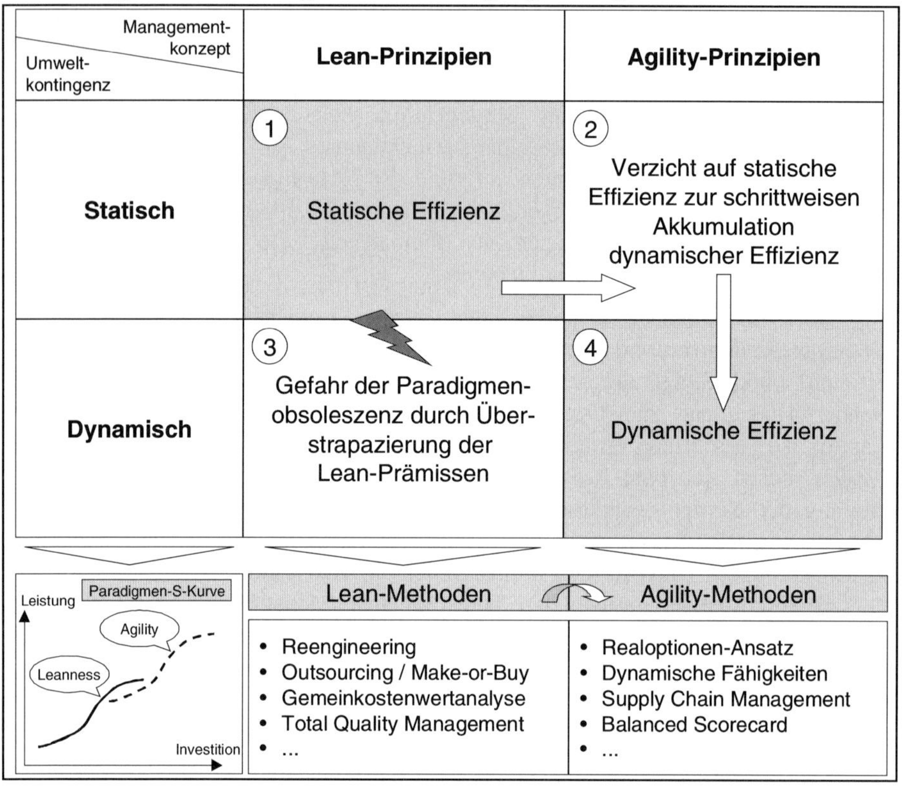

Quelle: Eigene Darstellung

Durch die Differenzierung nach alternativen Managementkonzepten (Lean versus Agility) einerseits und die Berücksichtigung alternativer Umweltkontingenzen (statisch versus dynamisch) andererseits ergeben sich vier archetypische Normkonstellationen für das Management:

1. Statische Effizienz
2. Transformation von statischer zur dynamischen Effizienz
3. Dynamische Effizienz
4. Überstrapazierung der Lean-Prinzipien

Statische Effizienz: Die Erzielung einer hohen statischen Effizienz ist gleichsam Kernziel des Lean Managements. Dieses entfaltet unter relativ stabilen Umweltkonstellationen seinen höchsten Nutzen, weil sich durch Verankerung statischer Routinen in Form hochgradig automatisierter Prozesse erhebliche Skaleneffekte erzielen lassen. Die Stellhebel zur Steigerung der statischen Effizienz bestehen vornehmlich in einem kompromißlosen Nennermanagement, das auf den Abbau organisatorischer Überschüsse abzielt. Durch eine konsequente Fokussierung auf die Kernwertschöpfung und die gleichzeitige Auslagerung peripherer Geschäftsprozesse auf vorgelagerte Wirtschaftsstufen wird versucht, die Kapitalproduktivität zu erhöhen. Neben einer proaktiven Beeinflussung der variablen Kostenverläufe und ihrer Haupttreiber steht das Controlling der Fixkostenblöcke in Gestalt oftmals als unproduktiv eingestufter Overheads im Vordergrund des Lean Managements.

Insbesondere in den häufig stark aufgeblähten Personal-/Verwaltungsbereichen öffentlicher Gesundheitseinrichtungen lassen sich aus der Perspektive des Lean Managements erhebliche Einsparpotentiale festmachen, ohne daß gravierende Qualitätseinbußen zu befürchten sind. So besteht das Hauptanliegen der Gemeinkostenwertanalyse in einer Erhöhung der statischen Effizienz der Overhead-Bereiche durch eine systematische Identifikation solcher organisatorischer Überschüsse, deren Abbau keine nachteiligen Effekte für die Erbringung der Kernwertschöpfung zur Folge haben. Durch Anwendung des Zero Base Budgeting lassen sich die fiktiven Kosten ermitteln, die bei einem Neustart auf der „grünen Wiese" unter konsequenter Beachtung der Best Industry Practices auflaufen. Die Philosophie des Business Process Engineering wiederum hat vornehmlich die Optimierung der bereichsübergreifenden Geschäftsprozesse unter Kosten-, Zeit- und Qualitätsaspekten zur Folge, um diese nach erfolgter Rekonfiguration im Sinne statisch-effizienter Routinen zu stabilisieren.

Im Falle einer sich abzeichnenden Dynamisierung der Rahmenbedingungen verlieren die Techniken und Instrumente des Lean Managements zunehmend an Validität, so daß deren schrittweise Arrondierung um agile Managementmethoden erforderlich wird. In dieser Konstellation verzichten schlanke Unternehmen bewußt auf einen Teil der Vorzüge statischer Effizienz zugunsten einer Erhöhung der dynamischen Effizienz. Zwischen beiden Managementphilosophien bestehen in der Praxis häufig Trade-offs, so daß sich das Management von Gesundheitsunternehmen oftmals in einer Spagatsituation zwischen der Kapitalisierung statischer Effizienzpotentiale und dem Zwang zur Akkumulation der Handlungspotentiale zur Realisierung einer ausreichenden dynamischen Effizienz befindet.[718]

Transformation von statischer zu dynamischer Effizienz: Die Transformation schlanker und statisch-effizienter Organisationen in dynamisch effiziente Einheiten markiert in den meisten Fällen einen gravierenden Einschnitt in das Wertschöpfungssystem und die Alltagsroutinen einer Gesundheitseinrichtung. Sofern sich aus Sicht des Managements eine anbahnende Erhöhung der Entscheidungsvolatilität durch strategische Früherkennung ermitteln läßt, sollten die davon

718 Vgl. Annisson (1999), S. 70.

betroffenen Krankenhäuser die Chance einer proaktiven und evolutorischen Anpassung an die neuen Wettbewerbsanforderungen im Zuge des organisatorischen Wandels nutzen. Das zweite Feld der Matrixdarstellung repräsentiert somit ein Experimentierfeld zur Aneignung flexibler Handlungsroutinen durch organisatorisches Lernen, um einen abrupten Paradigmensprung vom Lean Management zum Agility Management zu verhindern. Zu beachten ist in diesem Zusammenhang, daß Unternehmen nicht um jeden Preis versuchen sollten, den Grad an dynamischer Effizienz zu maximieren, sofern dies nicht marktseitig erforderlich scheint.

Bedingt durch den Trade-off zwischen dynamischer und statischer Effizienz laufen Unternehmen im Falle einer „Überbewertung" der *dynamischen Effizienz* Gefahr, eine überdimensionierte Leistungsreserve vorzuhalten, die nur sporadisch abgerufen wird. Umgekehrt kann insbesondere in Krankenhäusern ein evidenter Mangel an potentieller Leistungsbereitschaft zu gravierenden Konsequenzen führen, weil dem Versorgungsauftrag nicht (mehr) entsprochen wird. In der Realität sind deshalb in Abhängigkeit von der vorliegenden Umweltkontingenz einer spezifischen Entscheidungssituation innerhalb ein und derselben Organisation multiple Effizienzformen im Spannungsfeld von dynamischer und statischer Effizienz anzutreffen. Bisher beherrschten allerdings die Lean Methoden das strategische und operative Handeln im Gesundheitswesen, ohne die stetig steigende Relevanz einer hohen Handlungsagilität ausreichend zu reflektieren.[719]

4.4.3 Bezugsrahmen zur Management-Agilität im Gesundheitssektor

> "[...] the direction for next-generation health care has been set. It will require a flexible, responsive, interactive system that couples the creativity and knowledge of all stakeholders in designing, producing, and delivering total health care solutions to an ever-changing array of health care system opportunities. In short, next-generation health care requires the creation of agile health care organizations."[720]

Mit dem Konzept der Management-Agilität wird im Gesundheitssektor in der jüngsten Zeit ein zentraler Stellhebel für den Aufbau komparativer Konkurrenzvorteile diskutiert.[721] Aufgrund der weitgehenden Liberalisierung dieser Branche in den USA sehen sich deren Akteure einem dramatisch verschärften Wettbewerb ausgesetzt, der punktuell in einen erratischen Hyperwettbewerb um kritische Erfolgspotentiale gipfelt.[722] Für die nähere Zukunft darf auch in Deutschland eine

---

[719] Vgl. Gilkey/Lieberman (1999), S. 82 ff.

[720] Graham (1999), S. 190.

[721] Vgl. hierzu insbesondere den Sammelband von Goldman/Graham (1999): *Agility in Health Care – Strategies for Mastering Turbulent Markets* sowie die darin enthaltenen Beiträge.

[722] Vgl. zum Hyperwettbewerb grundlegend D'Aveni (1994) und (1999).

Wettbewerbsintensivierung im Gesundheitssektor erwartet werden, weshalb dem Konzept der Management-Agilität diesbezüglich eine Vorreiterrolle zukommt. Im Sinne einer vorsteuernden Unternehmensführung sind Gesundheitseinrichtungen gefordert, anstehende Wettbewerbsintensivierungen zu antizipieren, um diesen „proaktiv" mit geeigneten Managementkonzepten zu begegnen. In der Management-Agilität sieht *Goldman* die Antwort der Gesundheitseinrichtungen, in dynamischen Umwelten Wettbewerbsvorteile aufzubauen.[723] Dagegen korrespondiert nach *Christopher* das Lean Management mit der Schaffung komparativer Konkurrenzvorteile in stabilen Umwelten, wie sie lange Zeit für das deutsche Gesundheitssystem charakteristisch waren.[724]

Nachfolgend sollen die wesentlichen Gestaltungsprinzipien der Management-Agilität skizziert werden. Im einzelnen handelt es sich hierbei um die:[725]

- Definition des Geschäftszwecks,
- Akkumulation dynamischer Erfolgspotentiale,
- Anbahnung und Gestaltung von Wertschöpfungsnetzwerken,
- Verankerung eines integrativen Prozeß- und Schnittstellenmanagements,
- Anwendung des Modularprinzips,
- Selbststeuerung des Humankapitals durch „Empowerment"-Anreizsysteme.[726]

Definition des Geschäftszwecks:[727] Hierbei handelt es sich um eine der originären Führungsaufgaben des Krankenhauses.[728] Eine falsche bzw. „zu enge" oder „zu weite" Marktabgrenzung kann zu schwerwiegenden Folgefehlern im operativen Geschäft führen.[729] Diese lassen sich häufig selbst durch ein Höchstmaß an Management-Agilität und Improvisation nicht mehr vollständig korrigieren. Die Definition des Geschäftszwecks tangiert zwangsläufig die strategische Konfiguration des Geschäftsfeldportfolios. Eine hohe Agilität auf der „Metaebene" impliziert die Fähigkeit zur kontingenzspezifischen Portfoliorestrukturierung unter Risiko-,

---

[723] Vgl. Goldman (1999), S. 8 ff.

[724] Vgl. Christopher (2000).

[725] GRAHAM schlägt zur Umsetzung des Agility Konzeptes in Gesundheitsunternehmen einen sogenannten „Agility-Kompaß" vor, mittels dessen Hilfe die Umsetzung der Gestaltungsprinzipien des Agility Management evaluiert und veranschaulicht werden kann. Vgl. hierzu ausführlich Graham (1999), S. 191-216.

[726] Vgl. institutionenübergreifend Chakravarthy/Gargiulo (1998) und Ghoshal/Bartlett (1995) sowie bezogen auf Gesundheitseinrichtungen Goldman/Graham (1999).

[727] "The Agility Forum has created a systematic approach to the development of an agile health care organization [...]. The organization seeking to reinvent itself usually needs to get back to basics by first deciding what business it is in or wants to be in. This task often proves much more difficult than it first appears." Graham (1999), S. 191.

[728] Die Definition des Geschäftszwecks wird in Krankenhäusern allerdings durch die Vorgaben des Versorgungsauftrages eingeschränkt.

[729] Vgl. Levitt (1960).

Wachstums- und Renditegesichtspunkten. Auf diese Weise wird der Referenzrahmen für den Einsatz der Management-Agilität auf nachgelagerten Entscheidungsebenen vorgegeben.[730] Beispielhaft verdeutlicht der von Crozer-Keystone Health System neudefinierte Geschäftszweck die Ausdehnung der Marktmöglichkeiten mittels eines weiter gesteckten Visionsrahmens:

> "When Crozer-Keystone Health System, third largest in the Philadelphia market, decided to rethink its mission, it came up with this: 'To manage the health status of the population' of its region. This mission explicitly focuses on health rather than on the treatment of episodic illness. Implicitly, it focuses on long-term relationships with customers to manage their health. It says that the organization will be in partnership with the community it serves to be a resource for all that community's health-related needs."[731]

Akkumulation dynamischer Erfolgspotentiale: Eine Grundvoraussetzung für die Praktizierung der Management-Agilität stellt die Verfügungsgewalt über flexible Erfolgspotentiale dar, die sich auf die Anforderungen volatiler Umwelten einjustieren lassen.[732] Das Geschäftssystem des Krankenhauses in Form seiner Kompetenzen (z.B. Medizin-, Pflege-, Service- und Beratungskompetenzen), Technologien, Prozesse, Strukturen und Führungsprinzipien bedarf somit einer ausreichenden Spannkraft, um einerseits internen Erstarrungstendenzen entgegenzuwirken und andererseits den organisatorischen Wandel zu unterstützen.[733] *Ghemawat/del Sol* verweisen in diesem Zusammenhang auf das Ressourcendilemma, das sich aus dem Dualismus zwischen Spezialisierungs- und Flexibilitätsvorteilen ergibt.[734] Eine hohe Spezifität der Ressourcenbasis, z.B. die Spezialisierung auf ein profitables medizinisches Feld, garantiert in stabilen Umwelten häufig hohe Renditen als Folge von Skaleneffekten. In volatilen Umwelten verkehrt sich dieser Vorteil aufgrund sogenannter Kernrigiditäten allerdings häufig in sein Gegenteil, sobald die Vorteilsbasis als Folge veränderter Rahmenbedingungen (z.B. Veränderung der Krankenhausfinanzierung, neue Behandlungsmethoden) obsolet wird.[735] Die Folge ist ein „massiver Produktivitätsverlust im Namen der Produktivitätssteigerung", dem zahlreiche zwar schlanke, aber inflexible Industrie-

---

[730] Vgl. Rasche (2000c).

[731] Goldman (1999), S. 14.

[732] Vgl. Teece/Pisano/Shuen (1997). "What must be optimized is the ability to respond to marketplace changes that management identifies as offering the greatest opportunities for growth and profit. To be able to do that requires, along with controlling process costs, competency in anticipating the potential impact of changes along with a competency in quickly configuration the human and physical resources necessary to exploit the most promising opportunities." Goldman (1999), S. 16.

[733] Vgl. Levinthal/March (1993).

[734] Vgl. Ghemawat/del Sol (1998).

[735] Vgl. Leonard-Barton (1992) und Tushman/Anderson (1986).

unternehmen bereits erlegen sind.[736] Eine bewußte Vorhaltung flexibler Ressourcen angesichts zunehmend dynamischer Wettbewerbsbedingungen im Gesundheitsbereich bleibt dagegen meist unberücksichtigt.

Hochgradig flexible Ressourcen, wie z.B. geleastes Pflegepersonal oder Outsourcing-Kontrakte, verkörpern hingegen im Extremfall generische Basispotentiale, für die effiziente Faktormärkte bestehen, so daß diese durch die Konkurrenz jederzeit beschaffbar sind. Folglich können sie kaum Quelle dauerhafter Wettbewerbsvorteile sein. Als Ausweg aus diesem Flexibilitäts-/Spezifitätsdilemma wird das *Konzept der dynamischen Fähigkeiten* diskutiert, die sich als „beschaffungsimmun", aber „anwendungsflexibel" erweisen. So können beispielsweise spezifische Kompetenzen in den Feldern Telemedizin oder Lasertechnologie aufgrund ihrer Anwendungsbreite eine Flexibilitätsreserve für Krankenhäuser darstellen. Ferner diversifizieren agile Unternehmen ihr Ressourcenportfolio im Sinne abgestufter Flexibilitätsgrade, so daß sie über ein Spektrum (1) flexibler, (2) semi-flexibler und (3) spezifischer Erfolgspotentiale verfügen.[737] Spezifische Erfolgspotentiale eines Krankenhauses stellen z.B. der Standort oder die Spezialisierung auf eine seltene medizinische Leistung dar. Semi-flexible Potentiale bilden zukünftig ausbaufähige Ressourcen, wie z.B. Kompetenzen im Bereich der alternativen Medizin, deren Erfolgsaussichten noch nicht klar vorhersehbar sind. Als flexible Ressourcen hingegen gelten z.B. finanzielle Mittel oder Leasingkräfte, die zwar „anwendungsflexibel", jedoch nicht „beschaffungsimmun" sind, so daß jederzeit die Gefahr der Nachahmung durch konkurrierende Gesundheitsunternehmen besteht.

Anbahnung und Gestaltung von Wertschöpfungs- bzw. Versorgungsnetzwerken:[738] Während sich der Akkumulationsprozeß dynamischer Erfolgspotentiale sowie die Schaffung „agil-diversifizierter" Portfolios vornehmlich innerhalb der Krankenhausgrenzen abspielt, generieren Wertschöpfungs- bzw. Versorgungsnetzwerke eine interorganisationale Agilität in Gestalt sogenannter „Interprises"[739]. Vernetzte Gesundheitsunternehmen folgen der Logik der virtuellen Organisation, weil sie nunmehr auf eine hohe vertikale und horizontale Integration verzichten können.[740] Netzwerke bieten den Vorteil der kooperativen Nutzung komplementärer

[736] Vgl. grundlegend Ghoshal/Bartlett/Moran (1999) und Hamel/Prahalad (1994).

[737] Vgl. institutionenübergreifend Rasche (2000a), S. 78 ff. sowie die dort zitierte Literatur.

[738] Vgl. dazu ausführlicher Kapitel 5.3 zum Management von Versorgungsketten bzw. Versorgungsarchitekturen.

[739] PREISS/GOLDMANN/NAGEL sehen in sogenannten „Interprises" eine nächste Generation agiler Unternehmen. "GOLDMAN compares the traditional enterprise to a Machiavellian city-state, intensely centered on its own interest, opportunistically exploiting other enterprises to its immediate benefit. In contrast, he compares the interprise to a node in a network of constantly changing but consistently win-win relationships." Graham (1999), S. 182.

[740] Vgl. Graham (1999), S. 180 ff.

Erfolgspotentiale, ohne an diesen Eigentumsrechte oder Besitzansprüche anmelden zu müssen.[741] Ein omnipräsenter Ressourcenzugang im Netzwerkverbund darf allerdings Krankenhäuser nicht zu der Aufgabe ihrer Kernkompetenzen verleiten, weil nunmehr Kernbereiche der Wertschöpfung leichtfertig an Netzwerkpartner „delegiert" werden.[742] Unter der Maßgabe eines effektiven Barrierenkonzepts („Firewalls") zur Protektion der eigenen Kernkompetenzen[743] verhelfen Netzwerke den beteiligten Unternehmen zu einer höheren Agilität, weil diese im Rahmen eines netzwerkinternen Marktes Angebot und Nachfrage von Kapazitäten, Prozessen und Aktivposten flexibel austarieren können.

> "Agile health care organizations, and the collaboration they entail, will evolve to the extent that the collaborating organizations are willing and able to share information, resources, and business process design. It is likely that each party will come to the table with its own discrete set of processes and that, for reasons of cost and comfort, each will try to protect these processes. But agile collaborations depend on enterprise-wide sharing of common processes to facilitate rapid response to customer demands. Thus, as integrated health care alliances are designed, it will be necessary to determine which processes best serve the network as a whole, which need to be adapted, and which need to be discarded in favor of more effective means."[744]

Verankerung eines integrativen Prozeß- und Schnittstellenmanagements: Die Management-Agilität bezieht einen Großteil ihrer Effektivität aus der funktionalen Schnittstellenharmonisierung zur Vermeidung eines Silodenkens. Auf diese Weise können Versorgungs- sowie Geschäftsprozesse die diversen Funktionsbereiche friktionsarm durchlaufen, ohne daß Prozeßbrüche an den Funktionsgrenzen entstehen.[745] Im Gegensatz zum Lean Management, das die Verankerung statisch-effizienter Prozeßroutinen präjudiziert, rückt das Agilitätsprinzip von dieser Sichtweise insofern ab, als die Notwendigkeit einer Prozeß- und Schnittstellenflexibilisierung in volatilen Umwelten eingefordert wird. Konsequenterweise muß die Umsetzung des Lean-Gedankengutes zum Einsatz medizinischer und pflegerischer Standards (z.B. DRGs, ICNPs) sowie von Best Practices im Servicebereich in Krankenhäusern führen. Die Folge sind klar definierte Schnittstellen und Prozesse der Behandlungs-, Pflege- und Serviceabläufe, die kaum Raum für flexible Anpassungen lassen. Das Agility Management hingegen erlaubt mittels eines flexiblen Prozeß- und Schnittstellenmanagements die in der Gesundheitsversorgung

---

[741] Vgl. Kale/Singh/Perlmutter (2000).

[742] Vgl. Quinn (1999).

[743] Vgl. auch Coff (1999); Hamel (1991); Porter Liebeskind (1996); O'Sullivan (2000); Oxley (1999); Grindley/Teece (1997); Teece (1996), (1998) und (2000).

[744] Vgl. Graham (1999), S. 184.

[745] Vgl. Christopher (2000).

oftmals erforderlichen Zusatzkapazitäten, z.B. im Falle nicht standardisierbarer Krankheitsfälle, steigender Serviceansprüche der Kunden (Patienten, einweisende Ärzte) sowie schwankender Nachfrage nach Gesundheitsleistungen.

Eine Prozeß- und Schnittstellenflexibilisierung „um jeden Preis“ ist dabei nicht das Ziel der Management-Agilität, weil hohe Opportunitätskosten in Form einer mangelnden Standardisierbarkeit auflaufen. Ein teilweiser Verzicht auf Skalenvorteile ist die Folge. Die Kunst des Krankenhausmanagements besteht somit in der Vorhaltung einer situativ angepaßten Prozeß- und Schnittstellenflexibilität im Sinne einer balancierten Kompromißlösung. Grundsätzlich gilt die Faustformel, daß kreative und fallweise anfallende Prozesse ein hohes Flexibilitätspotential aufweisen sollten, um diese den Anforderungen des Gesundheitsmarktes jederzeit anpassen zu können, während sich repetitive Routineprozesse (z.B. Abläufe nach Pflegestandards, Behandlungsleitfäden) automatisieren lassen.[746]

Anwendung des Modularprinzips:[747] Die Realisierung einer hohen Management-Agilität basiert häufig auf der konsequenten Anwendung des Modularprinzips auf der Medizin-, Pflege-, Service-, Technologie-, Prozeß- und Leistungsebene. *Sanchez* unterstellt gar eine Projizierbarkeit des Modularprinzips auf technische und administrative Wissensbausteine in Form von Kompetenzen, die sich unter Inkaufnahme geringer Transaktions- und Komplexitätskosten auf innovative Weise zu intelligenten Problemlösungen kombinieren lassen.[748] In Gesundheitsunternehmen erweitert sich das Modularprinzip auf medizinische, pflegerische und servicebezogene Wissenskomponenten. Das in Kapitel 5.1.2. beschriebene Medizinportfolio basiert letztlich auf der Logik der Kombination medizinischen Know-hows zu innovativen Problemlösungen. So können z.B. die Lasertechnologie oder die minimalinvasive Chirurgie innerhalb verschiedener Leistungsbündel und in diversen Leistungsfeldern eines Krankenhauses zum Einsatz kommen.

Auf diese Weise wird der Logik der *Architectual Innovation* entsprochen, die auf einer versierten Kombination vordefinierter Standardmodule beruht, wobei sich auf der Modulebene beträchtliche Skaleneffekte erzielen lassen. Bezugsobjekte des Modularprinzips können kompatible Komponenten, medizinische Verfahren und Technologien, pflegerische Methoden oder Prozesse ebenso sein wie bündelbare Absatzleistungen und Services, die sich entsprechend der Kundenanforderungen individualisieren lassen. Das Konzept der individuellen Massenfertigung sowie

---

[746] Vgl. ergänzend Rasche (2000a).

[747] Vgl. grundlegend Baldwin/Clark (2000).

[748] Vgl. Sanchez (1993), (1995) und (1999).

multipel verwendbare Leistungsplattformen fungieren in diesem Kontext als Abkömmlinge des Modularprinzips.[749]

Selbststeuerung des Humankapitals durch „Empowerment"-Anreizsysteme:

> "Agility compels management to put substance into the usually hollow claim that people are an organization's most important asset. [...] From the side of management, accountability cannot be restricted to shareholders alone. It must be extended to the workforce as valid stakeholders in the success of the organization. From the side of the workforce, accountability is not management's problem only; it is theirs as well because they are stakeholders in the organization's success."[750]

Die obige Auflistung formaler Kriterienkataloge, anhand derer sich agile von lediglich schlanken Akteuren abgrenzen lassen, kommt einer sehr mechanistischen Vorgehensweise gleich, weil hierbei die Flexibilisierbarkeit des Humankapitals vernachlässigt wird.[751] Dieses verkörpert oftmals den zentralen Hemmfaktor des organisatorischen Wandels und agiler Unternehmensstrategien, weil ein funktionales Spezialisierungsdenken in Verbindung mit der Dominanz einer hierarchischen Befehlskette Mitarbeiter häufig zu unselbständigen Erfüllungsgehilfen degradiert.[752] Das Agility Management stellt hinsichtlich der Führung und Steuerung von Mitarbeitern den Gegenpol zum Scientific Management nach *Taylor* dar. *Taylors* Managementphilosophie postulierte eine zentralisierte Steuerung und Kontrolle der Arbeitsabläufe und -aufgaben. Unternehmerisches Mitdenken und Mitwissen der Mitarbeiter, wie es in Gesundheitsunternehmen einerseits aufgrund des ausgeprägten Dienstleistungscharakters und andererseits aufgrund von zunehmend volatilen Marktbedingungen erforderlich ist, kann weder durch das Scientific Management noch durch das Lean Management vollends geleistet werden. Das Lean Management postuliert bereits im Gegensatz zu der überwiegend mechanistischen Sichtweise des Scientific Managements eine stärkere Humanorientierung, indem es die Schlüsselrolle des Faktors Mensch, z.B. hinsichtlich Qualitätsmanagement sowie störungsfreien und wertschöpfenden Prozessen, herausstellt. Das Agility Management geht noch einen Schritt weiter, weil es Mitarbeiter zu Beteiligten werden läßt. Die freiwillige Übernahme von Entscheidungsverantwortung und Eigenverantwortlichkeit sind folglich zentrale Erfolgsgrößen der Management-Agilität, die sich nur erreichen läßt, wenn die Mitarbeiter eines Krankenhauses berufsgruppenübergreifend über Handlungskompetenz für die Bewältigung komplexer und

---

749 Vgl. weiterführend Baldwin/Clark (2000); Bresnahan/Greenstein (1999); Kim/Kogut (1998); Kotha (1995); Meyer/Seliger (1998); Robertson/Ulrich (1998); Sanchez (1999); Sawhney (1998).

750 Gilkey/Lieberman (1999), S. 95.

751 Vgl. ausführlich zur Selbststeuerung des Personals in Gesundheitseinrichtungen Goldman (1999), S. 22 ff.

752 Vgl. institutionenübergreifend Bartlett/Ghoshal (1997) und Chakravarthy/Gargiulo (1998).

unvorhersehbarer Aufgaben verfügen. Das Schlagwort der Bevollmächtigung (Empowerment) umschreibt diesen Umstand. Agile Arbeitsbeziehungen in Krankenhäusern können wie folgt charakterisiert werden: (1) Eine wesentliche Kernkompetenz der Führung besteht in der Motivation der Mitarbeiter zu „unternehmerisch agierenden Beteiligten"; (2) Förderung von abteilungs-, fach- und berufsgruppenübergreifenden unternehmensinternen Beziehungen (z.B. gemeinsame Workshops oder Qualitätsprojekte von medizinischem und pflegerischem Dienst) sowie unternehmensübergreifenden Kooperationen (z.B. mit Versicherungen, Patienten, einweisenden Ärzten, Forschungseinrichtungen, Behörden); (3) Machtverteilung durch eine strategisch koordinierte, dezentralisierte Entscheidungsfindung; (4) wissens- und informationsunterstützte Abläufe mittels einer offenen Informations- und Kommunikationskultur des Krankenhauses; (5) kontinuierliche Personalentwicklung durch Einbeziehung der vorhandenen Kompetenzen der Mitarbeiter zur Erschließung neuer Marktchancen; (6) Übertragung der Verantwortlichkeit für die Sicherung der Arbeitsplätze vor dem Hintergrund sich deutlich verschärfender Wettbewerbsbedingungen auf Krankenhausleitung und Mitarbeiter gleichermaßen sowie (7) generelle Verantwortlichkeit aller Mitarbeiter für den Erfolg des Krankenhauses.[753] Mittels der Balanced Scorecard als Entgeltgrundlage kann schließlich eine instrumentelle Unterstützung agiler Arbeitsbeziehungen geleistet werden.[754]

4.5 Strategische Standardisierung

> "It is the mastery of thousands of operational details that health care is now beginning to pursue and combine into the standardized, high-performance delivery system of tomorrow."[755]

4.5.1 Best Practices und Routinen als strategische Optionen

Trotz der momentan entfachten Diskussion um die Relevanz des Hyperwettbewerbs für ökonomische Institutionen und die Forderungen nach einer Steigerung der strategischen und operativen Flexibilität durch die Akkumulation dynamischer Kompetenzen und Routinen besteht nach wie vor eine wichtige Quelle komparativer Konkurrenzvorteile in der strategischen Standardisierung auf der Potential-, Prozeß- und Strukturebene. Ohne ein Mindestmaß an Standardisierung bei diesen Steuerungsgrößen lassen sich keine Skalen- und Verbundeffekte von großer Hebelwirkung erzielen, weil es an der Routine und Erfahrung auf der operativen

---

[753] Vgl. Goldman (1999), S. 23 f.

[754] Vgl. hierzu ausführlich Braun (2001).

[755] Sherman (1999), S. 75.

Umsetzungsebene mangelt.[756] Eingeschliffene Prozesse, Best Practices oder erfolgsbewährte Organisationsprinzipien sind das Ergebnis langwieriger und pfadabhängiger Such-, Lern- und Innovationsprozesse.[757] In ihrem Zusammenspiel markieren diese das idiosynkratische und sedimentierte Umsetzungswissen des Krankenhauses, das erst in stabilen Strukturen seine volle Effizienz entfaltet. Dem Prinzip der strategischen Standardisierung wird insbesondere durch sogenannte Enterprise-Resource-Planning-Systeme (ERP-Systeme) entsprochen, die auf eine Automatisierung repetitiver Standardroutinen abstellen. Bei ERP-Systemen handelt es sich um Software-Applikationen zur Standardisierung, Vereinfachung und Verschlankung der betrieblichen Planungsabläufe und Gestaltungsprozesse entlang der betrieblichen Kernfunktionen, d.h. ERP-Systeme unterstützen gleichermaßen primäre Wertschöpfungsaktivitäten und administrative Overhead-Funktionen. Führende Anbieter im klinischen Bereich sind u.a. die Unternehmen GWI (ORBIS), SMS dataplan (medico), Laufenberg (BOKIS prosight) und GSD (IS-H*med)[758] sowie institutionenübergreifend die Software-Unternehmen SAP, Oracle, BAAN, Peoplesoft, J.D. Edwards, Siebel Software. Die strategische Vision vorgenannter Anbieter besteht in der vollständigen Abdeckung aller Planungs-, Entscheidungs-, Umsetzungs- und Kontrollprozesse innerhalb und außerhalb der Systemgrenzen der Unternehmung. Durch die Koordination der Schnittstellen mit anderen Transaktionspartnern im Rahmen eines Wertschöpfungsnetzwerks lassen sich nunmehr multiple Wertschöpfungsstufen und Wertschöpfungsprozesse effektiv und effizient begleiten. ERP-Systeme unterstützen eine fokale Ausrichtung der Unternehmung, weil sie die geeignete Software zu einer Beschränkung auf die Kernleistung zur Verfügung stellen, so daß eine Reduktion der vertikalen und horizontalen Integration der Unternehmung möglich wird.

Die Herausforderung der strategischen Standardisierung besteht schließlich in dem bereits im Kontext des Agility Managements[759] thematisierten Zusammenhang der Harmonisierung von Standardisierungszielen einerseits und Flexibilitätszielen andererseits. Zahlreiche Autoren versuchen diese Trade-off-Situation durch die Forderung nach dynamischen Kompetenzen und Routinen zu meistern, indem Unternehmen spezialisierte Erfolgspotentiale von hoher Anwendungsbreite auf-

---

756 Vgl. zu den Vorteilen der Standardisierung im Gesundheitsbereich: *„Standardization is about more than money"* in Hospitals & Health Networks: o.V. (1999b).

757 Auch MÜNCH thematisiert die Notwendigkeit von Routinen im Gesundheitsbetrieb: „Auch die medizinische Kunst kommt von Können. Können heißt professionell sein, etwas routiniert tun. Professionell ist eine Leistung, wenn auch der unerwartete Zwischenfall – weil geübt oder schon dagewesen – routiniert beherrscht wird." Münch (1997a), S. 6.

758 Weitere Anbieter von ERP-Systeme im klinischen Bereich sind die Unternehmen BOSS, prompt, Waldbrenner, Jenoptik sowie Debis.

759 Vgl. hierzu Kapitel 4.4.3.

bauen.[760] Moderne Managementmethoden wie die kundenindividuelle Massenfertigung, Plattformstrategien oder modulare Leistungskonzepte versuchen diesem Anspruch gerecht zu werden, indem standardisierbare Module flexibel zu innovativen Leistungsarchitekturen kombiniert werden (Architectual Innovation).[761] Der Vorteil dieses Baukastenprinzips besteht in der Realisierung enormer Skaleneffekte auf Modul- oder Komponentenebene, während sich Verbundeffekte auf der Ebene der flexiblen Kombination vordefinierter Standardkomponenten im Sinne kundenindividueller Problemlösungen einstellen.

Gegenstandsbereich der Modularisierung sind im Kontext von Gesundheitsleistungen, anders als im Industriegüterbereich, nicht technische Baugruppen oder Technologiekomponenten, sondern vor allem standardisierbare Prozesse oder Wissensbausteine der Bereiche Medizin, Pflege, Service und Administration, die sich ebenfalls auf kreativem Wege zu intelligenten Problemlösungen transformieren lassen.[762] Das bisweilen dualistische Streben nach interner Wertschöpfungsstandardisierung bei gleichzeitiger externer Marktdifferenzierung wird auf diese Weise innerhalb ökonomischer sowie medizinischer, pflegerischer und technischer Grenzen einer Harmonisierung zugeführt. Die vielzitierten Plattformkonzepte dienen in diesem Zusammenhang als das Fundament für eine simultane Erzielung von Standardierungs- und Differenzierungsvorteilen im Sinne der Outpacing-Logik.[763] Zum einen ermöglicht die Wiederverwendung identischer „Plattformen" über mehrerer Leistungskonzepte hinweg die Realisierung großer *Skaleneffekte*, während andererseits die Schaffung beträchtlicher *Verbundeffekte* auf deren großer Anwendungsbreite beruht.[764] Die Mehrmarkenstrategien in der Automobilindustrie sind Ausdruck dieser Logik (z.B. VAG).

Zwar entstammen die vorgenannten Managementprinzipien dem „produzierenden Gewerbe", doch ist zu überlegen, ob und inwiefern sich diese auf den Krankenhaussektor übertragen lassen. Am Beispiel vieler Softwarehäuser zeigt sich, daß sich auch Dienstleistungsprozesse modularisieren und kundenindividuell zu Leistungspaketen am Point of Service bündeln lassen. Zu denken ist in diesem Zusammenhang an den modularen Aufbau der SAP-Leistungsarchitektur, die vor Ort in enger Zusammenarbeit mit dem Kunden generiert wird. Individuelle Kundenanforderungen sollten dabei so weit wie möglich durch die SAP-Modulpalette abgedeckt werden, wenngleich in der Praxis die Feinjustierung des Systems weiterhin

---

[760] Vgl. ergänzend Ghemawat/del Sol (1998); Rasche (2000a) sowie die Ausführungen in Kapitel 4.4.3 zu der Akkumulation dynamischer Erfolgspotentiale.

[761] Vgl. z.B. Henderson/Clark (1990).

[762] Vgl. zur Strategie der kundenindividuellen Massenfertigung Pine/Gilmore (1997) und (1998).

[763] Vgl. Rasche (1995).

[764] Vgl. insbesondere Baldwin/Clark (2000) und Schilling (2000).

von dem Prinzip der Individualisierung dominiert wird (z.B. Harmonisierung komplexer Schnittstellen).[765]

Die Grenze zwischen Operation und Strategie verwischt, wenn eine Vielzahl *operativer Details*, *Routinen*, *Best Practices* und *Standards* gesetzt werden, die die Organisation derart prägen, daß über sie der entscheidende Wettbewerbsvorteil des Unternehmens generiert wird. In diesem Fall avanciert die Operation zur Strategie und die Strategie zu Operation.[766] Insbesondere in Dienstleistungsunternehmen verbirgt sich hinter den spezifischen Abläufen und Einzelaktivitäten die Strategie des Unternehmens. Man denke dabei nur an Unternehmen wie WalMart, Walt Disney, Mariott oder McDonalds.[767] Die *Strategische Standardisierung* bietet insbesondere für Krankenhäuser eine erfolgversprechende Managementoption.[768] Zwar sind die Maßnahmen des Konzeptes zunächst dem operativen Management zuzuordnen, die Vorteilhaftigkeit wird jedoch durch ein längerfristig angelegtes und gezieltes Einstudieren von Best Practices und Setzen von Standards gewonnen. Hinter diesen verbirgt sich ein für die Konkurrenz kaum einsehbares, idiosynkratisches Know-how des Krankenhauses.[769] Dabei führt eine First-Position zu dauerhaften Erfahrungskurveneffekten und damit verbunden zu meist höheren Renditen bzw. einer günstigen Verhandlungsposition gegenüber den Kostenträgern. Die mit der Einführung von KTQ und den DRGs zukünftig gesetzten Standards bieten zwar eine solide Basis zu einer verbesserten operativen Exzellenz, sie genügen jedoch keinesfalls zur Generierung von dauerhaften Wettbewerbsvorteilen. Eine längerfristig überlegene Position gegenüber den konkurrierenden Krankenhäusern kann nur über die Entwicklung und Implementierung von jeweils *krankenhausspezifischen Routinen*, *Standards* und *Best Practices* realisiert werden.[770]

Zur Umsetzung einer Strategischen Standardisierung müssen eine Reihe von organisatorischen Voraussetzungen erfüllt werden: (1) Zunächst bedarf es einer *Integration der Ärzte*, die durch ihre Vorgaben 60 - 80 Prozent der Kosten innerhalb der Versorgung des Patienten festlegen.[771] (2) Die Strategische Standardisierung

---

[765] Vgl. Baldwin/Clark (2000).

[766] Vgl. Hayes/Upton (1998).

[767] Vgl. zur Übertragbarkeit von Best Practices aus den Servicebereichen „Unterhaltung“, „Handel“, „Hotel“ und „Fast-Food“ die Ausführungen auf Seite 169.

[768] ”American business is turning increasingly to an emerging management discipline known as *strategic standardization*. There is little doubt that hospitals will embrace it in the coming decade. Brilliant hospitals will begin to use it now as part of their armament to meet business objectives and to win in the marketplace.” Sherman (1999), S. 69. Vgl. grundlegend zu Generierung von Wettbewerbsvorteilen über Best Practices, Routinen bzw. Standardisierung in Krankenhäusern Sherman (1999).

[769] Vgl. ergänzend Hammer/Stanton (1999).

[770] Vgl. zu den Möglichkeiten eines Benchmarking der Best Practices Gorschlüter (1999), S. 195-199.

[771] Vgl. Sherman (1999), S. 76; Kane/Duke (1996), S. 51.

erfordert genau wie das Lean Management eine *patientenzentrierte Organisation*. Sie erst liefert die Grundlage für eine standardisierte Leistungserbringung im Sinne des Flußprinzips. (3) Wesentliche Basis der Strategischen Standardisierung ist die *operative Effizienz*. In der Gesundheitsversorgung sind Defizite in diesem Bereich häufig mit gravierenderen Folgen verbunden als in anderen Industrien. Als Zielgrößen dieser operativen Effizienz erweisen sich *Flexibilität/Schnelligkeit* und *Genauigkeit* als geeignet. (4) Ferner muß ein *Methodenset* sowie ein *Pool an standardisierten Praktiken und wissenschaftlichen Erkenntnissen*, wie z.B. gesammelte und ausgewertete Pflegeprotokolle, klinikspezifische Guidelines, gängige DRGs und Behandlungsleitfäden, neuestes medizinisches und pflegerisches Know-how, zur Verfügung gestellt werden. (5) Nicht zuletzt stellt eine entsprechende *Informationstechnologie* eine wesentliche Voraussetzung zur Umsetzung der Strategischen Standardisierung dar.[772]

Das Prinzip der strategischen Standardisierung ist allerdings nicht ohne Risiken, wie die Forderung nach dynamischen Kompetenzen zeigen, die Unternehmen mit dynamischer Effizienz und Agilität ausstatten sollen, um die Entstehung von Kernrigiditäten zu verhindern.[773] Diese drohen immer dann, wenn Organisationen in turbulenten Umwelten das Prinzip der strategischen Standardisierung überpriorisieren und auf diese Weise die institutionelle Anpassungsfähigkeit negativ beeinträchtigen.[774]

Die Strategische Standardisierung ist ebenso wie das Lean Management mit einer Reihe von Prinzipien verbunden. Dabei sind konsequenterweise einzelne Prinzipien sowohl Gestaltungsgrundlage des Lean Managements als auch der Strategischen Standardisierung. Letztlich priorisieren beide Konzepte zunächst die operative Exzellenz als Leitmaxime der Unternehmensführung, wenn auch mit einer unterschiedlichen Zielsetzung: Während beim Lean Management Kosten- Qualitäts- und Zeitziele akzentuiert werden, konzentriert sich die Strategische Standardisierung zusätzlich auf die Generierung von Wettbewerbsvorteilen durch eine Prozeß- bzw. Know-how-Führerschaft bei ausgewählten Abläufen oder Serviceleistungen, die zu *Routinen*, *Best Practices* und *Standards* aufgebaut werden. Im hier verstandenen Sinne manifestiert sich in der Prozeßführerschaft die Kompetenz eines Dienstleisters, nicht auf der Ergebnisebene über komparative Konkurrenzvorteile zu verfügen, sondern diese bereits „upstream" im Bereich vorgeschalteter Wertschöpfungsaktivitäten vorsteuernd zu erschließen. An dieser Stelle besteht eine Schnittstelle zum Resource Based View, der das Management für die Notwendigkeit sensibilisiert, die der finalen Endleistungsebene vorgelagerten und diese konditional bedingenden Ressourcen und Prozesse stärker in das strategische Kalkül

---

[772] Vgl. Sherman (1999), S. 76 ff. sowie weiterführend Christensen/Bohmer/Kenagy (2000).

[773] Vgl. Sherman (1999).

[774] Vgl. Leonard-Barton (1992).

einzubeziehen. Zumeist akkumulieren sich operative Mängel im Geschäftssystem und der Prozeßarchitektur dergestalt, daß sie einer anvisierten strategischen Neuausrichtung im Wege stehen. Die Prozeßführerschaft stellt damit oftmals die Grundlage für die Marktführerschaft dar. Folgende Gestaltungsprinzipien lassen sich der Strategischen Standardisierung zuordnen:

(1) *Reduzierung der Versorgungskettenteilnehmer auf ein „handhabbares" Niveau*, respektive Konzentration auf wenige wichtige Transaktionspartner (wie z.B. einweisende Ärzte und Zulieferer allgemein). Auf diese Weise lassen sich im Zeitablauf vertrauensbasierte Wertschöpfungspartnerschaften aufbauen,[775] für die aufgrund des gemeinsam geschaffenen sozialen Kapitals geringere Transaktionskosten in Form von Monitoring- und Nachverhandlungskosten anfallen.[776] Neben absoluten Kostenvorteilen lassen sich Wissens- und Innovationsvorteile aus der engen Zusammenarbeit mit Kernpartnern erzielen, wenn paritätisch besetzte Arbeits- und Projektgruppen gebildet werden. Die Konzentration auf wenige Transaktionspartner läßt reziproke Abhängigkeiten entstehen, die zwischen den Akteuren nicht nur zu einer Zweck- und Solidargemeinschaft, sondern darüber hinaus zu einer Wirtschaftssymbiose führen kann.[777]

(2) *Reduzierung der Variantenvielfalt*: Die Variantenvielfalt bezieht sich im Krankenhaus einerseits auf die Spezialisierungen, die trotz des immer wieder aufgeführten Versorgungsauftrags möglich und mittlerweile auch politisch gewünscht ist. Andererseits verlangt die Strategische Standardisierung nach einer Reduzierung der eingesetzten Behandlungsformen, Pharma-Produkte mit identischer Wirkung, additivem Einsatz von medizinisch-technischen Geräten u.a. So gibt es keinen plausiblen Grund, warum fortwährend noch immer ärztlicherseits bevorzugte, aber weniger wirksame, langwierigere oder kostenintensivere Behandlungswege praktiziert werden, obwohl empirisch gesicherte Erkenntnisse über die wirksamste Behandlungsform existieren.

(3) *Hoher Standard bei medizinisch-technischem Equipment, Verbrauchsmaterial und Versorgungseinrichtungen*: Best Practices setzen einen störungslosen Verlauf voraus. Dies erfordert medizinische Geräte mit geringer Ausfallrate und leichter Handhabung, qualitativ hochwertiges Verbrauchsmaterial und eine Gebäudestruktur und Ausstattung, die Abläufe nach dem Flußprinzip unterstützen und Reibungsverluste vermeiden helfen.

(4) *Efficient Consumer Response*: Hierbei handelt es sich um die Fähigkeit, auf neue Markt- und Wettbewerbsanforderungen ohne Verzögerungswirkung reagieren zu können. Im Gegensatz zum Grundsatz einer antizipatorischen und vorsteuernden

---

[775] Vgl. Dyer (1997); Dyer/Singh (1998); Dyer/Nobeoka (2000).

[776] Vgl. Nahapiet/Ghoshal (1998).

[777] Vgl. weiterführend Kale/Singh/Perlmutter (2000).

Planung zielt die Logik des ECR auf ein reflexives Verhalten ab, wenn keine Zeit zur Planung besteht bzw. sich diese in chronisch volatilen Umwelten als unbrauchbar erweist. Das Agility Management sieht eine Vorhaltung von Kapazitäten vor, die flexibles Agieren auf kurzfristige Veränderungen der Nachfragebedingungen zulassen. Im Extremfall korrespondiert ECR mit einem „improvisierenden Surprise-Management“[778]. Obwohl in der Literatur zum Krankenhausmanagement bisher nicht explizit von ECR gesprochen wurde, bildet das Prinzip der notfallnahen und flexiblen Patientenversorgung das Fundament eines Krankenhauses, weil die Bewältigung unvorhersehbarer Ereignisse – im positiven wie im negativen Sinne – zum operativen Standardrepertoire von Gesundheitseinrichtungen zählt. Improvisation, Intuition und Erfahrung müssen oftmals eine mangelnde Vorlaufzeit der medizinischen Planung kompensieren. Dies gilt um so mehr für typische Notfallkrankenhäuser mit der Kernkompetenz im Bereich des Katastrophen-Handling. In diesem Zusammenhang stellt sich allerdings die Frage, ob sich die dem ECR-Prinzip inhärente „versorgungsorientierte“ Marktfokussierung außerhalb des engen Versorgungsauftrags angewandt werden sollte. Diese weite Begriffsauslegung impliziert die permanente Antizipation und Ortung schwacher Signale in einer gesundheitsorientierten Umwelt, um die sich vage abzeichnenden Chancen und Bedrohungen im engeren und weiteren Gestaltungsbereich des Krankenhauses rechtzeitig zu erkennen. Über diese rein registrierende Funktion der strategischen Marktforschung hinaus beinhaltet das ECR immer auch die konkrete Maßnahmenableitung zur Reaktion auf Marktveränderungen. Schwache Signale außerhalb des originären Versorgungsauftrags können z.B. in der Forderung nach Wellness-Angeboten, exklusiver Privatpatientenbetreuung oder Convenience-Angeboten bestehen.

(5) Vertikale Kooperationen und Netzwerklösungen: Das Prinzip der strategischen Standardisierung setzt voraus, daß Unternehmen absolute Spezialisierungsvorteile im übergreifenden Wertschöpfungssystem exakt lokalisieren, um zu entscheiden, ob eine Leistung internalisiert, externalisiert oder kooperativ erbracht werden soll. Im Sinne einer schlanken, aber trotzdem agilen Wertkette besteht eine entscheidende Wettbewerbsquelle in der Nutzung absoluter Spezialisierungsvorteile vor- und nachgelagerter Wirtschaftsstufen. Zumeist kommen hierbei vertikale Kooperationen in Betracht, wenn die Wertschöpfung durch Zusammenführung komplementärer Aktivposten in Ko-Produktion erbracht wird.[779] Auf diese Weise können sich alle Akteure auf die Nutzung ihrer Kernkompetenzen konzentrieren, ohne eine kapitalbindende und flexibilitätshemmende Integration in Peripher-

[778] Beim Surprise-Management handelt es sich im eigentlichen Sinne um ein Überraschungsmanagement, das Planung durch Improvisation und Intuition ersetzt, weil in sehr turbulenten Umwelten die Methoden der strategischen Langfristplanung häufig versagen. Vgl. ergänzend Ansoff/Sullivan (1993) und Brouthers/Roozen (1999).

[779] Vgl. insbesondere Ramírez (1999).

bereichen zu praktizieren. Als Beispiel für vertikale Kooperationen lassen sich z.B. langfristige Rahmenverträge mit Zulieferern von Verbrauchsmaterial nennen, das einem gewissen qualitativen Standard entsprechen muß oder einweisende Ärzte, die frühzeitig in eine gemeinsame Versorgung eingebunden werden. Diese Konstellation ist mit den Systemlieferanten der Industrie vergleichbar, die im Zusammenhang mit der Lean Management-Bewegung in den Entwicklungs- und Leistungserstellungsprozeß eingebunden werden.

(6) *Qualitätsstandards* für die Zulieferer oder *Qualitätsübergabepunkte* für die einweisenden Ärzte: Fest definierte Qualitätsziele oder -standards zwischen Teilnehmern der Versorgungskette erleichtern einen störungsfreien Verlauf und tragen dem Flußprinzip Rechnung. Ein gemeinsamer Anknüpfungspunkt besteht hierbei zum Total Quality Management, das in der Qualität das Ergebnis perfektionierter Prozesse sieht, die über alle Bereichsgrenzen hinweg ganzheitlich gesteuert werden müssen. Die proaktive Fehlervermeidung in Frühphasen der Wertschöpfung unter Einbeziehung der Lieferanten soll verhindern, daß zu späteren Zeitpunkten hohe Folgekosten für die Fehlerkorrektur auflaufen.[780]

Eng mit der Strategische Standardisierung verknüpft ist das Konzept der *Focused Factory* von *Skinner*, das von *Herzlinger* auf den Bereich der Krankenhäuser übertragen wird.[781] Die Übertragbarkeit der strategischen Standardisierung bzw. der Prinzipien der Focused Factory wird aufgrund der bestehenden Komplexität von Krankenhäusern immer wieder in Frage gestellt.[782] Zahlreiche Untersuchungen haben jedoch gezeigt, daß eine Standardisierung in ausgewählten Bereichen in Krankenhäusern möglich ist und zu den angestrebten Kosten-, Qualitäts- oder Zeitvorteilen führen. Insbesondere die mit der Mengenexpansion einhergehenden Qualitätssteigerungen erweisen sich im Kontext der Gesundheitsleistung als wesentliche Option zur Generierung dauerhafter Wettbewerbsvorteile.[783] Das *Focused Hospital* oder das *Focused Health Care System* kann folglich als Referenzsystem für die Umsetzung der Strategischen Standardisierung dienen.

---

780 In Anlehnung an Sherman (1999), S. 146 f.

781 Vgl. Herzlinger (1997) und Skinner (1974).

782 "[...] the average complexity of the American hospital is twenty times that of the average factory – an indication of over-complexity and accidents in the making." Sherman (1999), S. 148.

783 "The growing use of benchmarking and measurement of medical outcomes usually leads to the same conclusion: The more often a hospital or physician performs a procedure, the higher the success rate. The latest evidence comes from an HHS (Health and Human Services) report highlighting the strides achieved in organ transplantation. More transplant surgeries are completed without a hitch and recipients are living longer. The heavy-volume transplant programs are by far the most successful." o.V. (1997), S. 1.

(Herzlinger) "[...] argues for standardization of health care procedures and proposes that hospitals accomplish this by concentrating on a shorter list of diagnostic categories rather than trying to be all things to all people."[784]

4.5.2 Die „Focused Health Care Factory" als Basis der Strategischen Standardisierung

Der Idee der *Focused Factory* wurde vor allem durch den Artikel von *Skinner* 1974 in Gang gesctzt.[785] Dabei ist das Konzept der Focused Factory keineswegs auf Industrieunternehmen beschränkt. Zahlreiche erfolgreiche Dienstleistungsunternehmen agieren vermehrt als sogenannte *Focused Service Firms*, weil sie eine rigorose Konzentration auf ihre Kernkompetenzen anvisieren, die gleichsam als Gravitationsschwerpunkte ihrer Wertschöpfung dienen. Randbereiche der Wertschöpfung oder Aktivitäten, bei denen sich dauerhaft keine komparativen Konkurrenzvorteile erzielen lassen, stehen zur Disposition,[786] indem diesbezüglich auf hybride und marktliche Transaktionsformen zurückgegriffen wird.[787] Die Parallelen zur Logik der virtuellen Unternehmung sind dabei unverkennbar. Vormals hierarchisch organisierte Unternehmensmonolithen stehen vor der Herausforderung, zu fokalen Akteuren in flexiblen Netzwerken zu evolvieren, indem sie die Vorteile integrierter und kontrollierter Kernkompetenzen mit denen flexibler Markt- und Netzwerklösungen kombinieren.[788] Auf diese Weise entwickeln sich Unternehmen von statisch-geschlossenen zu dynamisch-offenen Systemen, die einen Teil ihrer Wettbewerbsfähigkeit aus der vorteilschaffenden Interaktion in dynamischen und bisweilen fragilen Netzwerken beziehen.[789]

In der Vergangenheit prägten überdiversifizierte und hierarchisch organisierte Konzerne die Industrie- und Servicelandschaft. Ausgelöst durch das aggressive Auftreten der japanischen Konkurrenz als „schlanke" und wettbewerbsfähige Unternehmen setzte in amerikanischen und deutschen Industrieunternehmen eine Fokussierung auf die eigenen Kernkompetenzen ein.[790] Übertragen auf das Management von Krankenhäusern könnte der Schlüssel zu niedrigeren Kosten, schnelleren Abläufen und Behandlungszeiten sowie einer insgesamt höheren Qualität mittels einer Fokussierung auf Kernkompetenzen realisiert werden. Damit verbunden wäre

---

[784] Herzlinger (1997), S. 155 ff.

[785] Vgl. Skinner (1974).

[786] Vgl. insbesondere Quinn (1999).

[787] Vgl. hierzu ergänzend die Überlegungen von Williamson (1975), (1985) und (1990).

[788] Vgl. weiterführend Evans/Wurster (1997) und (1999); Heuskel (1999); Malone/Laubacher (1998); Mendelson/Pillai (1999); Quinn (1999).

[789] Vgl. zum Themenkomplex strategischer Netzwerke insbesondere die Sonderausgabe des Strategic Management Journal (2000), Jg. 21, Nr. 4. sowie die dort angebene Literatur.

[790] Vgl. Herzlinger (1997), S. 100.

die Abkehr vom Krankenhaus der Maximalversorgung, das als umfassender Anbieter von stationären Gesundheitsleistungen agiert, hin zu der von *Herzlinger* priorisierten Konzeption der „Focused Health Care Factory" bzw. zum *Focused Hospital.*[791]

Während Krankenhäuser der Maximalversorgung üblicherweise eine hohe Variantenvielfalt aufgrund des bestehenden Versorgungsauftrages aufweisen, konzentriert sich das Focused Hospital auf einen *engen Produktmix.* Auf diese Weise ist es möglich, die Kosten für das medizinische Equipment zu senken, weil die Vorhaltung eines fast „lückenlosen Medizingeräteparks", dessen Kapazität in den meisten Versorgungskrankenhäusern selten ausgeschöpft werden kann, nicht mehr erforderlich ist. Das Konzept des Focused Hospital basiert grundlegend auf den Vorteilen der Massenproduktion: Einerseits führen *Mengendegressions–* bzw. *Erfahrungskurveneffekte* zu einer Kostenreduktion der Leistungserstellung, andererseits können durch Lernkurveneffekte deutliche Qualitätssteigerungen erzielt werden. Letztere erweisen sich insbesondere im Kontext der Gesundheitsversorgung als besonders relevant. Zahlreiche Qualitätsstudien haben in der Vergangenheit gezeigt, daß die Qualität der Leistungserstellung in Gesundheitseinrichtungen unmittelbar mit dem Volumen und der damit verbundenen Erfahrung korreliert.[792]

Die Rationalität des Focused Hospital besteht im engeren Sinne in der Freisetzung von *Economies of Scale und Scope,* jedoch im weiteren Sinne in einer vermehrten *Patientenorientierung* sowie der Idee *der lernenden Organisation.*[793] Innovative *medizinische Spezialverfahren und -technologien* sowie *medizinische Spezialisten,* die ihr Know-how vielfach auch nur beratend zur Verfügung stellen, unterstützen das Konzept des Focused Hospital.

> "Herzlinger's idea is that such principles would also apply in health care. Other work suggests that the average complexity of the American hospital is twenty times that of the average factory an indication of over-complexity and accidents in the making. Health care will always be a more complex process than running a factory or a hamburger stand, but its present [...] system are drastically in need of simplification."[794]

---

[791] Vgl. Herzlinger (1997), S. 164; Sherman (1999), S.147 ff.; Skinner (1974), S. 119.

[792] Vgl. Sherman (1999), S. 148 f.

[793] "A hernia is regarded as a relatively simple operation. This is quite wrong, as is borne out by the high recurrence rate (when it's not handled by a specialist). It is tricky anatomical area and occasionally very complicated, especially to the novice or those doing very few hernia repairs each year. But at Shouldice Hospital, a surgeon learns the Shouldice technique over a period of a year. He develops a pace and a touch. If he encounters something unusual, he is encouraged to consult immediately with other surgeons. [...] We teach each other. [...] He learns not to take risks to achieve absolute perfection. Excellence is the enemy of good." BRYNES SHOULDICE zitiert nach Herzlinger (1997), S. 161.

[794] Sherman (1999), S. 148.

Durch die konsequente Umsetzung der Fokussierung avancierte das renommierte Shouldice Hospital zu einem der erfolgreichsten amerikanischen Krankenhäuser für Augenheilkunde:[795]

> "What makes the Shouldice experience such a positive one? Thousands of details differentiate it from other hospitals. But the overwhelming reason for its success is its clear focus on only one surgical procedure. This limited agenda concentrates the talents and energies of Shouldices's staff on one clear goal. The hospital has staunchly resisted many lures to expand its array. [...] General purpose hospitals, in contrast, cannot duplicate the intensity and quality of this attention, because their staff's focus is diffused over a wider range of services. Nor can they duplicate the depth of experience with one procedure that the Shouldice team has gained. In health care as in everything else in life, practice makes perfect. [...] In management parlance, Shouldice has an integrated operating system carefully designed so that each of its activities reinforces the others."[796]

Ein anderes idealtypisches Beispiel eines *Focused Health Care Systems* stellt das in den USA populäre Krebszentrum von Salick's Health Care dar. Das Gesundheitszentrum bietet als multiples Krebszentrum ein vollständiges Servicepaket zur Versorgung seiner Patienten. Dazu gehört der Einsatz von ausgewiesenen Spezialisten und Experten. Das umfassende Gesundheitspaket reicht von der Diagnose, Behandlung, Psychotherapie bis hin zu einem sogenannten Homeservice seitens des jeweiligen Krankenhauses. In der Vielzahl operativer Details und dem Aufbau spezifischer Kernkompetenzen liegt der Wettbewerbsvorteil dieses Gesundheitsunternehmens begründet. Für ein herkömmliches Versorgungskrankenhaus ist eine derartige Perfektion kaum erreichbar, da Umfang und Variantenvielfalt der behandelnden Fälle zu einem hohen Aufbau an Spezialwissen geführt haben. Die über Jahre erworbene Know-how-Basis wird ferner durch einen umfassenden Informations- und Datenpool unterstützt: Salick's einzigartiges Datensystem speichert Informationen von mehr als 17 Millionen Mitgliedern in 11 Staaten der USA, geordnet nach 23 Kostenklassen und Behandlungstypen im Kontext eines Disease-Managements.[797]

Erst die mit der Fokussierung verbundene Größe der Krankenhauskette schaffte die Voraussetzung für die erforderlichen Investitionen zum Aufbau eines derart umfassenden und detaillierten Datensystems sowie für den Kauf medizinischer Spezial-Technologien. Nicht zuletzt bietet die Replikation des erfolgreichen

---

[795] Vgl. Mittels einer „Industrialisierung der Serviceleistungen" konnte die durchschnittliche Verweildauer von 7 Tagen bei Hernias-Operationen um die Hälfte verkürzt werden. Vgl. Kotler (1997), S. 483.

[796] Herzlinger (1997), S. 159.

[797] Das „Interdisziplinäre Diagnostikum" der Rhön Klinikum AG verfolgt eine vergleichbare Zielsetzung.

Wissens innerhalb der 11 Zentren einen deutlichen Wissensvorsprung und damit einen schwer einholbaren Wettbewerbsvorsprung in einem ausgewählten medizinischen Bereich.[798] Die hohe Anzahl der behandelten Fälle führte schließlich zu den bereits beschriebenen Erfahrungs- und Lernkurveneffekten und damit verbundenen niedrigeren Kosten der Behandlung sowie zu einem deutlich höheren Qualitätsniveau (z.B. bewertet nach Heilungschancen, Komplikationsrate) gegenüber anderen Krankenhäusern in den USA.[799] Auch in Deutschland setzte in den vergangenen Jahren eine vermehrte Fokussierung auf die Kernkompetenzen ein:

> Das Herzzentrum Bad Neustadt a.d.S. weist wesentliche gestalterische Voraussetzungen eines *Focused Hospital* auf. Dabei spielte der Aufbau entsprechender bautechnischer Strukturen ebenso eine zentrale Rolle wie der Einsatz innovativer medizinischer Verfahren und Technologien. Auch an den übrigen Standorten verfolgt die Rhön Klinikum AG inzwischen eine konsequente Fokussierung. Selbst das Versorgungskrankenhaus Meiningen weist eine Teilfokussierung auf.[800]

Wrenn spricht im Falle der Focused Hospitals von sogenannten *Centers of Excellence* und deutet damit die mit der Fokussierung und den höheren Patientenzahlen verbundenen Qualitätssteigerungen an. Die erfolgreiche Umsetzung solcher Centers of Excellence erfordert ein aggressives Marketing.[801] Kooperationen zwischen Krankenhäusern stellen eine wesentliche Grundlage zur Realisierung der Konzeption des *Focused Hospital* und der damit verbundenen *Strategischen Standardisierung* dar. Mittels Kooperationen werden die Voraussetzungen für die Bündelung medizinischer Felder an ausgewählten Standorten geschaffen, die ein Patientenaufkommen sicherstellen, das die Freisetzung der beschriebenen Erfahrungskurveneffekte ermöglicht. Eine Zusammenlegung von identischen Fachgebieten an einem Standort wird gegenwärtig aufgrund besagter Kostensenkungspotentiale durch die Kostenträger forciert.

Eine Vorreiterrolle in Fokussierungsmaßnahmen kann eine vorteilhafte Verhandlungsposition sichern, die als wirtschaftlicher Vorteil genutzt werden kann. Passives Abwarten birgt die Gefahr der Kündigung einzelner Versorgungsaufträge durch die Kostenträger, die dauerhaft eine Konzentration der Leistungsfelder anstreben. Bei einer Konzentration auf die Kernkompetenzen empfiehlt sich eine Auslagerung von solchen Bereichen, die im Rahmen von Kontraktvereinbarungen wirt-

---

[798] Vgl. hierzu die Ausführungen zum strategischen Medizinmanagement in Kapitel 5.1.2.

[799] Vgl. Herzlinger (1997), S. 180.

[800] Die Wettbewerbsvorteile werden hier vor allem im Rahmen der übrigen Gestaltungsprinzipien wie kurze Wege u.a. geschaffen.

[801] Vgl. Wrenn (1998), S. 271 f. HILLESTAD/BERKOWITZ demonstrieren den Zusammenhang von aggressivem Marketing und Fokussierung am Beispiel des Abbott Northwestern Hospital, daß sich erfolgreich auf den Bereich „WomenCare" konzentrierte und durch massive Marketingaktivitäten unterstützte. Vgl. Hillestad/Berkowitz (1991).

schaftlicher durch einen anderen Anbieter erbracht werden können. Weiter führt das Konzept des Focused Hospital zu einer Reduzierung der eingesetzten Medikamente, Verbrauchsmaterialien und Medizin-Technologien. Nicht zuletzt können einzelne Tätigkeiten stärker automatisiert werden.

5 Strategische Exzellenz von Krankenhäusern

Das strategische Management war in den letzten Jahrzehnten, bedingt durch eine starke Regulierung des Gesundheitswesens sowie die damit verbundenen Vorgaben des Versorgungsauftrages, nahezu bedeutungslos für Krankenhäuser. Der Ableitung zukunftsweisender Strategien und umweltverändernder Visionen waren durch sogenannte Externalitäten enge Grenzen gesetzt, so daß sich vorgeblich unternehmerisches Handeln auf die Ergreifung taktisch-operativer Anpassungsmaßnahmen im Rahmen eines vordefinierten Status quo reduzierte. Die zunehmende Deregulierung, der wachsende Kostendruck, das Auftreten neuer Akteure in der Gesundheitsbranche sowie eine bisweilen zu konstatierende Hyperdynamik der Wettbewerbsbedingungen lassen strategisches Denken und Handeln zu einer unabdingbaren Voraussetzung zur langfristigen Überlebenssicherung der Krankenhäuser werden. Während sich gegenwärtig eine große Zahl von Krankenhäusern, bedingt durch die umbruchartigen Veränderungen der letzten zehn Jahre, in umfangreichen operativen Maßnahmen und einem aufreibenden Tagesgeschäft verlieren, fehlt in vielen Fällen eine zukunftsorientierte, langfristige Sichtweise.[802] Wie bereits beschrieben, stellen einseitig kostensenkende Aktivitäten (wie z.B. Restrukturierungs-, Reengineeringmaßnahmen, Lean Management, Outsourcing) einen Großteil ihrer Bemühungen dar, im Sinne eines Nennermanagements eine Optimierung des Status quo herbeizuführen. Maßnahmen zur Steigerung der Ertragskraft im Sinne eines Zählermanagements[803], um durch eine strategische Neuausrichtung substantielle Wachstumspotentiale zu erschließen, fehlen nach wie vor in den meisten Krankenhäusern.[804]

> ”Managers know that raising net income is likely to be harder than cutting assets and head count. To increase the numerator, top management must have a sense of where new opportunities lie, must have invested in building new competencies, and so on. So under intense pressure for a quick ROI improvement, executives reach for the lever that will bring the fastest, surest result: the denominator. [...] Denominator management is an accountant's shortcut to asset productivity. Don't misunderstand. A company must get to the future not only first but also for less. But there is more than one route to productivity improvement. Just as any company that cuts the denominator and maintains revenues

---

[802] ”We believe such questions have received far too little attention in many companies, not because senior managers are lazy – most are working harder than ever – but because they won't admit, to themselves in control of their companies‘ future.” Hamel/Prahalad (1994), S. 123.

[803] Vgl. hierzu auch Hamel/Prahalad (1994), S. 125 sowie Heuskel (1999); Pauls (1998); o.V. (1998); Slywotzky/Morrison (1997) und Slywotzky (1995).

[804] Vgl. grundlegend zur Perspektive und konzeptionellen Möglichkeiten eines strategischen Management in Krankenhäusern Merschbächer (1999); Oberender/Hacker (1999); Ginter/ Swayne/Duncan (1998); Schlüchtermann (1998); Morra (1996), S. 192 ff.

will reap productivity gains, so too will any company that succeeds in increasing its revenue stream atop a slower-growing or constant capital and employment base. Although the first approach may be necessary, we believe the second is usually more desirable."[805]

Nachfolgend werden drei Säulen der strategischen Exzellenz vorgestellt, die allerdings keinen Anspruch auf Vollständigkeit erheben können. Doch verkörpern sie letztlich diejenigen Stellhebel, über die Krankenhäuser ihre strategische Neuausrichtung maßgeblich vorantreiben können. Im einzelnen handelt es sich hierbei um (1) ein integratives Portfoliomanagement zur Steuerung der relevanten Planungsfelder (z.B. medizinische Verfahren, Ressourcen, Produkte, Geschäftsfelder) unter Risiko-, Wachstums- und Renditegesichtspunkten; (2) darauf aufbauend ein innovatives Servicemanagement zur Erschließung neuer Geschäftsfelder und (3) last but not least ein effektives Management übergreifender Versorgungsketten bis hin zu vernetzten Versorgungsarchitekturen im Sinne einer prozessorientierten Strategieumsetzung. In einer kurzen Sequenz stellt sich diese Logik wie folgt dar:

Abbildung 29: Prozeßorientierte Strategieumsetzung im Krankenhaus

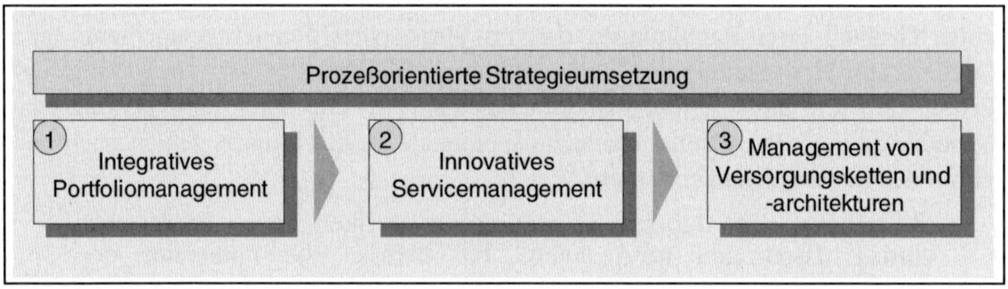

Quelle: Eigene Darstellung

5.1 Integratives Portfolio-Management in Krankenhäusern

Angesichts der geschilderten Veränderungen der ökonomischen Bedingungen für Krankenhäuser rücken Fragen der strategischen Positionierung immer stärker in den Mittelpunkt der unternehmerischen Aktivitäten.[806] Nach einer Untersuchung von *Straub* im Jahr 1997 wurden Portfolioanalysen und andere Instrumente des

---

[805] Hamel/Prahalad (1994), S. 125.

[806] Die in den letzten beiden Jahren steigende Zahl von Veröffentlichungen zum Strategischen Management von Krankenhäusern in den gängigen Fachzeitschriften steht exemplarisch für die wachsende Bedeutung dieses Themenfeldes. Vgl. Meurer (2000), S. 361-369.

strategischen Managements von Krankenhäusern bisher wenig praktiziert.[807] Dennoch bekannte sich jüngst in einer Befragung der Zeitschrift *führen & wirtschaften im Krankenhaus* die Mehrheit der Führungskräfte bedeutender deutscher Krankenhäuser zu einem wachsenden Engagement ihrer Unternehmen hinsichtlich eines gezielten strategischen Managements sowie der Gewinnung neuer strategischer Geschäftsfelder.[808]

Es wird in Zukunft darauf ankommen, daß Krankenhäuser nicht die gleichen Fehler begehen, denen zahlreiche Unternehmen der klassischen Industrien in den vergangenen Jahren erlegen sind. Das Krankenhausmanagement sieht sich nicht nur vor der Herausforderung eines Unternehmerspagats zwischen operativer und strategischer Exzellenz, sondern auch vor der Problematik eines multiplen strategischen Steuerungsbedarfs. Unterschiedliche strategische Referenzpunkte und Managementperspektiven erfordern einen multiplen Einsatz von Positionierungsmodellen.[809] Die Steuerung des Krankenhauses aus einem isolierten Betrachtungshorizont erhöht die Gefahr einer unternehmerischen Schieflage des strategischen Managements. Der Wunsch, über ein einziges Portfolio die erforderliche Entscheidungsgrundlage für die zukünftige Positionierung des Krankenhauses zu finden, ist illusorisch. Stattdessen besitzen Krankenhäuser einen multiplen Steuerungsbedarf. Deshalb ist es wichtig, die Vor- und Nachteile etablierter Portfolioanalysen sowie deren Einschränkungen im Gesundheitsbereich zu kennen. Daneben wird eine Anpassung gängiger Portfolios auf den Krankenhausbereich sowie die Entwicklung neuer – auf die Besonderheiten des Krankenhauses abgestimmter – Portfolioanalysen erforderlich.[810] Bei der Anwendung unterschiedlicher Portfoliotechniken wird es von der spezifischen Situation des jeweiligen Krankenhauses abhängen, welche Portfolios zur Anwendung kommen und welchen strategischen Weg das Krankenhaus in Zukunft einschlagen wird. Dabei gibt es keinen „Königsweg", sondern nur eine Vielzahl von wirksamen, individuell zu gestaltenden Strategiekonzepten.[811]

Im hier verstandenen Sinne verkörpert die Portfolioanalyse das Kernelement der strategischen Planung, indem es die Entscheidungskomplexität bewußt auf

---

[807] Vgl. Straub (1997), S. 140 ff.

[808] Vgl. dazu ausführlich Meurer (2000), S. 361-369.

[809] Vgl. grundlegend zum Konzept der multiplen Positionierung Rasche (2000b).

[810] Vgl. zur strategischen Positionierung und Anwendung von Portfolio-Techniken im Krankenhaus bzw. Gesundheitsunternehmen Schlüchtermann (1998); Ginter/Swayne/Duncan (1998), S. 220-226; Merschbächer (1999); Straub (1997), S. 214 ff.; Morra (1996), S. 191-237; Orban/Schlechtriem (1996); Kotler/Clarke (1987), S. 80-115; McCain (1987).

[811] Die Bandbreite der in *führen & wirtschaften* geschilderten Beispiele zur Gewinnung strategischer Geschäftsfelder könnte zwar Ausdruck dieser beschriebenen Positionierungsvielfalt sein, doch verbirgt sich dahinter eher – wie der Titel „Vom Auslandspatienten bis zur Zentralwäscherei" bereits andeutet – mehr Aktionismus und Unsicherheit in den ergriffenen Maßnahmen als strategische Neuorientierung. Vgl. Meurer (2000), S. 361-369.

wenige relevante Dimensionen reduziert. Die Portfolioanalyse selbst ist dabei nicht Gegenstand der Unternehmensstrategie, sondern stets eine Methode zu ihrer Generierung. Derzeit setzt sich die Meinung durch, daß Unternehmen mehrere strategische Referenzpunkte zu beachten haben.[812] Über diese definieren sich multiple Referenzobjekte der Portfolioanalyse (z.B. Leistungen und Produkte, medizinische Methoden, Technologien, Stakeholder und Patienten, Kompetenzen) und somit multiple Portfoliomatrizen (z.B. Marktportfolio, Medizinportfolio, Technologieportfolio, Ressourcenportfolio), die in der Summe zur Ableitung einer mehrdimensionalen Strategie beitragen. Dabei ist die Technik der Portfolios stets gleich, während sie sich in den Bezugsobjekten unterscheiden.[813] Nachfolgend soll nicht die gesamte Bandbreite der gebräuchlichen Portfolioanalysetechniken vorgestellt werden, sondern es wird eine Fokussierung auf die themenrelevanten Varianten vorgenommen.

5.1.1 Markt-Portfolios als Instrument der strategischen Geschäftsfeldplanung von Krankenhäusern

Markt-Portfolios bilden den Urtypus der Portfolioanalysen. Als Instrument der strategischen Geschäftsfeldplanung besitzen *Markt-Portfolio-Analysen* nach wie vor eine zentrale Bedeutung. Die beiden wichtigsten Formen des Markt-Portfolios sind das *Marktanteils-Marktwachstums-Portfolio* der Boston Consulting Group (BCG-Matrix)[814] und das *Branchenattraktivitäts-Geschäftsfeldstärke-Portfolio* von McKinsey.[815] Ersteres findet nun auch im Zuge der Ökonomisierung von Krankenhäusern vermehrt Eingang in deren Geschäftsfeldplanung.[816] Dabei besitzt die BCG-Matrix, neben den in den klassischen Industrien bekannten Mängeln, im Gesundheitsbereich eine Reihe weiterer Defizite, so daß eine isolierte Anwendung der BCG-Matrix in der Konsequenz zu Fehlinterpretationen und „unsinnigen" unternehmerischen Entscheidungen führen kann.

---

[812] Vgl. Fiegenbaum/Hart/Schendel (1996); Pfeiffer/Weiß/Strubl/Küßner (1999), S. 30 ff.; Hamel/Prahalad (1994), S. 64.

[813] Vgl. auch Rasche (2001), S. 489 ff.

[814] Vgl. zur Anwendung der BCG-Matrix im Krankenhausbereich Ginter/Swayne/Duncan (1998), S. 220 ff. und Kotler (1987), S. 98 ff. sowie stellvertretend zum Konzept Welge/Al-Laham (1999), S. 337 ff. sowie die dort angegebene Literatur.

[815] Vgl. stellvertretend zum Konzept Kreikebaum (1997a), S. 77 ff.; Hammer (1991), S. 180 ff.; Hahn (1990), S. 228; Hax/Majluf (1990), S. 73 ff.

[816] Vgl. Schlüchtermann (1998); Orban/Schlechtriem (1996).

5.1.1.1 Die BCG-Matrix und ihre Anwendung im Gesundheitsbereich

Die Markt-Portfolio-Analyse ist ein Instrument, das die sehr komplexen Zusammenhänge von Unternehmung und Markt auf eine zweidimensionale Matrix reduziert: Dabei werden bekanntermaßen die Produkte bzw. strategischen Geschäftsfelder (SGF) entsprechend ihrer Stellung im Markt positioniert. Mittels sogenannter Normstrategien wird angegeben, wie die einzelnen Produkte bzw. strategischen Geschäftsfelder strategisch zu managen sind.[817] Angesichts des steigenden wirtschaftlichen Drucks auf Krankenhäuser ist eine sorgfältige Analyse des bestehenden Portfolios der Leistungen eines Hauses unverzichtbar. Der erste Schritt besteht in der Identifikation seiner Kernleistungen, die nicht nur im medizinischen Bereich, sondern gleichermaßen in den Feldern Service, Consulting, Informationstechnologie oder Pflege verankert sein können. So wäre z.B. eine Einteilung nach den medizinischen Feldern wie Pädiatrie, Allgemeinmedizin, Onkologie und Neurologie denkbar. Solche Leistungsfelder müßten idealerweise gekennzeichnet sein durch eine eigene Führungsstruktur, eine eigene Strategie, spezifische Ziele sowie eine separate Budgetzuweisung.[818] Ein Beispiel für eine BCG-Portfolioanalyse im Krankenhaus zeigt die folgende Abbildung:

[817] Vgl. grundlegend zur Ableitung der Normstrategien Hedley (1997); Hammer (1991), S. 179 ff.; Hax/Majluf (1990a), S. 55 ff.; Day (1977), S. 30.

[818] Vgl. Kotler (1987), S. 98 ff.

Abbildung 30: BCG-Portfolio-Analyse im Krankenhaus

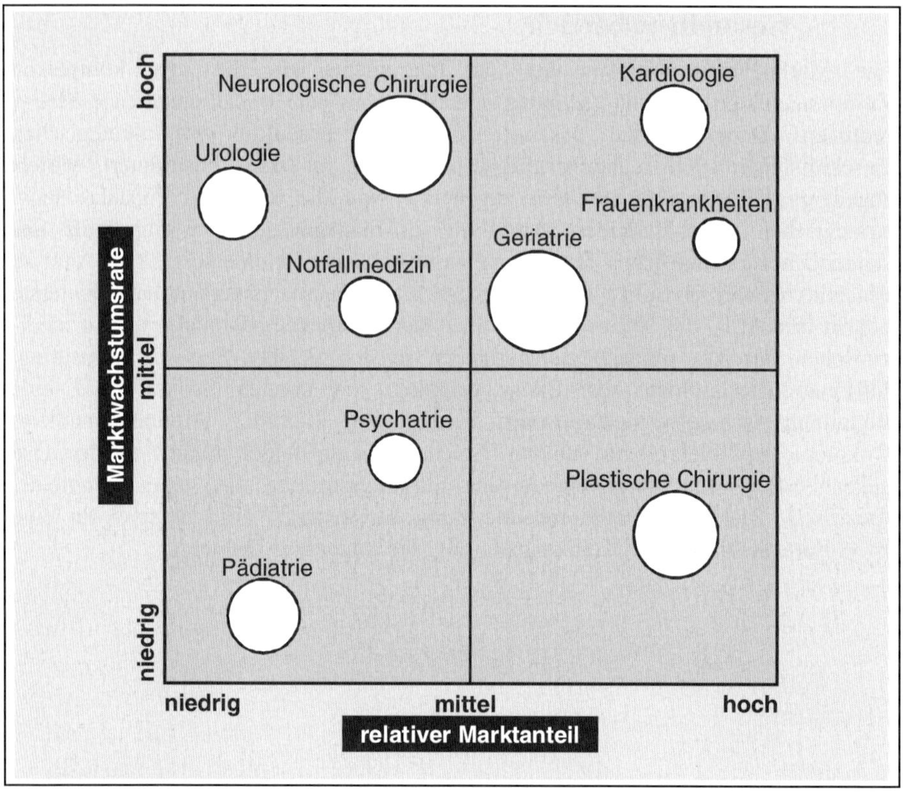

Quelle: Eigene Darstellung

Servicelinien wie spezielle Serviceleistungen für Frauenkrankheiten, Geriatrie, Kardiologie u.a. besitzen danach ein hohes Marktwachstum und einen hohen relativen Marktanteil. Diese Leistungen sollten gemäß der Interpretation durch die BCG-Matrix ausgebaut werden. Neurologie, Urologie und Notfallmedizin können sich als gegenwärtige *Question Marks* zukünftig als *Stars* oder *Dogs* entwickeln. Psychiatrie, Pädiatrie u.a. weisen einen niedrigen relativen Marktanteil und niedriges Marktwachstum auf und gelten deshalb als *Poor Dogs. Cash Cows*, wie plastische Chirurgie, besitzen einen hohen relativen Marktanteil, aber ein geringes Marktwachstum.[819] Neben dem Marktportfolio treten eine Vielzahl von Variationen dieses Basiskonzeptes auf. Eine genauere Betrachtung zeigt aber, daß es sich oft nur noch um eine weitere portfolioähnliche Darstellung handelt, ihre Aussagekraft z.T. jedoch auf ein Minimum reduziert ist.

819 Vgl. Van Doren/Durney/Colleen (1993).

5.1.1.2 Kritische Würdigung des Leistungsvermögens der „konventionellen" Instrumente zur strategischen Geschäftsfeldplanung

Die Normstrategien des Markt-Portfolios sind durchaus logisch nachvollziehbar und deshalb auch grundsätzlich akzeptabel für kommerzielle, traditionelle Industrien. Dennoch weisen diese Normstrategien erhebliche Defizite,[820] insbesondere im Hinblick auf eine strategische Planung von Krankenhäusern auf.[821] Daneben besitzen Markt-Portfolios auch aus allgemeiner Sicht eine Reihe von gravierenden Schwächen im Kontext eines innovativen, vorsteuernden Managements in zunehmend dynamischen Umwelten, wie sie derzeit in der Gesundheitsbranche vorzufinden sind.

So geben sie lediglich an, daß „in ein strategisches Geschäftsfeld Finanzmittel fließen sollen oder nicht", es wird aber keineswegs beantwortet, in welche Strukturelemente und Prozesse sie investiert werden sollten. Insbesondere für Gesundheitssysteme gestaltet sich die Anwendung von derartigen Portfolioanalysen aufgrund der bestehenden Interdependenzen zwischen den einzelnen Fachrichtungen, wie üblicherweise zwischen Orthopädie und Pädiatrie oder Innere und Herzchirurgie, als äußerst problematisch, da eine klare Abgrenzung von strategischen Geschäftseinheiten häufig nicht möglich ist. Auch werden der dem Erfolg zugrundeliegende spezifische Sachzusammenhang bzw. die Kombination der vorhandenen *Skills*, *Kompetenzen* und *Capabilities*, die insbesondere in Dienstleistungsunternehmen aufgrund ihres idiosynkratischen Charakters einen wesentlichen Wettbewerbsfaktor darstellen,[822] nicht berücksichtigt. Desweiteren unterstellt diese Vorgehensweise, daß man mit entsprechend verfügbaren Finanzmitteln „alles kaufen kann".

Ferner fehlt den Markt-Portfolios der in dynamischen Umwelten erforderliche Zeitbezug. So erlaubt die Konzeption des Markt-Portfolios keine Aussagen über die zeitliche Entwicklung der Geschäftsfelder, sagt also z.B. nichts darüber aus, wie lange ein Star seine Position halten kann oder ob aus einem Star überhaupt noch eine *Cash Cow* werden kann.[823] Es fehlt folglich eine Dynamisierung dieses Planungsinstruments. Die Markt-Portfolios arbeiten somit unter der Annahme einer wenig dynamischen Umwelt, während sich der Krankenhausbereich aufgrund der

---

[820] Vgl. stellvertretend zu einer kritischen Würdigung der Portfolio-Ansätze Welge/Al-Laham (1999), S. 342 ff.; Kreikebaum (1997a), S. 77; Wolfrum (1994), S. 243 ff. und S. 71 ff. sowie die dort angegebene Literatur; Pfeiffer/Metze/Schneider/Amler (1987), S. 71 ff.

[821] Vgl. zu Vor- und Nachteilen von Portfolio-Analysen in Krankenhäusern Schlüchtermann (1998); Straub (1997), S. 219 f.; Kotler/Clarke (1987), S. 99 ff.

[822] Vgl. zur Generierung von Wettbewerbsvorteilen mittels eines internen Ressourcenmanagement in Krankenhäusern Ginter/Swayne/Duncan (1998), S. 124 ff.

[823] Vgl. Pfeiffer/Metze/Schneider/Amler (1987), S. 71.

geschilderten Einflüsse und Entwicklungen zunehmend dynamischer gestaltet. Die herkömmlichen Markt-Portfolios sind aufgrund der Unterstellung relativ konstanter Trends der Parameter, wie z.B. Konkurrenzverhalten, Medizintechnik oder Marktentwicklung, nur eingeschränkt für ein strategisches Management von Krankenhäusern in dynamischen Umwelten einsetzbar.

Daneben erweist sich die den Markt-Portfolios inhärente Logik der Geschäftsfelderabgrenzung und Positionierung häufig als unzureichend für eine umfassende, unterschiedliche Perspektiven berücksichtigende strategische Planung. Die Markt-Portfolios betrachten ein Krankenhaus als eine Anhäufung von „Investitionen" in unterschiedliche „Produktlinien", geographische Standorte oder Märkte. Problematisch ist deshalb die Beantwortung der Frage, welche medizinischen Verfahren und Serviceleistungen des Krankenhauses zu welchen strategischen Geschäftsfeldern agglomeriert werden und in welchen Märkten diese ihrerseits positioniert werden sollen. So können solche Leistungen auch außerhalb der bestehenden Branchengrenzen aufgrund dort existierender profitabler Geschäftsfelder verstärkt zum Einsatz kommen. Bspw. kann die Gefäßchirurgie in unterschiedlichen Bereichen eines Krankenhauses genutzt werden, ebenso wie vorhandenes medizinisches Know-how auch in den Bereichen Wellness & Fitness oder Kosmetik eingesetzt werden kann.[824] Daneben ergeben sich im Rahmen der integrierten Versorgung sowie einer stärkeren IT-Vernetzung der Gesundheitsbranche Chancen, medizinisches Know-how auch außerhalb des Krankenhauses dem Markt zur Verfügung zu stellen.

Ein „engstirniges" Portfoliodenken führt schließlich zu einer Zerschneidung der insbesondere im Krankenhausbereich erfolgsrelevanten Prozeßketten.[825] Die ausgeprägten Abhängigkeiten der einzelnen Leistungen lassen eine isolierte Betrachtung von Einzelmodulen wenig sinnvoll erscheinen. Während man auf der einen Seite versucht, den ohnehin in Krankenhäusern bestehenden Ressortegoismus abzubauen, wird er durch eine überzogene Portfoliosteuerung weiterhin verstärkt.

Darüber hinaus unterstellt die Logik der BCG-Matrix, daß ein hoher Marktanteil oder ein starkes Marktwachstum gleichsam mit einer hohen Profitabilität verbunden ist, und daß diese Einkünfte für Investitionen in den übrigen Geschäftsfeldern genutzt werden können. Als Folge der Besonderheiten der Finanzierung im Gesundheitswesen besteht nun die Möglichkeit, daß Geschäftsfelder einen hohen Marktanteil besitzen, jedoch mehr oder weniger unwirtschaftlich sind.[826] So können die Pädiatrie, Psychiatrie u.a. einen hohen Marktanteil aufweisen und dennoch nicht profitabel für das Krankenhaus sein. Außerdem können

[824] Mit der Gründung von !QMS Medicosmetics wurde medizinisches Know-how aus dem Bereich der Unfall- und Hautmedizin zur Herstellung von Kosmetika seit einigen Jahren erfolgreich eingesetzt.

[825] Vgl. Prahalad/Hamel (1990); Porter (1987).

[826] Vgl. MacStravic/Mahn/Reedal (1983).

Geschäftsfelder zwar ein hohes Marktwachstum besitzen, wie u.a. die Geriatrie, jedoch aufgrund der insgesamt hohen und wenig kalkulierbaren Kosten wenig profitabel sein.

Ferner unterstellt die BCG-Matrix, daß verbunden mit einem hohen Marktanteil *Economies of Scale* freigesetzt werden können und auf diese Weise die Erträge, bezogen auf eine Leistungseinheit, gesenkt werden können. Im Gesundheitsbereich lassen sich in Folge der Arbeitsintensität von Dienstleistungen Economies of Scale sehr viel schwerer realisieren, so daß der Zusammenhang zwischen hohem Marktanteil und gleichzeitig hohen Profiten nur eingeschränkt gilt.

> "Thus, the less labor-intensive, higher fixed-cost services, such as mechanized laboratory services, fit the BCG-model better than highly labor-intensive services such as general medical care for the elderly."[827]

Weiterhin unterstellt die BCG-Matrix, daß der „Preis" je Einheit konstant bleibt, während die Stückkosten aufgrund von Mengendegressionseffekten fallen. Im Gesundheitsmarkt decken jedoch in vielen Fällen die Einnahmen pro Patient nicht die gesamten angefallenen Kosten, so daß das Krankenhaus mit jedem weiteren Patienten „Geld verliert" und eine Quersubventionierung erforderlich wird. In dieser Marktkonstellation verursacht ein hoher Marktanteil statt hoher Profite nur finanzielle Schwierigkeiten. Zum Beispiel gehen Patientensegmente mit älteren Menschen in Folge der soziodemographischen Bedingungen vielfach mit einem hohen Marktanteil und einem hohen Marktwachstum einher. Nach der Einordnung der BCG-Matrix handelt es sich bei diesem Geschäftsfeld um einen Star. Ältere Menschen bedürfen jedoch eines deutlich höheren Pflegeaufwandes und verursachen deshalb steigende Kosten. Der „Star in einer herkömmlichen, kommerziellen Marktsituation" wandelt sich auf diese Weise zu einem „Poor Dog des Gesundheitsmarktes".

Mit der Einführung der DRGs bleibt der Preis für Krankheitsbilder, ungeachtet des Volumens oder der Kosten, konstant, so daß der Einsatz der BCG-Matrix in diesem Kontext geeigneter erscheint. Der Rückschluß von einem hohen Marktanteil auf damit verbundene hohe Profite aufgrund von Economies of Scale bleibt jedoch nur dann schlüssig, solange es sich nicht um Leistungen mit relativ hohen variablen Kosten und einem niedrigen Fixkostenanteil handelt. In diesem Fall kommt die sogenannte Fixkostendegression aufgrund eines höheren Leistungsvolumens und

---

[827] Kotler/Clarke (1987), S. 100.

damit einhergehender Economies of Scale *im engeren Sinne*[828] nur geringfügig zum Tragen. Auch muß davon ausgegangen werden, daß unter einzelnen DRGs in Folge einer risikoreichen Zusammensetzung des Patientengutes, z.B. ältere und schwer erkrankte Patienten, nicht kostendeckend gearbeitet werden kann. Ein hoher Anteil solcher Patienten ergibt keinesfalls eine Cash Cow des Krankenhauses. Ferner geht die BCG-Matrix von einer Quersubventionierung zwischen den einzelnen Felder aus, z.B. werden Poor Dog-Leistungen durch Einnahmen aus den Cash Cow-Leistungen unterstützt. Für den Gesundheitsbereich bedeutet dies, daß ertragreiche DRGs defizitäre DRGs subventionieren werden. Vor diesem Hintergrund werden auch Non-Profit-Krankenhäuser ihre Leistungen unter einer vermehrten Gewinnerzielungsabsicht erbringen müssen, um wenig profitable Gesundheitsleistungen eines Krankenhauses aufrecht erhalten zu können.

Ein isolierter Einsatz der BCG-Matrix im Gesundheitsbereich empfiehlt sich daher lediglich im Bereich der privaten Leistungen, bei Gesundheitsleistungen mit einem geringen Anteil an menschlicher Arbeit oder vermehrt standardisierbaren Gesundheitsleistungen.[829]

5.1.1.3 Modifizierte BCG-Matrix für den Gesundheitsbereich

Die eingeschränkte Aussagefähigkeit der BCG-Matrix im Gesundheitsbereich hat *McCain* zu einer um die *Dimension der Profitabilität* erweiterten Portfolioanalyse für Krankenhäuser veranlaßt.[830] Die Dimension der Profitabilität steht in Relation zum Cash Flow und Return on Investment. Der Aufbau dieser BCG-Matrix gestaltet sich wie folgt:

[828] Bei Economies of Scale im engeren Sinne handelt es sich um mengeninduzierte Skaleneffekte. Skaleneffekte basieren auf zwei zentralen Stellgrößen: (1) Erfahrungskurveneffekten und (2) Fixkostendegressionseffekten. Skaleneffekte begründen in vielen Industrien nicht nur effektive Marktbarrieren in ihrer Funktion als kollektives Bollwerk gegenüber Angreifern, sondern determinieren auch innerhalb einer strategischen Gruppe häufig die Kosten- und damit Wettbewerbsposition jedes einzelnen Anbieters. Die Nutzung von Skaleneffekten korrespondiert zumeist mit einer Strategie der Kostenführerschaft, wenn absolute Kostenvorteile die Grundlage von Niedrigpreisstrategien sind.

[829] Vgl. Kotler/Clarke (1987), S. 100 f.

[830] Vgl. grundlegend McCain (1987).

Abbildung 31: Modifizierte BCG-Matrix für den Gesundheitsbereich

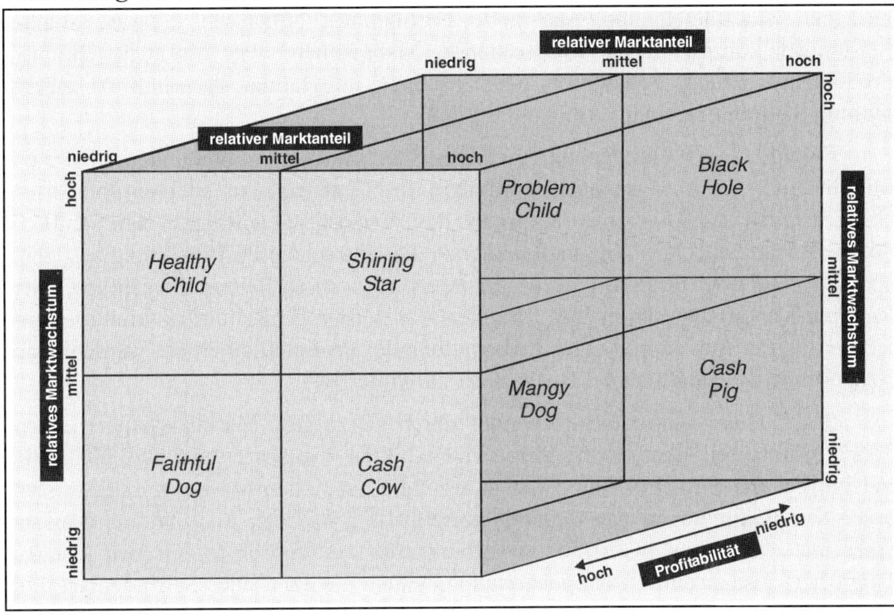

Quelle: In Anlehnung an McCain (1987), S. 58.

Shining Stars besitzen ein hohes Marktwachstum, einen hohen Marktanteil sowie eine hohe Profitabilität. Dieser Quadrant bietet eine ausgezeichnete Situation für ein Krankenhaus. Die hohe Profitabilität dieses Bereiches zieht weitere Wettbewerber an. Für dieses Geschäftsfeld wird deshalb eine aggressive Preis-Qualitätspolitik und Produktpolitik/Innovationspolitik notwendig. Eine weitere Marktentwicklung scheint angesichts des bestehenden hohen Marktanteils schwierig. Ergänzend kann über eine vertikale Integration oder Diversifikation nachgedacht werden.

Cash Cow-Geschäftsfelder besitzen ein niedriges Marktwachstum, einen hohen Marktanteil sowie eine hohe Profitabilität. In dieser Konstellation besitzt das Krankenhaus eine dominante Position am Gesundheitsmarkt (möglicherweise 100 Prozent), ein weiteres Wachstum dieses Geschäftsfeldes ist jedoch ausgeschlossen. Die hohe Profitabilität dieses Geschäftsfeldes zieht wiederum Wettbewerber an, so daß mittels einer verstärkten Kostenpolitik seitens des Krankenhauses die dominante Position in diesem Geschäftsbereich verteidigt werden sollte.[831]

Im Quadranten der *Healthy Children* weisen die zugehörigen Gesundheitsleistungen ein hohes Marktwachstum, eine hohe Profitabilität, jedoch einen

---

[831] Vgl. Ginter/Swayne/Duncan (1998), S. 224 f.

niedrigen Marktanteil auf. Dieser Quadrant zeigt, daß Leistungen durchaus einen niedrigen Marktanteil und eine hohe Profitabilität aufweisen können. Solche Leistungen können durch entsprechende Maßnahmen, wie Marktentwicklung, Produktentwicklung, Penetration oder vertikale Integration, dauerhaft zu einem Shining Star oder zu einer Cash Cow werden.

Faithful Dogs besitzen ein niedriges Marktwachstum und einen niedrigen Marktanteil, sind aber dennoch profitabel. Im Gegensatz zu anderen Industrien besitzen Krankenhäuser z.B. aufgrund des Versorgungsauftrages eine deutlich höhere Anzahl an „Quasi-Geschäftsfeldern", die eine solche Positionierung besitzen, aber aufgrund ihrer Profitabilität insgesamt einen positiven Beitrag hinsichtlich einer Rundum-Versorgung durch das Krankenhaus leisten.[832] Zukünftig muß geprüft werden, ob der Marktanteil unter Beibehaltung der Profitabilität erhöht werden kann oder ob eine Beibehaltung des Status Quo sinnvoller ist.

Black Holes sind gekennzeichnet durch ein hohes Marktwachstum, einen hohen Marktanteil, aber eine niedrige Profitabilität. Typischerweise sind nicht alle Leistungen, die ein hohes Marktwachstum und einen hohen Marktanteil aufweisen, unter den Bedingungen des Gesundheitsbereichs profitabel. So führt der Einsatz eines mit sehr hohen Investitionen verbundenen medizinisch-technischen Gerätes möglicherweise zu einer Monopolstellung in einem medizinischen Spezialgebiet und damit verbunden zu steigenden Patientenzahlen, hohem Marktanteil und hohem Marktwachstum. Trotz realisierter Fixkostendegressionseffekte bleiben Investitionen in solche Geschäftsfelder unprofitabel, weil aufgrund des insgesamt hohen Investitionsniveaus keine Refinanzierung über die erzielbaren Einnahmen aus der Behandlung von Patienten möglich ist. Andererseits besitzen solche Leistungsangebote sehr häufig positive Rückstrahlungseffekte auf das Gesamtimage des Krankenhauses und führen auf indirektem Wege zu höheren Gewinnen in den anderen Geschäftsfeldern.[833] So verweist *Münch* immer wieder auf die Notwendigkeit eines medizinisch-technischen Aufrüstens im Krankenhaus, gerade um die beschriebenen positiven Rückstrahlungseffekte auf die anderen Felder zu erreichen und auf diese Weise eine entsprechende Marketingwirkung zu generieren. Für Patienten sei die Existenz moderner medizinischer Geräte häufig ausschlaggebend für die Wahl des Krankenhauses.[834] Dennoch stellen solche Geschäftsfelder aufgrund der kontinuierlichen Verluste eine große Belastung für das Krankenhaus dar:

---

[832] Vgl. McCain (1987), S. 60.

[833] Vgl. Ginter/Swayne/Duncan (1998), S. 225.

[834] Einerseits thematisiert MÜNCH bei seinen öffentlichen Auftritten eine zu geringe Investitionseffizienz deutscher Krankenhäusern, andererseits sind nach seiner Auffassung vereinzelte zwar unprofitable, aber imagefördernde Investitionen angesichts ihrer positiven Rückstrahlungseffekte auf das Gesamtimage eines Krankenhauses unverzichtbar.

> "When circumstances prevent a service from generating most of its own cash inflow, it becomes a ,black hole' – a collapsed star sucking in light (profit or cash) – rather than shining and generating cash or profits."[835] – "If a black hole product or service cannot be made into a shining star, it is likely to become a cash pig."[836]

Deshalb wird es in solchen Geschäftsfeldern darum gehen, massive Kostensenkungsprogramme zu starten, d.h. die operative Exzellenz dieses Bereiches durch den Einsatz von Konzepten, wie z.B. Lean Management, Business Reengineering, Gemeinkostenwertanalyse umfassend zu steigern, oder die Einnahmen ohne zusätzliche finanzielle Belastungen zu erhöhen. In dieser Situation muß das Krankenhaus möglicherweise auch in erneute Vertragsverhandlungen mit den Kassenvertretern treten.

Problem Children sind gekennzeichnet durch einen niedrigen Marktanteil, einen niedrigen Gewinn, jedoch ein hohes Marktwachstum. Einige dieser Leistungen können sich zu einem *Shining Star* oder einer *Cash Cow* entwickeln, andere werden zu *Black Holes* oder *Mangy Dogs*. Das Krankenhausmanagement muß entscheiden, welche Leistungen es in Zukunft unterstützt und welche aus dem Leistungsprogramm gestrichen werden sollten.[837]

Cash Pigs besitzen einen hohen Marktanteil, jedoch ein niedriges Marktwachstum und einen niedrigen Gewinn.

> "Health care cash pigs are likely to be those well-established SSUs with dominant shares that once were considered to be cash cows. Typically, they have well-entrenched advocates in the organizational hierarchy who support their continuance."[838]

Eine mögliche Strategie für dieses Geschäftsfeld besteht in einer Kostensenkung und/oder „Preis-" bzw. Einnahmenerhöhung. Meist bedeutet letzteres nichts anderes, als in eine neue „Verhandlungsrunde" mit den Kostenträgern zu treten.

Mangy Dogs sind gekennzeichnet durch ein niedriges Wachstum, einen niedrigen Marktanteil und eine schlechte Ertragssituation. Diesen Geschäftsbereich sollte ein Krankenhaus so schnell wie möglich aus seinem Portfolio eliminieren und entsprechende Vertragsverhandlungen mit den Kassenvertretern führen.

Die vorgestellte Portfolioanalyse berücksichtigt zwar die Besonderheiten, die im Kontext der Finanzierung von Gesundheitsorganisationen entstehen, die Modifi-

---

[835] McCain (1987), S. 60.

[836] Ginter/Swayne/Duncan (1998), S. 225.

[837] Vgl. Ginter/Swayne/Duncan (1998), S. 225.

[838] Ginter/Swayne/Duncan (1998), S. 225 f. Vgl. auch McCain (1987), S. 62. Bei SSUs handelt es sich um sogenannte Strategic Service Units.

zierung der BCG-Matrix führt jedoch keineswegs zur Aufhebung der oben beschriebenen Defizite von Markt-Portfolios.

5.1.1.4 Multiattributive Marktportfolios („Business Screens“)

Neben der modizifizierten Form der BCG-Matrix eignet sich auch das *Strategic Business Planning Grid* der Firma General Electric (GE) für den Einsatz im Gesundheitsbereich. Es setzt sich zusammen aus den beiden Dimensionen „Marktattraktivität“ und „Organisationsstärke“. In seiner ursprünglichen Form setzt sich die Marktattraktivität des *Strategic Business Planning Grid* der Firma General Electric aus eher industriebezogenen Kriterien wie Marktanteil, Marktwachstum, Wettbewerbsintensität u.a. zusammen. Die *Organisationsstärke* wurde gemessen in Größen wie Marketing-Effizienz, Programmqualität, Marktwissen, Stand der Effizienz u.a.

Kotler entwickelte eine auf die Besonderheiten des Gesundheitsmarktes zugeschnittene Version des *GE-Portfolios*. Die Marktattraktivität bildet einen Index, der sich aus den Faktoren (1) *Patienten- und Versichertenmix*, (2) *Grad der Deregulierung*, (3) *Wettbewerbsintensität*, (4) *Marktgröße und Marktwachstum*, (5) *Marktstabilität* sowie (6) *Economies of Scale und Lernkurveneffekte* zusammensetzt.[839] So bestimmt der *Patienten- und Versichertenmix*, z.B. durch das bestehende Verhältnis von gesetzlich versicherten Patienten zu Privatpatienten, die Marktattraktivität eines Geschäftsfeldes. Der bestehende *Deregulierungsgrad* in einem spezifischen Bereich gibt Auskunft, inwieweit der vorherrschende Markt reguliert ist. Das Portfolio ist derart angelegt, daß weniger regulierte Bereiche grundsätzlich als attraktiver gelten. Hinter der *Wettbewerbsintensität* verbirgt sich die Annahme, daß stark umkämpfte Märkte weniger attraktiv sind als solche mit wenigen Wettbewerbern. *Marktgröße und Marktwachstum* sind unter Berücksichtigung der Besonderheiten des Gesundheitsmarktes ebenso selbsterklärend wie das Kriterium der *Marktstabilität*. Die *Faktoren Economies of Scale und Lernkurveneffekte* greifen den oben beschriebenen Zusammenhang von sinkenden Stückkosten in wenig arbeitsintensiven Bereichen auf. Folglich bieten Geschäftsbereiche, in denen der Anteil des Faktors Arbeit geringer ausfällt, ein interessanteres Investitionsfeld.

Die Organisationsstärke setzt sich zusammen aus den Faktoren (1) *Potential- und Strukturqualität*, (2) *Positionierung und Image*, (3) *Effizienzstand* sowie (4) *Markterfahrung*. Je höher die *Potential- und Strukturqualität* im Vergleich zur Konkurrenz, die sich im Equipment, in den Facilities, der personellen medizinischen Besetzung, der Ästhetik der Räumlichkeiten und Hygienestandards ausdrückt, um so höher kann die Organisationsstärke eines Hauses bewertet werden. Weiter wirkt sich eine große Übereinstimmung zwischen der *Positionierung eines Geschäftsbereichs*

---

[839] Vgl. Kotler/Clarke (1987), S. 101 ff.

und dem übergreifenden *Image* des Krankenhauses besonders positiv auf die organisationale Stärke aus. So stellt das Angebot eines anspruchsvollen Herzkatheterprogramms und ein negatives Gesamtimage eine „unglückliche" Kombination dar. Das Image des Hauses besitzt in dieser Konstellation folgenschwere, negative Ausstrahlungseffekte auf den hochspezialisierten Herzbereich. Weiter wird die Organisationsstärke beeinflußt durch die Fähigkeit eines Krankenhauses, einen spezifischen Leistungsbereich *effizienter* als die Konkurrenz zu erbringen. Nicht zuletzt führt eine bessere *Kenntnis eines Marktes* (z.B. Kenntnis des Patientenverhaltens) zu einer Verbesserung des Parameters der Organisationsstärke.[840]

Jeder dieser Faktoren wird skaliert und gewichtet, so daß jedem Programm ein genauer Wert in der Organisationsstärke und Marktattraktivität zugeordnet werden kann, auf dessen Grundlage eine Positionierung im GE-Portfolio erfolgt. Zwar entspricht *Kotler*s modifizierte Version des *Strategic Business Planning Grid* eher den Besonderheiten des Gesundheitsmarktes als der oben beschriebene „Urtyp" der BCG-Matrix, dennoch führt die allen Portfolios inhärente Logik unter Berücksichtigung der bestehenden ethischen Eckdaten im Gesundheitsbereich in ihrer Umsetzung zu einer Dilemmasituation: So provoziert eine allein nach den Empfehlungen von Portfolios gestaltete Leistungsprogrammpolitik der Krankenhäuser eine Vernachlässigung oder Nichterfüllung des Versorgungsauftrages in weniger attraktiven Geschäftsfeldern.

Zusammenfassend kann festgestellt werden, daß die Markt-Portfolio-Konzepte isoliert angewandt nur unzureichend in der Lage sind, die bestehenden „Produkte" des Krankenhauses „richtig abzubilden" bzw. die strategischen Geschäftsfelder „richtig abzugrenzen". Sicherlich liefern sie bezüglich des Marktzyklus zahlreiche wertvolle Hinweise, vor allem in Richtung einer Finanzmittelsteuerung in zukunftsträchtige Geschäftsfelder. Jedoch erlaubt die Methode der Markt-Portfolios einerseits keine hinreichende Aussage über die Entwicklung des strategischen Geschäftsfelds in der Zukunft, da dieses letztlich sehr stark von medizinisch-technologischen Faktoren beeinflußt wird. Andererseits kann sie nicht zur Suche neuer Erfolgspotentiale und damit zu keiner Suche neuer strategischer Zukunftsgeschäftsfelder - die wiederum sehr stark auf neuen medizinischen Behandlungsmethoden basieren - verwendet werden.[841] Strategische Lücken können deshalb mit dieser Konzeption nicht rechtzeitig erkannt werden. Sie zeigen sich nämlich erst dann, wenn das Marktportfolio eine unausgeglichene Verteilung und keine Nachwuchsprodukte im Feld der Questionmarks aufweist. Daher kann der Auffassung, daß das Ist-Portfolio eine Art Frühindikator für zukünftige Gefahren, aber auch Gelegenheiten darstellt, nicht zugestimmt werden, da es nur bereits

---

[840] Vgl. Kotler/Clarke (1987), S. 102 f.

[841] Vgl. dazu ausführlich Hamel/Prahalad (1995), S. 138 ff.

vorhandene medizinische Möglichkeiten zeigt, und zwar zu einem Zeitpunkt, bei dem ein Reagieren nur mit enormen Kostennachteilen und schwierigen Verhandlungen mit den Kostenträgern möglich ist. Nicht zuletzt vermag es nur Schwachstellen aufzuzeigen, aber keine Hinweise darauf zu geben, wo die Ursachen dieser Situation liegen. Diesbezüglich sind die quantitativen Aussagen der Markt-Portfolios richtungslos, die zugrundeliegenden Sachprozesse werden von ihnen nicht in ausreichendem Maß berücksichtigt.[842]

5.1.2 Das Medizin-Portfolio als Basis der strategischen Neuausrichtung von Krankenhäusern

5.1.2.1 Vorbemerkungen

Neben einer eher *marktorientierten* Steuerung von Krankenhäusern führt eine *medizinorientierte* Portfolioplanung zu weiteren relevanten Informationen und Rückschlüssen, die die Defizite der herkömmlichen Markt-Portfolios reduzieren oder aufheben helfen. Das *Bezugsobjekt des Marktes* wird in diesem Fall durch das *Bezugsobjekt der Medizin* ersetzt. Das Medizin-Portfolio ist dabei durchaus vergleichbar mit den Technologie-Portfolios[843] und ihrem Einsatz im technologie-dominierten Industriesektor, weil ihnen tendenziell eine *Inside-out-* respektive *Medicine-push-Orientierung* (bzw. *Technology-push-Orientierung*) inhärent ist. Während in den traditionellen Industrien vielfach die beherrschbaren Technologien erfolgsbestimmend für die strategische Neuausrichtung des Unternehmens sind, stellen die praktizierbaren medizinischen Verfahren eine wesentliche Erfolgs-voraussetzung im Kontext einer eher ressourcendominierten Sichtweise zur Gewinnung neuer Wachstumsfelder für Krankenhäuser dar. Als medizinische Verfahren gelten Diagnose-, Behandlungs- und Versorgungsmethoden und -techniken, die auch unabhängig von einem klinischen Schwerpunkt im Krankenhaus existieren. Vielmehr zeichnen sie sich dadurch aus, daß sie in unterschiedlichen medizinischen Gebieten eingesetzt werden können. Beispiele für innovative medizinische Verfahren sind gegenwärtig die minimalinvasive Chirurgie oder die Lasermedizin.

Daneben wird der Einsatz der herkömmlichen Technologie-Portfolios mit dem *Bezugsobjekt der Medizin-Technologie* aufgrund der hohen Technologieintensität von Krankenhäusern ebenso erforderlich.[844] Dies gilt insbesondere für den Zukunfts-

---

[842] Vgl. Pfeiffer/Metze/Schneider/Amler (1987), S. 71 ff.

[843] Vgl. grundlegend zum Instrument des Technologie-Portfolios Pfeiffer et al. (1997); Schüler (1996), S. 160 ff.; Pfeiffer et al. (1995); Pfeiffer et al. (1994); Pfeiffer/Metze/Schneider/Amler (1987); Pfeiffer/Dögl/Schneider (1989); vgl. ergänzend Welge/Al-Laham (1999), S. 417 ff. und Wolfrum (1994), S. 119 ff.

[844] Vgl. ausführlich zur Bedeutung des medizinisch-technologischen Fortschritts Bantle (1996).

bereich der *mechatronischen Apparatemedizin*[845]. Die beherrschbaren Medizin-Technologien stellen eine wesentliche Erfolgsgrundlage zur strategischen Steuerung von Krankenhäusern dar und sollten deshalb fester Bestandteil eines integrativen Portfoliomanagements von Krankenhäusern sein.[846] Ihr Aufbau und ihre Anwendung unterscheidet sich in Krankenhäusern jedoch nicht von der in den herkömmlichen Industrien, so daß auf ihre ausführliche Beschreibung an dieser Stelle verzichtet wird.[847]

Im hier verstandenen Sinne reflektieren Technologieportfolios im allgemeinen und Medizinportfolios im speziellen nicht nur das medizinische und technisch-funktionale Leistungspotential ihrer Referenzobjekte, sondern immer auch deren ökonomisches Leistungspotential als zumindest erfolgskritische Nebenbedingung. Insbesondere vor dem Hintergrund der Kostenoffensive im Gesundheitswesen müssen sich medizinische Innovationen wirtschaftlich rechtfertigen lassen, um im übertragenen Sinne die oft beklagte „Technologievergoldung" des Industriegütersektors im Gesundheitsbereich zu vermeiden. Für die nähere Zukunft avanciert ein strategisches Controlling medizinischer Leistungen unter Kosten-/Nutzengesichtspunkten zu einem zentralen Stellhebel der kosteneffizienten Wertsteigerung im Krankenhaus. Portfolioanalysetechniken übernehmen in diesem Zusammenhang eine wichtige methodische Unterstützungsfunktion, um den Prozeß des medizinischen Monitoring strukturiert und nachvollziehbar zu begleiten. Zudem trägt die Ableitung von Medizinportfolios zu einer Versachlichung der oftmals hochpolitischen Diskussion um die Festlegung der „richtigen" strategischen Stoßrichtung eines Krankenhauses aus medizinischer, technologischer und betriebswirtschaftlicher Sicht bei.

Zwar sind Portfolios „nur so gut oder so schlecht wie ihre Anwender", doch tragen sie erheblich zu einer Strukturierung der zumeist diffusen Problemstellungen von Krankenhäusern im Umbruch bei. So lenken sie die Aufmerksamkeit der involvierten Entscheider auf die zentralen strategischen Probleme und zwingen diese, einen schnittstellenübergreifenden Diskurs zu suchen. Eben dieser hat in der Vergangenheit aufgrund eines funktionalen und berufsständischen Silodenkens zwischen (1) Medizinern, (2) Pflegepersonal und (3) Krankenhausadministration nur sporadisch stattgefunden. Für die fundierte Erstellung von Medizinportfolios erweist

---

[845] Bei der Mechatronik handelt es sich um ein strategisches Technologie- und Innovationsfeld, das auf Basis der Konvergenz von (1) Mechanik; (2) Elekrotechnik; (3) Elektronik und (4) digitalen Informationstechnologien (Hardware und Software) entstanden ist. Die Mechatronic bildet die Plattform für die Miniaturisierung in der Medizintechnik. Dank der Mechatronic wird es zukünftig möglich sein, invasive Eingriffe dezentral durchzuführen, wenn z.B. chirurgische Maßnahmen per Fernsteuerung vorgenommen werden.

[846] Vgl. hierzu ausführlich Kapitel 5.1.3.

[847] Vgl. grundlegend Pfeiffer et al. (1995); Pfeiffer/Dögl/Schneider (1989); Pfeiffer/Metze/ Schneider/ Amler (1987).

es sich als notwendig, einen Stakeholder-Pluralismus zu praktizieren, indem ein heterogener Expertenstab den Prozeß der portfolio-gestützten Strategiefindung begleitet. Zur Vermeidung politisch vermachteter Portfolioanalysen sollten gegebenenfalls externe Berater herangezogen werden, die den Prozeß der Strategieableitung als Moderatoren und Schiedsrichter zielführend unterstützen.

5.1.2.1.1 Perspektive des Medizinmanagements

Die zunehmende Geschwindigkeit des medizinischen und medizinisch-technischen Fortschritts[848] und die daraus resultierende Expansion der Investitionen lassen ein strategisches Medizinmanagement angesichts knapper werdender finanzieller Ressourcen und gleichzeitig steigender Nachfrage nach Krankenhausleistungen zu einer zentralen Herausforderung der Krankenhäuser in den nächsten Jahren werden. Fragen der Planung, Organisation und Kontrolle des medizinischen sowie medizinisch-technischen Fortschritts rücken deshalb immer mehr in den Vordergrund der unternehmerischen Steuerung. Der Medizinbereich gewinnt damit zunehmend Züge eines herkömmlichen Industriesektors und rückt ab von seiner noch überwiegend einseitig akademisch geprägten Sichtweise. Der bisherige Anspruch vieler Mediziner nach „Freiheit der Forschung" kann unter den bestehenden ökonomischen Zwängen im Krankenhaus nicht mehr aufrechterhalten werden. Die Medizin dient nicht mehr allein dem „wissenschaftlichen Selbstzweck", sondern hat gleichermaßen die finanzierbaren und vorhandenen Ressourcen mit den Bedürfnissen der unterschiedlichen Stakeholder, wie z.B. des Patienten bzw. der Gesellschaft, abzugleichen. Die praktizierten medizinischen Leistungen können sich angesichts der dramatischen Veränderungen der Gesundheitsbranche nicht weiterhin auf das konzentrieren, was *medizinisch machbar*, sondern was *ökonomisch sinnvoll* ist und den Anforderungen und Bedürfnissen der Stakeholder und Patienten

[848] Wesentliche Bedingungen für die Realisierung praktischer medizinischer Fortschritte im Rahmen der GKV sind die im SGB V verankerten Grundsätze für die Organisation der Leistungserbringung und ihre Vergütung, die Inanspruchnahme von innovativen Leistungen durch die Patienten und die angemessene Anwendung im Rahmen der Therapiefreiheit des Arztes. Vgl. Sachverständigenrat (1998), S. 59.

entspricht.[849] Das gegenwärtige Fehlen von qualitativen Methoden, die den Krankenhäusern helfen, die relevanten Informationen über Innovationen im medizinischen Bereich zu gewinnen und Trendbrüche frühzeitig zu erkennen, führt dazu, daß in der Praxis häufig nach den Vorlieben des jeweils praktizierenden Experten, in der Regel des Chefarztes, entschieden wird. Es fehlt ein Planungsinstrument, das Krankenhäuser unterstützt, medizinische Investitionen erfolgswirksam zu planen und zu steuern.

Der Begriff „Medizin" ist weit auslegbar: Er wird einerseits in der engeren Fassung als Wissenschaftsbezeichnung verstanden, andererseits wird mit „Medizin" in der weiteren Fassung nicht nur das Wissen der Medizin, sondern auch die Ausprägung des medizinischen Wissens in materiellen und immateriellen Objekten bezeichnet. Eine Aufgabe eines Medizinmanagements besteht in der Sichtung des in einem Krankenhaus existierenden medizinischen Know-hows, um darauf aufbauend letztlich die Kernkompetenzen abzustimmen und Wettbewerbsstrategien formulieren zu können. Diese Sichtung betrifft nun die Frage, auf welchen medizinischen Lösungsprinzipien die *„medizinische Substanz"* eines Krankenhauses basiert und in welchen Trägern die medizinische Substanz integriert ist. *Ellinger* nutzt in diesem Zusammenhang den Begriff der *Substanzqualität.*[850] Mit der medizinischen Substanz wird im Sinne dieses Buches die Gesamtheit des medizinischen Know-hows verstanden, das in *(1) immateriellen, (2) materiellen, (3) quasi-materiellen* und *(4) personellen* Trägern inkorporiert ist. Dabei umfaßt der Begriff der medizinischen Substanz nicht nur die gegenwärtig praktizierten, medizinischen Verfahren, sondern ist im Rahmen einer strategischen Vorsteuerung als Ausdruck des *medizinischen*

[849] In his president's address at the Association of American Medical Colleges annual meeting in November 1995, Jordan J. Cohen said: "Academic medicine is an industry. I know we don't like to think of ourselves that way, but stripped to the core, that's clearly what we are and we shouldn't be ashamed to say so. The image of industry as a grimy, mindless, clanking of machinery, grinding out indistinguishable widgets, is myopic and outmoded caricature. The reality is that successful industries make things and provide services that people want and need. People want and need well-educated and highly trained physicians, new medical knowledge, and high-quality medical care. That's what our industry makes! But no industry, however successful, can expect on the same way indefinitely. The desire of people change. Their needs change. The world changes. Successful change to meet – and to create – new expectations and new realities. And, like it or not, our customers are beginning to express many new expectations and to raise troubling questions about each one of our products – education, research, and clinical services. [...] Do we need to re-balance our research agenda with more emphasis on getting products to market faster and doing a more effective job taking care of people with the knowledge we already have? Why are the prices of our health care services so high? We are being challenged now to drive our industry- and its production line-into better alignment with the changing needs and expectations or our customers [...]." Cohen (1996), S. 123. Vgl. hierzu ausführlich Sosland/Nash (1999), S. 147 ff.

[850] In Anlehnung an Hartmann (1997), S. 49 f.; vgl. Ellinger (1985), S. 17.

Vorbereitungsgrads eines Krankenhauses zu interpretieren.[851] Gemeinsam bilden die vier genannten Know-how-Träger die medizinische Substanz bzw. den medizinischen Vorbereitungsgrad ab und stellen damit eine zentrale strukturelle Voraussetzung für das Funktionieren des Krankenhauses dar.

(1) *Immaterielle Träger* der medizinischen Substanz sind die von einem Krankenhaus praktizierten medizinischen Behandlungsmethoden sowie die damit verbundenen Prozesse bzw. Routinen. (2) *Quasi-materielle Träger* von medizinischen Verfahren sind Forschungsberichte, Fachaufsätze, Datenbankinformationen, krankenhausspezifische Behandlungsleitfäden u.a.[852] Quasi-materielle Träger sind für ein Medizinmanagement von besonderer Relevanz, da in diesen Trägern meist erstmals das Lösungsprinzip bzw. Systemprinzip eines neuen medizinischen Verfahrens dokumentiert ist.[853] (3) *Materielle Träger* von medizinischem Know-how sind z.B. medizinische Geräte, können aber auch innovative Verbrauchsmaterialien sein. (4) *Personelle Träger* von medizinischen Verfahren sind schließlich die Mitarbeiter und hier insbesondere die Ärzte des Krankenhauses. Dabei kann der Wissensstand der einzelnen Mitarbeiter über ein spezielles medizinisches Verfahren stark variieren. So gelten nicht nur die angestellten Mediziner mit einem abgeschlossenen Hochschulstudium, die meist ein hohes Maß an *Methoden- und Gesetzeswissen* besitzen, als personelle Träger von medizinischem Know-how, sondern auch die Mitarbeiter der Pflege verfügen über ein *Fertigkeiten- bzw. Geschicklichkeitswissen*, das für die vollständige Beherrschung eines medizinischen Behandlungsverfahrens unverzichtbar ist.[854] Ergänzend zum *Gesetzeswissen* und *Fertigkeits- bzw. Geschicklichkeitswissen* unterscheidet *Pfeiffer* weiterhin das *Beobachtungswissen*.[855] Im Vergleich zu anderen Industrien besitzt das Fertigkeits- und Geschicklichkeitswissen sowie das Beobachtungswissen für Krankenhäuser eine deutlich höhere strategische Relevanz. Es handelt sich vielfach um idiosynkratisches Wissen, das für die Konkurrenz nicht einsehbar ist und auf dessen Basis meist schwer imitierbare und dauerhafte Wettbewerbsvorteile von Krankenhäusern aufgebaut werden können. Wichtig ist in diesem Zusammenhang, daß dieses Wissen erkannt und systematisch in die medizinische Planung des Hauses integriert wird.

---

[851] In Anlehnung an Pfeiffer (1965), S. 50, der eine allgemeine Systematik der Träger des Vorbereitungsgrades von Technologien vorstellt. Vgl. auch Hartmann (1997), S. 50 und Asenkerschbaumer (1987), S. 72. Zum Begriff „Vorbereitungsgrad“ vgl. insbesondere Ellinger (1985). Zu einer Anwendung des Vorbereitungsgrad-Konzeptes im Technologie-Management vgl. Pfeiffer/Weiß (1996), Sp. 818 ff.

[852] Vgl. Asenkerschbaumer (1987), S. 72.

[853] Vgl. zum Lösungs- bzw. Systemprinzip Pfeiffer (1980), S. 433.

[854] In Anlehnung an Hartmann (1997), S. 48 ff.

[855] Vgl. Pfeiffer (1980), S. 426 ff.

5.1.2.1.2 Erosion der medizinischen Substanz

Grundsätzlich eröffnet die Anwendung neuer medizinischer Verfahren für Krankenhäuser gleichermaßen Chancen und Risiken. Von fundamentaler Bedeutung ist in diesem Zusammenhang, daß die Bezeichnung „neu" subjektiv interpretiert wird.[856] Bedingt durch die Tatsache, daß neue medizinische Verfahren auf neuen Wirkungsmechanismen bzw. Lösungsprinzipien beruhen, führen sie zu einer Veränderung der medizinischen Substanz. Dieser Veränderungsprozeß ist allerdings keineswegs trivial, sondern kann in Anlehnung an *Schumpeter* auch im medizinischen Bereich als *schöpferische Zerstörung*[857] existierender Strukturen interpretiert werden. Die Systemkonsequenzen auf die Struktur eines Krankenhauses können *gradueller* oder *revolutionärer* Natur sein. Je nach Neuigkeitsgrad eines medizinischen Verfahrens können die strukturellen Voraussetzungen bzw. kann der Vorbereitungsgrad eines Krankenhauses allgemein genug sein, um den erforderlichen Vorbereitungsgrad mit geringem Lernaufwand zu erreichen. Es wird von der eingeschlagenen Gesamtstrategie und dem vereinbarten Versorgungsauftrag eines Krankenhauses abhängen, ob die Lernbemühungen speziell auf einzelne neue medizinische Richtungen bzw. Verfahren fokussiert werden, oder ob ein Krankenhaus einen möglichst allgemeinen Vorbereitungsgrad aufbauen will.[858] Bisher ist die deutsche Krankenhauslandschaft durch einerseits forschungsintensive Häuser, wie z.B. Universitätskliniken, und andererseits weniger forschungsintensive Krankenhäuser z.B. der Grundversorgung geprägt. Angesichts des wachsenden Wettbewerbsdrucks wird eine Profilierung über innovative medizinische Leistungsfelder als Differenzierungsstrategie für eine größere Zahl von Krankenhäusern interessant.

Vor diesem Hintergrund wird für Krankenhäuser das Erkennen medizinischer Trendbrüche zunehmend überlebenswichtig. Jede dieser durch revolutionäre Innovationen herbeigeführten Trendbrüche führt zu einer Entwertung des für die traditionelle Problemlösung erforderlichen medizinischen Know-hows und damit zur Schwächung der bisherigen Wettbewerbsstellung des Krankenhauses.[859] Die Wirkungen neuer medizinischer Verfahren auf die Träger der medizinischen Substanz

---

[856] Für die Beurteilung von Risiken innovativer Aktivitäten von Krankenhäusern soll im folgenden in Anlehnung an PFEIFFER ihr subjektivistischer Wissensstand als auschlaggebend betrachtet werden. Basierend darauf können im Rahmen mikroökonomischer Betrachtungen die Schwierigkeiten bei der Schaffung neuer medizinischer Problemlösungspotentiale und der Erschließung neuer An- bzw. Verwendungsmöglichkeiten erst zureichend erkannt und Methoden zu ihrer Lösung generiert werden. In Anlehnung an Pfeiffer (1980), S. 422 f.

[857] Vgl. Schumpeter (1964), S. 100 ff.; Schumpeter (1950), S. 134 ff. Vgl. ergänzend zu den Möglichkeiten der Generierung von Schumpeterschen Innovationen durch die Rekombination von Ressourcen bzw. Wissensstrukturen Galunic/Rodan (1998).

[858] Generell gilt nach ELLINGER „Eine [...] Unternehmung ist umso anpassungsfähiger, je höher ihr allgemeiner Vorbereitungsgrad ist." Ellinger (1985), S. 18.

[859] Vgl. die Ausführungen von MÜNCH zu der Problematik des medizinischen Aufrüstens. Vgl. zum Sachverhalt von Trendbrüchen und Diskontinuitäten Weiß (1989), S. 2 f.

müssen folglich antizipiert werden. *Non-adäquate Substanz* gilt es zu *eliminieren* sowie *adäquate Substanz* zu *entwickeln.*

Dieser Vorgang wird im Krankenhaus gravierend durch eine Vielzahl sogenannter „Trägheitskräfte“[860] gehemmt oder verhindert: So werden veraltete medizinische Geräte (materielle Medizin-Träger) beibehalten oder additiv zu neuen medizinischen Geräten eingesetzt, weil sie der bekannten und bevorzugten Anwendung eines einzelnen Chefarztes entsprechen. Es bleibt meist unberücksichtigt, daß auf diese Weise Kosten für die Zukunft produziert werden, weil in den zukünftigen Budgetverhandlungen Krankenhäuser mit einer konsequenten Anwendung der neuen Technologie eine günstigere Verhandlungsgrundlage zur Ertragssteigerung besitzen.

Konstruktive Ideen von neuen medizinischen Verfahren werden häufig nicht in quasi-materielle Medizin-Träger überführt, weil z.B. die Zeit fehlt, das „latente“ Wissen in krankenhausinterne Datenbanken einzugeben und zu dokumentieren. Beim Auftreten neuer medizinischer Behandlungsmethoden in anderen Häusern wird dann darauf verwiesen, daß das Know-how im eigenen Haus bereits früher existierte. Die betreffenden Know-how-Träger, wie z.B. Ärzte oder Pflegekräfte, sind aber möglicherweise in der Zwischenzeit nicht mehr Beschäftigte des Krankenhauses.

Damit eng verbunden ist die Frage, ob das erforderliche Wissen zur Anwendung eines neuartigen medizinischen Verfahrens überhaupt im Krankenhaus vorhanden ist. In vielen Fällen muß auf externe Träger zurückgegriffen werden, was aber aufgrund vordergründiger Kostenüberlegungen nicht geschieht. Es bleibt die „trügerische Hoffnung“, daß ein bestehendes, aber „überaltertes“ medizinisches Verfahren weiterhin ausreiche. Solche Bestrebungen haben meist ihren Ursprung in den Verhinderungsaktivitäten der personellen Träger des bisherigen medizinischen Verfahrens.[861]

5.1.2.1.3 Überlebenssicherung durch eine medizinische Pionier-Position

Der Substanzwert eines Krankenhauses wird zukünftig entscheidend die Wettbewerbsstärke eines Krankenhauses beeinflussen. Dabei rücken vorzugsweise kostengünstigere medizinische Verfahren und Geräte bzw. solche, die geringere Folgekosten produzieren, patientenfreundlichere und/oder qualitativ höherwertige Behandlungsmethoden und Technologien in den Mittelpunkt der Analyse. Beispielsweise verursacht die minimalinvasive Chirurgie zwar höhere OP-Kosten,

---

[860] Der Begriff „Trägheitskräfte“ ist synonym zu verwenden zu den Begriffen Grenze, Hemmung und Barriere. Vgl. Weiß (1989), S. 43.

[861] In Anlehnung an Hartmann (1997), S. 53 ff.

führt jedoch zu niedrigeren Folgekosten und angenehmeren Bedingungen für den Patienten. Ein bestimmter medizinischer Vorbereitungsgrad läßt sich jedoch nicht beliebig schnell aufbauen. Angesichts der Entwertungsgefahr des medizinischen Wissens kann ein zu spätes Reagieren auf die Anforderungen neuer medizinischer Verfahren zwangsläufig in eine „Zeitfalle" führen. Die medizinische Substanzqualität wird kontinuierlich geschwächt, wenn sich Krankenhäuser nicht für ein „aktives Agieren" bereits auf der Ebene des Entstehens solcher medizinischer Verfahren entscheiden.[862]

Im zukünftigen Medizinwettbewerb von Krankenhäusern, der sich angesichts der verstärkten Ökonomisierung der Branche zunehmend dynamischer gestaltet, kann aufgrund des begrenzten Handlungskorridors von Krankenhäusern zum Aufbau schwer imitierbarer Wettbewerbsvorteile die Einnahme einer *Pionier-Position* als Teil eines Zählermanagements empfohlen werden. Auf diese Weise wird einerseits die Verhandlungsposition im Rahmen der Budgetverhandlungen durch die einzigartige Stellung des Hauses gestärkt sowie andererseits die Chance erhöhter Einnahmen (z.B. durch einen Zuwachs an Privatpatienten) begünstigt. *Pionier* im Medizinwettbewerb wird ein Krankenhaus, wenn es den Nutzen für die unterschiedlichen Stakeholder steigert, indem es neue medizinische Verfahren in die bereits angebotenen Problemlösungen integriert und/oder neue medizinische Verfahren im gesamten Versorgungsnetzwerk verwendet und erstmalig dem „Gesundheitsmarkt" zur Verfügung stellt.[863] Dabei muß deutlich zwischen dem Nutzen für unterschiedliche Stakeholder wie Patienten, Krankenkassen, Gesellschaft u.a. differenziert werden.[864] Ein *medizinischer Pionier* agiert bereits in der Phase der Entstehung neuer medizinischer Verfahren, indem er frühzeitig mit der Anwendung, aber auch Entwicklung neuer medizinischer Verfahren beginnt.[865] Die Anwendung und Entwicklung neuer medizinischer Verfahren erfordert eine konsequente Vorsteuerung des medizinischen Vorbereitungsgrades bzw. der medizinischen Substanz. Erst eine permanente und systematische Beobachtung und Analyse der medizinischen Substanzqualität sowie deren aktives Management schafft die strukturellen Voraussetzungen zur Realisierung einer medizinischen Pionier-Strategie.

---

[862] In Anlehnung an Hartmann (1997), S. 60.

[863] In Anlehnung an Pfeiffer/Weiß (1994), S. 283; vgl. ausführlich zu den Vor- und Nachteilen von First- und Follower-Strategien Song/Di Benedetto/Zhao (1999); Lieberman/Montgomery (1998); Christensen/Suárez/Utterback (1998); VanderWerf/Mahon (1997); Pfeiffer/Weiß (1994), S. 282 ff.

[864] Vgl. Blair/Fottler (1998).

[865] In Anlehnung an Hartmann (1997), S. 61.

5.1.2.1.4 Einordnung des Medizinmanagements in das BHM-Modell

Gegenstand des BHM ist die Analyse, Beurteilung, Bewertung und Gestaltung unternehmerischer Wertschöpfungsprozesse aus verschiedenen Blickwinkeln. Dies wird durch den einerseits offenen und andererseits integrativen Charakter dieses Modells möglich.[866] Das dreidimensionale Modell[867] enthält in der *ersten Dimension* die unterschiedlichen Ebenen und Funktionen des gesamten Krankenhauses, das basierend auf der Unterscheidung nach der Sach- und Wertebene der Wertschöpfung prinzipiell verschiedene Problemperspektiven aufweisen kann. Je nach Entscheidungssituation wird eine spezifische Problemperspektive eingenommen, die vor dem Hintergrund eines strategischen Medizinmanagements durch die „Medizin" bestimmt wird. Mit dem strategischen Referenzpunkt der „Medizin" (ergänzend z.B. auch Personal und Technologie) sind dann Interdependenzen zu den anderen Ebenen des Krankenhauses zu erschließen, um Engpässe und Widerstände in anderen Krankenhausbereichen zu verhindern und eine ganzheitliche Vorgehensweise zu realisieren. In der *zweiten Dimension* des Managementmodells wird der Entscheidungstyp der betrachteten Problemperspektive festgelegt, der aus Überlegungen zur Problemrelevanz, nach Ungewißheitsgrad, Dauer und Planungshorizont resultiert und strategischer oder operativer/taktischer Art sein kann. Im Rahmen eines Medizinmanagements wird die strategische Ausrichtung der Managementaufgabe fixiert, da Zeit im Wettbewerb medizinischer Leistungen einen zentralen strategischen Erfolgsfaktor darstellt.[868] Eine Zeitstrategie des Krankenhauses impliziert die strategische Vorsteuerung aller medizinischen Aktivitäten des Krankenhauses, d.h. vor allem die Vorverlegung des Starttermins von Investitions- und Entwicklungstätigkeiten für medizinische Verfahren und Technologien durch methodisches und rechtzeitiges Einplanen von zukünftigen, medizinischen Leistungen. In der *dritten Dimension* werden die externen Entscheidungsfelder, wie z.B. die Bedürfnisse der Patienten, die Vorgaben der Kostenträger, das Verhalten der Konkurrenten hinsichtlich der Einführung und Umsetzung eines medizinischen Verfahrens integriert.[869]

---

[866] Vgl. Fiegenbaum/Hart/Schendel (1996); Schüler (1996), S. 172 ff.; Horneber (1995), S. 18 ff., der das von Pfeiffer (1993) entwickelte „Integrative Managementmodell" auf die Problematik des innovativen Entsorgungsmanagement anwendet. Die Vielseitigkeit des „Integrativen Managementmodells" wird weiterhin demonstriert bei Pfeiffer/Weiß/Strubl/Küßner (1999), S. 30 ff. und Pfeiffer/Weiß/Strubl (1994), S. 9 ff., die es als theoretisches Konzept zur Systemwirtschaftlichkeit zugrunde legen. Vgl. weiter Hamel/Prahalad (1994), S. 64.

[867] Vgl. ausführlich zu Aufbau und Funktionsweise des Balanced Management Modells Kapitel 2.1 sowie Abbildung 7.

[868] Vgl. grundlegend Fiegenbaum/Hart/Schendel (1996); vgl. weiter Pfeiffer/Weiß/Strubl/Küßner (1999), S. 30 ff.; Schüler (1996), S. 172 ff.; Horneber (1995), S. 18 ff.; Pfeiffer/Weiß/Strubl (1994), S. 9 ff.; Hamel/Prahalad (1994), S. 64.

[869] In Anlehnung an Schüler (1996), S. 172 ff.

Ein strategisches Medizinmanagement fokussiert zunächst die Perspektive der medizinischen Kompetenz eines Krankenhauses. Zur weiteren Operationalisierung des Medizinmanagements wird die Anwendung eines allgemeinen unternehmerischen Entscheidungsprozesses erforderlich. Der Medizin-Entscheidungsprozeß gestaltet sich wie folgt: (1) Der Medizinplanung vorgelagert ist die Fixierung eines strategischen Referenzpunktes bzw. einer Problemperspektive, die im BHM-Modell in der Einnahme der Medizinperspektive besteht. (2) Im Rahmen der Medizinplanung müssen zukünftige Optionen im Medizinbereich ermittelt werden. Dies geschieht zunächst mittels einer Suche bzw. Registrierung von Veränderungsmöglichkeiten im „Medizin-System" des Krankenhauses. (3) Weiterhin ist eine Problemdefinition durch Identifikation und Charakterisierung von medizinischen Problemlösungspotentialen, eine Interpretation der Entscheidungssituation sowie eine Konkretisierung der Probleme vorzunehmen. (4) Zur Problemauswahl in der Medizinplanung müssen potentielle Anwendungen des zu untersuchenden medizinischen Verfahrens eruiert und krankenhausrelevante Anwendungen bestimmt werden, die in Einklang mit den strategischen Zielen des Krankenhauses stehen. (5) Der Fixierung des medizinischen Verfahrens folgt schließlich die Suche nach Lösungsalternativen und deren Konsequenzen. Die Lösungsalternativen im Falle der Medizin-Entscheidung bestehen darin, daß bezüglich eines medizinischen Verfahrens *investiert*, *desinvestiert* und *selektiert* werden kann. (6) Zur Gewinnung von Konsequenzen müssen zunächst die Rahmenbedingungen des Einsatzes des medizinischen Verfahrens analysiert werden. (7) Die Bewertung der bislang zu einem medizinischen Verfahren gewonnenen Informationen führt dann zur Auswahl einer „optimalen" Medizin-Strategie, die den Abschluß der medizinischen Planung bildet.[870] Neben der skizzierten primär prozessualen Dimension der Medizin-Planung, wird mittels des Medizin-Portfolios die inhaltliche Dimension konkretisiert.

5.1.2.2 Darstellung des Medizin-Portfolio (MPF)

Mit dem MPF soll nun in Anlehnung an das Technologie-Portfolio[871] versucht werden, den besonderen Vorteil der Portfoliokonzeption, der in der Reduktion der Fülle entscheidungsrelevanter Informationen auf zwei Achsendimensionen liegt, auch für das strategische Management medizinischer Zukunftsgeschäftsfelder von Krankenhäusern zu nutzen. Unternehmerische Planung und Entscheidung bedürfen stets einer Komplexitätsreduktion. Diese ist häufig mit einem Informationsverlust und deshalb lückenhaften Entscheidungsgrundlagen verbunden. Schieflagen der Entscheidungsfindung im Zusammenhang mit der Portfoliosteuerung wird im Rahmen des BHM durch ein integratives Portfoliomanagement entgegengewirkt, das

[870] In Anlehnung an Schüler (1996), S. 175.

[871] Vgl. Pfeiffer et al. (1995); Pfeiffer/Dögl/Schneider (1989); Pfeiffer/Metze/Schneider/Amler (1987).

gegebenenfalls mehrere Portfolio-Analyse-Techniken parallel zum Einsatz kommen läßt.[872]

5.1.2.2.1 Aufbau eines Medizin-Portfolios (MPF)

Das MPF ermöglicht die Bewertung medizinischer Verfahren in Abhängigkeit von den Stärken und Schwächen des Krankenhauses, so daß sich archetypische Normstrategien ableiten und umsetzen lassen, die sich an spezifischen Erfolgsfaktoren ausrichten. Portfolio-Analyse-Techniken stellen generell heuristische Methoden zur Komplexitätsreduktion dar, um auf Basis einer unternehmensinternen und einer unternehmensexternen Achsendimension dem Anspruch des SWOT-Ansatzes Rechnung zu tragen. Während sich die Stärken und Schwächen einer Unternehmung bei spezifischen Portfolioobjekten (z.B. medizinische Verfahren, Produkte, Geschäftsfelder, Ressourcen, Medizin-Technologien) in der internen Dimension widerspiegeln, werden die Chancen und Risiken durch die externe Dimension in hochaggregierter Form reflektiert. Allen Portfolio-Analyse-Techniken ist gemein, daß sie in ihrer Rolle als Kommunikations- und Planungsinstrument den politischen Prozeß der Strategieableitung und -umsetzung unterstützen. Vorab sei allerdings angemerkt, daß die Portfolioanalyse aufgrund ihrer mechanistischen und bisweilen technokratischen Vorgehensweise das Management niemals von der kreativen Suche nach innovativen Strategien entbindet. Die im Rahmen jeder Portfolioanalyse implizierten Normstrategien sind ex definitione keine Individualstrategien. Letztlich muß insbesondere im Rahmen der Portfolioanalyse permanent nach Wegen gesucht, werden, wie sich unternehmensindividuelle Strategien generieren lassen. Zum einen bedeutet dies die Adaptation einer generischen Portfolio-Analyse-Technik (z.B. Business Screen) an die spezifische Unternehmenssituation, um Verallgemeinerungen zu verhindern. Zum anderen verkommen Normstrategien leicht zu hypothetischen Konstrukten strategischer Planungsstäbe, sofern nicht die Rahmenbedingungen und Anforderungen der Strategieumsetzung im spezifischen Unternehmenskontext geklärt werden. Der Vorteil der Portfolioanalyse liegt damit weniger in ihrer stereotypen Anwendung als vielmehr in der Zurverfügungstellung einer Plattform für die strategische Diskussion unter diversen Experten mit unterschiedlichen Standpunkten (z.B. Mediziner, Verwaltungsmanager, Kostenträger, Unternehmensberater, Pflegemanager). Mit der Erstellung von Medizin-Portfolios wird der Weg beschritten, von generellen zu spezifischeren Strategien zu gelangen, die sich im konkreten Fall an den Besonderheiten einer Branche orientieren.

Das MPF besteht aus einer zweidimensionalen Matrix, die durch die Bewertungsvariablen *Attraktivität/Eignung medizinischer Verfahren* und *Ressourcenstärke* gekennzeichnet ist. Die Beurteilung der „Attraktivität medizinischer

---

[872] Vgl. hierzu ausführlich Kapitel 5.1.3.

Verfahren“ bzw. der „Ressourcenstärke“ erfolgt über die Bewertung von Indikatoren im Rahmen von Punktbewertungsverfahren (Scoring-Modelle).

Abbildung 32: Aufbau des Medizin-Portfolios

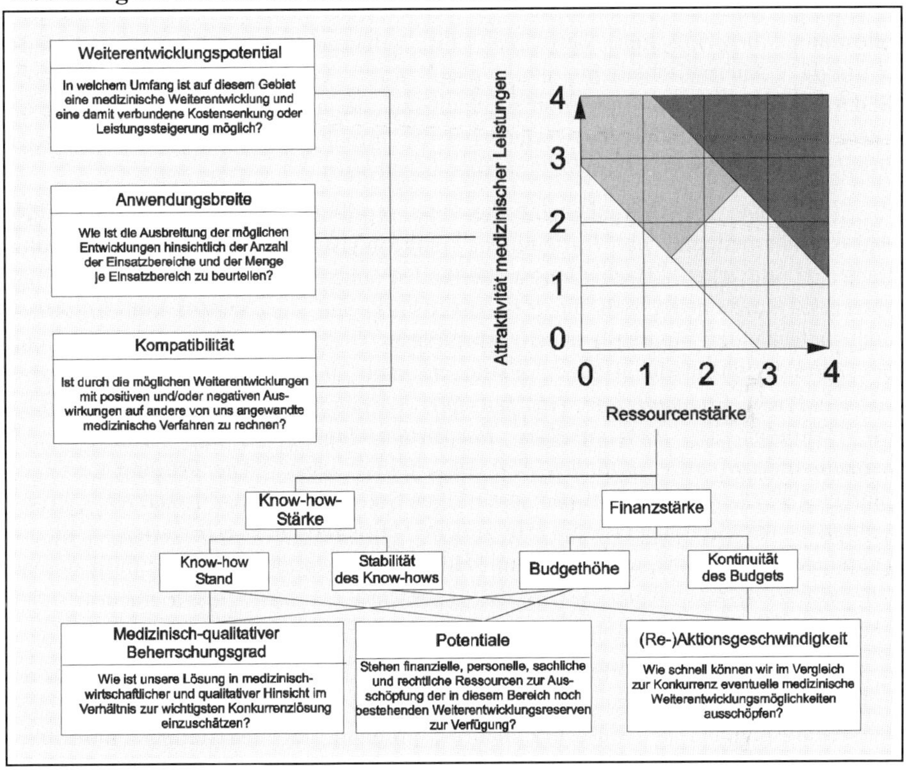

Quelle: In Anlehnung an Pfeiffer/Weiß (1995), S. 674.

Unter der *Attraktivität/Eignung medizinischer Leistungen* kann vereinfacht die Summe aller medizinisch-wirtschaftlichen Vorteile verstanden werden, die durch das Ausschöpfen der in einem medizinischen Fachgebiet lokalisierten strategischen Weiterentwicklungsmöglichkeiten noch gewonnen werden können.[873] Die *Ressourcenstärke* ist vereinfacht dargestellt ein Maß für die medizinische und wirtschaftliche Stärke oder Schwäche des Krankenhauses bezüglich einer medizinischen Problemlösung, insbesondere im Verhältnis zur wichtigsten Konkurrenz.[874] Unter der Ressourcenstärke werden also die zur Realisierung des

[873] In Anlehnung an Schüler (1996), S. 186; Pfeiffer/Dögl (1986), S. 155.

[874] In Anlehnung an Schüler (1996), S. 181; Pfeiffer/Dögl (1986), S. 155.

medizinischen Potentials erforderlichen, im Krankenhaus bereits vorhandenen Mittel berücksichtigt. Je mehr die vorhandenen Ressourcen des Krankenhauses der allgemeinen medizinischen und wettbewerbswirtschaftlichen Entwicklung entsprechen, desto größer ist die Ressourcenstärke. Die Attraktivität medizinischer Leistungen und die Ressourcenstärke reflektieren somit die Gewichtung der relevanten medizinischen Verfahren (z.B. minimalinvasive Chirurgie, Gefäßchirurgie, Alternativmedizin u.a.) nach ihrer Potentialrelevanz und ihrer Bedarfsrelevanz i.S. von Induktionsmechanismen der medizinischen Entwicklung.[875] Die Logik des MPF integriert wiederum die Implikationen des Resource-based-View, Market-based-View und Competitor-based-View.[876]

Im Kontext der Medizinentscheidung repräsentiert die Bestimmung der Attraktivität medizinischer Verfahren als krankenhausunabhängige Größe die Ermittlung von relevanten Entscheidungstatbeständen außerhalb des Krankenhauses. Entsprechend konzentriert sich die Ressourcenstärke auf die Analyse von Entscheidungstatbeständen innerhalb des Krankenhauses.[877] Als zu bewertendes Kriterium der Attraktivität medizinischer Leistungen kann der relative Vorteil bzw. die *wirtschaftliche Eignung* eines medizinischen Verfahrens angesehen werden, die in der Prüfung der *medizinischen Integrationseignung*, *absatz- und finanzwirtschaftlichen* sowie *zeitlichen Eignung* ermittelt wird.[878] Die Prüfung der Ressourcenstärke bezieht sich auf den zukünftigen Soll-Ressourcen-Zustand eines Krankenhauses, der Grundlage für die erfolgreiche Umsetzung des zu bewertenden medizinischen Potentials ist, und erfolgt mit Hilfe der Bewertung folgender Indikatoren: (1) *subjekt-objektbezogene*, (2) *zielbezogene* und (3) *zeitbezogene* medizinische Know-how-Ressourcenstärke.[879]

Wie Abbildung 32 zeigt, werden die beiden Dimensionen jeweils aus Einzelindikatoren gebildet, die eine qualitative Metrisierung mit zugeordneten Bewertungspunkten als Ausdruck der Ausprägung des betreffenden Indikators ermöglichen.[880] Dabei können die Einzelindikatoren nach Analysebereich oder Sektor verschieden sein. Indikatoren sind in diesem Zusammenhang ein Mittel für

---

[875] In Anlehnung an Pfeiffer/Metze/Schneider/Amler (1991), S. 85 ff.

[876] Während sich die Attraktivität einer medizinischen Leistung im MBV widerspiegelt, leitet sich die unternehmensspezifische Ressourcenstärke aus dem RBV ab. Das relative Moment der Bewertung strategischer Erfolgspositionen kommt im CBV zum Ausdruck, weil die eigenen Erfolgspotentiale mit denen der Konkurrenz verglichen werden. Letztlich ist das Abschneiden der einpositionierten Portfolioobjekte immer relativ und nicht absolut zu bewerten, weil der Wettbewerbserfolg nicht ohne Vergleichsmaßstäbe („Benchmarks") ermittelt werden kann.

[877] In Anlehnung an Pfeiffer/Metze/Schneider/Amler (1991), S. 89 ff.

[878] In Anlehnung an Schüler (1996), S. 186 ff.

[879] In Anlehnung an Schüler (1996), S. 200 ff.

[880] Vgl. Schüler (1997), S. 181 und zum Bewertungsmodus Pfeiffer/Dögl/Schneider (1989), S. 448 f.

die Messung[881] der Bewertungsvariablen. Durch die Zuordnung von Bewertungspunkten (0-4) zu den qualitativen Ausprägungen der zu bewertenden Indikatoren ist unter Gewichtung der einzelnen Werte der verschiedenen Indikatoren eine Verdichtung zu einem Gesamtwert realisierbar. Die dadurch quantifizierte Ausprägung der „Attraktivität medizinischer Leistungen“ und „Ressourcenstärke“ ist in das MPF einzuordnen und ermöglicht je nach eingenommener Position der zu bewertenden medizinischen Alternative eine vereinfachte Medizinentscheidung. Auf Basis der Position im MPF sind schließlich Handlungsempfehlungen zur *Investition*, *Selektion* oder *Desinvestition* abzuleiten.

5.1.2.2.2 Ablauf der Medizin-Portfolio-Analyse

Der prinzipielle Ablauf einer umfassenden MPF-Analyse erfolgt in Anlehnung an die oben skizzierten Phasen des Medizin-Planungsprozesses. Die Bewertung eines medizinischen Verfahrens mittels MPF setzt eine fundierte Informationsgrundlage dieses medizinischen Verfahrens selbst sowie seiner medizinischen, technischen, marktlichen, politisch-gesellschaftlichen und stakeholder-bezogenen Rahmenbedingungen interner und externer Art voraus. In diesem Schritt kann auf die Informationen der Erfolgspotentialanalyse zurückgegriffen werden. Um zu einer Entscheidung für eine zukünftige Medizin-Strategie zu gelangen, müssen die in der Anregungs- bzw. Sondierungsphase mittels Medizin-Lebenszyklus und/oder Trendbetrachtung identifizierten „optionalen“ medizinischen Verfahren auf ihre Relevanz für das Krankenhaus geprüft werden. Ausgangspunkt für die Einschätzung der Ressourcenstärke ist die Bewertung des betrachteten medizinischen Verfahrens in bezug auf die Stärken und Schwächen des eigenen Hauses. Grundlegend für die Attraktivität der medizinischen Verfahren sind Informationen über die Anwendungsmöglichkeiten des medizinischen Verfahrens sowie konkurrierender medizinischer Anwendungen.[882]

Zur Bewertung von medizinischen Verfahren müssen die in Form qualitativer Aussagen generierten Informationen über ein medizinisches Verfahren mit Bewertungspunkten versehen, also quantifiziert werden, um sie in der MPF-Matrix positionieren zu können.[883] Zur Gewinnung und Bewertung von Informationen über medizinische Verfahren sind üblicherweise Experteninterviews durchzuführen, wobei die Auswahl qualifizierter und geeigneter Experten einen kritischen

---

[881] Es liegt hier ein „indirektes Messen“ zugrunde. „Indirekt ist eine [...] (Messung, d.V.) dann, wenn eine oder mehrere nicht direkt zugängliche beobachtbare Beschaffenheiten des betreffenden Untersuchungsgegenstandes nur über andere direkt zugängliche beobachtbare Beschaffenheiten dieses oder eines anderen Gegenstandes bestimmt werden können [...].“ Randolph (1979), S. 112 und Schüler (1996), S. 181.

[882] In Anlehnung an Schüler (1996), S. 182.

[883] Vgl. hierzu und zu den weiteren Ausführungen Schüler (1996), S. 184 ff.; Pfeiffer/Dögl/Schneider (1989), S. 488 ff.

Erfolgsfaktor hinsichtlich der erfolgreichen Anwendung des MPF darstellt.[884] Für die Bewertung der „Attraktivität medizinischer Leistungen“ und der „Ressourcenstärke“ werden fünf Klassen mit meist qualitativen Ausprägungen (z.B. sehr hoch, hoch, mittel, niedrig, sehr niedrig) definiert , denen die quantitativen Ausprägungen 0, 1, 2, 3 und 4 zugeordnet werden. Die Übertragung der quantitativen Ausprägungen auf die Dimension der MPF-Matrix führt zu der 16 Felder-Matrix, wie sie in Abbildung 32 dargestellt ist.[885] Aufgrund der Mehrzahl der Indikatoren müssen die einzelnen quantitativen Ausprägungen der beiden Matrix-Dimensionen zur Erstellung des MPF auf eine Größe verdichtet werden, was nach einfachen Regeln der Nutzwertanalyse erfolgen kann. Die Gewichtung der Indikatoren nach ihrer Bedeutung sowie die Aufsummierung der einzelnen Bewertungspunkte führt schließlich zu einer Position in der Matrix. In der Regel kommt bei der Gewichtung der Indikatoren untereinander dem *Weiterentwicklungspotential* für die Attraktivität medizinischer Leistungen und dem *Beherrschungsgrad* für die Ressourcenstärke unter der medizinischen Perspektive das höchste Gewicht zu.[886]

Die Berechnung der Attraktivität medizinischer Leistungen und der Ressourcenstärke gestaltet sich rechnerisch wie folgt:[887]

Gesamtwert für die Medizinattraktivität (MA):

$$MA = \sum g(MA_i) \times A(MA_i)$$

wobei $g(MA_i)$: Gewicht des MA-Indikators i (0 % - 100 %);

$A(MA_i)$: Ausprägung des MA-Indikators i (0 - 4)

Gesamtwert für die Ressourcenstärke (RS):

$$RS = \sum g(RS_i) \times A(RS_i)$$

wobei $g(RS_i)$: Gewicht des RS-Indikators i (0 % - 100 %);

$A(RS_i)$: Ausprägung des RS-Indikators i (0 - 4)

Die Bewertung bzw. Positionierung kann für im Krankenhaus bestehende medizinische Verfahren als Ermittlung des Ist-Zustandes zum Zeitpunkt t_0 durchgeführt werden. Aufgrund der Berücksichtigung neuer medizinischer Verfahren muß jedoch auch die Ermittlung des Soll-Zustands zum Zeitpunkt t_1 vorgenommen werden, der die Relativierung der Position des Krankenhauses für die Zukunft

---

[884] Vgl. Lender (1991), S. 221 ff.

[885] In Anlehnung an Pfeiffer/Dögl/Schneider (1989), S. 488 f. und Schüler (1996), S. 184.

[886] In Anlehnung an Schüler (1996), S. 184 und Pfeiffer/Dögl (1986), S. 160.

[887] In Anlehnung an Schüler (1996), S. 184.

ermöglicht.[888] Diese theoretischen Grundlagen gilt es, nun für eine pragmatische bzw. handlungsorientierte Vorgehensweise weiter zu operationalisieren.

5.1.2.2.3 Indikatoren der medizinischen Planung

Bei der strategischen Planung medizinischer Verfahren geht es im wesentlichen darum, einen Entscheidungsprozeß im Hinblick auf den Einsatz von neuen medizinischen Verfahren im Krankenhaus durchzuführen, um eine effektive Medizinstrategie auszuwählen. Dem Entscheidungsträger im Krankenhaus stellen sich dabei folgende Fragen: (1) Welche Kriterien müssen überprüft werden, um die Konkurrenzfähigkeit eines neuen medizinischen Verfahrens im Vergleich zu anderen Verfahren zu testen? (2) Wie können diese Kriterien bewertet werden, so daß eine pragmatische Entscheidung getroffen werden kann? (3) Welche Medizinstrategie ist zielführend bzw. welche Konsequenzen zieht sie nach sich? (4) Wie lassen sich die abgeleiteten Portfoliostrategien umsetzen und kontrollieren?[889]

Für die Bewertung von medizinischen Verfahren wurden mögliche Indikatoren im MPF bisher lediglich grob skizziert. Im weiteren Verlauf erfolgt die Spezifizierung und Bewertung differenzierter Entscheidungskriterien im Hinblick auf den Einsatz von medizinischen Verfahren im Krankenhaus. Im folgenden widmet sich dieses Buch der Spezifikation von Entscheidungskriterien bezüglich der „Attraktivität medizinischer Verfahren" (Kapitel 5.1.2.2.3.1) sowie den Kriterien zur Bewertung der „Ressourcenstärke" eines Krankenhauses (Kapitel 5.1.2.2.3.2).

5.1.2.2.3.1 Kriterien zur Bewertung der Attraktivität medizinischer Leistungen

Die Attraktivität von medizinischen Verfahren stellt sich als Summe aller medizinisch-wirtschaftlichen Vorteile dar. Diese Vorteile können letztlich erst im Vergleich mit bestehenden medizinischen Verfahren und unter einer Dynamisierung auf eine zukünftige Situation des Krankenhauses ermittelt werden. Die weitere Verfeinerung des relativen Vorteils eines medizinischen Verfahrens gelingt durch Einschätzung seiner *wirtschaftlichen Eignung*,[890] die durch die Betrachtung folgender Hauptgruppen von Bewertungskriterien beurteilt werden kann:

(1) Absatzwirtschaftliche Eignung,

(2) Finanzwirtschaftliche Eignung,

(3) Medizinische Eignung,

---

[888] Vgl. hierzu auch Pfeiffer/Metze/Schneider/Amler (1991), S. 92 ff.

[889] In Anlehnung an Schüler (1996), S. 185.

[890] Vgl. ausführlich zur „wirtschaftlichen Eignung" Pfeiffer/Bischoff (1974), S. 662 ff.; Pfeiffer (1965), S. 65 ff.

(4) Integrationseignung in das Versorgungsnetzwerk,

(5) Zeitliche Eignung.[891]

5.1.2.2.3.1.1 Bewertung der absatzwirtschaftlichen Eignung

Die Beurteilung der *absatzwirtschaftlichen Eignung* von medizinischen Verfahren entspricht der Bewertung der *Qualität ihres Funktionsumfanges*. In diesem Zusammenhang sollen mit dem Funktionsumfang medizinischer Problemlösungen deren *Anwendungszwecke* und *Anwendungsfelder*, folglich deren *Anwendungsbreite* bewertet werden. Der Teilindikator *Anwendungszwecke* umfaßt die Einschätzung der *Anzahl möglicher Einsatzbereiche* eines medizinischen Verfahrens bzw. dessen Absatzchancen hinsichtlich nachfrageinduzierter *Leistungseinheiten* bzw. *behandelbarer Patienten*.[892] Der Teilindikator *Anwendungsfelder* bezieht sich dagegen auf den Anwendungszusammenhang von medizinischen Verfahren zu Betätigungsfeldern des Krankenhauses im Sinne von Krankheitsbildern und medizinischen Bereichen. Die Bewertung erfolgt hier durch die Beurteilung der *Anzahl an Einsatzfeldern*. So erhält z.B. ein medizinisches Verfahren, das nur in wenigen spezifischen Krankheitsfeldern einsetzbar ist, eine geringere Bewertung als umfassend einsetzbare Querschnittsverfahren, wie u.a. die minimalinvasive Chirurgie oder Lasermedizin, mit einer Vielzahl von Anwendungsmöglichkeiten. Die absatzwirtschaftliche Eignung ist marktinduziert und leitet sich aus den prognostizierten Marktchancen für ein medizinisches Verfahren ab. Voraussetzung für die Bestimmung der absatzwirtschaftlichen Chancen ist der gezielte Einsatz der Markt- und Konkurrenzforschung, um aus den ermittelten Kranheitsentwicklungen den Bedarf für einzelne medizinische Verfahren prognostizieren zu können. Zusätzlich zur reinen Marktbeobachtung empfiehlt sich die permanente Überwachung des Wettbewerbsumfelds und der Konkurrenzsituation, um Anhaltspunkte für die Schaffung und Verteidigung komparativer Konkurrenzvorteile zu erhalten.

[891] Die Bewertungskriterien zur wirtschaftlichen Eignung entsprechen den Indikatoren Kompatibilität (medizinische Eignung), Anwendungsbreite (absatzwirtschaftliche Eignung) und Weiterentwicklungspotential (zeitliche Eignung) der Abbildung 32. Eine vollständige Deckungsgleichkeit besteht nicht, weil es sich bei Abbildung 32 um den Urtyp der gewählten Portfoliodarstellung handelt, während die Bewertungskritierien zur Einschätzung eines wirtschaftlichen Vorteils eines medizinischen Verfahrens sich an die Ausführungen von Pfeiffer (1965), S. 24 ff. und Pfeiffer/Bischof (1974a), S. 662 ff. anlehnen. SCHÜLER (1996) nutzt das Kriteriensystem zur Bewertung der Attraktivität und erwähnt bereits in diesem Zusammenhang die Inkonsistenz der Portfolio-Darstellung nach PFEIFFER/WEIß und den Bewertungskriterien zur wirtschaftlichen Eignung. Vgl. Schüler (1996), S. 188.

[892] In Anlehnung an Schüler (1996), S. 195 f.

5.1.2.2.3.1.2 Bewertung der finanzwirtschaftlichen Eignung

Mit der Bewertung der finanzwirtschaftlichen Eignung von medizinischen Verfahren ist deren *wirtschaftliche Qualität*[893] zu beurteilen. Im Anlehnung an *Dögl* läßt sich aus erwerbswirtschaftlicher Sicht die wirtschaftliche Qualität einer Leistung im Investitionsgüterbereich als Kapitalwert der diskonierten Ein- und Auszahlungen interpretieren, die einem medizinischen Verfahren zugerechnet werden müssen. Problematisch ist hierbei weniger die Anwendung der Kapitalwertmethode zur Beurteilung der Vorteilhaftigkeit und Vorziehenswürdigkeit medizinischer Investitionsprojekte, als vielmehr die realistische Ermittlung der benötigten Kalkulationsdaten. Ein derartiger Investitionsvergleich setzt die realistische Ermittlung der relevanten Größen, wie Kapitaleinsatz, Nutzungsdauer, Ertrags- und Kostenerwartungen sowie Risiko voraus. Gegenstandsbereich dieses Investitionskalküls muß neben der reinen Kostenanalyse (z.B. *Lern-, Investitions-* bzw. *Umstellungskosten* und *laufende Kosten*) vor allem die Abschätzung der Erlöse nach ihrer Höhe, ihrem zeitlichen Anfall und ihrer Eintrittswahrscheinlichkeit sein, wobei sich das Risiko im Diskontierungsfaktor integrieren läßt.[894] So fällt die Bewertung der finanziellen Eignung z.B. sehr hoch aus, wenn die Kosten bei der Einführung eines medizinischen Verfahrens vergleichsweise gering ausfallen, da keine gravierenden Umstrukturierungsmaßnahmen erforderlich werden oder die erforderlichen medizinischen Geräte zu niedrigen Preisen beschaffbar sind. Ebenfalls sehr hoch fällt die Bewertung der finanziellen Eignung aus, wenn z.B. die laufenden Kosten der Medizin-Anwendung sehr gering sind bzw. niedriger liegen als die der bisherigen medizinischen Verfahren und sogar ein Einsparpotential bieten.

5.1.2.2.3.1.3 Bewertung der medizinischen Eignung

Zur Bewertung der medizinischen Eignung einzelner Verfahren wird der Indikator medizinisch-funktionale Qualität genutzt, der die Prüfung ihrer Eignung zur Behandlung von Krankheiten bzw. zur Lösung von Patienten- oder Stakeholder-

---

[893] Vgl. Dögl (1986), S. 105.

[894] In Anlehnung an Schüler (1996), S. 196. Eine differenzierte Behandlung des Risikos erfolgt momentan im Realoptionen-Ansatz, der den Wert alternativer Handlungsoptionen unter Unsicherheit explizit berücksichtigt. Während der Wert einer Realoption unter der Prämisse vollständiger Planungsunsicherheit den Wert von Null annimmt, gewinnen Realoptionen mit zunehmender Planungsunsicherheit an Wert, weil sie Unternehmen mit optionalen Freiheitsgraden ausstatten, strategische Handlungen vornehmen zu können. Realoptionen verkörpern in ihrer Funktion als „opportunistische Fluchtwege" der Unternehmung effektive Schutzmechanismen gegenüber unkalkulierbaren Risiken. Vgl. weiterführend Amram/Kulatilaka (1999); Luehrman (1998) und Trigeorgis (1996). Jedoch kann auch der Realoptionen-Ansatz nicht davon entbinden, plausible Kalkulationsdaten zu ermitteln. Im Gegenteil, die hierbei zusätzlich zur Kapitalwertmethode eingeführten Parameter lassen weitere Schätz- und Prognoseprobleme entstehen. Es bleibt somit abzuwarten, ob der Realoptionen-Ansatz die Kapitalwertmethode in der Praxis wird verdrängen können.

problemen im Vergleich zu funktional-äquivalenten medizinischen Verfahren ermöglicht. Im einzelnen können *sach-, prozeß-* und *wertorientierte* Medizinindikatoren unterschieden werden.

Bei den *sachorientierten Indikatoren* wird im folgenden nach *quantitativer* und *qualitativer Dimension* unterschieden. Bei der quantitativen Dimension umfaßt die Beurteilung der mengenmäßigen Wirkungen hinsichtlich der Einsatzmöglichkeiten (z.B. Anzahl der behandelbaren Krankenheitsfälle); die qualitative Bedeutung von medizinischen Verfahren umfaßt Aspekte der Art bzw. Eigenschaften von medizinischen Verfahren (z.B. Steigerung der Ergebnisqualität durch Senkung der Komplikationsrate). Die *prozeßorientierten Indikatoren* umfassen die Bewertung von *räumlichen und zeitlichen Wirkungen* von medizinischen Verfahren. Bei der räumlichen Wirkung sind z.B. neben der Miniaturisierung (z.B. minimalinvasive Chirurgie) Phänomene wie Dezentralisierung oder räumliche Erschließung (z.B. durch E-Health) zu betrachten. Die zeitliche Wirkung impliziert Potentiale zur Impulsreduktion im Sinne der Verkürzung oder Minderung von Behandlungsschritten oder der Behandlungsdauer. Schließlich können *wertorientierte Indikatoren* zur Beurteilung der medizinischen Eignung von verschiedenen Verfahren nach *Kostensenkungs- und Leistungssteigerungspotentialen* aufgegliedert werden.[895] Medizinische Verfahren erhalten eine höhere Bewertung, wenn sie z.B. gegenüber dem bisher eingesetzten Verfahren eine merkliche quantitative Steigerung hinsichtlich des Outputs erreichen, zeitliche Vorteile im Rahmen des Behandlungsprozesses schaffen, Leistungssteigerungs- und/oder Kostensenkungspotentiale erschließen. Im Gegensatz zur absatzwirtschaftlichen Eignung eines medizinischen Verfahrens ist die medizinische weniger marktinduziert als vielemehr technologieinduziert. Die medizinische Eignung gibt Aufschluß darüber, ob und inwiefern ein Verfahren medizinisch-technisch imstande ist, eine bestimmte Leistungskapazität zu bewältigen. Insofern handelt es sich bei der medizinischen Eignung – ungeachtet der ermittelten Marktchancen – um einen eher produktionswirtschaftlichen Indikator für das theoretisch erzielbare Wertschöpfungspotential eines Verfahrens. Dagegen ist die absatzwirtschaftliche Eignung ein Marktindikator für diagnostizierte Nachfrageentwicklungen. Abschließend ist zu betonen, daß die absatzwirtschaftliche und medizinische Eignung eines Verfahrens aufeinander abgestimmt werden müssen.

5.1.2.2.3.1.4 Bewertung der Integrationseignung

Die Integrationsqualität von medizinischen Verfahren läßt sich durch die Bewertung ihrer Konformität mit den Strukturen und Funktionen des Krankenhauses, seines Versorgungsnetzwerks sowie seines Umfelds allgemein bewerten.[896] Die Unter-

---

[895] In Anlehnung an Schüler (1996), S. 189.

[896] In Anlehnung an Schüler (1996), S. 192 und Dögl (1986), S. 103.

suchung zur Integration von medizinischen Verfahren in das Krankenhaussystem bzw. Versorgungsnetzwerk erfordert eine Bewertung seiner Beziehungen zum ökonomischen Umfeld, bestehend z.B. aus den Wettbewerbern, Lieferanten, einweisenden Ärzten, Patienten, Krankenkassen sowie anderen Stakeholdern (z.B. staatliche und gesellschaftliche Stakeholder).[897] Mit der *Integrationseignung* können die *Kompatibilität* in die bestehende Versorgungskette sowie Aspekte wie Akzeptanz eines medizinischen Verfahrens in ethischer Hinsicht bewertet werden. Wesentlicher Bewertungsaspekt der Integrationseignung von medizinischen Verfahren stellt die *stakeholder-bezogene Eignung* dar. Mit der Bewertung der stakeholder-bezogenen Eignung wird die Akzeptanz und der Stellenwert eines medizinischen Verfahrens bei den einzelnen Stakeholdern beurteilt. Kritische Stakeholder[898] stellen in diesem Zusammenhang vor allem die Kostenträger sowie die Patienten dar. Die Kompatibilität eines medizinischen Verfahrens bezogen auf vor- und nachgelagerte Teilnehmer der Versorgungskette ist z.B. sehr hoch zu bewerten, wenn die Anwendung des medizinischen Verfahrens keine Neugestaltung der bisherigen Beziehungen und Abläufe (u.a. zu einweisenden Ärzten und nachgelagerten Reha-Einrichtungen) nach sich zieht.

Neben der Bewertung der externen Integrationseignung findet eine Bewertung der internen Integrationseignung statt. Auf diese Weise ist eine Prüfung der Integration von Medizin-Anwendungen in die Struktur des Krankenhauses in Form von Auswirkungen auf die Personal-, Sachmittel- sowie Organisationsstruktur möglich. Aspekte der Konformität mit der Funktion des Systems sind aufgrund der Einschätzung von Veränderungspotentialen beim Input und Output zu sehen. Die interne Integrationseignung ist z.B. sehr hoch, wenn das medizinische Verfahren aufgrund vergleichbarer Know-how-Anforderungen an das Personal im Prinzip keine Anpassungsmaßnahmen (wie Personalfreisetzung, -entwicklung oder -beschaffung) erfordert und/oder wenn der Neuigkeitsgrad des medizinischen Verfahrens kaum Veränderungen der gegebenen Sachmittelausstattung und Abläufe des Krankenhauses erfordert.

5.1.2.2.3.1.5 Bewertung der zeitlichen Eignung

Die Bewertung der zeitlichen Eignung eines medizinischen Verfahrens impliziert aus strategischer Sicht die Einschätzung seines Weiterentwicklungspotentials. Dieses ermittelt sich auf Grundlage des gegenwärtigen Stands des medizinischen Verfahrens im Medizin-Lebenszyklus sowie seiner Veränderungsdynamik.[899] Der integrierte Lebenszyklus eines medizinischen Verfahrens oder einer Medizin-

[897] In Anlehnung an Schüler (1996), S. 192.

[898] Vgl. Schaltegger (2000).

[899] Vgl. auch Pfeiffer/Metze/Schneider/Amler (1991), S. 87; Syring (1993), S. 151 ff.; Schüler (1996), S. 198. Vgl. ausführlich zum Lebenzyklus der Medizin-Technologie Bantle (1996).

Technologie unterscheidet den Beobachtungs-, Entstehungs-, Markt- sowie Entsorgungszyklus.[900] Der Beobachtungszyklus eines medizinischen Verfahrens umfaßt die Beobachtung der medizinisch-wissenschaftlichen Forschungsaktivitäten oder externer Inventionen. Der Entstehungszyklus setzt sich aus der problemlösungsbezogenen Alternativensuche, -bewertung und -auswahl sowie aus den Phasen interne Forschung und Entwicklung, Versuchsanwendungen bzw. Anwendungsvorbereitung zusammen. Im Marktzyklus sind die Phasen der Markteinführung-, -durchdringung, -sättigung und -degeneration zu unterscheiden. Schließlich bedeutet der Entsorgungszyklus eines medizinischen Verfahrens, daß es sich in der Phase der Umstellung auf ein neues Verfahren befindet und entsprechende Aktivitäten zum Abbau der alten Kapazitäten stattfinden müssen, um die vielfach praktizierte, additive Anwendung medizinischer Verfahren und Technologien aufeinanderfolgender Entwicklungsstufen zu vermeiden. Letztlich steht hierbei das Timing des medizinischen Paradigmenwechsels im Vordergrund, um im Sinne der S-Kurve den Übergang von einem alten auf ein neues Medizinverfahren so harmonisch wie möglich zu gestalten.

Die *Veränderungsdynamik* eines medizinischen Verfahrens entspricht der Geschwindigkeit, mit der neue medizinische Problemlösungspotentiale auftreten. Die Bemessung der Veränderungsdynamik erfolgt unter Rückgriff auf bestimmte Hilfsgrößen, wie beispielsweise *Innovationsrate* und kann folglich als Abstufung des mittleren Zeitabstandes zwischen Neuerungen ausgedrückt werden.[901] In bezug auf die zeitliche Eignung von medizinischen Verfahren ergibt sich nun das *Weiterentwicklungspotential* als Kombination aus den beiden Indikatoren *Stand im Lebenszyklus* und *Veränderungsdynamik*.[902] Die Bewertung der *zeitlichen Eignung* eines medizinischen Verfahrens führt schließlich zur Einschätzung seines Weiterentwicklungspotentials auf Basis des Standes im Medizin-Lebenszyklus und dessen Veränderungsdynamik. Eine Bewertung der zeitlichen Eignung fällt z.B. sehr hoch aus, wenn sich medizinische Forschungserkenntnisse über einen relativ langen Zeitraum breitgefächert nutzen lassen. In dieser Konstellation handelt es sich um „robustes“ Wissen, das gegenüber umweltinduzierten Erosionsprozessen weitgehend immunisiert ist.[903]

---

[900] Das Konzept eines integrierten Lebenszyklus wird vorgestellt von Horneber (1995), S. 118 ff. Vgl. zu den folgenden Erläuterung der einzelnen Phasen Asenkerschbaumer (1987), S. 170; Pfeiffer/Bischof (1981), S. 137 ff. und Schüler (1996), S. 198 f.

[901] Vgl. Dögl (1986), S. 203 f.

[902] In Anlehnung an Schüler (1996), S. 198 f.

[903] In der Logik von RASCHE lassen sich Parallelen zu dem Konstrukt der Kernkompetenz ziehen, weil diese neben ihrer hohen Anwendungsbreite gegenüber Erosionsprozessen (Bedrohung durch Imitation und Substitution) weitgehend unanfällig sein sollten. Vgl. grundlegend Rasche (1994). Damit repräsentieren Kernkompetenzen robuste Handlungspotentiale, die Unternehmen vor Umweltdiskontinuitäten schützen.

5.1.2.2.3.2 Kriterien zur Bewertung der Ressourcenstärke

Die Ressourcenstärke stellt ein aggregiertes Bewertungsergebnis dar, das anzeigt, in welchem Ausmaß das bewertete Krankenhaus im Vergleich zu den konkurrierenden Einrichtungen über die Potentiale verfügt, auf deren Basis ausgewählte medizinische Alternativen zeitgerecht als „marktfähige" Leistung bzw. als „sichere" Behandlungsform zur Anwendung gebracht werden können. Sie ist folglich eine Bewertungsgröße für die medizinische, medizinisch-technologische und wirtschaftliche Stärke bzw. Schwäche eines Krankenhauses bezüglich eines medizinischen Verfahrens in Relation zu den konkurrierenden Häusern.[904] Bei der Bestimmung der eigenen Position kommt angesichts steigender Ausgaben des Gesundheitswesens sowie zunehmend dynamischen Wettbewerbsbedingungen der Bewertung von Innovationskooperationen und -akquisitionen zum Ausbau der eigenen Ressourcenbasis[905] oder Versorgungspartnerschaften (Collaboration) eine wachsende Bedeutung zu. In die Bewertung gehen u.a. *personelle Ressourcen* und die durch sie verkörperten Fähigkeiten und Kompetenzen, *sachliche Ressourcen* (z.B. Labor-, OP-, CT- oder andere Medizintechnikeinrichtungen), *organisatorische Ressourcen* (z.B. ein effizientes OP-Management, medizinische Datenbanken oder z.B. ein „interdisziplinäres Diagnostikum") sowie *finanzielle Ressourcen* zur Akquisition von fehlenden Ressourcen ein.[906]

Die Bewertung systeminterner entscheidungsrelevanter Tatbestände in bezug auf den Einsatz eines medizinischen Verfahrens gelingt durch die Bewertung der Ressourcenstärke. Ausschlaggebend für ihre Bewertung ist das medizin-spezifische Know-how. Eine Konkretisierung des medizinischen Know-hows gelingt durch den von *Pfeiffer* explizierten Know-how-Begriff. Aus der Perspektive eines Krankenhauses kann zum Know-how im weiteren Sinne jede Art von Wissen gezählt werden, das die bedarfsgerechte Identifikation, Entwicklung und Beherrschung medizinischer Verfahren unterstützt. Dies setzt die Schaffung entsprechender struktureller und ökonomischer Rahmenbedingungen voraus, um das Erfolgspotential „Wissen" im Krankenhauskontext problem- und aufgabenorientiert zur Anwendung zu bringen („Know-do"). Dazu gehört auch das Wissen zur Durchführung komplementärer Aktivitäten, wie z.B. der Aufbau begleitender Serviceleistungen (Beschaffung finanzieller, sachlicher, personeller und informatorischer Ressourcen) sowie jegliches Wissen, das notwendig ist, die komplexen Prozesse zu organisieren und zu managen.[907] Die Ressourcenstärke spiegelt medizinische, technische, wirtschaftliche und zeitliche Stärken und Schwächen des Krankenhauses bezüglich neuer medizinischer Verfahren wider und

---

[904] In Anlehnung an Pfeiffer/Weiß/Wettengel/Volz (1997), S. 122 f.

[905] Vgl. Day/Reibstein (1998), S. 602 ff.

[906] In Anlehnung an Pfeiffer/Weiß/Wettengel/Volz (1997), S. 122 f.

[907] In Anlehnung an Pfeiffer/Weiß/Wettengel/Volz (1997), S. 123 und Pfeiffer (1980), S. 433 f.

ist durch die Indikatoren *Beherrschungsgrad, Potentiale und (Re-) Aktionsgeschwindigkeit* zu bewerten. Eine weitere Spezifizierung kann durch die Ressourcenarten *Know-how* und *Finanzen* sowie *subjekt-objektbezogene*, *zielbezogene* und *zeitbezogene Know-how-Ressourcenstärke* vorgenommen werden.[908]

5.1.2.2.3.2.1 Explikation der Ressourcenarten „Know-how" und „Finanzen"

Know-how kann in einer Modellbildung auch als zweckorientiertes Wissen mit Objekt-, Subjekt-, Ziel- und Zeitbezug interpretiert werden.[909] Beim *Objektbezug* wird die Frage des Know-hows „wovon" thematisiert. Es wird bei der Bewertung der benötigten Ressourcen zur Umsetzung eines medizinischen Verfahrens nach dem Bereich des Know-hows gefragt, der das medizinische Problemlösungswissen bzw. das medizinische Know-how umfaßt. Der *Subjektbezug* des Know-hows zielt primär auf die Differenzierung von Know-how-Trägern sowie sekundär auf Know-how-Wirkungen, Standort und Zugangsvoraussetzungen ab. Know-how-Wirkungen bestehen in der Komplementierung oder Substitution, der Standort von Know-how kann unternehmensintern oder -extern sein.[910] Als prinzipielle Typen von Know-how-Trägern können immaterielle, materielle, quasi-materielle sowie personelle Träger angeführt werden.[911] Der *Zielbezug* von Know-how realisiert die Verknüpfung mit dem Zielsystem und Leitbild des Krankenhauses, bestehend aus Sach- und Formalzielen.[912]

Die Interdependenz zwischen dem medizinischen Know-how und den Sachzielen ist einerseits Voraussetzung für die Umsetzung der Sachziele (z.B. in Form der eingesetzten Behandlungsmethoden). Andererseits kann die Emergenz neuen medizinischen Know-hows zu neuen Sachzielen führen, weil sich hierdurch der medizinische Referenzrahmen verändert. Aufgrund des Zufallscharakters von Informationsgewinnungsprozessen entstehen vielfach auch zielunabhängige Know-how-Potentiale, zu denen keine Sachzielsetzung des Krankenhauses vorliegt.[913] Insbesondere in Organisationen mit einem sehr hohen Anteil an sogenannten

---

[908] In Anlehnung an Schüler (1996), S. 200 ff.

[909] In Anlehnung an Schüler (1996), S. 200 ff. sowie Asenkerschbaumer (1987), S. 34 ff.

[910] In Anlehnung an Schüler (1996), S. 201 sowie Asenkerschbaumer (1987), S. 73 ff., 98 ff. und 107 ff.

[911] Diese Differenzierung wird von Schüler (1996), S. 201 und Asenkerschbaumer (1987), S. 62 unter Bezugnahme auf Pfeiffer (1965), S. 46 ff. durchgeführt. Pfeiffer entwickelte diese Unterscheidung in Anlehnung an Gutenbergs (1962), S. 3 „betriebliche Elementarfaktoren", um für den von Ellinger (1963) geschaffenen Begriff des „Vorbereitungsgrades", der das Ausmaß der immateriellen und materiellen Vorbereitung eines Prozesses bezeichnet, entsprechende Träger abzuleiten. Der „Vorbereitungsgrad" der Leistungserstellung kann folglich als „paritätisch" zu Know-How interpretiert werden. Vgl. Pfeiffer (1980), S. 434.

[912] Das Sachziel bezieht sich auf Art, Menge und Zeitpunkt der im Markt abzusetzenden Leistungen, während als Formalziel die Wirtschaftlichkeit, insbesondere Rentabilität, bezeichnet wird. Vgl. Kosiol (1966), S. 212.

[913] Vgl. Pfeiffer (1971), S. 56.

Professionals (z.B. Chefärzten) haben solche zielunabhängigen Know-how-Potentiale eine große Bedeutung. Die Formalziele dienen der Beurteilung und Prüfung der Sachzielsetzung des Krankenhauses, um die Frage „Tun wir das Richtige richtig?" zu beantworten. Eine Umsetzung der Formalziele erfordert deshalb eine Finanzierbarkeit bei der Gewinnung und der Erhaltung von medizinischem Know-how. Auf diese Weise wird durch den Know-how-Zielbezug die Ressourcenart *Finanzen* integriert.

Der *Zeitbezug* von Know-how beschäftigt sich mit der Frage, in welchem zeitlichen Ausmaß, also mit welcher Geschwindigkeit benötigtes medizinisches Know-how aktiviert bzw. beschafft werden kann. Dabei sind die sogenannten „Zeitkonstanten der Vorbereitung"[914] zu berücksichtigen, die nur teilweise komprimierbar sind und sich krankenhausintern wie -extern ergeben. Die „Zeitkonstanten der Vorbereitung" ergeben sich aus der Kombination des allgemeinen Vorbereitungsgrades mit der Lerngeschwindigkeit des Krankenhauses. Die Vorbereitung stellt sich folglich als ein System aus unterschiedlich komplexen und zeitverbrauchenden Lernschritten dar, die je nach Standort (unternehmensintern oder -extern) auf unterschiedlichem Wege beeinflußbar sind. Mittels dieser Differenzierung entsteht eine vierdimensionale Aufteilung von medizinischem Know-how, mit der die Bewertung der *Know-how-Stärke* als dem entscheidenden Faktor der Ressourcenstärke durchgeführt werden kann.

Zur Bewertung des *Beherrschungsgrads* eines medizinischen Verfahrens wird dieses gleichgesetzt mit der objektbezogenen Know-how-Stärke des Krankenhauses, d.h. der Beherrschung des medizinischen als Teilmenge des allgemeinen problemlösungsbezogenen Know-hows. Das restliche medizinische und nicht-medizinische Know-how wird als subjektbezogene Know-how-Stärke den Potentialen derart zugeordnet, daß eine Beurteilung der zur Medizin-Umsetzung benötigten sachorientierten Potentiale möglich wird. Die Sachpotentiale eines Krankenhauses sind in Anlehnung an die Systemfaktoren im Input, Output, Personal, in der Organisation und den Sachmitteln (Medizin bzw. Medizin-Technologie) begründet, wobei letztere durch die Bewertung des Beherrschungsgrads berücksichtigt sind. Da aber das medizinische sowie das nicht-medizinische Know-how mit den jeweiligen Trägern unmittelbar verbunden ist, muß für die Bewertung des Beherrschungsgrads und der Sachpotentiale die objekt- und subjektbezogene Know-how-Bewertung zu einer Größe komprimiert werden.[915]

---

[914] Vgl. „Vorbereitung" wird in diesem Zusammenhang als die Gewinnung von Know-How verstanden. Vgl. Ellinger (1963). Die Bedeutung von „Zeit" bzw. „Zeitkonstanten der Vorbereitung" für ein innovatives Medizin-Management wird in Anlehnung an die Ausführungen von Pfeiffer/Weiß (1990) und (1994b) zur First-/Follower-Frage interpretiert.

[915] Vgl. Asenkerschbaumer (1987), S. 161 und ergänzend Schüler (1996), S. 202 f.

Zur Bewertung der *finanzorientierten Potentiale* als weiterem Teilfaktor des Indikators *Potentiale*, wird die Beurteilung der *zielbezogenen Know-how-Stärke* des Krankenhauses zur Medizin-Umsetzung herangezogen. Nicht zuletzt basiert der Indikator *(Re-)Aktionsgeschwindigkeit* auf der Bewertung der *zeitbezogenen Know-how-Stärke*.[916]

5.1.2.2.3.2.2 Bewertung der subjekt-objektbezogenen Ressourcenstärke

Mittels des Indikators „subjekt-objektbezogene medizinische Know-how-Ressourcenstärke“ ist das in betriebsinternen Trägern, wie z.B. Ärzten, aber auch Pflegekräften, inkorporierte medizinische Know-how bezüglich seiner Relevanz zur Realisierung einer bestimmten medizinischen Problemlösung in Relation zur Konkurrenz zu bewerten.[917] In Krankenhäusern ist im Zuge dieses Bewertungsschritts insbesondere die „affektive“ Know-how-Komponente zu berücksichtigen:

> ”The average professional is different from the average worker in other environments: a difference based, I suspect, not on such things as education levels, but on the psyche of those who choose professional careers.”[918]

Zur Erfassung des subjekt-objektbezogenen Know-hows können sogenannte Know-how-Matrizen[919] der verschiedenen Funktionsbereiche des Krankenhauses aufgestellt werden, die bei dem Vergleich des Ist- und Soll-Zustands des erforderlichen Know-hows eine Abweichungsanalyse zulassen und unter Nutzung eines Deckungsfaktors zu bewerten sind. Der Soll-Zustand ergibt sich aus zukünftigen Anforderungen an die Strukturen, Funktionen und Prozesse des Krankenhauses sowie an externe und interne Beziehungen, die für die erfolgreiche Übernahme der neuen medizinischen Verfahren gegeben sein müssen.[920] Zur Bewertung der Differenz bzw. der Lücke, die sich bei einem Vergleich von Ist- und Soll-Zustand des notwendigen Know-hows ergibt, ist deren Deckungsverhältnis zu bestimmen und diesem ein Deckungsfaktor zuzuordnen.[921] Ferner müssen alle an der Umsetzung der medizinischen Problemlösung beteiligten Organisationseinheiten (z.B. Herzchirurgie, Intensivstation, Radiologie) berücksichtigt werden, indem eine Gewichtung der jeweiligen (funktionsbezogenen) medizinischen Know-how-Problemlösungsbeiträge bezüglich ihrer Relevanz zur Realisierung durchgeführt

---

[916] In Anlehnung an Schüler (1996), S. 203.

[917] Vgl. Asenkerschbaumer (1987), S. 164.

[918] Ginter/Swayne/Duncan (1998), S. 341.

[919] Vgl. zu Know-How-Matrizen auch Pfeiffer (1980) und Schüler (1997).

[920] In diesem Zusammenhang sind die in der Phase der Informationssuche einer MPF-Analyse ermittelten systeminternen Anforderungen zu verwerten.

[921] Vgl. ausführlich zu den weiteren Ausführungen Asenkerschbaumer (1987), S. 166 ff. und Schüler (1996), S. 204 ff.

wird. Schließlich sind zur abschließenden Bewertung der subjekt-objektbezogenen medizinischen Know-how-Ressourcenstärke diese funktionsbereichsbezogenen medizinischen Know-how-Problemlösungsbeiträge im Vergleich mit jenen der Konkurrenz zu relativieren und mit einem Relativierungsfaktor zu quantifizieren. Der Relativierungsfaktor ist zwischen 0 und 1 zu wählen, wobei auch bei dessen Ausprägung von „etwa gleich“ bis „wesentlich höher“ kein größerer Faktor als 1 zugeordnet werden kann. Immer dann, wenn die eigenen medizinischen Know-how-Lösungsbeiträge denen der Konkurrenz überlegen sind oder zumindest in etwa den gleichen Stand aufweisen, kann nur der interne medizinische Know-how-Stand handlungsbestimmend sein.[922]

Die quantitative Ausprägung des Indikators **„subjekt-objekt-bezogene medizinische Know-how-Ressourcenstärke (RS_{SO})“** kann wie folgt bestimmt werden:[923]

$$RS_{SO} = \sum_{i=1}^{n} DF_i \times fRF_i \times kRF_i \quad \text{, mit}$$

i = Index für Funktionsbereiche,

DF_i = Deckungsfaktor für das Soll-Ist-Know-How-Deckungsverhältnis des Funktionsbereichs i,

fRF_i = funktionsbereichbezogener Relativierungsfaktor, d.h. Gewichtung des funktionsbereichbezogenen technischen Know-How-Problemlösungsbeitrages bezüglich seiner Relevanz zur Realisierung der Gesamtproblemlösung, wobei gilt: $0 \leq fRF_i \leq 1$ und $\sum fRF_i = 1$,

kRF_i = konkurrenzbezogener Relativierungsfaktor für die betriebsinternen, funktionsbereichbezogenen technischen Know-How-Problemlösungsbei-träge.

5.1.2.2.3.2.3 Bewertung der zielbezogenen Ressourcenstärke

Der Indikator „zielbezogene medizinische Know-how-Ressourcenstärke“ konzentriert sich auf die Erfassung der betriebsinternen finanziellen (formalzielbezogenen) Ressourcenstärke eines Krankenhauses, die für den Aufbau und die Weiterentwicklung des problemlösungsbezogenen medizinischen Know-hows erforderlich

[922] Vgl. Asenkerschbaumer (1987), S. 169.

[923] In Anlehnung an Asenkerschbaumer (1987) und Schüler (1996), S. 205.

ist.[924] Die Ausprägungen der finanziellen Ressourcenstärke ist qualitativ zu bestimmen und durch Zuordnung eines *Finanzstärkefaktors* zu quantifizieren. Zur vollständigen Bewertung der finanziellen Ressourcenstärke muß diese wiederum, durch Zuordnung eines Relativierungsfaktors, bezogen auf konkurrierende Einrichtungen, gewichtet werden.[925] Auch in diesem Fall ist für die Ausprägungen des konkurrenzbezogenen Relativierungsfaktors „etwa gleich“ bis „wesentlich finanzkräftiger“ kein größerer Faktor als 1 zu wählen, da bei Vorliegen einer konkurrenzüberlegenen Finanzkraft nur die betriebsintern ermittelte Ressourcensituation zum Ansatz gebracht werden kann. Ein Faktor größer 1 würde hier eine „künstliche“, jedoch nicht der realen Finanzsituation des Krankenhauses Rechnung tragende „Ressourcenaufstockung“ bewirken. Als konkurrenzbezogene Beurteilungskriterien können Größen, wie z.B. Umsatz, Gewinn, Eigenkapital, Fremdkapital, Cash-Flow, dienen. Aber auch die Rechtsform (aufgrund der unterschiedlichen Finanzierungsmöglichkeiten) sowie auf die Besonderheiten des Gesundheitsmarktes abgestimmte Portfolioanalysen (Abschätzung der Finanzmittelsituation aufgrund des Verhältnisses von Cash-cows, Stars, Question-marks und Dogs) in Verbindung mit der strategischen Zielrichtung (Abschätzung der Schwerpunkte der Ressourcenzuteilung) stellen Teilgrößen der konkurrenzbezogenen Beurteilungskriterien dar.[926]

Die quantitative Ausprägung des Indikators „**zielbezogene medizinische Know-how-Ressourcenstärke (RS_{zi})**“ kann somit folgendermaßen bestimmt werden:[927]

RS_{zi} =	FSF x kRF, mit
FSF =	(betriebsinterner) Finanzstärkefaktor,
kRF =	konkurrenzbezogener Relativierungsfaktor für die betriebsinterne finanzielle Ressourcensituation.

5.1.2.2.3.2.4 Bewertung der zeitbezogenen Ressourcenstärke

Mit der Feststellung der zeitbezogenen medizinischen Know-how-Ressourcenstärke kann eine Einschätzung getroffen werden, wieviel Zeit ein Krankenhaus zur Schließung der sogenannten Medizin-Lücke bzw. zur Weiterentwicklung von medizinischem Know-how besitzt.[928] Das Ausmaß der Medizin-Lücke ergibt sich unter Wertung der medizinischen Veränderungsdynamik in Verbindung mit dem Stand im

924 Vgl. in diesem Zusammenhang die Ausführungen Asenkerschbaumer (1987), S. 174-178, der ebenso auf die Problematik bei der Modellierung dieses Indikators eingeht.

925 In Anlehnung an Schüler (1996), S. 207.

926 Vgl. Asenkerschbaumer (1987), S. 177 f.

927 In Anlehnung an Schüler (1996), S. 207.

928 In Anlehnung an Schüler (1996), S. 208 und Asenkerschbaumer (1987), S. 170.

Medizin-Lebenszyklus. Sie zeigt damit ebenso die Zeitvakanz zum Ausbau bzw. zur Weiterentwicklung des problemlösungsbezogenen medizinischen Know-hows an.[929] Die Ausprägung der Zeitvakanz ist qualitativ aus der Sicht des „medizinischen Pioniers" zu erfassen und durch die Zuordnung eines Zeitvakanzfaktors zu bewerten. Die Sicht eines „medizinischen Pioniers" ist erforderlich, da durch seine Position die Zeitvakanz zur Weiterentwicklung von medizinischem Know-how bestimmt wird. Schließlich muß eine Gewichtung von konkurrierenden Krankenhäusern oder anderen Gesundheitseinrichtungen vorgenommen werden. Dies ist durch die Einführung des „Pionier-orientierten" Relativierungsfaktors möglich. Die *quantitative Ausprägung* des Indikators „zeitbezogene medizinische Know-how-Ressourcenstärke (RS_{ZE})" kann nun durch Multiplikation des errechneten Zeitvakanzfaktors (ZVF) mit dem angenommenen „Pionier-orientierten" Relativierungsfaktor (PRF) ermittelt werden.[930]

5.1.2.2.4 Ableitung einer zielführenden Medizin-Strategie

Im weiteren Verlauf müssen nun die Ergebnisse der Bewertung der Attraktivität von medizinischen Verfahren sowie die zur Umsetzung eines medizinischen Verfahrens erforderliche medizinische Ressourcenstärke zusammengefaßt und in die MPF-Matrix überführt werden, um entsprechende Handlungsempfehlungen bzw. Medizin-Strategien ableiten zu können. Es folgt eine Integration der zuvor ermittelten Ergebnisse zur Bewertung der wirtschaftlichen Eignung medizinischer Verfahren (systeminterne Tatbestände) zu jeweils einer umfassenden Gesamtbewertung der Attraktivität medizinischer Verfahren sowie der medizinischen Ressourcenstärke. Die ermittelten Ergebnisse dienen zunächst nur einer groben Einschätzung der Problemsituation und müssen entsprechend durch weitere Analysen bestätigt werden. Das bedeutet auch, daß sie prinzipiell als Anleitungen zu verstehen sind, die noch der Anpassung an krankenhausspezifische Fragestellungen bedürfen. Dies bezieht sich besonders auf die Wahl der Gewichtungsfaktoren. Falls beispielsweise ein Entscheidungskriterium vernachlässigbar erscheint, kann es bei der Bewertung unberücksichtigt bleiben, während die übrigen Indikatoren dafür so gewichtet werden, daß sie in der Summe 100 % erreichen. Genauso ist es möglich, weitere oder andere Faktoren zur Einstufung und Bewertung zu ergänzen.

Es sei abschließend nochmals darauf hingewiesen, daß die Ermittlung der Position im MPF zum Zeitpunkt t_0 die Attraktivität der verwendeten medizinischen Verfahren und die Zuordnung der im Krankenhaus vorhandenen Ressourcenstärken widerspiegelt.[931] Prinzipiell müssen aber die in der Matrix ausgewiesenen und vom

---

[929] Vgl. in diesem Zusammenhang und zu folgenden Erläuterungen Asenkerschbaumer (1987), S. 171-174 und Schüler (1996), S. 209 f.

[930] In Anlehnung an Schüler (1996), S. 208 und Asenkerschbaumer (1987), S. 174.

[931] Vgl. Pfeiffer/Metze/Schneider/Amler (1991), S. 92.

Krankenhaus verwendeten medizinischen Verfahren in Relation zu möglichen zukünftigen konkurrierenden medizinischen Verfahren gesetzt werden, um die sonst zu enge Betrachtungsweise zu dynamisieren. Denn nicht zuletzt sind es die (möglichen) medizinischen Substitutionsverfahren/-technologien, die die zukünftige medizinische Entwicklungsrichtung und den damit verbundenen strategischen Handlungsbedarf vorgeben.[932] Auf dieser Basis lassen sich dann, wie bei jeder Portfoliomethodik, unterschiedliche Bereiche abgrenzen und nach Einordnung in das Medizin-Portfolio entsprechende Handlungsempfehlungen abgeben. Die unterschiedlichen Empfehlungen sind als grobe Anhaltspunkte zu verstehen, die in der praktischen Durchführung der Analyse mittels Rückverfolgung des Datenverdichtungsprozesses konkretisiert werden müssen:[933]

(1) Investitionsempfehlungen: Investitionsempfehlungen sind für solche medizinischen Verfahren angezeigt, die eine mittlere bis sehr hohe Attraktivität medizinischer Leistungen und Ressourcenstärke aufweisen. Bei solchen medizinischen Verfahren handelt es sich in der Regel um relevante, neue medizinische Leistungen mit großem Ressourcenbedarf, die häufig auch das zukünftige medizinische Know-how determinieren. Die Strategieempfehlung für die entsprechenden Felder lautet, die Ressourcenstärke (Know-how-Vorsprung u.a.) zu halten und/oder zu erweitern. Dieser Bereich benötigt kontinuierliche Investitionen, die dazu führen sollen, das medizinische Leistungsniveau eines Krankenhauses in diesem Bereich auf ein hohes Niveau anzuheben bzw. dort zu halten. Gegebenenfalls sollte über Kooperationen nachgedacht werden, um komplementäre Erfolgspotentiale im Zuge des Inter-Partner-Learning zu internalisieren. Diese Option empfiehlt sich immer dann, wenn entweder unter Zeitdruck gehandelt werden muß oder sich aber große medizinische Lücken im Vergleich zum Weltstandard nicht in Eigenregie schließen lassen.[934]

(2) Desinvestitionsempfehlungen: Für medizinische Verfahren mit niedriger bis mittlerer Attraktivität und Ressourcenstärke sind Desinvestitionen zu empfehlen, da Investitionen in solche Verfahren keine prinzipielle Verbesserung der Leistungsfähigkeit eines Krankenhauses nach sich ziehen. Als generelle Strategie sollten Investitionen nur in den Erhalt dieser Verfahren gehen, um dem Versorgungsauftrag des Krankenhauses - soweit überhaupt erforderlich - weiterhin gerecht zu werden. Im übrigen sollten die freiwerdenden Mittel in attraktivere medizinische Verfahren investiert werden. In jedem Fall aber müssen vor der Umsetzung einer Desinvestitionsentscheidung investive Interdependenzen und Schnittstellenprobleme im Rahmen einer Folgenabschätzung analysiert werden, um keine Prozeßsynergien zu durchschneiden. Nicht selten werden voreilig Desinvestitions- oder Outsourcing-

[932] Vgl. Pfeiffer/Dögl (1986), S. 160 f.

[933] Vgl. zu den folgenden Ausführungen Schüler (1996), S. 213 f., Pfeiffer/Weiß (1995), S. 675-677, Pfeiffer/Dögl/Schneider (1989), S. 490 f.; Pfeiffer/Dögl (1986), S. 164-166.

[934] Vgl. weiterführend Rasche (1994).

entscheidungen getroffen, die sich zu einem späteren Zeitpunkt kaum revidieren lassen.

(3) Selektionsempfehlungen: Die vier Diagonalfelder des MPF geben keine einheitliche Handlungsempfehlung. Sie weisen einerseits Merkmale für Investitionsempfehlungen, andererseits für Desinvestitionsempfehlungen auf. Es lassen sich jedoch u.a. folgende Aussagen ableiten:

- *Sehr hohe Attraktivität medizinischer Leistungen, geringe Ressourcenstärke*: Hier empfiehlt sich die Durchführung hoher Investitionen zur Erreichung einer mittleren bis hohen Ressourcenposition, d.h. eine Reduzierung der (strategischen) Lücke. Im Fall nicht aufholbarer Wettbewerbsnachteile ist ein Rückzug aus dem betroffenen medizinischen Feld zu erwägen, sofern dieses unter den Vorgaben des Versorgungsauftrags durchsetzbar ist. Investitionen die einem derartigen Szenario ausgesetzt sind, bedürfen einer sehr kritischen Analyse, weil es den Krankenhäusern an den Kompetenzen oder finanziellen Ressourcen mangelt, um in sehr attraktiven medizinischen Bereichen zu prosperieren. Im Fall evidenter Defizite zum aktuellen Forschungsstand der Medizin versagen interne Aufholprogramme häufig allein schon aus Zeitgründen. Die einzigen Alternativen bestehen entweder in der Aneignung fehlender Kompetenzbausteine auf akquisitorischen bzw. kooperativem Wege oder im Rückzug aus „verlorenen" Medizinfeldern. In der letztgenannten Kontingenz besteht allerdings die Möglichkeit der „virtuellen" Nutzung organisationsfremder Kompetenzen im Zuge von Netzwerklösungen.

- *Mittlere Attraktivität medizinischer Leistungen, mittlere Ressourcenstärke*: Zur Erlangung einer hohen Ressourcenstärke sind Investitionen in gemäßigtem Umfang durchzuführen, wenn es sich um ein bedeutendes medizinisches Verfahren handelt. Desinvestitionen sind im Fall eher peripherer medizinischer Aktivitäten zu empfehlen, z.B. durch Reduktion der Forschungsaktivitäten. Fallweise ist zu analysieren, welche der Investitionen im diagonalen Entscheidungskorridor zu priorisieren und welche zu vernachlässigen sind. Andernfalls droht häufig eine Ressourcenzersplitterung aufgrund einer mangelnden Konzentration auf Schwerpunkte. In letzter Konsequenz versinken Unternehmen ohne Investitionsschwerpunkte in der Mittelmäßgikeit, weil in keinem der Bereiche die „kritische Masse" zur Erzielung differenzierungsstarker Wettbewerbsvorteile erreicht wird.

- *Niedrige Attraktivität medizinischer Verfahren, hohe Ressourcenstärke*: Geringe Investitionen zum Halten des medizinischen Vorsprungs oder langsames Desinvestieren sind die Normstrategien für diese Kontingenz. In dieser Konstellation ist zu prüfen, ob sich die hohe Ressourcenstärke für Diversifikationszwecke nutzen läßt, indem nach neuen Anwendungsfeldern für derartige *Slack*-Ressourcen gesucht wird. Die Industriepraxis zeigt, daß sich im Zuge der

Zweit- und Drittverwertung starker Ressourcenpositionen abseits des eigentlichen Kerngeschäfts Wettbewerbsvorteile aufbauen lassen.

5.1.3 Steuerung von Krankenhäusern über multiple Portfolios

Wurde bis Mitte der achtziger Jahre im Portfoliomanagement einiger weniger, autarker Referenzobjekte wie strategische Geschäftsfelder, Produkte oder Technologien der Stellhebel zur ökonomischen Prosperität gesehen, so wird diese Form der Unternehmenssteuerung durch archetypische Normstrategien zunehmend als „simplifizierend" und „sinnentstellend" kritisiert. Die Komplexität und prozessuale Vernetztheit moderner Krankenhäuser über ihre Institutionengrenzen hinweg verbietet die Erstellung völlig autonomer Teilplanungen für die Referenzobjekte der Portfolioanalyse, weil zwischen diesen umfangreiche Wechselwirkungen bestehen. Interagierende Kliniken und Stationen (Geschäftsfelder und Abteilungen), medizinische Verfahren (Technologien), medizinisches und pflegerisches Know-how (Kompetenzen) fügen sich im Krankenhaus zu komplexen Versorgungs- bzw. Wertschöpfungssystemen.[935] Ferner vernachlässigt die konventionelle Portfolioanalyse den Umsetzungsaspekt, da zwar eine Überführung des Ist- in ein Soll-Portfolio angestrebt wird, dabei aber offen bleibt, mit welchen Potentialen und innerhalb welcher Strukturen dieser Prozeß des organisatorischen Wandels erfolgen soll.[936] Die konventionelle Portfolioanalyse ist eben deshalb in die Kritik geraten, weil jenseits abstrakter Normstrategien keinerlei Bezug zum operativen Geschäftssystem genommen wird. Dieses aber repräsentiert oftmals die kritische Strategiebarriere, wenn die vorgeschlagenen Normstrategien mit der Realität des Faktischen in Gestalt gewachsener Strukturen, organisatorischer Trägheitsmomente oder defizitärer Ressourcen konfrontiert werden. In dieser Konstellation verkommt die Portfolio-

---

[935] Vgl. auch Fuchs/Mifflin/Miller/Whitney (2000); Sanchez (1999); Achrol/Kotler (1999). Im hier verstandenen Sinne repräsentiert die Portfolioanalyse lediglich eine mechanistische Heuristik zur Komplexitätsreduktion und Ableitung normativer Handlungsempfehlungen auf Basis stark fokussierender Achsendimensionen (1. interne Dimension / 2. externe Dimension). Zum Referenzobjekt der Portfolioanalyse können neben Produkten, medizinischen Verfahren, Technologien, Ressourcen auch Dienstleistungen, Prozesse, Innovationen oder strategische Geschäftsfelder fungieren. Die Portfolioanalyse ist damit lediglich Mittel zum Zweck der Entscheidungsunterstützung. Unabhängig von den einpositionierten Rereferenzobjekten wird eine immer gleiche Logik angewandt, mit der Normstrategien (z.B. „divest", „select", „invest") für die Referenzobjekte abgeleitet werden. Der hier benutzte Begriff des *Referenzobjekts* unterscheidet sich insofern von dem zuvor in Kapitel 2.1 genannten Begriff der *strategischen Referenzpunkte*, als letztere die „Fixsterne" der strategischen Ausrichtung der Unternehmung repäsentieren und damit Richtschnurcharakter für die gesamte Unternehmensentwicklung haben. Die Portfolioanalyse kann dagegen erst zum Einsatz kommen, wenn die strategischen Referenzpunkte durch das Topmanagement klar und verbindlich bestimmt worden sind. Vgl. auch Fiegenbaum/Hart/Schendel (1996).

[936] Vgl. stellvertretend Chatterjee/Lubatkin/Schulze (1999), S. 556 ff. und Mc Grath (1997), S. 974 ff.

analyse zu einem „praxisentrückten Sandkastenspiel" der oberen Führungsetagen. Was fehlt, ist die enge *Verzahnung zwischen strategischem Denken und operativem Handeln* im Kontext komplexer Subsysteme. Nicht zuletzt zur Vermeidung realitätsferner Insellösungen empfiehlt sich ein integratives Portfoliomanagement, das an die Stelle „mechanistischer" Normstrategien „organische" Krankenhausstrategien treten läßt.[937]

Abbildung 33: Integriertes Portfoliomanagement in Krankenhäusern

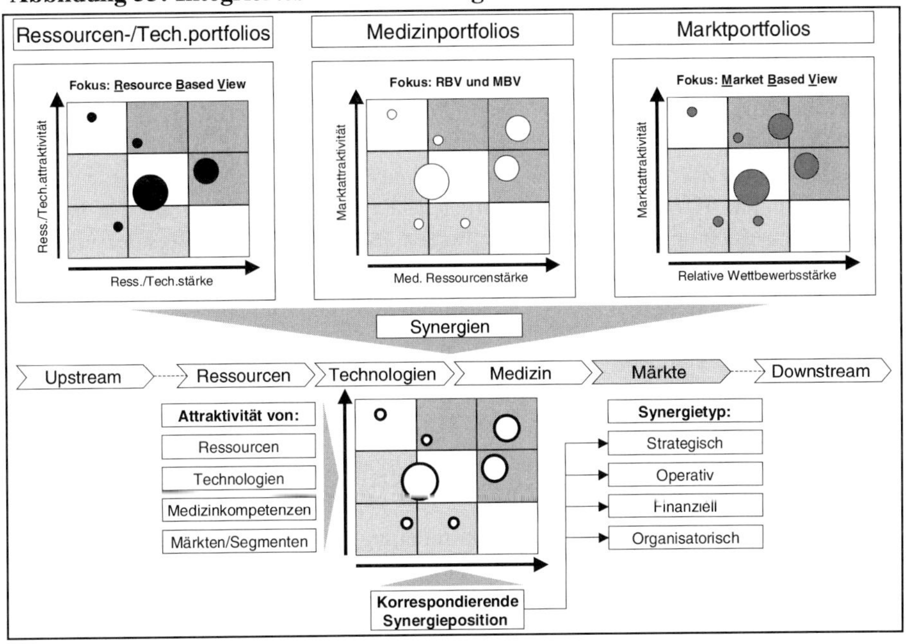

Quelle: Eigene Darstellung

Letztere nehmen ihren konzeptionellen Ursprung zwar auch in der Portfolioanalyse, doch berücksichtigen sie bestehende Portfoliointerdependenzen sowie medizinische, finanzielle und kulturelle Restriktionen, die jedem Krankenhaus sein charakteristisches Gepräge geben. Die Mechanik der Portfolioanalyse impliziert eine Indifferenz der Planungsobjekte, die in stark prozeßgetriebenen Branchen fast niemals gegeben ist. Angesichts der zunehmenden Netzwerkstrukturen der Gesund-

[937] Bei „mechanistischen" Portfoliostrategien handelt es sich um die gängigen Normstrategien wie z.B. „Verkaufen", „Halten" bzw. „Selektieren" und „Investieren", während „organische" Portfoliostrategien unternehmensindividuelle Gegebenheiten stärker berücksichtigen. Auf diese Weise soll sichergestellt werden, daß nicht unreflektiert „Strategien von der Stange" angewandt werden. Erfolgreiche Strategien sind in der Regel immer „maßgeschneiderte" Strategieunikate, die sich exzellent in den Unternehmens- und Wettbewerbskontext einfügen.

heitsbranche und bestehenden Leistungsverflechtungen von Krankenhäusern muß von der Prämisse autark steuerbarer Referenzobjekte abgerückt werden, weil zwischen ihnen vielfach sogenannte „Trade-ons“ existieren.[938] Derartige Interdependenzen bestehen zwischen mehreren Portfoliotypen oder auch innerhalb desselben Portfolios und zeigen sich in Leistungs- und Wissensverflechtungen zwischen den verschiedenen Referenzobjekten (z.B. interdependente „Geschäftsfelder“ wie Herzchirurgie und Innere). Die Gefahr einer dogmatischen Portfolioanalyse besteht somit in der Zerschneidung erfolgsbewährter Prozeßketten und eingeschliffener Routinen im Fall rigider Portfoliomaßnahmen. Grundsätzlich besteht die Kunst des modernen Portfoliomanagements in der Balance zwischen separat steuerbaren Planungseinheiten im Sinne relativ autarker Subsysteme sowie der Notwendigkeit, gewachsene Synergien und übergreifende Skaleneffekte zu erkennen und zu erhalten. Während starre Schnittstellen und statische Routinen zwischen den Referenzobjekten der Portfolioanalyse die Effizienz im Tagesgeschäft steigern können, führen sie unter volatilen Bedingungen zu Inflexibilitäten bei der Portfolioumschichtung. Umgekehrt erschweren völlig autarke Planungseinheiten die Erschließung portfolioübergreifender Skalen- und Verbundeffekte, weil es hierfür neben strategischen und operativen Gemeinsamkeiten an kompatiblen Schnittstellen und internen Leistungsverflechtungen mangelt. Allgemein gilt die Faustregel, daß mit zunehmender Umweltdynamik der Autarkiegrad der Planungsobjekte zunehmen sollte, um flexible Umweltanpassungen vornehmen zu können. Dagegen fördern in sehr stabilen Umwelten integrierte Strukturen, verankerte Prozesse und stabile Schnittstellen die Entstehung komparativer Organisationsvorteile, weil organisatorische Robustheit der Garant für eine hohe Effizienz ist.

Im Gegensatz zur traditionellen Lehrmeinung, wonach Unternehmen lediglich ein Markt- und/oder Medizin- bzw. Technologie-Portfolio steuern, stehen sie unter dynamischen Bedingungen vor der Herausforderung, multiple Referenzobjekte einer Portfolioanalyse zu unterziehen.[939] Diese lassen sich nach ihrer Managementebene und ihrem Wertschöpfungsfokus charakterisieren. Während auf der Gesamtunternehmensebene strategische Geschäftsfelder, Kernkompetenzen oder Querschnittstechnologien Gegenstandsbereich der Portfolios sind, avancieren auf der Geschäftsfeldebene Leistungen und Produkte, einzelne medizinische Verfahren und Einzeltechnologien oder Kernprozesse zu Referenzobjekten. Auf der Sub-Geschäftsfeldebene wiederum können Artikel, Warengruppen oder Standard Operation Procedures als Bezugspunkte der Portfolioanalyse dienen. Neben dieser nach Managementebenen vorgenommenen Einteilung der Referenzobjekte der Portfolio-

---

[938] BRANDENBURGER/NALEBUFF interpretieren Trade-ons als Pendant von Trade-offs. Trade-ons drücken sich in Zielkomplementaritäten sowie Selbstverstärkungseffekten aus, die schließlich eine Multiplikatorwirkung der Wertsteigerung bewirken. Vgl. Brandenburger/Nalebuff (1998), S. 127.

[939] Vgl. auch Day/Schoemaker (2000); Easingwood/Koustelos (2000); Antonelli (1999); Cooper (1996); Cooper/Kleinschmitdt (1995); Hamel/Prahalad (1991); Rasche (2001).

analyse besteht die Möglichkeit, diese Systematik wertschöpfungsorientiert nach der relativen Faktormarkt- der Absatzmarktnähe bzw. der Nähe zu den Stakeholdern zu ergänzen. Besitzen End- und Nachsorgeleistungen eine hohe Affinität zu den Absatzmärkten (*Demand-side-Fokus*), so stellen Prozesse und Routinen das Verbindungsstück zu den Ressourcen sowie medizinischen Verfahren und Technologien dar, die entweder über funktionierende Faktormärkte beschafft werden oder organisch generiert werden müssen (*Supply-side-Fokus*).[940] Die Differenzierung nach (1) Managementebenen und (2) Supply-/Demand-side-Fokus läßt ein zweidimensionales Bezugssystem der Referenzobjekte zur Portfolioanalyse entstehen. Innerhalb dieses Bezugssystems multipler Referenzobjekte der Portfolioanalyse bewegen sich Krankenhäuser in zunehmend dynamischen Umwelten.[941]

5.2 Innovatives Servicemanagement

Die vorgestellten Portfolioanalysen stellen Entscheidungsheuristiken zur Systematisierung und Evaluation der Planungsobjekte von Krankenhäusern mit dem Ziel der Verbesserung ihrer Wettbewerbsposition dar. Im günstigsten Fall vermitteln Portfolios nicht nur einen Überblick über den über aktuellen Status quo, sondern auch über zukünftige Wachstumsoptionen oder Innovationen. Im konkreten Fall lassen sich durch den gezielten Einsatz der einzelnen Portfolioanalysen zwar keine konkreten Innovationsprojekte ableiten, doch unterstützen sie zumindest die Festlegung des Innovationstrichters im Sinne einer Suchfeldanalyse. Der entscheidende Vorteil des integrierten Portfoliomanagements besteht im Hinblick auf die Generierung neuer Innovationen in der Schaffung einer gemeinsamen Diskussionsbasis der Entscheidungsträger, wenn diese auf Basis mehrerer Portfolios die strategische Stoßrichtung ihres Hauses festlegen. Durch die integrierte Betrachtung von medizinischen Verfahren, Technologien, Kompetenzen, Dienstleistungen, Geschäftsfeldern etc. auf unterschiedlichen Aggregationsebenen wird im günstigsten Fall der Wissenstransfer und damit die Innovationsbereitschaft angeregt. Neue Assoziationsketten und Ideen für Serviceinnovationen können aufgrund dieses interdisziplinären Ansatzes leichter generiert werden als im Rahmen eines funktionalen Silodenkens. Die Grenzen der integrierten Portfolioanalyse liegen in ihrem hohen Abstraktionsgrad, der sie – im Gegensatz zur Innovationspolitik – für die konkrete Produkt- bzw. Leistungsebene weitgehend unbrauchbar macht.

Aus diesem Grund soll nun mit den Konzepten der Wertinnovation und der graduellen Serviceinnovationen ein relativ „pragmatischer" Ansatz vorgestellt werden, wie Krankenhäuser durch Modifikation, Rekombination und Verbesserung isolierter Nutzenmerkmale einer angebotenen Dienstleistung, den kunden- bzw.

---

940 Vgl. auch Sawhney (1998).

941 Vgl. zu diesem Abschnitt weiterführend Rasche (2001), S. 489 ff.

patientenseitig wahrgenommenen Gesamtnutzen entscheidend erhöhen können. Auf diese Weise lassen sich die Rahmenvorgaben der häufig unverbindlichen Innovationspolitik in konkrete Serviceinnovationen mit Projektcharakter überführen.

5.2.1 Die Wertinnovation als Wachstumsoption für Krankenhäuser

> "BUILT IT AND THEY WILL COME – that is the way we used to think about growing our business," laments the president of a large healthcare organization, recalling the outdated approach of building hospitals as if they alone were the magnet for new patients and increased revenue. Hospital administrators now recognize that this era has ended. [...] In short, the industry is undergoing a rapid and fundamental realignment that challenges the competitive ingenuity of even the best-managed hospitals."[942]

Die sich abzeichnenden *Capitation-Modelle* mit einer umgekehrten Anreizgestaltung im Gesundheitssystem stellen Krankenhäuser vor die Herausforderung einer radikalen Neudefinition ihres Geschäftszwecks. Gleichfalls eröffnen sich völlig neue Wachstumsfelder für die Einrichtungen. Wachstum bedeutete in der Vergangenheit: Errichtung von Krankenhäusern, Sichern von Versorgungsaufträgen und Bettenzahlen, Ausschöpfen von Bettenkapazitäten und Patientengewinnung, die hochpreisige Operationen benötigen. Die Einführung von Capitation-Modellen würde zu einer Umkehr der Zieldefinition der Krankenhäuser führen und von nun an den Wert der „Gesundheit" und nicht mehr den der „Krankheit" in den Mittelpunkt der unternehmerischen Aktivitäten stellen. Diese politisch diskutierte *Wertinnovation* führt Krankenhäuser zu bisher kaum ausgeschöpften Wegen des Wachstums. *Kim/Mauborgne* subsumieren unter dem Schlagwort der Wertinnovation eine Form der marktinduzierten Innovation, die ausgehend von den Nutzenerwartungen der Kunden (Benefits) versucht, den Gesamtnutzen der Leistung durch Optimierung und Ergänzung der Produkt- bzw. Serviceeigenschaften drastisch zu erhöhen. Wertinnovationen verkörpern aber auch Human-, Sozial oder Geschäftssysteminnovation, die auf einer Neugestaltung von Strukturen, Abläufen sowie Kontroll- und Führungsmechanismen basieren. Die Leistungsinnovation erklärt sich somit weniger über technologische Neuerungen, als vielmehr über die Komposition der Nutzenelemente einer Leistung. Insofern handelt es sich hierbei im weitesten Sinne um eine modulare Innovation, weil vornehmlich Nutzenmodelle substituiert, erneuert, ergänzt oder anders angeordnet werden.[943] Das innovative Element von Capitation-Modellen besteht in der Verkehrung der Wertschaffung. Der primäre Patientenwert liegt im Kontext der Capitation-Modelle weniger in der Behandlung von

---

[942] Payne/Vasile (1996), S. 41.

[943] Vgl. Kim/Mauborgne (1999a/b).

Kranheitsbildern als vielmehr in der Erhaltung der Gesundheit. Die Kostenträger zahlen z.B. je versichertem HMO-Mitglied prospektiv eine Pro-Kopf-Pauschale unabhängig von der spezifischen Krankheitssituation.[944]

Neben der durch den Capitation-Ansatz vorgegebenen *Wertinnovation* eröffnet diese marktinduzierte Innovationsform die Möglichkeit, mittels einer Neudefinition der Nutzenfacetten aus Sicht unterschiedlicher Patientengruppen zusätzliche Wachstumspotentiale freizusetzen, anstatt in einer „Todesspirale" von aufeinanderfolgenden Kostensenkungs- und Patientenzufriedenheitsprogrammen ohne korrespondierende Produktentwicklung und Leistungsexpansion gefangen zu sein.[945] Wachstumspotentiale lassen sich somit oftmals durch eine Redefinition des Kernnutzens der Krankenhausdienstleistung(en) erschließen, indem diese aus Kundensicht nunmehr ein unter Kosten-/Nutzengesichtspunkten optimiertes Leistungsbündel repräsentieren. Überlebenssicherung und Wachstum vollziehen sich derzeit in Krankenhäusern nach einem Mehrstufenkonzept, an dessen Anfang Kostensenkungsprogramme stehen, gefolgt von Aktivitäten einer verstärkten Patienten-/ Kundenorientierung und Markterschließung. In dieser Phase stehen im Sinne des klassischen Marketing die bestehenden Bedürfnisse und die Zufriedenheit der Patienten im Vordergrund. Eine Berücksichtigung von innovativen Leistungen, die sich ungelösten, dem Patienten oftmals noch nicht bewußten bzw. erkennbaren Problemen widmen und alternative Versorgungsangebote entwickeln, findet kaum statt.[946] Der Hauptgrund für die mangelnde Innovationsbereitschaft liegt in den meisten Fällen in einer allgemeinen Risikoaversion und Verhaltensunsicherheit in einem dynamischen Wettbewerbsumfeld einerseits und andererseits in den unsicheren, weiterhin regulierten Finanzierungsmöglichkeiten. Zwar besteht in den Organisationen eine Reihe von hervorragenden Ideen und Potentialen zur Umsetzung von innovativen Problemlösungen in der Gesundheitsversorgung, doch bleiben die Krankenhäuser meist mit diesen Ideen „in den Startlöchern stehen".

Neben einem innovativen Medizinmanagement können Krankenhäuser über ein *innovatives Dienstleistungs- oder Servicemanagement* zu weiteren Wachstums-

---

[944] Unter *Capitation* ist eine feste Bezahlung des Leistungserbringers „pro Kopf" (per capita), das heißt je zu versorgender Person, zu verstehen. Eine Capitation wird zwischen einer Versicherung und spezifischen Leistungserbringern vereinbart.

[945] Vgl. Payne/Vasile (1996), S. 44 f.

[946] "Seeking to recapture growth and price stability, organizations will look for ways to address a deeper customer need than cost. Initiatives will be launched to measure customer satisfaction with existing products and services: Is the physician acceptable? Is the price right? Was the waiting time okay? The aim in stage three is to let customer suggestions drive the organization. Unfortunately, few satisfaction surveys challenge the customers' real values and, therefore, allow little room for creative response. What if a large costumer segment – wanting to take more personal responsibilty for health maintenance-was seeking nutritional, fitness, and holistic healthcare coaches outside of the hospital system? Would a question like ‚Is the price right? uncover the opportunity?" Payne/Vasile (1996), S. 47.

potentialen gelangen und den Weg von einer einseitigen operativen Exzellenz zu einer gesteigerten strategischen Exzellenz durchlaufen. Abbildung 34 veranschaulicht die Logik der Wertinnovation am Beispiel einer Leistung, deren kundenseitig wahrgenommenen Nutzenfacetten im Sinne einer Erhöhung des Gesamtnutzens modifiziert werden. Werden alle Nutzeneigenschaften spürbar optimiert, so sprechen die Autoren *Kim/Mauborge* von Wertinnovationen, wobei es hierbei zu einer Rechtsverschiebung der Nutzen-Äquivalenz-Linie kommt.

Abbildung 34: Prinzip der Wertinnovation

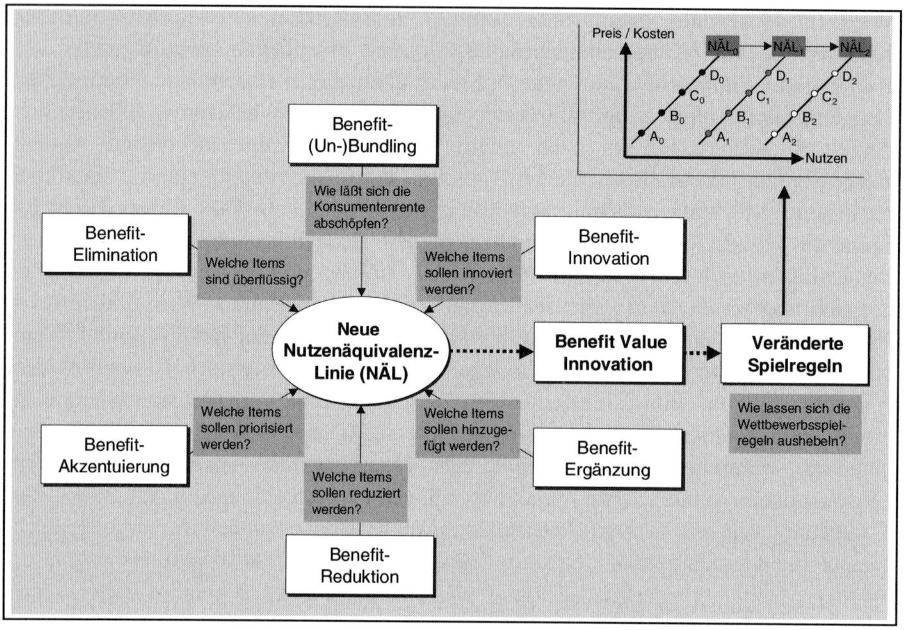

Quelle: Eigene Darstellung in grober Anlehnung an Kim/Mauborgne (1999a), S. 85

5.2.2 Möglichkeiten gradueller Serviceinnovationen

Neben der eher revolutionär geprägten *Wertinnovation* können über sogenannte graduelle Innovationen innerhalb der Gesundheitsleistungen zusätzliche Wachstumsmärkte erschlossen werden. Dabei existieren eine Reihe prinzipieller Maßnahmen, die beträchtliche Wachstumspotentiale freisetzen können. Serviceinnovationen im Krankenhaus können differenziert werden nach folgenden Typen: (1) Kombination, (2) Individualisierung, (3) Beschleunigung, (4) Reduzierung, (5) Standardisierung, (6) Automatisierung, (7) Differenzierung, (8) Modularisierung, (9) Kooperation, (10) Fokussierung, (11) funktionale Spezialisierung und

(12) Separierung.[947] Im Gegensatz zu den in den vorangegangenen Kapiteln dargestellten Methoden der Leistungserstellung, beziehen sich die genannten Serviceinnovationen trotz Namensgleichheit auf die marktliche Seite des Serviceangebotes eines Krankenhauses.

Abbildung 35: Serviceinnovationen in Krankenhäusern

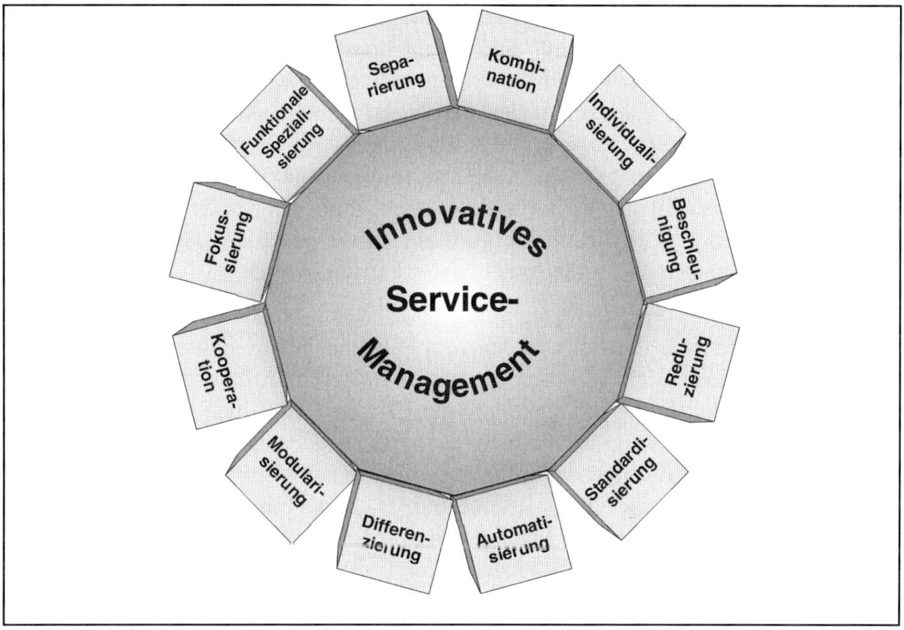

Quelle: Eigene Darstellung

(1) Mittels der *Kombination* findet eine Verknüpfung von dem Patienten bereits bekannten, konventionellen Einzelelementen zu einem neuen Angebot mit weitreichendem neuen Problemlösungspotential statt. Ein Beispiel stellt die Komplettversorgung des Patienten, so wie sie bereits in Gesundheitszentren in den USA praktiziert wird, dar: Von der Vorsorge, der Einweisung, dem Fitneßprogramm und schließlich der Versicherung wird jede Einzelleistung vom Gesundheitszentrum übernommen. Der Vorteil dieser Methode liegt in einem Komfortgewinn für den Patienten, der Nachteil besteht in einem oft sehr erklärungsbedürftigen Produktbild, das viele Angriffspunkte für Konkurrenten bietet. Ferner ist eine fachübergreifende Mitarbeiterqualifikation erforderlich, die häufig erst mit großem Aufwand erreicht werden kann. Eine zunehmende Transparenz des Gesundheitsmarkts sowie selbst-

[947] Die im folgenden skizzierten Möglichkeiten von Serviceinnovationen orientieren sich an den Ausführungen von Biermann (1997), S. 33-54 zu Innovationen im Dienstleistungsbereich.

bewußtere Patienten mit ausgeprägten individuellen Wünschen senken längerfristig die Marktchancen für einfache Kombinationsangebote. Hochkomplexe „Rundum-Versorgungs-Pakete" können aber in einem von Vorschrifts- und Haftungsproblemen geprägten Umfeld neue Chancen für Dienstleistungen bieten.

(2) Im Rahmen der *Individualisierung* wird eine Verbesserung und Intensivierung der auf die Bedürfnisse der Patienten abgestimmten Betreuung angestrebt. Privatkliniken oder Kliniken für individuelle Wünsche z.B. im Business-Bereich, wie das Fürther Modell, sind exemplarisch für eine derart ausgerichtete Innovationsstrategie. Der Vorteil dieser Innovationsstrategie liegt in einer starken Patientenbindung bei anspruchsvoller und meist zahlungskräftiger Klientel. Die durch einen guten Ruf erworbene Marktstellung ist für Wettbewerber kaum anzugreifen. Die Schwierigkeiten dieser Strategie liegen in den hohen Erwartungen der Klientel. Es handelt sich um einen sehr engen Markt mit starker Unsicherheit, da offen bleibt, ob der Patient den Mehraufwand durch verstärkte Loyalität, positives Empfehlungsverhalten und Akzeptanz höherer Preise honoriert.

(3) Im Rahmen einer *Beschleunigung* sollen durch schnellere Bearbeitung oder Verfügbarkeit der Dienstleistung zu den vom Patienten gewünschten Terminen Zeitvorteile aus Patientensicht realisiert werden. Beispiele hierfür sind das ambulante Operieren, der Einsatz der minimalinvasiven Chirurgie oder eine Behandlung ohne Wartezeiten. Dienstleistung als Problemlösung für den Patienten macht den Faktor Zeit häufig zum ausschlaggebenden Kriterium für Kundenzufriedenheit und ebenso zu einem Wettbewerbsvorteil des Krankenhauses. Diese Innovationsstrategie macht ein umfassendes Total Quality Management in der Gestaltung der Abläufe erforderlich. Die Beschleunigung der Prozesse zur Erfüllung der Patienten- und Stakeholderwünsche hat sich in den letzten Jahren als eine der erfolgreichsten Profilierungsmaßnahmen im Markt erwiesen und wurde bereits im vorderen Teil des Buches im Kontext der Anwendung der Lean-Prinzipien und der Gestaltungsmaßnahmen im Rahmen der ANA diskutiert. Hier liegt, wie bereits erwähnt, für die meisten Krankenhäuser ein erhebliches Innovationspotential, da mit der höheren Geschwindigkeit zusätzlich Kostensenkungen und eine verstärkte Patienten- und Stakeholderzufriedenheit sowie –bindung einhergehen.

(4) Die *Reduzierung* sieht die Herausnahme von Produkt- oder Serviceelementen vor, die für den Patienten wenig Bedeutung haben, aber direkt oder indirekt erhebliche Kosten verursachen. Ein Beispiel hierfür ist die Umstellung auf ambulantes Operieren bei ausgewählten Krankheitsbildern[948], für die ein stationärer Aufenthalt nicht erforderlich ist, sondern die vielmehr zusätzliche Kosten und vor allem längere Behandlungszeiten verursachen. Der Vorteil dieser Teilstrategie liegt in den erheblichen Kostenvorteilen, die im Erfolgsfall ausgezeichnete

---

[948] Z.B. mittels der Einführung eines Belegarztsystems.

Wachstumspotentiale von Seiten der Krankenkassen erwarten lassen. Der Nachteil liegt in der zu erwartenden Gegenreaktion der Konkurrenten. Dieser Druck ist entsprechend auf die Margen einzukalkulieren. Diese Strategie funktioniert nur in einer First-Position. Krankenhäuser, die auf das Massengeschäft nicht verzichten wollen, müssen Reduktionsstrategien zukünftig in ihre Gesamtstrategie ebenso einplanen wie eine Rundum-Betreuungsstrategie.

(5) Die Grundidee der *Standardisierung* ist wie bereits dargestellt,[949] eine detailgenaue Strukturierung der Prozesse, insbesondere der wenig komplexen. Auf diese Weise werden Rationalisierungspotentiale aufgedeckt; konsequente Qualitätsverbesserung und Durchsetzung eines klaren Markenprofils sind die Folge. Diese Strategie knüpft an die Vorgehensweise internationaler Hotelketten oder Filial-Einzelketten an. Als renommierte Beispiele einer „Industrialisierung von Serviceleistungen" gelten gemeinhin die Strategien der Unternehmen SAP, Hyatt oder McDonalds.[950] Eine besondere Form der Servicestandardisierung stellt das Servicefranchising in seiner Funktion als hochgradig reglementiertes Geschäftssystem dar, bei dem der Franchisenehmer mit Ausnahme von der Preispolitik seine gesamte Firmenstrategie verbindlich an den Vorgaben des Franchisegebers auszurichten hat. Die Einschränkung der unternehmerischen Freiheitsgrade hat allerdings nicht nur Nachteile, sondern eine Reihe stichhaltige Vorteile für den Franchisenehmer, die im Recht zur Übernahme eines „erfolgsbewährten" Geschäftssystems in Verbindung mit umfangreichen Unterstützungs- und Beratungsleistungen liegen. Aber selbst Anbieter komplexer Dienstleistungen, wie Consulting, Steuerberatung, Rechtsberatung, Softwaredesign etc. versuchen zunehmend, ihr Serviceangebot auf der Modulebene zu standardisieren, um die Komplexitätskosten zu senken und Skaleneffekte zu erzielen. Die geforderte Serviceindividualisierung erfolgt hierbei im Sinne der Service Mass Customization durch Kombination einzelner Servicemodule zu individualisierten Servicepaketen. Auf diese Weise lassen sich innerhalb gewisser Grenzen die Vorteile der Standardisierung mit denen der industriellen Massenfertigung kombinieren.[951] Grundsätzlich lassen sich die beiden Erfolgsprinzipien „Massenindividualisierung" und „Franchising" anderseits mit geringen Abstrichen auf den Gesundheitssektor übertragen. Zu denken ist hierbei an die schubladenfertig ausgearbeiteten Geschäftskonzepte einiger Apotheken, Arztpraxen und Krankenhausketten, die bereits konkrete Vorarbeit geleistet haben.[952] Lediglich die derzeit (noch) gültigen gesetzlichen Rahmenbedingungen wirken diesbezüglich

---

[949] Vgl. ausführlich Kapitel 4.5.

[950] „[...] companies adopt a „manufacturing attitude" toward production services as represented by McDonald's assembly-line approach to fast-food retailing, culminating in the „technological hamburger". Kotler (1997), S. 482.

[951] Vgl. weiterführend Schilling (2000) sowie die dort zitierte Literatur.

[952] Derartige Konzepte wurden bereits ansatzweise durch das „Gesundheitszentrum Bad Laer", die „Apotheken-Franchising-Kette" in Minden oder die „Europa-Apotheke" umgesetzt.

hemmend. Jedoch ist angesichts der fortschreitenden Marktliberalisierung zu erwarten, daß derartige Managementprinzipien vermehrt im Gesundheitssektor Anwendung finden.

Eine vergleichbare Strategie findet man in der deutschen Krankenhauslandschaft bisher nur ansatzweise realisiert (z.B. bei der Rhön Klinikum AG), während in den USA bereits zahlreiche Beispiele für eine Standardisierung von Krankenhausleistungen existieren. Den Patienten erwartet eine festgelegte Struktur und Vorgehensweise in den Einzelkliniken. Durch die Standardisierung aller betrieblichen Abläufe auf die unternehmerische Zielsetzung können auch Krankenhäuser zukünftig einen entscheidenden Erfolgsfaktor für sich erschließen. Der Nachteil liegt in einer kritischen Mindestgröße und ausreichender Marktmacht zur Durchsetzung von Branchenmaßstäben. Viele Krankenhäuser erfüllen nach wie vor den Versorgungsauftrag in einer festgelegten Region. Hier bieten sich zunächst kaum Möglichkeiten einer Standardisierung. Vorstellbar wäre ein freiwilliger Verbund von Krankenhäusern, die sich zu einer Leistungsaufteilung und gemeinsamen Markenbildung (Branding) entschließen. Erfolgreiche Dienstleistungsmarken orientieren sich bei der Gestaltung ihres Serviceangebotes an industrietypischen Design- und Fertigungsregeln, die ein markantes Eigenprofil im Markt darstellen. Diese Vorgehensweise ist nur für starke Anbieter geeignet, die eine für die Branche wegweisende Position bereits erreicht haben oder bei realistischer Einschätzung in wenigen Jahren erobern können. Interessant scheint eine Verknüpfung mit Kooperationsstrategien oder eine Standardisierung von Teilprozessen „hinter den Kulissen" (z.B. Nutzung vorgefertigter Convenience-Artikel).[953]

(6) Ziel der *Automatisierung* von Dienstleistungen ist die Rationalisierung von einfachen, stark routinegeprägten Serviceelementen ohne große Anforderungen an Individualisierung und Interaktion durch Dienstleistungsabläufe in Form computergestützter Prozesse.[954] Beispielsweise zählt dazu die Einführung einer Krankenhausakte, mit entsprechendem Krankheitsbild und persönlichen Daten, Art der Versicherung oder Datenbanken mit elektronischen Behandlungsleitfäden u.a. basierend auf einer derartigen Vernetzung wäre eine Ferndiagnose mit Behandlungsempfehlungen und Rezept seitens des behandelnden Arztes denkbar. Mittels dieser Maßnahmen wird eine Kostensenkung durch Ersatz des teuren Produktionsfaktors Personal durch Geräte mit kalkulierbaren Investitions- und Wartungsaufwendungen erreicht. Auf diese Weise wäre ebenfalls eine Verfügbarkeit außerhalb der üblichen Arbeitszeiten möglich. Obgleich ein kostensenkender und qualitätssteigernder Technikeinsatz üblicherweise mit der produzierenden Industrie in Verbindung gebracht wird, kann ein Fortschreiten der Automatisierung bei einfachen und im Zeitablauf stabilen Funktionen zu einer deutlichen Steigerung der Produktivität in Kranken-

---

[953] In Anlehnung an Biermann (1997), S. 40 f.

[954] Vgl. Kotler (1997), S. 482 f.

häusern führen.[955] Dieser wird vom Fortschritt der Technologie ebenso gefördert wie von der zunehmenden Akzeptanz durch die jüngere Generation. Wird Marktbeherrschung erreicht, ist eine auf lange Sicht unangreifbare Position und positive Gewinnentwicklung zu erwarten.[956]

(7) Die Basisidee der *Differenzierung* besteht im Ausnutzen der hohen Zahlungsbereitschaft von anspruchsvollen Patienten und günstigen Angeboten niedrigeren Standards. Die Dienstleistung wird dabei in billige Basisangebote und höherwertige Leistungen aufgespalten. In diesen Bereich fällt bereits die Behandlung von Privat- bzw. Kassenpatienten oder die Ein-Bett-/Mehr-Bett-Zimmer-Politik im Krankenhaus. Der Vorteil dieser Strategie liegt in der Abdeckung unterschiedlicher Anforderungen bei gleichzeitigem Ausschöpfen der Preisspielräume. Der Nachteil liegt in der Gefahr der Wanderung der Klientel in Niedrig-Preis-Varianten und damit im Ertragsverfall. Ferner ist die Transparenz des Gesamtsystems durch übermäßige Komplexität gefährdet. Exemplarisch dafür steht die erhöhte Variantenvielfalt in der Industrie, die schließlich zu einem massiven Anstieg der Kosten führt. Ansätze zur Leistungs- und Entgeltdifferenzierung sind in allen Wirtschaftszweigen zu beobachten, aber nur in wenigen Dienstleistungsbetrieben werden sie als wirkungsvolles Instrumentarium der Ertragssteigerung bewußt genutzt und ausgebaut. Differenzierung bietet vor allem in Verknüpfung mit Optionen wie Standardisierung und Modularisierung eine empfehlenswerte Vorgehensweise.

(8) Im Rahmen der *Modularisierung* stellt der Anbieter eine bestimmte Anzahl von standardisierten Leistungsbestandteilen zur Verfügung, die der Patient nach seinen individuellen Erfordernissen im Baukastenprinzip zusammensetzen kann. Das Krankenhaus wird damit zum Systemanbieter. Beispielsweise bietet ein Krankenhaus die Möglichkeit zur Versicherung, zur Betreuung der Familie, einen Waschservice während des Krankenhausaufenthaltes u.a. Die Vorteile der Individualisierung aus Kundensicht lassen sich mit den Kosteneinsparungen durch Standardisierung in den einzelnen Bausteinen verknüpfen. Allerdings sind im Servicesektor unabhängig voneinander „produzierbare“ Module schwieriger zu realisieren als in der Produktion physischer Güter und die Kostenvorteile der Massenherstellung standardisierter Bausteine fallen nicht derart ins Gewicht.

(9) Falls eine Zielerreichung aus eigener Kraft nicht möglich ist, kann eine *Kooperation* mit geeigneten Partnern vertraglich vereinbart werden. So können

[955] "Respiratory therapists at the University of California at San Diego Medical Center now carry miniature computers in their lab pockets. In the past therapists had to wait at the nurses‘ station for patients‘ records. Today, therapists call up the information on hand-held computers, which pluck the data from a central computer. As a result, they can spent more time working directly with patients." Kotler (1997), S. 483.

[956] Vgl. ergänzend Kotler (1997), S. 483.

Krankenhäuser mit Versicherungen hinsichtlich einer gemeinsamen Service-Karte (z.B. Smart-Card) zusammenarbeiten. Der Vorteil liegt in einem schnellen Aufbau einer flächendeckenden Vertriebs- und Serviceorganisation und damit im Besetzen wachsender Märkte. Der Nachteil liegt in einem häufig komplexen Beziehungs- und Vertragssystem, das strategisches Handeln erschwert und zu Qualitätsmängeln führen kann. Die Kooperation besitzt eine Stützfunktion für weitreichende strategische Zielsetzungen, die ohne Partner nicht zu realisieren sind. Das Franchising als Grundmodell einer bewußt ungleichgewichtigen Kooperationsform wird deshalb von vielen Markenartikeln im Servicefaktor belegt. Die Risiken einer Expansionsstrategie sind beachtlich. Beharren in leicht zu verteidigenden alten Marktnischen und gezielter Aufbau neuer Miniaturmärkte auf Basis der eigenen Stärken bieten sich als Alternativen an. Ein von Spezialanbietern mühsam aufgebauter Nischenmarkt lockt häufig Großanbieter an, die derartige Marktfelder gerne als lukratives Zusatzgeschäft „mitnehmen".

(10) Die Grundidee der *Fokussierung* besteht im Aufbau einer Nische über die Konzentration auf eine kompakte Zielgruppe mit erkennbar anderen Anforderungen als die Mehrheit der Bevölkerung.[957] Wesentlich sind dabei nicht die besonders hohen oder niedrigen, sondern vor allem die anderen bzw. spezifischen Ansprüche. Beispielsweise könnten Krankenhäuser einen Teil ihrer Kapazitäten für zahlungskräftige Kunden aus dem Business-Bereich sowie dem Ausland belegen oder einen Spezialbereich für die „Gesundheit der Frau" eröffnen. Die leichte Ansprechbarkeit der in einer überschaubaren Szene zu findenden Klientel führt zu einer hohen Kundenloyalität. Häufig sind diese Mini-Segmente jedoch überbesetzt. Fokussierung ist als Alleinstrategie nur bei einer wachsenden Zielgruppe und sicherem Ausschluß späterer Konkurrenten empfehlenswert. Häufig ist die Fokussierung eng mit der Strategie der Standardisierung verbunden.

(11) Die *funktionale Spezialisierung*, also eine konsequente Ausrichtung des Geschäftes auf ein stark nachgefragtes Teilelement aus dem Gesamtspektrum der branchenüblichen Leistungen, stellt eine interessante Angebotsalternative zum herkömmlichen Wettbewerb dar. So könnte eine Art Health-Center-Kette einige wenige Gesundheitsleistungen anbieten. Die Behandlung wäre innerhalb kurzer Zeit zu einem Festpreis realisierbar. Eine schnelle Ausbildung des nichtärztlichen Servicepersonals, überschaubare Strukturen und Organisation schaffen entsprechende Kostenvorteile. Aus der kompakten Leistungsbeschreibung resultieren einfache Prozesse und geringere Overhead-Kosten. In diesem Fall ist der Aufbau einer Stammkundenbasis schwierig. Ein derartiger Anbieter von spezifischen Gesund-

[957] Vgl. ausführlich Kapitel 4.5.2. Vgl. grundlegend zur Strategie der Fokussierung in Krankenhäusern Sherman (1999), S. 147 ff. und Herzlinger (1997), S.155.

heitsleistungen wird durch gezielte Gegenmaßnahmen der konventionellen Betreiber leicht aus dem Markt gedrängt.[958]

5.3 Versorgungsketten und –architekturen als Wachstumsoptionen

Innovative Service-Innovationen stehen häufig in einem sachlogischen Zusammenhang mit sogenannten Geschäftssysteminnovationen. Zahlreiche Dienstleister sehen in perfektionierten Prozessen und Ablaufstrukturen eine eigenständige strategische Dimension, um komparative Konkurrenzvorteile aufzubauen. Die Quelle der Innovation besteht somit nicht in vermarktbaren Endleistungen, sondern in Verfahrensinnovationen im Kontext des soziotechnischen Systems der Unternehmung.

5.3.1 Supply Chain Management als neues Paradigma für Krankenhäuser

> ”Building a world-class health care organization also requires building a world-class supply chain. That supply chain begins with external suppliers but continues in-house.”[959]

Der Wettbewerb zwischen isolierten Einrichtungen des Gesundheitswesens (z.B. zwischen niedergelassenen Ärzten, Krankenhäusern oder zwischen Krankenhäusern und niedergelassenen Ärzten) verlagert sich vermehrt zu einem Wettbewerb zwischen Versorgungsketten.[960] Eine Vorteilsgenerierung dürfte in Zukunft vielfach über ein überlegenes Versorgungsketten-Management der integrierten Unternehmen erreicht werden.[961] In den USA existiert bereits eine Reihe von erfolgreichen Beispielen:

---

[958] In Anlehnung an Biermann (1997), S. 52 ff.

[959] Sherman (1999), S. 147.

[960] LAMPERT/COOPER verweisen auf den gegenwärtig branchenübergreifend einsetzenden Wettbewerb der Versorgungsketten, von dem auch die Krankenhäuser erfaßt werden. Das SCM dient in diesem Kontext als erfolgsdeterminierende Wettbewerbsplattform:”Executives are becoming aware of the emerging paradigm of internetworking competition and that the successful integration and management of key business processes across members of the supply chain will determine the ultimate success of the single enterprise. Managing the supply chain cannot be left to chance.” Lambert/Cooper (2000), S. 81.

[961] Eine Studie der Efficient Health Care Costumer Response (EHCR) Coalition in den USA zeigt, daß ca. 50 Prozent der Logistikkosten im Gesundheitswesen nicht wertschöpfend sind. Vgl. von Eiff (2000), S. 794. ”Fully integrated health systems can be effective means of building organizational capabilities. Vertically integrated systems attempt to develop autained competitive advantage by possessing threshold or core competencies in a number of services. However, the real competitive advantage results from the combination of competencies into a system (capability) that is more difficult for competitors to imitate than a single competency.” Luggiero (1996), S. 4.

1994 schlossen sich die beiden renommiertesten US-Krankenhäuser, das Massachusettes General Hospital und das Brihham & Womens's Hospital in Boston zusammen. Ziel war es mittels der Abstimmung des medizinischen Leistungsangebots, der Bündelung der Forschungsaktivitäten, der gemeinsamen Nutzung der Ressourcen u.a. die „strategische Schlagkraft" zu steigern sowie die Kosten nachhaltig zu senken. Einkaufs- und Logistikbereiche wurden zusammengelegt und als selbständiges Unternehmen ausgegründet.[962]

Mittels eines „Integrated Delivery Network"[963] werden die Einzelleistungen, Prozesse, Produkte, Versorgungsketten, Leistungserbringer und Zulieferer durch einen Network Provider zusammengeführt und gesteuert.[964] Die mit dem SCM verbundene Begrifflichkeit der „Versorgungskette" ist im Zusammenhang mit Gesundheitsorganisationen insofern irreführend, weil die wenigsten Versorgungsstrukturen einer Kette bzw. Pipeline ähneln, sondern vielmehr einem Netzwerk oder „entwurzelten Baum", bei dem die Äste die Versorgungsstrukturen und Austauschbeziehungen zu den unterschiedlichen Stakeholdern (wie z.B. Patienten oder Kostenträgern) symbolisieren, und die Wurzeln die Versorgungsströme der Anbieter (wie z.B. Krankenhäuser oder niedergelassene Ärzte) darstellen. Supply Chain Management (SCM) beschäftigt sich mit dem Management von multiplen Beziehungen und Verflechtungen innerhalb der Versorgungskette.[965]

Anders als die Lean-Philosophie konzentriert sich SCM nicht nur auf die Gestaltung von einzelnen Schnittstellen, sondern auf ein umfassendes Beziehungsgeflecht zwischen vor- und nachgelagerten Stufen, wie z.B. einweisendem Arzt und Reha-Klinik und wiederum deren vor- und nachgeordneten Partnern, wie z.B. Pharmaunternehmen und ambulanten Diensten. SCM wählt als grundlegende Optimierungsebene die erweiterte Versorgungskette. Es geht weit über den Aktionsradius des Lean Managements hinaus, weil es gezielt das gesamte Versorgungsnetzwerk eines Krankenhauses zur Optimierung der Erfolgsgrößen Kosten, Qualität, Convenience, Flexibilität und Zeit nutzt. Das SCM folgt der Logik des Fundamentalprinzips und besitzt aufgrund der sachlichen und zeitlichen Erweiterung des Betrachtungshorizontes einen größeren Beeinflussungshebel als das Lean Management hinsichtlich der relevanten Erfolgsparameter. Zwar deuten sich im

---

[962] Vgl. von Eiff (2000), S. 794.

[963] IDN kann definiert werden als "Network provider organization that deliver or organize the delivery of a continuum of health care services, ranging from prenatal to hospice care, in a defined geographical area. Also usually synthesized into the system in some type of insurance product. It is called integrated because it is both horizontally and vertically integrated, with (in theory) all system parts sharing information and resources optimally. Hospitals, physicans and payers are linked by shared financial and practice incentives." Zitiert nach v. Eiff (2000), S. 796.

[964] Vgl. grundlegend zu IDN-Systemen Tonges (1998).

[965] Vgl. dazu auch Drucker (1998) S. 152-177; Christopher (1998), S. 272-284 und Bowersox (1997), S. 181-187.

inhaltlichen Lean-Prinzip „Gestaltung der erweiterten Wertschöpfungskette" bereits Richtung und Intention des SCM an, doch konzentriert sich Lean Management überwiegend auf *krankenhausinterne* Gestaltungsoptionen. SCM dagegen beschäftigt sich mit einer optimalen Gestaltung von vor- und nachgelagerten Versorgungsströmen einschließlich ihrer netzwerkartigen Verflechtungen und erschließt auf diesem Wege *krankenhausinterne und -externe* Gestaltungsmöglichkeiten.

Konkret führt das SCM weg von einer überwiegend *interfunktionalen*, hin zu einer *intrafunktionalen* sowie *interorganisationalen* Gestaltung der Prozesse. Traditionelle Managementtools und -techniken sind häufig nicht auf die Besonderheiten und Anforderungen eines interorganisationalen Managements zugeschnitten. Es existiert zwar eine Reihe von Theorien für einen vollständigen Wettbewerb, jedoch keine Theorie der Kooperation. Die ökonomischen und medizinischen Vorteile einer integrierten Versorgung im Krankenhaus machen jedoch dauerhaft eine Auseinandersetzung mit den theoretischen Grundlagen der Kooperation notwendig.[966] Die erfolgreiche Umsetzung von Kooperationen und Netzwerkstrukturen bedarf formaler und informaler Voraussetzungen. Wesentliche formale Voraussetzungen sind unterstützende Informations- und Kommunikationssysteme, eine Operationalisierbarkeit mittels eines zugeschnittenen Controlling sowie der Einsatz nutzen- und anreizstiftender Instrumente.[967] Zwei wesentliche informale Mechanismen zur Unterstützung der Kooperation innerhalb der Versorgungskette stellen nach *Ballou/Gilbert/Mukherjee* die Faktoren *Macht* und *Vertrauen* dar.[968]

Machtpolitische Konzepte basieren auf (1) Macht durch Belohnung, (2) Macht durch Expertenwissen sowie (3) Macht durch Referenz. Bei der *Macht durch Belohnung* sichert das Krankenhaus seinen Kunden im Rahmen der Kooperation (z.B. einer Krankenkasse innerhalb des Netzwerks) eine kostengünstigere oder zeitlich verkürzte Leistung in einer garantierten Mindestqualität zu. Der Nutzen für den Kunden besteht hier in der Reduzierung der Unsicherheiten in Bezug auf die Leistungserstellung. Im Rahmen der *Macht durch Expertenwissen* besteht der Anreiz zur Kooperation z.B. in der Möglichkeit, auf den Know-how-Pool des Krankenhauses zugreifen zu können. Die von der Rhön Klinikum AG anvisierte Bereitstellung eines Informations- und Gerätepools zur Stabilisierung der

[966] Erst in letzter Zeit widmet sich die Managementforschung verstärkt den Realphänomen kooperativer Transaktionsformen zu, da diese einen Großteil unseres Wirtschaftslebens ausmachen bzw. in Kooperationen ein beträchtlicher Teil der Wertschöpfung erfolgt. Vgl. zum Themenkomplex kooperativer Verhaltensweisen in strategischen Netzwerken die Sonderausgabe des Strategic Management Journal (2000), Jg. 21, Nr. 3, S. 199 – 428: *Strategic Networks* sowie die dort angebene Literatur.

[967] Vgl. Ballou/Gilbert/Mukherjee (2000).

[968] Vgl. Ballou/Gilbert/Mukherjee (2000), S. 15-17.

Verbindungen mit den vorgelagerten Ärzten stellt ein Beispiel für anreizbezogene Maßnahmen zur Kooperationsförderung im Krankenhaus dar. Die *Macht durch Referenz* wird schließlich durch das Image oder eine Markenbildung des Krankenhauses unterstützt. Beispielsweise entsteht für eine Krankenkasse im Rahmen einer Kooperation mit einem renommierten Krankenhaus ein indirekter Imagenutzen. Nach *Mariotti* und *Powell* bildet Vertrauen eine wesentliche Grundlage zur Realisierung von Kooperation und Zusammenarbeit innerhalb der Versorgungskette.[969] Vertrauen selbst wird maßgeblich durch einen kontinuierlichen Informationsaustausch und ein Commitment zwischen den Mitgliedern unterstützt.

> "The more homogeneous the group, the greater the trust, hence the easier it is to sustain network-like arrangements."[970]

Der Erfolg hinsichtlich niedrigerer Kosten und eines verbesserten Service im Rahmen eines Versorgungsketten-Managements für Krankenhäuser wird in Zukunft davon abhängen, inwiefern es dem Management gelingt, mittels gezielter Mechanismen eine Win-Win-Situation für alle Beteiligten herzustellen und den Nutzen der Kooperation annähernd gleich zu verteilen. Ziel des SCM ist eine totale Prozeßexzellenz innerhalb der gesamten Versorgungskette mittels neuer Formen des Beziehungsmanagements sowie ein auf diesem Wege gesteigerter Patienten- und Stakeholderwert.[971] Das SCM im Gesundheitsbereich führt zu neuen Formen der Kooperation, Zusammenarbeit und Konzentration, die aufgrund ihrer konstitutiven und strukturellen Einschnitte eher langfristiger Natur sind und deshalb dem strategischen Management von Krankenhäusern zuzuordnen sind.

Angesichts der politischen Bestrebungen einer integrierten Versorgung und steigenden Patientenansprüchen bietet das SCM für Krankenhäuser eine interessante theoretische Grundlage zur Gestaltung der Gesundheitsversorgung. Aus Sicht der Krankenhäuser wird es darum gehen, inwieweit es ihnen in Zukunft gelingen wird, entweder durch eine entsprechende logistische Kompetenz eine koordinierende Funktion innerhalb dieses Netzwerkes, z.B. als Orchestrator oder Navigator, zu übernehmen, oder Mitglied einer wettbewerbsfähigen Versorgungskette zu werden.

---

[969] Vgl. Mariotti/Powel (1997), S. 110.

[970] Powell (1990), S. 326.

[971] Vgl. auch Appleby (1997), S. 2. SCM wird nach dem „Global Supply Chain Forum“ wie folgt definiert: "Supply Chain Management is the integration of key business processes from end user through original suppliers that provides products, services, and information that add value for customers and other stakeholders." Zitiert nach Lambert/Cooper (2000), S. 66.

5.3.1.1 Konzeptionelle Grundlagen eines Supply Chain Managements

Die Zusammensetzung und der Aufbau eines Gesundheitsnetzes werden bestimmt durch (1) die Struktur des Netzwerkes, (2) die Art der verbindenden Prozesse sowie (3) den Stand der Integration zwischen den einzelnen Prozeßknoten. Zu den Mitgliedern einer Supply Chain zählen sämtliche Netzwerkteilnehmer, mit denen das Krankenhaus direkt oder indirekt in Interaktion steht. Dabei kann zwischen *unterstützenden* und *direkten* Mitgliedern einer Versorgungskette unterschieden werden.[972] Die strukturellen Dimensionen eines Netzwerks werden bestimmt durch die vorhandenen horizontalen und vertikalen Strukturen sowie durch die eigene horizontale Positionierung innerhalb der Versorgungskette. Eine Steigerung oder Reduzierung der Anzahl der Zulieferer eines Krankenhauses führt zu einer gravierenden Veränderung der Netzwerkstruktur. Ein erfolgreiches SCM wird davon abhängen, inwieweit es gelingt, bisher individuelle Aktivitäten der einzelnen Mitglieder effektiv und effizient in die Versorgungskette zu integrieren.[973]

Bei den Prozeßverbindungen oder -knoten kann differenziert werden zwischen (1) *Managed Business Process Links*, (2) *Monitored Business Process Links*, (3) *Not-Managed Business Process Links* und (4) *Non-member Business Process Links:*[974]

(1) *Managed Business Process Links* sind solche Verbindungen, deren Integration und Management aus Sicht des Krankenhaus eine besondere Relevanz zukommt. Dabei handelt es sich um direkte „Kunden- oder Zuliefererbeziehungen". (2) Sogenannte *monitored* Prozeßverbindungen sind solche, die für das Krankenhaus keine unmittelbar erfolgskritische Verbindung darstellen, deren Integration und Management aber durch die übrigen Mitglieder des Netzwerks sichergestellt sein muß. (3) Daneben existieren in einem Versorgungsnetzwerk wenige erfolgskritische Verbindungen, die keiner direkten oder indirekten Steuerung durch das Krankenhaus bedürfen und deshalb als *not-managed* Verbindungen gelten. Bei diesen Netzwerkverbindungen vertraut man darauf, daß Integration und Management durch andere direkte Partner geleistet werden. (4) Nicht zuletzt bestehen *non-member* Prozeßverbindungen, die nicht dem bestehenden Versorgungsnetzwerk, sondern einem anderen angehören, jedoch durch Mitglieder des eigenen Netzwerks verbunden sind.

---

[972] "[...] primary members of a supply chain to be all those autonomous companies or strategic business units who carry out value-adding activities (operational and/or managerial) in the business processes designed to produce a specific output for a particular customer or market. In contrast, supporting members are companies that simply provide resources, knowledge, utilities, or assets for the primary members of the supply chain." Davenport (1999). PORTER unterscheidet ebenfalls zwischen direkten und unterstützenden Aktivitäten. Porter (1984), S. 36.

[973] Vgl. dazu ausführlich Lampert/Guinipero/Ridenhower (1998).

[974] Vgl. Lambert/Cooper (2000), S. 81.

Zur Implementierung einer Supply Chain in der Gesundheitsversorgung muß aus Sicht des Krankenhauses geklärt werden, welche Mitglieder eine erfolgsrelevante Verbindung darstellen, welche Art der Prozeßverbindung aufgebaut werden soll und wie weit der Integrationsgrad der einzelnen Verbindungen gehen soll. Das schwierige Ziel eines erfolgreichen Supply Chain Managements wird darin bestehen, die höchste Wertschöpfung, nicht allein für das Krankenhaus, sondern für die gesamte Supply Chain, einschließlich des Endkunden (Patienten, Kasse, Stakeholder u.a.) zu generieren. Konsequenterweise sollte eine integrierte und restrukturierte Versorgungskette die Effektivität und Effizienz sämtlicher Mitglieder erhöhen. Allerdings erweist sich eine gleichmäßige Verteilung der Kostensenkungspotentiale sowie Qualitäts- und Zeitvorteile auf alle Mitglieder als nahezu unmöglich.[975]

5.3.1.2 Agile Versorgungsketten

In den vermehrt dynamischen Umwelten des Gesundheitsbereichs müssen Versorgungsketten flexibel und kurzfristig responsiv auf Veränderungen reagieren können. Vor diesem Hintergrund erfährt das Konzept der Agilität auch für das SCM eine besondere Relevanz. Ein agiles Versorgungsketten-Management ist gekennzeichnet durch (1) eine verstärkte *Marktsensitivität*, (2) *Virtualität*, (3) *Prozeßintegration* und (4) *netzwerkbasierte Strukturen.* Eine höhere *Marktsensitivität* eines Krankenhauses wird über die Fähigkeit realisiert, auf die Erwartungen und die Nachfrage von Kunden und Patienten mittels sogenannter „Quick Response"- oder „Efficient Consumer Response"-Systeme schneller reagieren zu können und nicht wie bisher mittels vager Planungsvoraussagen oder einer vorgehaltenen Bettenkapazität der Nachfrage nachzukommen.[976] Die von der Rhön Klinikum AG flexibel gehaltenen Stationen schaffen die Voraussetzung für mehr Flexibilität bei Nachfrageschwankungen und stellen eine Möglichkeit zu einer höheren Agilität der Versorgung dar. Weiterhin können durch wechselseitige Nutzung der Kapazitäten und Ressourcen innerhalb eines Versorgungsnetzwerks Flexibilitäten im Hinblick auf Nachfrage-

---

[975] Vgl. dazu auch Lambert/Cooper (2000).

[976] Vgl. auch von Eiff (2000), S. 795. Der Terminus des Supply Chain Managements in seiner Funktion als semantische Klammer für alle Betriebsabläufe, die zwischen zwei oder mehreren Wertschöpfungsstufen auf Basis moderner Informations- und Logistiktechnologien (z.B. Electronic Data Interchange, Crossdocking, Hub-and-Spoke-Systeme) stattfinden, wird häufig unterschiedlich weit interpretiert. Während das Supply Chain Management in seiner engen Auslegung lediglich auf den koordinierten Einsatz eines prozeßorientierten Technologiespektrums zum Zweck eines friktionsarmen Ressourcen- und Warenflusses reduziert wird, steht das Supply Chain Management in seiner weiten Auslegung für eine marktorientierte Führungsphilosophie, die den Kunden (Patienten) und Nachfrageentwicklungen in den Mittelpunkt aller Überlegungen stellt. Auf diese Weise wird die bisher dominierende Supply-side-Perspektive in der Waren- und Güterbewirtschaftung zunehmend um eine Demand-side-Perspektive ergänzt, bei der sich der Versorgungsbedarf unmittelbar aus den Bedingungen der Nachfrageseite ableitet. Das Schlagwort des Efficient Consumer Response aus dem Bereich der Konsumgüterindustrie impliziert für die Krankenhäuser ein Efficient Patient Response.

schwankungen, ähnlich wie durch das in der Luftfahrtindustrie praktizierte *Yield-Management*,[977] geschaffen werden. Eine weitere Voraussetzung für eine höhere Agilität der Versorgungskette besteht in einer gemeinsamen Informationsbasis und -technologie. Die neben der physischen Supply Chain entstehende *virtuelle Supply Chain* ermöglicht erst eine vollständige Prozeßintegration und bildet deshalb die informationstechnische Voraussetzung für eine funktionierende *Kooperation und Zusammenarbeit* zwischen den unterschiedlichen Versorgungskettenteilnehmern. Vor dem Hintergrund einer zunehmenden, auch politisch forcierten, Spezialisierung der Krankenhäuser sowie einer damit verbundenen Zunahme der Outsourcing-Aktivitäten, bietet das SCM die Chance, erforderliche Kompetenzen innerhalb der Versorgungskette im Rahmen eines „Efficient Order Management"[978] und „Efficient Information Sharing"[979] wechselseitig zu beziehen bzw. bereitzustellen. Die unternehmerische Entscheidung für oder gegen ein SCM wird davon abhängen, inwiefern die entstehenden Transaktionskosten durch Integration und Management einer Supply Chain die Kosten einer unternehmensinternen Leistungserstellung übersteigen. Versorgungsleistungen, die eine hohe strategische Bedeutung für das eigene Krankenhaus und eine hohe Spezifität besitzen, dürften überwiegend selbst bereitgestellt werden. Leistungen mit einer geringen Spezifität und einer niedrigen strategischen Bedeutung für das Krankenhaus dürften vermehrt extern von anderen Mitgliedern bezogen werden.[980] Durch eine Bündelung der Spezialitäten innerhalb der

---

[977] Beim Yield-Management handelt es sich um eine Form des taktisch-operativen Preis-/Kapazitätsmanagements, im Rahmen dessen versucht wird, das Problem einer stark schwankenden Nachfrage bei gleichzeitig starren Kapazitäten auf Basis statistisch abgesicherter Erfahrungswerte durch adaptive Preisfestsetzung im Sinne des Gewinnoptimums zu lösen. Werden die Peise zu niedrig angesetzt, besteht die Gefahr von Überbuchungen, d.h. die verfügbare Kapazität wird mit sehr preisreagibler Nachfrage innerhalb kürzester Zeit ausgelastet, obwohl höhere Preise durchsetzbar wären (Verschenkung von Preisbereitschaft). Im umgekehrtem Fall führen deutlich überhöhte Preisforderungen regelmäßig zu Unterbuchungen mit der Konsequenz von Leerkapazitäten. Die Kunst des Yield-Managements besteht nun darin, den Preiskorridor so zu wählen, daß Unter- und Überbuchungen vermieden werden. Ein zentraler Aktionsparameter des Yield-Managements besteht in der flexiblen Kapazitätsgestaltung in Abhängigkeit von der Nachfrageentwicklung im Zuge von Erweiterungen oder Reduzierungen bestimmter Kapazitätsklassen (z.B. First Class, Business Class, Economy Class). Denkbar ist im Krankenhaussektor ein interner Markt für Bettenkapazitäten und Personalressourcen zwischen informatorisch vernetzten Krankenhäusern, so daß selbst Spitzenkapazitäten kurzfristig vorhalten lassen. Auf diese Weise kann die Anbahnung „virtuell" operierender Krankenhausnetzwerke nicht nur dazu beitragen, eine günstigere Kostenposition durch optimiertes Kapazitätsmanagement zu erreichen. Vielmehr lassen sich durch Zusammenführung komplementärer Ressourcen häufig Inventionen und Innovationen generieren, die auf wechselseitigem Informationsaustausch basieren.

[978] Bestandteile eines Efficient Order Management sind z.B. (1) die Nutzung elektronischer Identifikationssysteme für Kunden, Produkte und Preise, (2) ein elektronischer Geldverkehr, (3) verteilte Datenbanken sowie (4) eine Activity Based Costing-basierte Leistungsmessung.

[979] Beispiele eines Efficient Information Sharing sind (1) die Einführung von Verschlüsselungs-Standards, (2) die Nutzung von Mehrwertdiensten sowie die (3) Datenerfassung am Ort des Entstehens.

[980] Vgl. Picot (1991), S. 336-357.

Versorgungskette werden jene kritischen Fallzahlen erreicht, die mittels gewonnener Erfahrungskurvenvorteile und Lernkurveneffekte einen höheren Qualitätsstandard zu insgesamt niedrigeren Kosten ermöglichen.

> "Now changes in public policy and reimbursement mechanisms, have compelled previously independent organizations to rethink which services they provide and how they will provide them. Specialty hospital companies [...] have developed relationships with general community hospitals while they simultaneously expand into the general hospital itself. Community organizations [...] develop collaborative relationships with hospitals, many of which are competitors [...] seek to meet a growing demand for home health care."[981]

Nicht zuletzt wird eine integrierte Versorgung wesentlich durch intakte *Netzwerkstrukturen* unterstützt. Ein Wachstumsmanagement der Krankenhäuser wird in Zukunft maßgeblich durch seine Zugehörigkeit in einem wettbewerbsstarken Versorgungsnetzwerk bestimmt. Der individuelle Wettbewerb der Krankenhäuser entwickelt sich vermehrt zu einem Wettbewerb der Gesundheitsnetzwerke.[982]

> "There is a growing recognition that individual businesses no longer compete as stand-alone entities, but rather as supply chains. We are now entering the era of ‚networking competition', where the prizes will go to those organizations who can better structure, coordinate, and manage the relationships with their partners in a network committed to better, closer, and more agile relationships with their final customers."[983]

5.3.2 Business Migration in der Gesundheitsbranche

> "Health systems [...] have developed insurance products, and insurance companies have acquired medical practices and begun to provide direct care to patients."[984]

Die Gestaltung der Wertschöpfungs- bzw. Versorgungsarchitektur wird angesichts einer sich verstärkenden Migrationsbewegung in der Gesundheitsbranche in den nächsten Jahren zu einem strategischen Ausgangspunkt für das Entstehen von neuen Märkten und Wachstumschancen für Krankenhäuser werden. Der sich in diesem Kontext andeutende Wertschichtenwettbewerb stellt zukünftig gleichermaßen Chance und Bedrohung für das Management von Krankenhäusern dar.

---

981 Goldmann/Graham (1999), S. 80.

982 Vgl. grundlegend zur Integration von Gesundheitsunternehmen Tonges (1998).

983 Christopher (2000), S. 39. Die in diesem Zitat vetretene Logik des „vernetzten Wettbewerbs" läßt sich zunehmend auch auf Krankenhäuser übertragen, wenn diese in Kooperationen und strategischen Netzwerken eine Chance zur Wettbewerbsprofilierung sehen.

984 Goldman/Graham (1999), S. 80.

5.3.2.1 Perspektivenwechsel zum Wertschichtenwettbewerb

Als Folge einer zunehmenden Dynamik der Gesundheitsbranche sowie verstärkten Deregulierungsbewegungen setzt mit dem Phänomen der „Business Migration“ eine Entwicklung ein, die einerseits eine sukzessive Auflösung bestehender Industrie- und Branchengrenzen und damit verbunden einen verstärkten Wettbewerb jenseits der klassischen Unternehmensgrenzen zur Folge hat.[985] Andererseits treten mit den neuen Marktchancen im Gesundheitsbereich vermehrt Akteure aus anderen Branchen auf, die Teilleistungen der traditionellen Anbieter der Gesundheitsversorgung häufig mit besserer Qualität, höherer Flexibilität, zu einem geringeren Zeitbedarf oder zu niedrigeren Kosten anbieten. Während das Abwandern von Unternehmen innerhalb ihrer Industrie in neue Wertschöpfungselemente eine *vertikale Migrationsbewegung* darstellt, wird die Ausdehnung eines Unternehmens über Industriegrenzen hinweg als *horizontale Migration* definiert. Das Beispiel des amerikanischen Traktorenherstellers John Deere zeigt, wie große Industrieunternehmen in den USA im Zuge der Deregulierung in die Leistungserbringung der Gesundheitsbranche eindrangen und gesundheitsbezogene Dienstleistungen als profitablen Geschäftszweig entwickelten. Der Weltmarktführer für Landmaschinen gilt heute ebenso als eines der bedeutendsten Gesundheitsfürsorge-Unternehmen der USA und ist in der Zwischenzeit zum Vorreiter und Vorbild der Managed Care-Idee selbst geworden.

Anfang der 70er Jahre gründete das Unternehmen eine eigene Krankenversicherungsgesellschaft für seine Beschäftigten. Nachdem auch bei John Deere die Ausgaben für die Gesundheitsversorgung drastisch stiegen, gründete Deere bereits 1979 als Ausweg aus der Kostenspirale eine Managed-Care-Organisation, die sich eine Qualitätsverbesserung bei gleichzeitiger Kostensenkung zur Aufgabe machte. Innerhalb weniger Jahre wurde aus der zunächst betrieblichen Gesundheitsversorgung ein wachsendes eigenständiges Geschäftsfeld des Unternehmens. Durch die Einführung innovativer Konzepte wie dem Disease Management in Kooperation mit der Mayo-Klinik, die für die unternehmenseigenen Kliniken Beratungsleistungen zur Verfügung stellt und Behandlungsqualität auf höchstem medizinischen Erkenntnisstand garantiert. Bereits ein Jahr nach der Gründung wurden auch andere Unternehmen in das Versorgungsmodell von Deere HMO aufgenommen. Mitte der 90er Jahre zählte das Gesundheitsunternehmen ca. 300000 Mitglieder, mit einem Beschäftigtenanteil von nur noch 20 Prozent.[986]

Eine Entwicklung, vergleichbar der in den USA, befindet sich in Deutschland noch in den Anfängen. Das Angebot der Kursamed-Gruppe, die 1985 als Betriebs-

---

[985] Vgl. grundlegend Heuskel (1999); Pauls (1998); o.V. (1998); Slywotzky/Morrison (1997) und Slywotzky (1995). Vgl. auch die Ausführungen in Kapitel 4.2.3.1 im Zusammenhang mit dem Lean-Prinzip der Gestaltung der erweiterten Versorgungskette.

[986] Vgl. Heuskel (1999), S. 101 f.

gesellschaft von Altenpflegeeinrichtungen vom Dienstleistungsunternehmen Dussmann gegründet wurde, ist ein erfolgreiches deutsches Beispiel einer Wertmigration. Das Unternehmen besitzt ein Angebot unterschiedlichster Leistungen, die vom vollständigen Klinikmanagement über das Erarbeiten von Sanierungskonzepten bis zu Beratungsleistungen reichen. Die Migration der Dussmann-Gruppe in den Gesundheitssektor kann als Erweiterung der traditionellen Leistungsangebote für bereits bestehende Kundenbeziehungen gesehen werden, da die Dussmann-Gruppe bereits in der Vergangenheit feste Beziehungen zu den Krankenhäusern besaß. Durch sein Ursprungsgeschäft „Gebäude-Reinigung" betreute Dussmann in den 70er Jahren rund 100 Krankenhäuser.[987]

Auch von den Krankenkassen wurde der Krankenhaussektor als zukünftiges Geschäftsfeld entdeckt. Dabei spielten allerdings auch Kostenüberlegungen eine entscheidende Rolle, als 1976 18 Unternehmen der privaten Krankenversicherung bereits vor der Dussmann-Gruppe mit einem ähnlichen Konzept die Sana Service GmbH mit dem Unternehmensziel gründeten, eine professionelle Krankenhausbetriebsführung auf der Basis von Managementverträgen anzubieten und Defizite der stationären Versorgung zu eliminieren. Während in den 80er Jahren noch fünf Einrichtungen von Sana betrieben wurden, waren es in den 90er Jahren bereits dreimal so viele. Sana ist mit 45 Verbundhäusern und einem Patientenvolumen von 340000 größter privater Anbieter von Krankenhäusern, Rehabilitations- und Pflegeeinrichtungen.[988] Ferner bieten neue Akteure aus dem Bereich der Medizintechnik innovative Angebote im Bereich Beschaffungsmanagement oder optimierte Leasing- und Servicekonzepte.

Das Auftreten neuer Wettbewerber aus anderen Branchen mit innovativen Wertschöpfungsarchitekturen führt zu einem allgemeinen „Benchbreaking" innerhalb der Gesundheitsbranche, das die Wettbewerbsintensität für Krankenhäuser dramatisch erhöht.[989] Waren bislang zwei Aspekte für die Entwicklung von Wachstumsstrategien maßgeblich, tritt mit dem Phänomen der Business Migration ein dritter hinzu: Neben regionaler Expansion und der Erweiterung der Leistungsfelder wird gegenwärtig die Wertschöpfungs- bzw. Versorgungsarchitektur zum Ausgangspunkt der Generierung weiterer Wettbewerbsvorteile. Eine lineare Fortschreibung traditioneller Wettbewerbsstrategien läßt jedoch Veränderungen jenseits der gezogenen Grenzen unberücksichtigt. Zukünftig wird insbesondere die Fähigkeit, individuelle Wertarchitekturen zu entwickeln, zu einem langfristigen Wettbewerbsvorteil in einem einsetzenden Wertschichtenwettbewerb werden. Das

[987] Das Unternehmen wurde 1963 von zehn Mitarbeitern gegründet und zählt heute mit einem Gesamtumsatz von ca. 1,7 Mrd. Mark zu den führenden Dienstleistungsunternehmen in Europa. Vgl. Heuskel (1999), S. 97.

[988] Vgl. Heuskel (1999), S. 97.

[989] Vgl. Heuskel (1999), S. 28 f.

„produktzentrierte" Unternehmensmodell verliert unter solchen Markt- und Wettbewerbsbedingungen seine Grundlage, während die Wertschöpfungsarchitektur vermehrt zum strategischen Erfolgsfaktor von Gesundheitsunternehmen wird.[990]

5.3.2.2 Neues Verständnis der Versorgungsarchitektur von Krankenhäusern

Mit einem Perspektivenwechsel vom „branchen- und produktbasierten Wettbewerbsmodell" zum „Wertschichtenwettbewerb" ist zugleich ein neues Verständnis der Versorgungsarchitektur des Krankenhauses verbunden. Die Versorgungskette innerhalb und außerhalb des Krankenhauses wird im Rahmen eines Wertschichtenwettbewerbs „dekonstruiert" zu einem prinzipiell flexiblen Verbundsystem von Aktivitäten und Ressourcen. Der Perspektivenwechsel von der *integrierten* zur *dekonstruierten* Krankenhausstruktur ist erforderlich, um mögliche Angriffspunkte und Ausgangspunkte für den „eigenen Angriff" oder eine „feindliche Bedrohung" zu identifizieren. Im Falle der Beibehaltung integrierter Strukturen muß sichergestellt sein, daß bei einer Bedrohung durch konkurrierende Unternehmen jede Stufe der Versorgungskette wettbewerbsfähig ist. Im Umkehrschluß bedeutet dies keineswegs, daß integrierte Krankenhausmodelle verschwinden werden und das Aufbrechen von Wertschöpfungsketten in letzter Konsequenz den Wettbewerb in eine Kooperation von In- und Outsourcingbeteiligten verändert. Vielmehr handelt es sich um ein „umgekehrtes Reengineering", das mittels einer „dekonstruktivistischen Perspektive" die einzelnen Prozesse aus der Versorgungskette herauslöst und Optionen der Verselbständigung und Rekonstruktion des Versorgungsprozesses prüft. In Branchen, in denen historisch eine stark fragmentierte, arbeitsteilige Struktur vorherrscht, können Unternehmen mit innovativen - unterschiedliche Wertschöpfungsstufen integrierenden - Geschäftsmodellen dauerhafte Wettbewerbsvorteile schaffen und die Branchenspielregeln nachhaltig verändern.

Spiegelbildlich existiert jedoch auch eine gegenläufige Bewegung bei historisch gewachsenen, weitgehend vollständig integrierten Versorgungsketten: Diese Wettbewerber differenzieren sich durch die Konzentration auf eine Stufe der Versorgungskette und generieren für jede Stufe eigene Geschäftsmodelle.[991] Diese neuen Solisten oder sogenannten „Layer Player" lösen einzelne Teile der integrierten Versorgungskette heraus, um durch die Nutzung von Economies of

---

[990] Vgl. zu den folgenden Ausführungen Heuskel (1999), S. 34 ff.

[991] Eine Spezialisierung auf isolierte Stufen der Wertschöpfungskette läßt sich beispielhaft an der Computerindustrie verdeutlichen: Noch vor zehn Jahren waren die Marktführer auf allen Stufen aktiv, von der Herstellung der Mikroprozessoren über Hardware, Betriebssysteme, Software und Support. In der Zwischenzeit existieren auf sämtlichen Stufen Spezialisierungen, die wie z.B. die Chipproduktion von Intel oder die Betriebssysteme der Firma Microsoft branchenweit marktbeherrschend sind. Vgl. Heuskel (1999), S. 51.

Scale und Scope, Erfahrungskurveneffekten und Know-how-Vorsprüngen eine Vorteilsposition zu generieren. Bei der Suche nach zukünftigen Wachstumsoptionen im Gesundheitsbereich kann einerseits eine „Bündelung von Aktivitäten" innerhalb von Krankenhäusern und andererseits krankenhausübergreifend angeboten werden. Die Wachstumsoption des „Layer Players" erfolgt durch eine Spezialisierung nach unterschiedlichen Bezugspunkten, z.B. materiellen Ressourcen oder immateriellen Kompetenzen. Im Zuge der Deregulierungsbewegung haben private Unternehmen in den USA vermehrt Teile der Versorgungskette aus dem Leistungsbündel des Krankenhauses herausgelöst. Neben den unterstützenden Serviceprozessen, wie FacilityManagement und Catering, werden verstärkt auch medizinisch-technische Spezialleistungen von externen Dienstleistern übernommen. Insbesondere die amerikanischen Hotelketten nutzen ihre Kompetenzen in Service und Organisation durch ein wachsendes Engagement im Krankenhaussektor: Der führende Anbieter im Krankenhaus-Catering in den USA ist eine Tochter der Marriott-Hotelkette (Marriott Management Services) gefolgt von Sodexho und Aramark. Die Howard Johnson Hotelkette ist mit ihrer Geschäftsidee, Hotelleistungen für Angehörige in der Nähe von Kliniken zu schaffen, in der Zwischenzeit an 500 Standorten vertreten.[992] Gelingt es einem Wettbewerber mittels einer Geschäftssysteminnovation ein überlegenes Angebot zu bieten, verändert er als Pionier und sogenannter „Market Maker" das traditionelle Wertschöpfungsgefüge und erschließt auf diesem Wege neue Märkte.

Eine weitere Wachstumsoption besteht schließlich in der Konzentration auf die „Schnittstellen" zwischen den Versorgungsaktivitäten. Als *Orchestratoren* schaffen solche Krankenhäuser eine Innovation durch eine neue oder intelligentere Kombination der existierenden Versorgungsaktivitäten. „Die Optimierung der Koordination wird für den Orchestrator zur wertschaffenden Geschäftsbasis."[993] Eine Strategie als „Layer Player" und zugleich als „Orchestrator" erscheint aufgrund der erforderlichen Fähigkeitsprofile wenig sinnvoll für ein Krankenhaus. Beide Strategievarianten stellen Optionen eines Wertschichtenwettbewerbs dar, die sich einerseits als Weiterentwicklung des historisch gewachsenen, integrierten Krankenhauses ergeben können oder die andererseits selbst Ausgangspunkt einer strategischen Bewegung sind. Das vollständig integrierte Krankenhaus ist folglich nicht mehr „zwingendes Standardmodell", sondern eine mögliche Strategievariante.

Unter neuen Vorzeichen stellt die Integration verschiedener Versorgungsstufen durchaus eine profitable Wachstumsoption dar. Mit einer Kontrollfunktion des Krankenhauses über die gesamte Versorgungskette können Transaktionen zwischen den Versorgungsstufen optimiert werden, da unter einer ganzheitlichen Perspektive der vollständigen Versorgungskette das integrierende Krankenhaus über das Know-

---

[992] Vgl. Heuskel (1999), S. 98.

[993] Heuskel (1999), S. 65.

how zu einer profitablen Zusammensetzung von Einzelaktivitäten verfügt. Eine solche Integrationsstrategie erfordert nicht nur eine Wettbewerbsfähigkeit des einzelnen Versorgungsprozesses im Sinne eines Profit Center-Konzeptes, sondern in Relation zu konkurrierenden Geschäftsmodellen eine optimale Koordination. Vor diesem Hintergrund werden Krankenhäuser zukünftig neben einer vertikalen Integration gleichermaßen eine *virtuelle Integration* in ihre Strategieüberlegungen einbeziehen müssen. Über Managementverträge werden virtuelle Krankenhausketten und Allianzen zwischen Kliniken geschaffen, deren Ziel in der Professionalisierung sowie der Kostenreduktion der Organisationsaufgaben besteht. Den Kliniken wird damit die Möglichkeit gegeben, sich ganz auf den medizinischen Leistungsaspekt zu konzentrieren.

Neben der Bündelung durch sogenannte Schichtenspezialisten (Orchestratoren) ergeben sich auf Basis der bestehenden Informationsdefizite hinsichtlich der Planung und Integration von gesundheitsbezogenen Leistungen weitere Aktionsfelder für sogenannte *Navigatoren.* Die unterschiedlichen Koordinationsleistungen, wie z.B. das Sammeln von Daten über Behandlungsabläufe und unterschiedliche Therapieansätze im Rahmen eines „Disease Management", ermöglichen ein Praktizieren kumulierter Erfahrungen und neuester medizinischer Erkenntnisse unabhängig vom aktuellen Wissensstand des jeweils behandelnden Arztes. Auf diese Weise können fallweise der Therapieerfolg sowie die Kosten für die Behandlung minimiert werden.[994] Spätestens mit der Fortsetzung der staatlichen Deregulierungsaktivitäten, der realen Umsetzung einer integrierten Versorgung sowie schließlich der Einführung der DRGs in 2003 eröffnet sich für Navigatoren und Spezialisten im Gesundheitsbereich ein immenser Markt. Insgesamt führt die einsetzende Business-Migration-Bewegung in der Gesundheitsbranche zu einer Erweiterung von einem „Wettbewerb zwischen Unternehmen" zu einem „Wettbewerb zwischen Wertketten" unter Akteuren unterschiedlicher Branchen sowie zu einer Steigerung der allgemeinen Wettbewerbsintensität für Krankenhäuser.

5.3.2.3 Up-market- versus Down-market-Migration

Neben einer Migrationsbewegung auf der industriebezogenen Ebene zwischen den Anbietern der eigenen Branche sowie branchenfremden Akteuren, ist mittels des Einsatzes sogenannter disruptiver Innovationen im Bereich der Medizintechnologie von einer Migrationsbewegung in vertikaler Richtung auf der berufsbezogenen bzw. qualifikationsbezogenen Ebene (*Up-market-Migration*) auszugehen.[995] Während gegenwärtig ein Großteil der Diagnosen durch hochqualifizierte und spezialisierte

---

[994] Das Disease Management gehört in den USA zu den zentralen Veränderungen, die mit der Deregulierung des Gesundheitssystems verstärkt zur Anwendung kam. Vgl. Heuskel (1999), S. 99 f.

[995] Vgl. den Chancen „disruptiver Innovationen" die vorangegangenen Ausführungen in Kapitel 2.5.1.

Mediziner geleistet wird, kann mittels des Einsatzes innovativer Diagnose- und Behandlungstechnologie eine Übernahme dieses „Behandlungsmarktes" mit einer geringen bis mittleren Diagnose- und Behandlungskomplexität durch Leistungserbringer mit einem niedrigeren Qualifikationsgrad erfolgen. Zwar forcieren Kassenärztliche Vereinigung, einzelne Kassenvertreter sowie politische Gruppierungen aus Gründen der „Bestandserhaltung" und des „Lobbying" eine gegenläufige *Down-market-Bewegung*, die jedoch aufgrund des wachsenden Kostendrucks und einer zunehmenden Professionalisierung der Pflege einer Up-market-Migration in den nächsten Jahren weichen dürfte.

Hochqualifizierte Ärzte werden gegenwärtig eingesetzt, um alltägliche Infektionen und Krankheitssymptome (z. B. Bronchitis) zu diagnostizieren, während Pflegekräfte mittels des Einsatzes innovativer Medizintechnologie bereits in der Lage wären, solche Diagnosen zu niedrigeren Kosten bei vergleichbarer Qualität zu leisten. Die Konsequenz einer derartig angelegten Gesundheitspolitik ist geradezu fahrlässig und mit grotesken Folgen verbunden: Zur Erhaltung ihrer Einkommen werden Hausärzte gezwungen, Patienten „im Fließbandverfahren" durch ihre Praxis zu schleusen und die Interaktionszeit mit dem Patienten fortwährend zu verkürzen. Ein in dieser Weise konzipiertes Behandlungssystem entspricht einerseits nicht der Profession des Arztes noch wird es andererseits den Bedürfnissen des Patienten nach mehr Qualität und Convenience in der Gesundheitsversorgung gerecht.[996] Die Förderung und der vermehrte Einsatz von disruptiven Innovationen dagegen wäre mit einer Transformation des Gesundheitssystems im Sinne einer Up-Market-Bewegung verbunden, die zu einer bedarfsorientierten Anpassung der Gesundheitsversorgung und damit zur Freisetzung beachtlicher Rationalisierungspotentiale sowie Abwendung von Rationierungszwängen führt.

> "If the natural process of disruption is allowed to proceed, we'll be able to build a new system that's characterized by lower costs, higher quality, and greater convenience than could ever be achieved under the old system."[997]

---

[996] Vgl. ergänzend Christensen/Bohmer/Kenagy (2000).

[997] Christensen/Bohmer/Kenagy (2000), S. 104.

6 Abschließende Bemerkungen

6.1 Zusammenfassung

Die bisher vorherrschende Führungslogik der Krankenhausadministration bedarf angesichts der sich abzeichnenden Strukturbrüche und Turbulenzen im Gesundheitswesen einer grundlegenden Reform, weil sich Wettbewerbsvorteile nicht verwalten lassen. Sogenannte komparative Konkurrenzvorteile müssen aktiv erschlossen, verteidigt und erneuert werden. Hierzu erforderlich ist ein Managementansatz für Krankenhäuser – in ihrer Funktion als fokale Analyseobjekte dieses Buches –, der nicht polarisiert, sondern einen Ausgleich zwischen den Kernbereichen des Krankenhauses schafft. Im einzelnen handelt es sich hierbei um (1) medizinisch-ärztliche Leistungen; (2) Pflege- und Therapieleistungen; (3) Verwaltungsleistungen und (4) Convenience-Leistungen im Dienste der Sozialhygiene der Patienten. Die Steuerung dieser vier Kernbereiche impliziert ein integratives Führungsmodell, das übergreifende Prozeßketten und Schnittstellen innerhalb und außerhalb der Systemgrenzen des Krankenhauses zu wichtigen Stakeholdern berücksichtigt.

Im Rahmen des ersten Kapitels besteht das Kernanliegen in der Sensibilisierung des Lesers für die Notwendigkeit eines gleichermaßen strategisch wie operativ ausgerichteten Managementmodells für Krankenhäuser, das sich bewußt von der reaktiven Versorgungsmentalität distanziert.

Mit dem Systemkonzept zum Balanced Management wird im zweiten Kapitel weniger die direkte Konfrontation mit dem Status quo gesucht, als vielmehr nach „pragmatischen" Wegen, wie sich Krankenhäuser markt- und wettbewerbsorientiert führen lassen. Krankenhäuser sind gezwungen, eine Doppelstrategie zu verfolgen, indem sie sich einerseits mit der momentanen Situation zweckoptimal arrangieren, ohne andererseits den Blick für sich langfristig abzeichnende Chancen und Bedrohungen zu verlieren; das heißt, sie müssen lernen, in Form von kurz-, mittel- und langfristigen Wettbewerbsvorteilen zu *denken* und zu *handeln*.

Die systemtheoretische Interpretation von Krankenhäusern führt zu einem integrierten, prozessualen sowie evolutionären Managementverständnis, wie es sich schließlich im Balanced Management-Modell widerspiegelt. Mit der Systemwirtschaftlichkeit wird ein handlungsleitender Bezugsrahmen eingeführt, der neben der Finanzperspektive - die insbesondere für Dienstleistungsunternehmen – erfolgsrelevanten Sachperspektiven in den unternehmerischen Planungs- und Steuerungsprozeß integriert. Der Ansatz der Systemwirtschaftlichkeit läßt sich als „Vorläufer" der Balanced Scorecard interpretieren, weil von einer rein finanziellen Betrachtungsweise abgerückt wird und mit der Sachperspektive auch solche Steuerungsgrößen integriert werden, die den monetären Erfolg als unabhängige Variablen häufig nur mittelbar beeinflussen.

Das nachfolgend beschriebene Fundamentalprinzip effizienter und effektiver Versorgung greift dieses erweiterte Managementverständnis der Systemwirtschaftlichkeit mittels einer sachlichen und zeitlichen Erweiterung des Betrachtungshorizontes auf und dient als operative Gestaltungsmaxime des Balanced Hospital Managements. Das Fundamentalprinzip weist Parallelen mit der TQM-Philosophie auf, weil in beiden Fällen eine vorausschauende Fehlervermeidung Folgekosten und Minderqualitäten reduzieren hilft.

Ökonomische Institutionen im Wettbewerb müssen über komparative Konkurrenzvorteile in Form eines überlegenen Preis-/Leistungsverhältnisses verfügen, um ihren Fortbestand dauerhaft zu sichern. Dies gilt mit Voranschreiten der Marktliberalisierung zunehmend auch für Krankenhäuser – zumal diese ihre Existenzberechtigung nunmehr nicht ausschließlich auf eine statusprotektionierende Ordnungspolitik abstützen können. Es zeigt sich, daß die Heuristiken, Methoden und forschungsmethodischen Ansätze des strategischen Managements mit geringfügigen Abstrichen auf die Krankenhausbranche übertragen werden können. Das Agieren in Form komparativer Konkurrenzvorteile, das gleichermaßen Theorie und Praxis des strategischen Managements bestimmt, erfährt im Rahmen dieses Buches insofern eine Erweiterung, als besonders die Bestimmungsgründe der Generierung und Verteidigung von Wettbewerbsvorteilen in dynamischen Umwelten akzentuiert werden. Auf diese Weise wird der Logik *D'Aveni*s und *Rasche*s gefolgt,[998] die die Dauerhaftigkeit eines Wettbewerbsvorteils zu einer relativen Größe werden lassen und grundsätzlich jeden Wettbewerbsvorteil für potentiell zerstörbar halten. Zudem wird die Notwendigkeit betont, nicht nur strategische Erfolgspotentiale aufzubauen, sondern diese auch im Zuge der operativen Exzellenz in kapitalisierbare, d.h. unmittelbar liquiditätswirksame Erfolgsgrößen zu überführen.

Stark verkürzte Halbwertszeiten von Wettbewerbsvorteilen in dynamischen Umwelten, von denen beträchtliche Imitations- und Substitutionsgefahren für die eigenen Erfolgspositionen ausgehen, verlangen allen Akteuren ein mehrdimensionales Innovationsmanagement ab, um neue Wettbewerbsvorteile zu erschließen bzw. alte zu revitalisieren. Das Innovationsmanagement in Krankenhäusern umfaßt im hier verstandenen Sinne weitaus mehr als die Aufwertung der technologischen Infrastruktur oder die Einführung neuer Behandlungsverfahren. Vielmehr bezieht sich das Innovationsmanagement in Krankenhäusern ebenfalls auf Management- und Serviceinnovationen jenseits des medizinischen Kernbereichs. Diese zielen entweder darauf ab, die Wertschöpfungskosten zu senken oder den wahrgenommenen Kundennutzen zu erhöhen.

Das dritte Kapitel hat seinen abstraktesten Bezugspunkt in der bekannten SWOT-Logik, die allerdings im Rahmen dieses Buches– im Gegensatz zum

---

[998] Vgl. D'Aveni (1994) und Rasche (2001).

Urmodell – eine wesentlich stärkere Ausdifferenzierung erhält. So findet die SWOT-Analyse im Spannungsfeld multipler Referenzpunkte und Ordnungsdimensionen statt, weil sich diese in Abhängigkeit von der Problemstellung in unterschiedlichen Detaillierungsgraden durchführen läßt. Die SWOT-Analyse repräsentiert im hier verstandenen Sinne das generische Modell zur Systematisierung der internen und externen Einflußgrößen komparativer Konkurrenzvorteile. Seinen Ursprung nimmt dieser Abschnitt nach einer kurzen Darstellung des Modells zur Erfolgspotentialanalyse in der Untersuchung systemexterner Kräftefelder des Krankenhauses. Hierzu zählen (1) das politisch-rechtliche Umfeld; (2) das gesundheitspolitische Umfeld im engeren Sinne sowie (3) die Markt- und Wettbewerbskonstellation im Sinne einer Darstellung der industrieökonomischen Struktur im Gesundheitswesen. Die externe Chancen-Risiken-Analyse wird nachfolgend durch die Analyse systeminterner Einflußgrößen komplettiert. Hierbei wird die Logik des RBV auf den Krankenhausbereich übertragen, indem neben personalwirtschaftlichen Aspekten und der technischen Krankenhausausstattung die Wertschöpfungskette betrachtet wird. Insbesondere die Verzahnung vormals disjunkter Krankenhausbereiche über organisatorische und personalpolitische Maßnahmen gewinnt zunehmend an Bedeutung, weil hierin enorme Verbesserungspotentiale entlang des magischen Dreiecks „Qualität, Kosten, Zeit" lokalisiert sind.

Das vierte Kapitel befaßt sich mit der operativen Exzellenz von Krankenhäusern als einer zentralen Einflußgröße des Unternehmenserfolgs. Das Lean Management verkörpert wesentliche Elemente der operativen Exzellenz und wird deshalb als Plattform für den Brückenschlag zum Balanced Hospital Management genutzt. Dieses modifiziert den Lean-Gedanken insofern, als nicht „magersüchtige", sondern „athletische" Organisationen geschaffen werden sollen. Die Gestaltungsprinzipien der operativen Exzellenz versuchen diesem Anspruch gerecht zu werden, indem sie zwar den Aufbau organisatorischer Überschüsse zur generellen Maßgabe machen, aber trotzdem kein unreflektiertes Downsizing propagieren. Mit dem Grundgedanken der Systemwirtschaftlichkeit erfährt das Lean Management eine Erweiterung um ein stärker holistisch ausgerichtetes Führungsmodell, das im Rahmen der Aktivitäten-Netzwerk-Analyse versucht, Prozesse, Schnittstellen und Strukturen als Wert des Krankenhauses zu betrachten. Das Agilitätsprinzip spinnt das Streben nach integrativer Gesamtsicht fort, weil sich in dynamischen Umwelten die operative Exzellenz nicht selten über eine Agilität des Geschäftssystems und seiner Subprozesse definiert. Die Agilität verdrängt nicht den Lean-Gedanken, sondern ergänzt ihn um die Notwendigkeit des Aufbaus einer Flexibilitätsreserve, um unter volatilen Bedingungen ohne Verzögerung auf Umweltveränderungen reagieren zu können bzw. diese vorsteuernd zu beinflussen. Mit dem Konzept der strategischen Standardisierung schließt sich der Kreis der operativen Exzellenz. Skalen- und Synergieeffekte lassen sich nur erschließen, wenn die Bereitschaft zur internen Standardisierung von Prozessen, Verfahrensweisen, Komponenten oder Dienstleistungen besteht.

Die strategische Exzellenz von Krankenhäusern bildet das Pendant zur operativen Exzellenz. Die Wettbewerbsfähigkeit von Krankenhäusern hängt entscheidend von der Erreichung strategischer Exzellenz im Sinne eines langfristigen Erfolgspotentialaufbaus als auch von der operativen Exzellenz im Sinne einer Optimierung des Status quo ab. Strategische Lücken werden immer dann besonders evident, wenn alle unternehmerischen Maßnahmen auf inkrementale Verbesserungen innerhalb des Geschäftssystems abzielen, ohne dies zu hinterfragen. Auf methodischer Ebene wird das Streben nach strategischer Exzellenz durch das Portfoliomanagement reflektiert. Vorgeschlagen wird der parallele Einsatz alternativer Portfolioanalysentechniken, die in den unterschiedlichsten Varianten und Ausprägungsformen existieren. Im Rahmen dieses Buches wird die Auffassung vertreten, daß sich die Komplexität eines Krankenhauses nicht nur über ein Portfolio (z.B. BCG-Analyse) darstellen läßt, sondern daß hierzu – in Abhängigkeit von der spezifischen Fragestellung – multiple Portfolios erforderlich sind. In letzter Konsequenz wird damit vom Krankenhausmanagement die Fähigkeit zur Steuerung mehrerer Portfolios bzw. die Auswahl des jeweils geeigneten Portfolios abverlangt. Markt-, Medizin-, Technologie- und Ressourcenportfolios bilden somit ebenso das Repertoire des strategischen Krankenhausmanagements wie Personal- oder Stakeholder-Portfolios. Gegebenenfalls lassen sich auf Basis einzelner Portfolios Anregungen für Serviceinnovationen ableiten.

Serviceinnovationen bilden gleichsam die Grundlage für die Erschließung neuer Wachstumsfelder. Darüber hinaus dienen innovative Versorgungsketten und -architekturen als Plattform für zukünftige Ertragsquellen abseits der angestammten Kernbereiche, wenn die Art und Organisation der Wertschöpfung auf neue Zielgruppen oder Leistungen konfiguriert werden. Häufig bleibt es nicht lediglich bei einer Optimierung der Wertschöpfung innerhalb der Systemgrenzen, weil Wertmigrationen sowohl zwischen vor- und nachgelagerten Wertschöpfungsstufen als auch auf derselben Wertschöpfungsstufe zwischen angrenzenden Branchen stattfinden können. Der Wettbewerb ereignet sich nicht mehr auf einer einzigen Arena, sondern gestaltet sich als Mehrschichtenwettbewerb auf unterschiedlichen Wertstufen in benachbarten Branchen. Krankenhäuser, die in einem derartigen Multi-Arenen-Szenario um Wettbewerbsvorteile konkurrieren, müssen erkennen, daß sich diese oftmals nur (noch) im Kollektiv bzw. in Kooperation mit anderen Akteuren erschließen lassen. Paradoxerweise pflegen Krankenhäuser zu diesen gleichermaßen häufig kompetitive wie kooperative Beziehungen (Co-opetition), weshalb die Differenzierung nach „Freund und Feind" zunehmend schwieriger wird. Die strategische Exzellenz impliziert ein Agieren in Netzwerken und Zweckbündnissen, weil mit zunehmender Marktliberalisierung neue Industriestrukturen entstehen, die das vorherrschende Bastionendenken gefährlich erscheinen lassen.

Im Sinne des multifokalen Managements stehen Krankenhäuser in der Pflicht, neben der Konsolidierung des Kerngeschäfts unter Profitabilitätsgesichtspunkten eine Wachstumsstrategie einzuschlagen. Die vorgenannten Ansätze der Wertmigration und der Versorgungskettenarchitektur fungieren diesbezüglich als hilfreiche Vehikel zur Realisierung dieser Vision.

6.2 Ausblick

Ökonomische Institutionen der unterschiedlichen Provenienz sehen sich zunehmend dynamischen und komplexen Wettbewerbsformen ausgesetzt, die nach differenzierten Managementkonzepten verlangen. Dominierten bislang zumeist einzelne Managementmethoden im Sinne dominierender Paradigmen und Denkschulen, aus denen oftmals stark übersteuernde Entscheidungsmethoden hervorgingen, so wird vermehrt für eine Abkehr von dieser monoparadigmatischen Sichtweise plädiert.[999] Gefordert wird vielmehr ein pluralistischer und ausgewogener Managementansatz, der die bisweilen konträren, aber zumeist komplementären Ansätze zur Erklärung des Unternehmenserfolgs integriert.

Mit der Balanced Scorecard wird momentan ein derartiger Versuch unternommen, ein konsistentes und ausgewogenes Führungsmodell zu entwickeln. Krankenhäuser als komplexe Stakeholder-Systeme, die aufgrund zu erwartender Deregulierungstendenzen zukünftig zumindest teilweise im Hyperwettbewerb mit etablierten Anbietern und aggressiven Neueinsteigern stehen, sollten die sich abzeichnenden Veränderungen nicht „passiv" als Bedrohungen interpretieren und entsprechende Defensivstrategien entwickeln, sondern in den neuen Freiheitsgraden eine Chance zur innovativen Differenzierung sehen. Strategische Referenzfälle aus bereits deregulierten Branchen zeigen, daß sich aus Sicht der etablierten Unternehmen eine zeitlich versetzte Doppelstrategie des organisatorischen Wandels empfiehlt. Diese korrespondiert mit der von McKinsey entworfenen Logik der Stufenleiter des Wachstums, wonach in einem ersten Schritt ein kompromißloses Nennermanagement zum Zweck der finanziellen Konsolidierung angestrebt wird.[1000] Hierbei steht zunächst die Reduzierung der Kapitalbasis auf das für die Aufrechterhaltung des Kerngeschäfts erforderliche Mindestniveau im Vordergrund, wobei die Höhe der Kapitalkosten als Hurdle Rate fungiert. Verfahren wie die Gemeinkostenwertanalyse (GWA), das Business Process Reengineering (BPR) oder das Zielkostenmanagement dienen als effektive Instrumente, die Kapitalbasis unter Wertsteigerungsgesichtspunkten zu sanieren. Outsourcing- und Desinvestitions-

---

[999] Vgl. z.B. Böhler/Rasche (2000); Fiegenbaum/Hart/Schendel (1996); Rasche (2000a/b/c).

[1000] Vgl. Baghai/Coley/White (1999)

maßnahmen kommen immer dann in Betracht, wenn sich selbst bei Einsatz aller zur Verfügung stehenden Sanierungsmaßnahmen keine Deckung der Kapitalkosten erreichen läßt. Nach erfolgreicher Konsolidierung des Kerngeschäfts erfolgt phasisch überlappend die schrittweise Ergänzung des effizienzbetonten Nennermanagements um ein wachstumsorientiertes Zählermanagement. Für den Krankenhausbereich impliziert dieses eine profitable Ausweitung der Kapitalbasis durch Investitionen in attraktive Zukunftsfelder (z.B. Diversifikation), die mit der Kompetenzbasis harmonieren. Krankenhäuser sollen demnach nicht nur insoweit Wachstumsziele verfolgen, wie diese zur Wertsteigerung beitragen. Sofern Krankenhäuser vermehrt als börsennotierte Kapitalgesellschaften geführt werden, besteht die unbedingte Notwendigkeit, unter Beachtung der branchenimmanenten Nebenbedingungen, ein aktives Wertsicherungs- und Wertsteigerungsmanagement zu betreiben. Die Suche nach renditesteigernden Wachstumshebeln ist die Hauptaufgabe der strategischen Neuausrichtung von Krankenhäusern, die nach innovativen Ertragsquellen suchen. Daß sich Wertsteigerungspotentiale langfristig nur durch profitable Expansionsstrategien und nicht lediglich durch „Gesundschrumpfung" à la Lean Management erschließen lassen, wird - eine glaubwürdige Marktkommunikation vorausgesetzt - von fast allen institutionellen Anlegern anerkannt. Die letzte Stufe der McKinsey-Wachstumslogik bildet die Schaffung profitabler Wachstumsarchitekturen im Sinne einer geeigneten organisatorischen Plattform zur Erschließung attraktiver Geschäftsbereiche. Auf diese Weise wird das profitable Wachstum respektive die wertorientierte Restrukturierung zur Daueraufgabe der Unternehmensführung in dynamischen Umwelten. Abbildung 36 verdeutlich nochmals das im BHM priorisierte Stufenleiter-Konzept des Wachstums:

Abbildung 36: Stufenleiter-Konzept des Wachstums

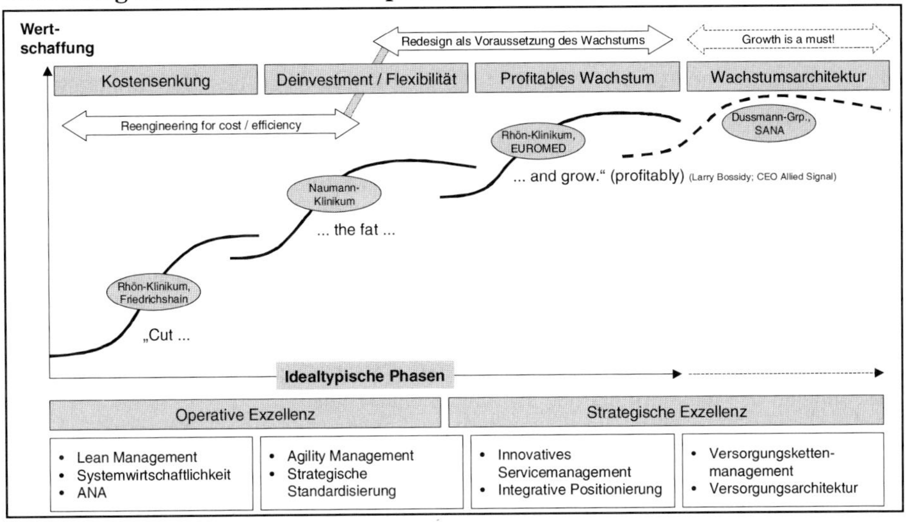

Quelle: Eigene Darstellung in Anlehnung an Rasche (1999b), S.85.

Die Balanced Scorecard trägt der Logik der Stufenleiter des Wachstums mit ihren vier Kerndimensionen (1) Lernen & Wachstum; (2) Prozesse; (3) Kunden und (4) Finanzen Rechnung, weil sie gleichermaßen Aspekte des Zähler- und Nennermanagements integriert. Während die Finanz- und Prozeßperspektive tendenziell eher Aspekte der Konsolidierung und operativen Exzellenz in den Vordergrund rücken, zielen die Kundenperspektive sowie die Lern- und Wachstumsperspektive eher auf die Erschließung neuer Ertragsquellen und Geschäftsfelder im Rahmen der strategischen Exzellenz ab. Grundsätzlich aber lassen sich mit jeder der vier Perspektiven der Balanced Scorecard sowohl die Gestaltungsfelder des Zähler- und Nennermanagements verfolgen.[1001]

[1001] An dieser Stelle sei angemerkt, daß die Art der inhaltlichen Ausgestaltung der vier BSC-Dimensionen einer Funktion der *Guiding Mission* respektive der strategischen Stoßrichtung der Unternehmung ist. Unternehmen, die sich in emergenten Wachstumsmärkten bewegen, werden im Rahmen des BSC-Managements zwangsläufig alle vier Dimensionen primär auf die Verfolgung der Wachstumsambitionen einjustieren. Dagegen müssen Unternehmen oder Geschäftsfelder in stagnierenden bzw. schrumpfenden Märkten oftmals alle vier BSC-Dimensionen auf einen harten Konsolidierungskurs „trimmen". Eine besondere Konstellation ist im Fall maroder Unternehmen gegeben (z.B. zahlreicher Berliner und Hamburger Krankenhäuser), die zunächst mit einer kompromißlosen Sanierung ihrer Finanzen, Strukturen, Prozesse und Führungsprinzipien beginnen müssen, um nach Durchschreiten der Talsole über eine strategische Neuausrichtung auf nunmehr konsolidierter Basis nachdenken zu können. Die Balanced Scorecard übernimmt hierbei die wichtige Aufgabe, strategische und operative Disziplin in bis dato „disziplinlos" geführte Gesundheitsunternehmen zu bringen. Die Balanced Scorecard bietet in diesem Kontext eine pragmatische Orientierungshilfe zur Erreichung kurz-, mittel- und langfristiger Unternehmensziele.

Die sich wandelnden industrieökomischen Rahmendaten der Krankenhausbranche lassen aus einer vormals reglementierten Branche in vielen Produkt-/Marktfeldern eine hochdynamische Branche werden, die nach innovativen Steuerungsinstrumenten verlangt. Best-Practice-Erfahrungen aus Referenzbranchen fungieren in diesem Kontext als wertvolle Informationen zur Transformation des Gesundheitswesens und seiner Mikroinstitutionen. Derartige Transformationen gestalten sich als komplexe Veränderungen der Handlungsmuster der involvierten Akteure und Institutionen, die sich nicht eindimensional im Sinne einer Universallösung erfolgreich vollziehen lassen. Mit dem Konzept des BHM wird deshalb für die Notwendigkeit sensibilisiert, situativ angepaßte Kombinationen der vorliegenden Führungskonzepte vorzunehmen, um strategische Schieflagen zu vermeiden. Diese drohen immer dann, wenn die Option des pluralistischen und kontingenten Methodeneinsatzes ausgelassen wird, und statt dessen – wie in der BSC bemängelt – eine Perspektive das Entscheidungsverhalten beherrscht.

Abschließend soll eine modifizierte Form der Balanced Scorecard vorgestellt werden, die um eine Wettbewerbs- und Stakeholder-Perspektive ergänzt wird, weil die alleinige Fokussierung auf die Kundenperspektive nicht ausreicht, um das Krankenhausumfeld zu repräsentieren. Ohne die explizite Einbeziehung relevanter Wettbewerber und Anspruchsgruppen entsteht ein Zerrbild des Entscheidungsrahmens im Krankenhaussektor, weil dieser entscheidend durch Veränderungen der Branchenstruktur und multiple Erwartungshaltungen diverser Anspruchsgruppen beeinflußt wird.

Abbildung 37: Erweiterte Balanced Scorecard

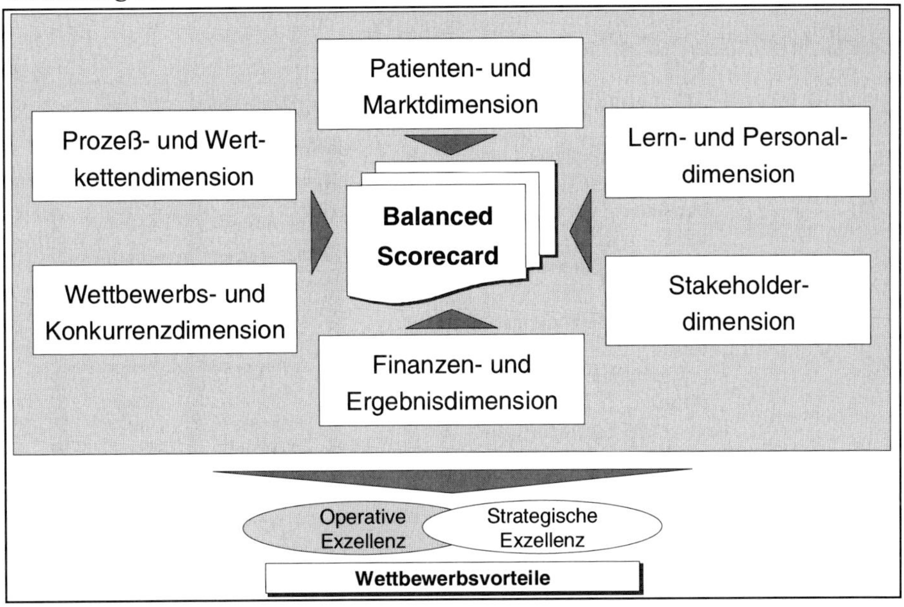

Quelle: Eigene Darstellung in Anlehnung an Kaplan/Norton (2000).

An dieser Stelle sei nochmals auf die Notwendigkeit hingewiesen, über das Methodengerust der BSC einen Gleichlauf von strategischer und operativer Exzellenz zu erreichen, um komparative Konkurrenzvorteile aufzubauen. Diese sind nicht nur das Ergebnis der vier „klassischen" BSC-Dimensionen, sondern bedürfen zusätzlich der expliziten Einbeziehung des Wettbewerbs- und Stakeholderumfelds. Die BSC basiert auf der Prämisse, daß nur solche Zielsetzungen und Strategien erfolgswirksam umgesetzt werden, die mittels valider Indikatoren operationalisiert und gemessen werden, weil sonst die Kausalzusammenhänge des Unternehmenserfolgs intransparent bleiben. Folglich ist eine aktive Beeinflussung der *Perfomance Driver* durch das Management nicht möglich. Abbildung 38 vermittelt diesen Anspruch der BSC in schematischer Form.

Abbildung 38: „What not gets measured, not gets done!“

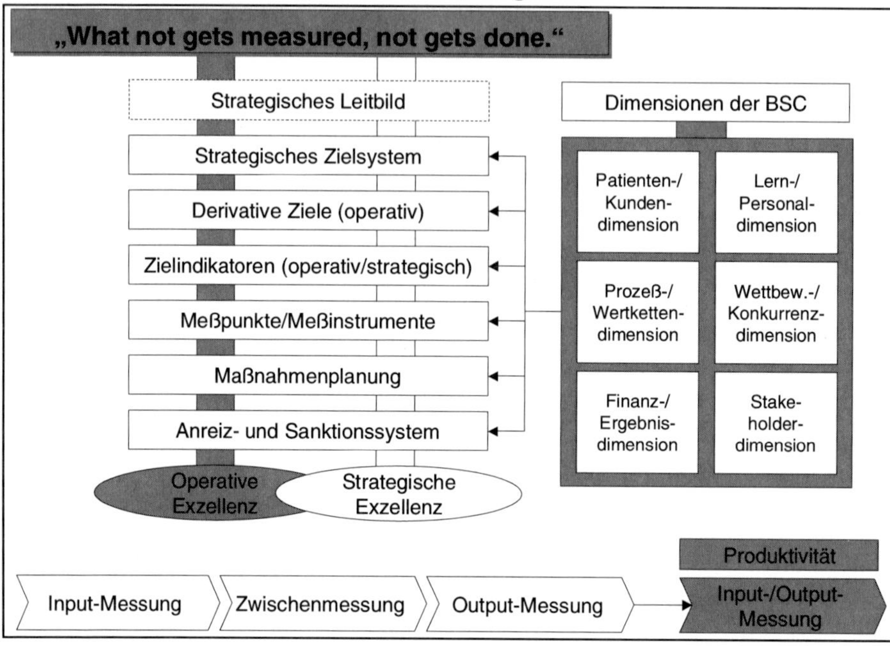

Quelle: Eigene Darstellung

Ausgehend von dem strategischen Leitbild des Krankenhauses muß das strategische Zielsystem definiert werden. Dieses wiederum läßt sich in operative Ziele kausalanalytisch herunterbrechen. Sowohl für strategische und operative Ziele sind Zielindikatoren zu definieren. Diese sollten gleichermaßen praktikabel, valide, reliabel und zeitstabil sein, wodurch das Management zwangsläufig vor eine Konfliktsituation gestellt wird, weil kaum ein Indikator allen Ansprüchen in vollem Umfang gerecht wird. Darüber hinaus muß das Management über geeignete Meßinstrumente verfügen, um zu vordefinierten Meßpunkten den Zielerreichungsgrad zu überprüfen. Die Maßnahmenebene bildet das Herzstück der BSC, weil über sie die anvisierten Ziele tatsächlich angesteuert werden. Hierbei gilt es, neben der rein sachlichen Maßnahmenplanung und -umsetzung die machtpolitischen Prozesse im Krankenhaus zu berücksichtigen. Auf diese Weise wird verhindert, daß sachlich korrekte Maßnahmen im politischen Dickicht opportunistischer Anspruchsgruppen verwässern. Dem Anreiz- und Sanktionssystem kommt aus diesem Grund eine zentrale Bedeutung bei der Strategieumsetzung zu. Die Erfahrung zeigt, daß sich der strategische Wandel zumeist nicht gegen den Willen einflußreicher Anspruchsgruppen realisieren läßt, sofern diese ihre Machtposition massiv gefährdet sehen. Die rational-analytische Dimension der BSC muß folglich um eine verhaltensorientierte Dimension ergänzt werden. Diese wurde in der bisherigen Diskussion zur BSC stark vernachlässigt, so daß zwangsläufig ein sehr instrumentell-mechanistisches Modell der Strategieumsetzung entsteht, indem behavioristische Elemente keinen Platz haben. Letztere aber erweisen sich in der Praxis oftmals als die größten Umsetzungsbarrieren, weshalb im Rahmen der Stakeholder-Perspektive für zentrale Anspruchsgruppen Verhaltensszenarien abgeleitet werden sollten, um diesbezüglich entsprechende Ziele und Maßnahmen zur Verhaltenssteuerung formulieren zu können. Abschließend ist über die Qualität und Ausgestaltung des Meßkonzepts zu befinden. Dieses setzt sich in seiner umfassendsten Form aus einer Input-Messung, Zwischenmessung und Output-Messung zusammen, wobei gegebenenfalls mehrere Zwischenmessungen erfolgen können. Auf diese Weise lassen sich Produktivitätskennziffern für unterschiedliche Referenzobjekte (z.B. Prozesse, Behandlungsleistungen) ableiten, die wiederum eine Schnittstelle mit dem Anreiz- und Sanktionssystem aufweisen sollten.

Im Ergebnis impliziert der hier vorgeschlagene Weg der erweiterten BSC die Schaffung eines integrativen Management-Informations-Systems (MIS), das in weitgehend automatisierter Form die relevanten Daten erhebt, aktualisiert und in entscheidungsrelevanter Form den autorisierten Anspruchsgruppen zur Verfügung stellt. Die BSC repräsentiert gleichsam die gedankliche Architektur für den Aufbau eines strategischen Controllingsystems, das weit über bloße Kontrollaufgaben hinausgeht, indem es vorsteuernd Managementinformationen zur Verfügung stellt, die als Grundlage für die zukünftige Strategieentwicklung und Maßnahmenumsetzung dienen. Im Gegensatz zu vielen erwerbswirtschaftlich operierenden Unternehmen stehen Krankenhäuser diesbezüglich erst am Anfang eines langen Weges zu innovativen Management-Informations-Systemen.[1002]

[1002] Vgl. weiterführend zu MIS bzw. KIS auf Basis der Balanced Scorecard Prill (2001).

Literaturverzeichnis

A

Abegglen, J./Stalk, G. (1985): Kaisha: The Japanese Corporation, New York.

Abell, D.F. (1980): Defining the Business – The Starting Point of Strategic Planning, Englewood – Cliffs.

Abell, D.F. (1997): Business Is Changing Fast and so Is the Art of Leading It, in: Dickson, T. (Hrsg.): The Complete MBA Companion – The Latest in Management Thinking from the World's Leading Business Schools (Financial Times – FT Mastering Series), S. 516 – 519.

Abell, D.F. (1999): Competing Today While Preparing for Tomorrow, in: Sloan Management Review, Jg. 40, Spring, S. 73 – 81.

Abrahamson/Fairchild (1999): Management Fashion: Lifecycles, Triggers and Collective Learning Processes, in: Administrative Science Quarterly, Jg. 44, S. 707 – 740.

Achrol, R.S./Kotler, P. (1999): Marketing in the Network Economy, in: Journal of Marketing, Jg. 63, Special Issue, S. 146 – 163.

Adam, D. (1996): Krankenhausmanagement im Wandel, in: Adam, D. (Hrsg.): Krankenhausmanagement, Schriften zur Unternehmensführung, Band 59, Wiesbaden, S. 1 – 18.

Aeberhard, K. (1996): Strategische Analyse, Bern/Berlin/Frankfurt a. M.

Afuah, A. (2000): How Much Do Your Co-opetitors' Capabilities Matter in the Face of Technological Change?, in: Strategic Management Journal, Special Issue, S. 387 – 404.

Agenti, J. (1997): Stakeholder: The Case Against, in: Long Range Planning, Jg. 30, Nr. 3, S. 442 – 445.

Albrecht, H. (2000): Der Arzt als Artist – Hamburgs Krankenhäuser bereiten sich auf den Wettbewerb vor. Die Chronik einer harten Sanierung, in: Die Zeit, Nr. 36, Online-Version unter http://www.zeit.de/2000/36/Wissen/200036_zusammenlegung.htm, S. 1 – 4.

Allawi, S./Klapper, B./Leichtman, St. (1996): Applying Performance Engineering to medical care, in: Boland, P. (Editor); Redesigning Healthcare Delivery – A practical guide to reengineering, restructuring and renewal, Berkeley, S. 232 – 259.

Allee, V. (1999): Knowledge Management: Moving the care model from a "snapshot" to a "story", in: Hospitals & Health Networks - Hospital Publication (H&HN), Online-Version (http://www.hhnmag.com), S. 1 – 3.

Amelung, V. E./Schumacher, H. (1999): Managed Care – Neue Wege im Gesundheitsmanagement, Wiesbaden.

Ament-Rambow, Chr. (1998): Der Patient ist König – oder der Weg zum kundenorientierten Krankenhaus, in: Krankenhaus-Umschau, Jg. 67, Nr. 3, S. 152 – 158.

Amler, R. (1983): Analyse und Gestaltung strategischer Informationssysteme der Unternehmung, Göttingen.

Amram, M./Kulatilaka, N. (1999): Real Options – Managing Strategic Investment in an Uncertain World, Boston.

Anand, B.N./Khanna, T. (2000): Do Firms Learn to Create Value? The Case of Alliances, in: Strategic Management Journal, Jg. 21, S. 295 – 315.

Andersen, T.J. (2000): Strategic Planning, Autonomous Actions and Corporate Performance, in: Long Range Planning, Jg. 33, S. 184 – 200.

Ansoff, H.I./Sullivan, P.A. (1993): Optimizing Profitability in Turbulent Environments, in: Long Range Planning, Jg. 26, Nr. 5, S. 11 – 23.

Annison, M.H. (1999): Agile Organizations and Health Care Collaboration, in: Goldman, St.L./Graham C.B. (Editors): Agility in Health Care – Strategies for Mastering Turbulent Markets, San Francisco, S. 67 – 82.

Ansoff, H.I./Sullivan, P.A. (1993): Optimizing Profitability in Turbulent Environments, in: Long Range Planning, Jg. 26, Nr. 5, S. 11 – 23.

Antonelli, C. (1999): The Microdynamics of Technological Change, London/New York.

Armistead, C./Pritchard, J.-P./Machin, S. (1999): Strategic Business Management for Organizational Effectiveness, in: Long Range Planning, Jg. 32, Nr. 1, S. 96 – 106.

Arnold, M./Lauterbach, K.W./Preuß, K.-J. (1997): Managed Care – Ursachen, Prinzipien, Formen und Effekte, Schriftenreihe der Robert-Bosch-Siftung, Beiträge zur Gesundheitsökonomie 31, Stuttgart/New York.

Arnold, M./Paffrath, D. (Hrsg.) (1996): Krankenhaus-Report '96 – Aktuelle Beiträge, Trends und Statistiken, Schwerpunkt: Managed Care, Stuttgart/Jena/Lübeck/Ulm.

Arnold, M./Paffrath, D. (Hrsg.) (1997): Krankenhaus-Report '97 – Aktuelle Beiträge, Trends und Statistiken, Schwerpunkt: Sektorübergreifende Versorgung, Stuttgart/Jena/Lübeck/Ulm.

Arnold, S./Auguste, B.G./Knickrehm, M./Roche, P.J. (1998): Winning in the Wireless, in: The McKinsey Quarterly, Nr. 2, S. 19 – 31.

Arnold, U. et al. (1992): Zur Erarbeitung von Produktstrategien, in: Gemünden, H.-G. et al. (Hrsg.): Innovationsmanagement und Wettbewerbsfähigkeit – Erfahrungen aus den alten und neuen Bundesländern, Wiesbaden, S. 1 – 32.

Arthur, W.B. (1994a): Positive Feedbacks in the Economy, in: The McKinsey Quarterly, Nr. 1, S. 81 – 95.

Arthur, W.B. (1994b): Inductive Reasoning and Bounded Rationality, in: The American Economic Review, Jg. 84, Nr. 2, S. 406 – 411.

ArthurAndersen (Hrsg.) (2000): Krankenhaus 2015 – Wege aus dem Paragraphendschungel, Frankfurt a. M.

Asché, P. (1998): Marketing in amerikanischen Krankenhäusern – Vor-Ort-Eindrücke und deren Übertragbarkeit auf deutsche Krankenhäuser, in: f&w - führen und wirtschaften im Krankenhaus, Jg. 15, Nr. 1, S. 26 – 30.

Asenkerschbaumer, St. (1987): Analyse und Beurteilung von technischem Know-How, Göttingen.

Ashkenas, R. (1999): Creating the Boundaryless Organization, in: Business Horizon, Jg. 42, Nr. 5, S. 5 – 10.

Aspesi, C./Vardhan, D. (1999): Brilliant Strategy, but Can You Execute It?, in: The McKinsey Quarterly, Nr. 1, S. 88 – 99.

Asplund, J. (1996): Hospitals buying shifts to computer equipment, in: AHA News, Jg. 32, Nr. 17, April 29, S. 4

Auteri, F./Hinterhuber, H.H./Krauthammer, E. (2000): Das Leadership-Portfolio – Wie werden die obersten Führungskräfte ausgewählt, in: Hinterhuber, H.H./Stahl, H.K. (Hrsg.): Unternehmensführung im Wandel – Perspektiven, Konzepte, Denkanstöße, Renningen, S. 107 – 117.

B

Badura, B./Feuerstein, G. (1994): Systemgestaltung im Gesundheitswesen – Zur Versorgungskrise der hochtechnisierten Medizin und den Möglichkeiten ihrer Bewältigung, Weinheim/München.

Badura, B./Feuerstein, G./Schott, Th. (Hrsg.) (1993): System Krankenhaus – Arbeit, Technik und Patientenorientierung, Weinheim/München.

Baghai, M.A./Coley, S.C./White, D. (1999): The Alchemy of Growth – Practical Insights for Building the Enduring Enterprise, Cambridge (Mass.).

Baghai, M.A./Coley, S.C./White, D./Conn, C./McLean, R.J. (1996): Staircases to Growth, in: The McKinsey Quarterly, Nr. 4, S. 39 – 61.

Bailey, E.E. (1997): Integrating Policy Trends into Dynamic Advantage, in: Day, G.S./Reibstein, D.J./Gunther, R.E. (Hrsg.): Wharton on Dynamic Competitive Strategy, New York, Chichester, Weinheim usw., S. 76 – 98.

Bailey, E.E. (1998a): Die Integration von politischen Entwicklungen in dynamische Wettbewerbsstrategien, in: Day, G.S./Reibstein, D.J./Gunther, R.E. (Hrsg.): Wharton zur dynamischen Wettbewerbsstrategie, Düsseldorf/München, S. 99 – 123.

Bailey, J.L. (1998b): The Paralysis of Deep Pockets, in: Ilinitch, A.Y./Lewin, A.Y./D'Aveni, R. (Hrsg.): Managing in Times of Disorder – Hypercompetitive Organizational Responses, Thousand Oaks, London/New Delhi, S. 77 – 86.

Baker, J.J. (1998): Activity-Based Costing and Activity-Based Management for Health Care, Gaitherburg.

Baldwin, C.Y,/Clark, K.B. (1997): Managing in the Age of Modularity, in: Harvard Business Review, Jg. 75, Nr. 5, S. 84 – 93.

Baldwin, C.Y./Clark, K.B. (2000): Design Rules – The Power of Modularity, Cambridge (Mass.)/London.

Ballou, R.H./Gilbert, S.M./Mukherjee, A. (2000): New Managerial Challenges from Supply Chain Opportunities, in: Industrial Marketing Management, Jg. 29, S. 7 – 18.

Baltensweiler, J. (1995): Chirurgie im höheren Lebensalter, in: Neue Züricher Zeitung, 12. April 1995, S. 67.

Bantle, R. (1996): Determinanten der Innovation und Diffusion des medizinisch-technischen Fortschritts, Bayreuth.

Barkin, T.I./Nahirny, J.J./van Metre, E.S. (1998): Why Service Turnarounds Are so Tough, in: The McKinsey Quarterly, Nr. 1, S. 47 – 54.

Barney, J.B. (1986): Strategic Factor Markets: Expectations, Luck, and Business Strategy, in: Management Science, Jg. 32, S. 1231 – 1241.

Barney, J.B. (1991): Firm Resources and Sustained Competitive Advantage, in: Journal of Management, Jg. 17, Nr. 1, S. 99 – 120.

Baron, D.P. (1995): The Nonmarket Strategy System, in: Sloan Mangement Review, Jg. 16, Fall, S. 73 – 85.

Barras, R. (1986): Towards a Theory of Innovation in Services, in: Research Policy, Jg. 15, Nr. 4, S. 161 – 173.

Barthel, E. et al. (1996): Krankenhausmanagement im Spannungsfeld zwischen Kundenorientierung und Mitarbeiterorientierung – Führungsaspekte des TQM -, Tagungsbericht, Osnabrücker Studien, Bd. 15, Osnabrück.

Bartlett, C.A. (1993): Commentary: Strategic Flexibility, Firm Organization, and Managerial Work in Dynamic Markets – A Strategic-Options Perspective (R.

Sanchez), in: Shrivastava, P. Huff, A./Dutton, J. (Hrsg.): Advances in Strategic Management, Jg. 9, S. 293 – 298.

Bartlett, C.A./Ghoshal, S. (1993): Beyond the M-Form: Toward a Managerial Theory of the Firm, in: Strategic Management Journal, Jg. 14, S. 23 – 46.

Bartlett, C.A./Ghoshal, S. (1997): The Myth of the Generic Manager: New Personal Competencies for New Management Roles, in: California Management Review, Jg. 40, Fall, S. 92 – 116.

Baum, J.A.C./Korn, H.J. (1999): Dynamics of Dyadic Competitive Interaction, in: Strategic Management Journal, Jg. 20, Winter, S. 251 – 278.

Baumgarten, J. (2000): Zertifiziert – demnächst nach KTQ? Der sanfte Zwang zum neuen Modell, in: ku (Krankenhaus-Umschau), Nr. 2, S. 103 – 105.

Beck, Th./Schoppe, Chr. (2000): Krankenhauszertifizierung – Strukturen und Abläufe aus Sicht der Kooperation für Transparenz und Qualität im Krankenhaus – KTQ®, in: das Krankenhaus, Nr. 1, S. 20 – 30.

Becker, F.G./Günther, S. (1998): Personalentwicklung als Führungsaufgabe im Dienstleistungssektor, in: Bruhn, M./Meffert, H. (Hrsg.): Handbuch Dienstleistungsmanagement, Wiesbaden.

Becker, G.S. (1998a): Let the Market Place Judge Microsoft, in: Business Week, Jg. 69, April 6th, S. 9.

Becker, G.S. (1998b): You Want High Returns? Brace Yourself for High Risks, in Business Week, Jg. 69, October 19th, S. 16.

Beckman, S.L./Katz, M.L. (2000): The Business of Health: Care Concerns Us All, in: California Management Review, Jg. 43, Nr. 1, Fall, S. 9 – 12.

Beinhocker, E.D. (1997): Strategy at the Edge of Chaos, in: The McKinsey Quarterly, Nr. 1, S. 25 – 39.

Beinhocker, E.D. (1999): Robust Adaptive Strategies, in: Sloan Management Review, Jg. 40, Spring, S. 95 – 106.

Bengtsson, M./Kock, S. (2000): 'Coopetition' in Business Networks – to Cooperate and Compete Simultaneously, in: Journal of Industrial Marketing, Jg. 29, S. 411 – 426.

Benkenstein, M. (1998): Besonderheiten des Innovationsmanagements im Dienstleistungsunternehmen, in: Bruhn, M. et al.: Handbuch Dienstleistungsmanagement – Von der strategischen Konzeption zur praktischen Umsetzung, Wiesbaden, S. 689 – 709.

Bennet, L. (1997): Managing the Business Environment, London.

Berens, W./Karlowitsch, M./Mertes, M. (2000): Die Balanced Scorecard als Controllinginstrument in Non-Profit-Organisationen, in: Controlling, Heft 1, S. 23 - 29.

Berg, M. (1997): Rationalizing Medical Work – Decision-Support Techniques and Medial Practices, Cambridge (Mass.)/London.

Bergmann, L.R. (1993a): Quantum Leaps, in: Hospitals and Health Networks, Jg. 67, Nr. 19, S. 28 – 35.

Bergmann, L.R. (1993b): 2013: The Hospital Is Not a Place, in: Hospitals and Health Networks, Jg. 67, Nr. 19, S. 29.

Berkau, C./Hirschmann, P. (Hrsg.) (1996): Kostenorientiertes Geschäftsprozeßmanagement – Methoden, Werkzeuge, Erfahrungen, München.

Berman, S.L./Wicks, A.C./Kotha, S./Jones, T.M. (1999): Does Stakeholder Orientation Matter? The Relationship Between Stakeholder Management Models and Firm Financial Performance, in: Academy of Management Journal, Jg. 42, S. 488 – 506.

Berry, L.L./Parasuraman, A. (1998): Wie Servicewünsche genau erfaßt werden, in: Harvard Business Manager, Jg. 20, Nr. 3, S. 80 – 91.

Besen, S.M./Farrell, J. (1994): Choosing How to Compete: Strategies and Tactics in Standardization, in: Journal of Economic Perspectives, Jg. 8, Nr. 2, S. 117 – 131.

Beske, F./Hallauer J.F. (1999): Das Gesundheitswesen in Deutschland – Struktur – Leistung – Weiterentwicklung, Köln.

Bettis, R.A. (1998): Commentary on 'Redefining Industry Structure for the Information Age', in: Strategic Management Journal, Jg. 19, S. 357 – 361.

Bettis, R.A./Hitt., M.A. (1995): The New Competitive Landscape, in: Strategic Management Journal, Jg. 16, Special Issue Summer, S. 7 – 19.

Bettis, R.A./Prahalad, C.K. (1995): The Dominant Logic: Retrospective and Extension, in: Strategic Management Journal, Jg. 16, S. 5 – 14.

Biermann, T. (1997): Innovation in der Dienstleistung – strategische Optionen, in: Biermann, T. /Dehr, G. (Hrsg.): Innovation mit System – Erneuerungsstrategien für mittelständische Unternehmen, Berlin/Heidelberg/New York, S. 33 – 54.

Biermann, T./Dehr, G. (Hrsg.) (1997): Innovation mit System – Erneuerungsstrategien für mittelständische Unternehmen, Berlin/Heidelberg/New York.

Binkowski, P. et al. (1989): Finanzinnovationen, Bonn.

Black, F./Scholes, M.S. (1973): The Pricing of Options and Corporate Liabilities, in: Journal of Political Economy, Jg. 81, Nr. 3, S. 637 – 654.

Blair, J.D./Fottler, M.D. (1998): Effective Stakeholder Management: Challenges, Opportunities and Strategies, in: Duncan, J.W./Ginter, P.M./Swayne, L.E.: Handbook of Health Care Management, Malden/Oxford, S. 19 – 54.

Blair, M.M. (1998): For Whom Should Corporations Be Run? An Economic Rationale for Stakeholder Management, in: Long Range Planning, Jg. 31, S. 195 – 200.

Bleicher, K. (1999): Das Konzept Integriertes Management, Frankfurt a.M./New York, 1999.

Böhler, H. et al. (1998): Handlungsspielräume schaffen, in: Absatzwirtschaft, Jg. 40, Nr. 10, S. 44 – 50.

Böhler, H./Rasche C. (1994): Der Kernkompetenzen-Ansatz im Strategischen Management – Ein nationaler Weg zur internationalen Wettbewerbsfähigkeit, in: Slovensko Gospodarstvo Kako-Naprej? (Hrsg.: Universität Maribor/Festschrift), S. 101 - 122.

Böhler, H./Rasche, C. (2000): Vom Marktschreier zu Machiavelli – Eskalationsstufen des Wettbewerbs in einer globalisierenden Umwelt, in: Spektrum, Nr. 1, S. 56.

Böhnisch, W./Freisler-Traub, A./Schütz, R. (1999): Personalorganisation im Krankenhaus, in: Scholz, Chr. Innovative Personalorganisation, Neuwied, S. 368 - 380.

Boland, P. (Editor) (1996); Redesigning Healthcare Delivery – A practical guide to reengineering, restructuring and renewal, Berkeley.

Bot, B.L./Bozon, I.J.H./Giradin, P.A./Neumann, C.-S. (1997): Is There a Future for the Postman, in: The McKinsey Quarterly, Nr. 4, S. 92 – 102.

Bower, M. (1997): Developing Leaders in a Business, in: The McKinsey Quarterly, Nr. 4, S. 4 – 17.

Bowman, E.H./Hurry, D., (1993): Strategy Through the Option Lens: An Integrated View of Resource Investments and the Incremental Choice Processes, in: Academy of Management Review, Jg. 18, S. 760 – 782.

Bowman, E.H./Singh, H./Useem, M./Bhadury, R. (1999): When Does Restructuring Improve Performance?, in: California Management Review, Jg. 41, Nr. 2, S. 33 – 54.

Boynton, A.C./Victor, B. (1991): Beyond Flexibility: Managing the Dynamically Stable Organization, in: California Management Review, Jg. 33, Spring, S. 53 – 66.

Bradley, S.P./Ghemawat, P. (1999): Case 5 – Wal*Mart, Inc., in: Ghemawat, P. (Hrsg.): Strategy and the Business Landscape, Reading/Menlo Park/New York usw., Case 1, S. 1 – 26.

Brandenburger, A.M./Nalebuff, B.J. (1995): The Right Game: Use Game Theory to Shape Strategy, in: Harvard Business Review, Jg. 73, Nr. 4, S. 57 – 71.

Brandenburger, A.M./Nalebuff, B.J. (1997): Co-opetition: Competitive and Cooperating Business Strategies in the Digital Economy, in: Strategy and Leadership (PLR), Jg. 25, Nr. 6, S. 28 – 35.

Brandenburger, A.M./Nalebuff, B.J. (1998): Co-opetition, (Paperback Edition), New York/London/Toronto usw.

Brandon, P.S./Schmalensee, R.L. (1995): The Benefits of Releasing the Bell Companies form the Interchange Restrictions, in: Managerial and Decision Economics, Jg. 16, S. 349 – 364.

Braun, A. (1999a): Strategische und operative Exzellenz von Krankenhäusern, unveröffentlichtes Manuskript, Fachhochschule Osnabrück, S. 1 – 34.

Braun, A. (2000): Strategisches Personalmanagment in Krankenhäusern, unveröffentlichtes Manuskript, Fachhochschule Osnabrück, S. 1 – 15.

Braun, A. (2001): Die Balanced Scorecard als Entgeldgrundlage, unveröffentlichtes Manusskript, Fachhochschule Osnabrück, S. 1 – 13.

Braun, F. (1998a): Strategische Richtungswechsel von Unternehmen – Grundlagen, Beschreibungskonzept und erste empirische Ergebnisse, in: Die Unternehmung, Jg. 52, Nr. 1, S. 19 – 34.

Braun, G.E. (1998b): Konzept des integrierten Krankenhausmanagements – Krankenhäuser auf dem Weg zu einer umfassenden Managementorientierung, in: zfo (Zeitschrift Führung + Organisation), Jg. 67, Nr. 1, S. 23 – 28.

Braun, G.E. (Hrsg.) (1999): Handbuch Krankenhausmanagement – Bausteine für eine moderne Krankenhausführung, Stuttgart.

Breinlinger-O'Reilly, J./Maess, Th./Trill, R. (Hrsg.) (1997): Das Krankenhaus-Handbuch: Wegweiser für die tägliche Praxis, Neuwied/Kriftel/Berlin.

Breinlinger-O'Reilly, J./Möller, J./Standke, H.-J. (1999): Nach der Workshopmethode. Max-Bürger-Zentrum, Berlin, seit 1998 auf EFQM-Kurs, in: EFQM – das Qualitätsmodell der European Foundation for Quality Management, Krankenhaus-Umschau-Sonderheft, Nr. 9, S. 38 – 41.

Bresnahan, T.F./Greenstein, S. (1999): Technological Competition and the Structure of Computer Industry, in: The Journal of Industrial Economics, Jg. 27, S. 1 – 40.

Breyer, F./Zweifel, P. (1999): Gesundheitsökonomie, 3., überarb. Auflage, Berlin/Heidelberg.

Brouthers, K.D./Roozen, F.A. (1999): Is It Time to Start Thinking About Strategic Accounting?, in: Long Range Planning, Jg. 32, Nr. 3, S. 311 – 322.

Brouwer, E. et al. (1994): Innovatie in de Nederlandse, Industrie en Dienstverlening, Projektbericht für das niederländische Wirtschaftsministerium, Amsterdam.

Bruhn, M./Meffert, H. (Hrsg.) (1998): Handbuch Dienstleistungsmanagement – Von der strategischen Konzeption zur praktischen Umsetzung, Wiesbaden.

Brush, T.H./Artz, K.W. (1999): Toward a Contingent Resource-Based-Theory: The Impact of Information Asymmetry on the Value of Capabilities in Veterinary Medicine, in: Strategic Management Journal, Jg. 20, S. 223 – 250.

Bryan, L.L./Lyons, T.G./Rosenthal, J. (1998): The Market Capitalization Imperative, in: The McKinsey Quarterly, Nr. 3, S. 7 – 19.

Brynjolfsson, E./Smith, M.D. (2000): Frictionless Commerce? A Comparison of Internet and Conventional Retailers, in: Management Science, Jg. 46, S. 563 – 585.

Buchholz, W. (1982): Das Innovationsverhalten von Krankenhäusern – Determinanten und Wirkungen, in: "Das öffentliche Haushaltswesen in Österreich", Jg. 23, S. 175 – 194.

Buchholz, W. (1993): Krankenhäuser im Wettbewerb – Effizienz entscheidet über das Verbleiben im Markt, in: Jeschke, H.A. (Hrsg.): Krankenhausmanagement zwischen Frustration und Erfolg, Kulmbach, S. 20 - 37.

Buchholz, W. (1998): Timingstrategien – Zeitoptimale Ausgestaltung von Produktentwicklungsbeginn und Markteintritt, in: ZfbF (Zeitschrift für betriebswirtschaftliche Forschung), Jg. 50, Nr. 1, S. 21 – 40.

Bühner, R./Akitürk, D. (2000): Die Mitarbeiter mit einer Scorecard führen, in: Harvard Business Manager, Jg. 22, Nr. 4, S. 44 – 53.

Bundesministerium für Gesundheit (Hrsg.) (1995): Kalkulation von Fallpauschalen und Sonderentgelten für die Bundespflegesatzverordnung, Düsseldorf.

Bundesministerium für Gesundheit (Hrsg.) (1996): Qualitätsentwicklung in der Pflege, Abschlußbericht, Schriftenreihe des Bundesministeriums für Gesundheit, Bd. 79, Baden-Baden.

Bundesministerium für Gesundheit (Hrsg.) (1998): Akkreditierung und Zertifizierung von Krankenhäusern im Ausland, Band 108, Baden-Baden.

Burckhardt, P.C./Elhence, S./van Rooijen, M.C.W. (1998): European Freight Forwarders: Which Way to Turn?, in: The McKinsey Quarterly, Nr. 2, S. 84 – 95.

Buschor, E. (1994): Organisationsmodelle für ein wirksameres öffentliches Gesundheitswesen, Direktion des Gesundheitswesens des Kantons Zürich, 2. Auflage, Zürich.

C

Cadbury, A. (1999): What Are the Trends in Corporate Governance? How Will They Impact Your Company?, in: Long Range Planning, Jg. 32, Nr. 1, S. 12 – 19.

Campbell, A. (1997): Stakeholders: The Case in Favour, Long Range Planning, Jg. 30, Nr. 3, S. 446 – 449.

Carney, M. (1998): The Competitiveness of Networked Production: The Role of Trust and Asset Specifity, in: Journal of Management Studies, Jg. 35, Nr. 4, S. 457 – 479.

Case, P. (1999): Remember Reengineering? The Rhetorical Appeal of a Managerial Salvation Device, in: Journal of Management Studies, Jg. 36, Nr. 4, S. 419 – 441.

Caselli, F. (1999): Technological Revolutions, in: The American Economic Review, Jg. 89, Nr. 1, S. 78 – 102.

Chakravarthy, B. (1997): A New Strategy Framework for Coping with Turbulence, in: Sloan Management Review, Jg. 37, Winter, S. 69 – 82.

Chakravarthy, B./Gargiulo, M. (1998): Maintaining Leadership Legitimacy in the Transition to New Organizational Forms, in: Journal of Management Studies, Jg. 35, Nr. 4, S. 437 – 456.

Champy, J. et al. (1997): Speed! – Schneller als die Konkurrenz – die besten Ideen für ein erfolgreiches Veränderungs- und Innovationsmanagement, Düsseldorf u.a.

Chandler, A.D. (1962): Strategy and Structure: Chapters in the History of the Industrial Enterprise, Cambridge (Mass.).

Chandler, A.D. (1992): Organizational Capabilities and the Economic History of the Industrial Enterprise, in: Journal of Economic Perspectives, Jg. 6, Nr. 3, S. 79 – 100.

Chandler, A.D. (1997): The Computer Industry: The First Half Century, in: Yoffie, D.B. (Hrsg.): Competing in the Age of Digital Convergence, S. 37 - 122.

Chandra, R./Knickrehm, M./Miller, A. (1995): Healthcare's IT mistake, in: The McKinsey Quarterly, Nr. 3, S. 90 – 100.

Chatterjee, S. (1998): Delivering Desired Outcomes Efficiently – The Creative Way to Competitive Strategy, in: California Management Review, Jg. 40, Winter, S. 78 – 95.

Chatterjee, S./Lubatkin, M.H./Schulze, W.S. (1999): Toward a Strategic Theory of Risk Premium: Moving Beyond CAPM, in : The Academy of Management Review, Jg. 24, Nr. 3, S. 556 – 567.

Chen, M.-J. (1996): Competitor Analysis and Interfirm Rivalry: Toward a Theoretical Integration, in: Academy of Management Review, Jg. 21, S. 100 – 134.

Chen, M.-J./MacMillan, I.C. (1992): Nonresponse and Delayed Response to Competitive Moves: The Roles of Competitor Dependence and Action Irreversibility, in: Academy of Management Journal, Jg. 35, Nr. 3, S. 539 – 570.

Child, J. (1997): Strategic Choice in the Analysis of Action, Structure, Organizations and Environment: Retroprospect and Prospect, in: Organization Studies, Jg. 18, Nr. 1, S. 43 – 76.

Chow, C.W./Kamal, D.G./Williamson, H.J. (1998): The Balanced Scorecard: A Potent Tool for Energizing and Focussing Healthcare Organization Management, in: Journal of Healthcare Management, Mai/Juni, S. 263 – 280.

Christensen, C.M./Bohmer, R./Kenagy, J. (2000): Will Disruptive Innovations Cure Healthcare?, in: Harvard Business Review, Jg. 78, Nr. 5, S. 102 – 112.

Christensen, C.M./Overdorf, M. (2000): Meeting the Challenge of Disruptive Change, in: Harvard Business Review, Jg. 78, Nr. 2, S. 67 – 76.

Christensen, C.M./Rosenbloom, R.S. (1995): Explaining the Attacker's Advantage: Technological Paradigms, Organizational Dynamics, and the Value Network, in: Research Policy, Jg. 24, S. 233 – 257.

Christensen, C.M./Suárez, F.K./Utterback, J.M. (1998): Strategies for Surviving in Fast-Changing Industries, in: Management Science, Jg. 44, Nr. 12, S. 207 – 220.

Christensen, C.M./Tedlow, R.S. (2000): Patterns if Disruption in Retailing, in: Harvard Business Review, Jg. 78, Nr. 1, S. 42 – 47.

Christianson, J.B./Taylor, R.A./Knutson D.J. (1998): Restructuring Chronic Illness Management – Best Practices and Innovations in Team Based Treatment, San Francisco.

Christopher, M. (2000): The Agile Supply Chain – Competing in Volatile Markets, in: Journal of Industrial Marketing, Jg. 29, S. 37 – 44.

Cimasi, R.J. (1999): A Guide to Consulting Services for Emerging Healthcare Organizations, New York/Chicester/Weinheim/Brisbane/Singapore/Toronto.

Clarke, T. (1998): The Stakeholder Corporation: A Business Philosophy for the Information Age, in: Long Range Planning. Jg. 31, Nr. 2, S. 182 – 194.

Clement, M. et al. (1998): Ist die Pionierrolle ein Erfolgsfaktor? – Eine kritische Analyse der empirischen Forschungsergebnisse, in: ZfbF (Zeitschrift für betriebswirtschaftliche Forschung), Jg. 68, Nr. 2, S. 205 - 226.

Coase, R. (1998): The New Institutional Economics, in: The American Economic Review, Jg. 88, Nr. 2, S. 72 – 74.

Cockburn, I.M./Henderson, R.M./Stern, S. (2000): Untangling the Origins of Competitive Advantage, in: Strategic Management Journal, Jg. 21, Special Issue, S. 1123 – 1145.

Coddington, D.C./Keen, D.J./Moore, K.D./Clarke, R.L. (1990): The Crisis in Health Care, San Franzisco.

Coddington, D.C./Moore, K.D. (1987): Market-Driven Strategies in Health Care, San Franzisco.

Coen, D. (1999): The Impact of U.S. Lobbying Practice on the European Government Relationsship, in: California Management Review, Jg. 41, Nr. 4, S. 26 – 44.

Coff, R.W. (1997): Human Assets and Management Dilemmas: Coping with Hazards on the Road to Resource Based Theory, in: Academy of Management Review, Jg. 22, Nr. 2, S. 374 – 402.

Coff, R.W. (1999): When Competitive Advantage Doesn't Lead to Performance: The Resource-Based View and Stakeholder Bargaining Power, in: Organization Science, Jg. 10, Nr. 2, S. 119 – 132.

Cohen, J.J. (1996): Learning to Care, for a Healthier Tomorrow, in: Academic Medicine, Jg. 71, Nr. 2, S. 121 – 125.

Cohen, S.S./Fields, G. (1999): Social Capital and Capital Gains in Silicon Valley, in: California Management Review, Jg. 41, Winter, S. 108 – 130.

Cohen, W.M./Levinthal, D.A. (1990): Absorptive Capacity: A New Perspective on Learning and Innovation, Administrative Science Quarterly, Jg. 35, S. 128 – 152.

Coile, R.C. (1999): The Three C's: Consumerism, Cyberhealth, and Co-Opetition, in: Gilkey, R. W.: The 21st Century Health Care Leader, San Francisco, S. 3 – 21.

Colie, R.C. (1995): Assessing healthcare market trends and capital needs 1996-2000, in: Healthcare Financial Management, August, S. 60-65.

Collins, J.C./Porras, J.I. (1997): Built to Last – Successful Habits of Visionary Companies, New York.

Collins, R./Schmenner, R./Cordon, C. (1997): Rigid Flexibility and Factory Focus, in: Dickson, T. (Hrsg.): The Complete MBA Companion – The Latest in Management Thinking from the World's Leading Business Schools (Financial Times – FT Mastering Series), S. 311 – 316.

Collis, D.J. (1991a): A Resource-Based Analysis of Global Competition: The Case of the Bearings Industry, in: Strategic Management Journal, Jg. 12, S. 49 – 68.

Collis, D.J. (1991b): Organizational Capability as a Source of Profit, Working Paper, Harvard Business School.

Collis, D.J./Bane, P.W./Bradley, S.P. (1997): Industry Structure in the Converging World of Telecommunications, Computing, and Entertainment, in: Yoffie, D.B. (Hrsg.): Competing in the Age of Digital Convergence, Boston, S. 159 – 200.

Collis, D.J./Montgomery, C.A. (1998): Creating Corporate Advantage, Harvard Business Review, Jg. 76, Nr. 3, S. 71 – 83.

Colón, G./Gupta, A./Mango, P. (1999): M&A Malpractice, in: The McKinsey Quarterly, Nr. 1, S. 62 – 77.

Conner, K.R/Prahalad, C.K. (1996): A Resource-Based Theory of the Firm: Knowledge versus Opportunism, in: Organization Science, Nr. 7, S. 477 – 501.

Connor, T. (1999): Research Notes and Communications: Customer-Led and Market-Oriented: A Matter of Balance, in: Strategic Management Journal, Jg. 20, S. 1157 – 1163.

Cooper, R.G. (1996): Overhauling the New Product Process, in: Industrial Marketing Management, Jg. 25, S. 465 – 482.

Cooper, R.G./Kleinschmidt, E.J. (1995): New Product Performance: Keys to Success, Profitability & Cycle Time Reduction, in: Journal of Marketing Management, Jg. 11, S. 315 – 337.

Copeland, T.E./Keenan, P.T. (1998): How Much is Flexibility Worth?, in: The McKinsey Quarterly, Nr. 2, S. 38 – 49.

Cordon, C. (1997): Ways to Improve the Company, in: Dickson, T. (Hrsg.): The Complete MBA Companion – The Latest in Management Thinking from the World's Leading Business Schools (Financial Times – FT Mastering Series), S. 307 – 311.

Corsten, H. (1998): Grundlagen der Wettbewerbsstrategie, Stuttgart/Leipzig.

Coyne, K.P./Dye, R. (1998): The Competitive Dynamics of Network-Based Business, in: Harvard Business Review, Jg. 76, Nr. 1, S. 99 – 109.

Coyne, K.P./Subramaniam, S. (1996): Bringing Discipline to Strategy, in: The McKinsey Quarterly, Nr. 4, S. 14 – 25.

Craig, T. (1998): The Japanese Beer Wars: Initiating and Responding to Hypercompetition in New Product Development, in: Ilinitch, A.Y./Lewin, A.Y./D'Aveni, R. (Hrsg.): Managing in Times of Disorder – Hypercompetitive Organizational Responses, Thousand Oaks/London/New Delhi, S. 131 – 169.

Crawford, P./Johnsen, K./Robb, J./Sidebottom, P. (1999): World Power & Light, in: The McKinsey Quarterly, Nr. 1, S. 123 – 132.

Crossan, M.M./Lane, H.W./White, R.W. (1999): An Organizational Learning Framework: From Intuition to Institution, in : Academy of Management Review, Jg. 24, S. 522 – 537.

Cruse, N./Braun, A./Rüter, G./Schlüchtermann, J. (1999): Stärken und Schwächen im Leistungsspektrum der Krankenhäuser. Imageanalysen als Instrument eines marktorientierten Krankenhausmanagements, in: f&w (führen und wirtschaften im Krankenhaus), Jg. 16, Heft 6, S. 550 – 556.

Cuervo, A./Villalonga, B. (2000): Explaining the Variance in the Performance Effects of Privatization, in: Academy of Management Review, Jg. 25, S. 581 – 590.

Cummings, J.L./Doh, J.P. (2000): Identifying Who Matters: Mapping Key Players in Multiple Environments, in: California Management Review, Jg. 42, Winter, S. 83 – 104.

Curran, C.R. (1996): Balancing cost and quality through reengineering, in: Boland, P. (Hrsg.): Redesigning Healthcare Delivery – A Practical Guide to Reengineering, Restructuring and Renewal, Berkeley.

Curtright, J.W./Stolp-Smith, S.C./Edell, E.S. (2000): Strategic Performance Management: Development of a Performance Measurement System at the Mayo-Clinic, in: Journal of Healthcare Management, Januar/Februar 2000, S. 58 – 68.

D

D'Aveni, R.A. (1994): Hypercompetition – Managing the Dynamics of Strategic Maneuvring, New York/Toronto/Oxford usw.

D'Aveni, R.A. (1995): Hyperwettbewerb – Strategien für die Dynamik der Märkte, Frankfurt/Main.

D'Aveni, R.A. (1999): Strategic Supremacy Through Disruption and Dominance, in: Sloan Management Review, Jg. 40, Spring, S. 127 – 135.

Da-Cruz, P./Nagels, K./Thiess, M. (1999): Der Balanced Scorecard-Ansatz. In vier Schritten zum Erfolg, in: f&w (führen und wirtschaften im Krankenhaus), Jg. 16, Heft 3, S. 254 – 256.

Daems, H./Thomas, H. (1994): Strategic Groups, Strategic Moves and Performance, Kidlington/Oxford.

Dahlgaard, K. (1997): Personalmanagement, in: Breinlinger-O'Reilly, J./Maess, Th./ Trill, R. (Hrsg.): Das Krankenhaus-Handbuch: Wegweiser für die tägliche Praxis, Neuwied/Kriftel/Berlin, S. 270 – 340.

Das, T.K./Teng, B.-S. (1999): Cognitive Biases and Strategic Decision Processes: An Integrative Perspective, in: Journal of Management Studies, Jg. 36, S. 757 – 778.

Davenport, T.H. (1998): Putting the Enterprise into the Enterprise System, in: Harvard Business Review, Jg. 76, Nr. 4, S. 121 – 131.

Davis, S.J./Murphy, K.M. (2000): Antitrust Issues in Schumpeterian Industries, in: The American Economic Review, Jg. 90, Nr. 2, S. 192 – 196.

Day, G.S. (1977): Diagnosing the Product Portfolio, in: Journal of Marketing, Jg. 41, Nr. 4, S. 29 – 38.

Day, G.S. (1997a): Assessing Competitive Arenas: Who Are Your Competitors?, in: Day, G.S./Reibstein, D.J./Gunther, R.E. (Hrsg.): Wharton on Dynamic Competitive Strategy, New York/Chichester/Weinheim usw., S. 23 – 47.

Day, G.S. (1997b): Maintaining the Competitive Edge: Creating and Sustaining Advantages in Dynamic Competitive Environments, in: Day, G.S./Reibstein, D.J./Gunther, R.E. (Hrsg.): Wharton on Dynamic Competitive Strategy, New York/Chichester/Weinheim usw., S. 48 – 75.

Day, G.S. (1997c): Strategies for Surviving a Shakeout, in: Harvard Business Review, Jg. 75, Nr. 2, S. 92 – 102.

Day, G.S. (1997d): How to Learn About Markets, in: Dickson, T. (Hrsg.): The Complete MBA Companion – The Latest in Management Thinking from the World's Leading Business Schools (Financial Times – FT Mastering Series), S. 205 – 208.

Day, G.S. (1998a): Beurteilung von Wettbewerbsarenen: Wer sind Ihre Konkurrenten, in: Day, G.S./Reibstein, D.J./Gunther, R.E. (Hrsg.): Wharton zur dynamischen Wettbewerbsstrategie, Düsseldorf/München, S. 39 – 66.

Day, G.S. (1998b): Wettbewerbsvorsprünge wahren: Schaffung und Aufrechterhaltung von Wettbewerbsvorteilen in dynamischen Wettbewerbsumgebungen, in: Day, G.S./Reibstein, D.J./Gunther, R.E. (Hrsg.): Wharton zur dynamischen Wettbewerbsstrategie, Düsseldorf/München, S. 67 – 98.

Day, G.S. (1999): Creating a Market-Driven Organization, in: Sloan Management Review, Jg. 41, S. 11 – 22.

Day, G.S./Montgomery, D.B. (1999): Charting New Directions for Marketing, in: Journal of Marketing, Jg. 63, Special Issue, S. 3 – 13.

Day, G.S./Reibstein, D.J. (1997): Keeping Ahead in the Competitive Game, in: Dickson, T. (Hrsg.): The Complete MBA Companion – The Latest in Management Thinking from the World's Leading Business Schools (Financial Times – FT Mastering Series), S. 602 – 605.

Day, G.S./Reibstein, D.J./Gunther, R. (1997): Introduction – The Dynamic Challenges for Theory and Practice, in: Day, G.S./Reibstein, D.J./Gunther, R.E. (Hrsg.): Wharton on Dynamic Competitive Strategy, New York/Chichester/Weinheim usw., S. 1 – 18.

Day, G.S./Reibstein, D.J./Gunther, R.E. (Hrsg.) (1998): Wharton zur dynamischen Wettbewerbsstrategie, Düsseldorf/München.

Day, G.S./Schoemaker, P.J.H. (2000): Avoiding the Pitfalls of Emerging Technologies, in: California Management Review, Jg. 42, Winter, S. 8 – 33.

De Cock, C./Hipkin, I. (1997): TQM and BPR: Beyond the Myth, in: Journal of Management, Jg. 34, Nr. 5, S. 659 – 675.

De Leo, F. (1994): Understanding the Roots of Your Competitive Advantage: From Product/Market Competition to Competition as a Multiple-Layer Game: in: Hamel. G./Heene, A. (Hrsg.): Competence-Based Competition, Chechester/New York/Brisbane usw., S. 35 – 53.

Deephouse, D.L. (1999): To Be Different, or to Be the Same? It's a Question (and Theory) of Strategic Balance, in: Strategic Management Journal, Jg. 20, S. 147 – 166.

Defren, H. (2000): Der Aufbau einer Klinik für Naturheilkunde und Integrative Medizin, in: f&w (führen und wirtschaften im Krankenhaus), Jg. 17, Nr. 4, S. 370 – 372.

Deming, W.E. (1986): Out of the Crisis, Cambridge (Mass.).

DeMuro, P.R. (1999): Fundamentals of Managed Care and Network Development – A Business Guide for Healthcare Professionals and Providers, New York.

Denfeld Wood, J. (1997a): What Makes a Leader?, in: Dickson, T. (Hrsg.): The Complete MBA Companion – The Latest in Management Thinking from the World's Leading Business Schools (Financial Times – FT Mastering Series), S. 506 – 511.

Denfeld Wood, J. (1997b): The Two Sides of Leadership, in: Dickson, T. (Hrsg.): The Complete MBA Companion – The Latest in Management Thinking from the World's Leading Business Schools (Financial Times – FT Mastering Series), S. 524 – 533.

Denfeld Wood, J. (1997c): Team Building: The Great Outdoors, in: Dickson, T. (Hrsg.): The Complete MBA Companion – The Latest in Management Thinking from the World's Leading Business Schools (Financial Times – FT Mastering Series), S. 511 – 515.

Dickson, T. (Executive Editor, Financial Times Management) (1997): The complete MBA Companion, London.

Dixit, A. (1992): Investment and Hysteresis, in: Journal of Economic Perspectives, Jg. 6, Nr. 1, S. 107 – 132.

Dixit, A./Grossman, G.M./Gul, F. (2000): The Dynamics of Political Compromise, in: Journal of Political Economy, Jg. 108, S. 531 – 568.

Dögl, R. (1986): Strategisches Qualitätsmanagement im Industriebetrieb, Pragmatischer Ansatz zur Erklärung und methodischen Handhabung des Qualitätsphänomens, Göttingen.

Doh, J.P. (2000): Entrepreneurial Privatization Strategies: Order of Entry and Local Partner Collaboration as Sources of Competitive Advantage, in: Academy of Management Review, Jg. 25, S. 551 – 571.

Doman, A./Glucksman, M.A./Tu N.-L./Warren, K. (2000): The Talent-Growth Dynamic, in: The McKinsey Quarterly, Nr. 1, S. 52 – 61.

Donaldson, Th./Preston, L.E. (1995): The Stakeholder Theory of the Corporation: Concepts, Evidence, and Implications, in: Ac.Man, Jg. 2, Nr. 1, S. 65 – 91.

Dooley, K.J./Van de Ven, A.H. (1999): Explaining Complex Organizational Dynamics, in: Organization Science, Jg. 10, Nr. 3, Special Issue, S. 358 – 372.

Dorsey, L. u.a. (1996): The Productivity of Healthcare Systems, in: The McKinsey Quarterly, Nr. 4, S. 120 – 131.

Dosi, G. (1997): Opportunities, Incentives, and the Collective Patterns of Economic Change, in: The Economic Journal, Jg. 107, S. 1530 – 1547.

Doz, Y. (1996): The Evolution of Cooperation in Strategic Alliances: Initial Conditions or Learning Processes?, in: Strategic Management Journal, Jg. 17, S. 55 – 83.

Doz, Y.L./Olk, P.M./Smith Ring (2000): Formation Processes of R&D Consortia: Which Path to Take? Where Does It Lead?, in: Strategic Management Journal, Special Issue, S. 239 – 266.

Dranove, D./Peteraf, M./Shanley, M. (1998): Do Strategic Groups Exist? An Economic Framework for Analysis, in: Strategic Management Journal, Jg. 19, S. 1029 – 1044.

Drucker, P. (1974): Management, New York.

Drucker, P. (1981): The effective executive, in: Wieland, G.F. (Hrsg.): Improving Health Care Management – Organizational Development and Organizational Change, Ann Arbor/Michigan, S. 103 – 117.

Drucker, P.F. (1988): The Coming of the New Organization, in: Harvard Business School Press (Hrsg.): Harvard Business Review on Knowledge Management, S. 1 – 19.

Düllings, J. u.a. (1996): Von der Budgetierung zur Strukturreform im Gesundheitswesen, Beiträge der AG Gesundheitssystemforschung und Gesundheitsökonomie der DGSMP, Schriftenreihe zum Managementhandbuch Krankenhaus, Bd. 2, Heidelberg.

Dullinger, F. (1996): Krankenhaus-Management im Spannungsfeld zwischen Patientenorientierung und Rationalisierung – Probleme und Gestaltungsmöglichkeiten des Business Reengineering in der Krankenhaus-Praxis, München.

Duncan, J.W./Ginter, P.M./Swayne, L.E. (1998): Handbook of Health Care Management, Malden/Oxford.

Durand, T. (1998): The Alchemy of Compentence, in: Hamel, G./Prahalad, C.K./Thomas, H./O'Neal, D. (Hrsg.): Strategic Flexibility – Managing in a Turbulent Environment, S. 303 – 330.

Dyer, J.H. (1997): Effective Interfirm Collaboration: How Firms Minimize Transaction Costs and Maximize Transaction Value, in: Strategic Management Journal, Jg. 18, S. 535 – 556.

Dyer, J.H./Cho, D.S./Chu, W. (1998): Strategic Supplier Segmentation – The Next Best Practice in Supply Chain Management, in: California Management Review, Jg. 40, S. 57 – 77.

Dyer, J.H./Nobeoka, K. (2000): Creating and Managing a High Performance Knowledge-Sharing Network: The Toyota Case, in: Strategic Management Journal, Jg. 21, S. 345 – 367.

Dyer, J.H./Singh, H. (1998): The Relational View: Cooperative Strategy and Sources of Interorganizational Competitive Advantage, in: Academy of Management Review, Jg. 23, Nr. 4, S. 660 – 679.

Dyerson, R./Mueller, F.U. (1999): Learning, Teamwork and Appropriability: Managing Technological Change in the Department of Social Security, in: Journal of Management Studies, Jg. 36, S. 629 – 652.

E

Easingwood, C./Koustelos, A. (2000): Marketing High Technology: Preparation, Targeting, Positioning, Execution, in: Business Horizon, Jg. 43, Nr. 3, S. 27 – 34.

Edvinsson, L. (1997): Developing Intellectua Capital at Scandia, in: Long Range Planning, Jg. 30, S. 366 – 373.

Edwards, C./Peppard, J. (1997): Operationalizing Strategy Through Process, in: Long Range Planning, Jg. 30, Nr. 5, S. 753 – 767.

Edwards, C.T./Sammi, R. (1997): Japanese Interfirm Networks: Exploring the Seminal Sources of Their Success, in: Journal of Management Studies, Jg. 34, S. 489 – 510.

Eichhorn, S. (1997): Integratives Qualitätsmanagement im Krankenhaus – Konzeption und Methoden eines qualitäts- und kostenintegrierten Krankenhausmanagements, Stuttgart/Berlin/Köln.

Eichhorn, S./Schmidt-Rettig, B. (1995): Krankenhausmanagement im Werte- und Strukturwandel: Handlungsempfehlungen für die Praxis, Stuttgart.

Eichhorn, S./Schmidt-Rettig, B. (Hrsg.) (1998): Chancen und Risiken von Managed Care – Perspektiven der Vernetzung des Krankenhauses mit Arztpraxen, Rehabilitationskliniken und Krankenkassen, Stuttgart/Berlin/Köln.

Eichhorn, S./Schmidt-Rettig, B. (Hrsg.) (1999): Profitcenter und Prozeßorientierung – Optimierung von Budget, Arbeitsprozessen und Qualität, Stuttgart/Berlin/Köln.

Eichhorn, S./Schmidt-Rettig, B. (Hrsg.) (2001): Krankenhausmanagement – Zukünftige Struktur und Organisation der Krankenhausleitung, Stuttgart/New York.

Eidenmüller, B. (1991): Die Produktion als Wettbewerbsfaktor – Herausforderungen an das Produktionsmanagement, Köln.

Eiff, W.v. (1995): Geschäftsprozeßmanagement im Krankenhaus, in: Schmalenbach-Gesellschaft - Deutsche Gesellschaft für Betriebswirtschaft (Hrsg.): Reengineering – Konzepte und Umsetzung innovativer Strategien und Strukturen, Stuttgart, S. 59 – 82.

Eiff, W.v. (2000): Drehscheibe für Einkauf und Logistik – Ist das Konzept des "Integrated Delivery Network" ein Modell für Deutschland?, in: ku (Krankenhaus-Umschau), Nr. 9, S. 794 – 797.

Eilenberger, G. (1996): Lexikon der Finanzinnovationen, 3. Aufl., München.

Eisenhardt, K.M. (1999): Strategy as Strategic Decision Making, in: California Management Review, Jg. 42, Spring S. 65 – 72.

Eisenhardt, K.M./Brown, S.L. (1998): Competing on the Edge: Strategy as Structured Chaos, in: Long Range Planning, Jg. 31, Nr. 5, S. 786 – 789.

Eisenhardt, K.M./Brown, S.L. (1999): Patching – Restitching Business Portfolios in Dynamic Markets, in: Harvard Business Review, Jg. 77, Nr. 3, S. 72 – 82.

Eisenhardt, K.M./Martin, J.A. (2000): Dynamic Capabilities: What Are They?, in: Strategic Management Journal, Jg. 21, Special Issue, S. 1105 – 1121.

Ellinger, Th. (1985): Industrielle Wechselproduktion, Stuttgart.

Elliot, S. (1999): Sharing Knowledge & Best Practices: The Hows and Whys of Tapping Your Organization's Hidden Reservoirs of Knowledge, in: Hospitals & Health Networks - Hospital Publication (H&HN), Online-Version (http://www.hhnmag.com), S. 1 – 4.

Elze, C. (1997): Future Healthcare Systems in Europe, prepared for First International Pharma Licensing Symposium PLG/JPLA 22 – 24 September 1997, München.

Elze, C./Stannard, K./Weeme, P./Barberi, M. (1995): The Mercer Management Consulting Commentaries on the Future of the Pharmaceutical Industry in

Europe: II. Disease Management Strategies – a key to future growth, herausgegeben von Mercer Management Consulting, München.

Engelhardt, W.-H. et al. (1993): Leistungsbündel als Absatzobjekte – Ein Ansatz zur Überwindung von Dichotomie von Sach- und Dienstleistungen, in: ZfbF (Zeitschrift für betriebswirtschaftliche Forschung), Jg. 53, Nr. 45, S. 395 – 426.

Enste, U./Gouthier, M. (2000): Integrierte Leistungsketten und Patienten-Empowerment, Jg. 17, Nr. 4, S. 378 – 380.

European Foundation for Quality Management (Hrsg.) (1998): Richtlinien für den Öffentlichen Sektor - Selbstbewertung, Brüssel.

European Foundation for Quality Management (Hrsg.) (1999): Ausbildungsmodule für Assessoren, Brüssel.

European Foundation for Quality Management (Hrsg.) (1999): Das EFQM-Modell für Excellence, Brüssel.

Evans, A.L./Doz, Y, (1992): Dualities – A Paradigm for Human Resource and Organizational Development in Complex Multinationals, in: Pucik, V./Tichy, N.M./Barnett, C.K. (Hrsg): Creating and Leading the Competitive Organization, New York usw., S. 85 – 106.

Evans, Chr.J./Wilson, Jr., R.L./DePorter, F. G. (1997): Integrated Community Healthcare – Next Generation Strategies for Developing Provider Networks, New York.

Evans, P./Wurster, T.S. (1997): Strategy and the New Economics of Information, in: Harvard Business Review, Jg. 75, Nr. 5, S. 71 – 82.

Evans, P./Wurster, T.S. (1999): Getting Real About Virtual Commerce, in: Harvard Business Review, Jg. 77, S. 85 – 94.

Eversheim, W. (Hrsg.) (1996): Prozeßorientierte Unternehmensorganisation – Konzepte und Methoden zur Gestaltung "schlanker" Organisationen, 2. Auflage, Berlin/Heidelberg/New York.

F

Farjoun, M./Lai, L. (1997): Similarity Judgements in Strategy Formulation: Role, Process and Implications, in: Strategic Management Journal, Jg. 18, S. 255 – 273.

Feitzinger, E./Lee, H.L. (1997): Mass Customization at Hewlett-Packard: The Power of Postponement, in: Harvard Business Review, Jg. 75, Nr. 1, S. 116 – 121.

Ferrari, B./Grimes, S. (1995): Will HMOs pass their physical?, in: The McKinsey Quarterly, Nr. 3, S. 79 – 89.

Ferrier, W.J./Smith, K.G./Grimm, C.M. (1999): The Role of Competitive Action in Market Share Erosion and Industry Dethronement: A Study of Industry Leaders and Challengers, in: Academy of Management Journal, Jg. 42, S. 372 – 388.

Fiegenbaum, A./Hart, S./Schendel, D. (1996): Strategic Reference Point Theory, in: Strategic Management Journal, Jg. 17, S. 219 – 235.

Figge, F./Schaltegger, S. (1999): Was ist Stakeholder Value? Vom Schlagwort zur Messung, Publikation der Universität Lüneburg und der Bank Pictet & Cie., Lüneburg.

Flower, J. (1999): The Way It Is, Is Not the Way It Will Be – This is the end of health care as we know it and the beginning of an astonishing future, in: Hospitals & Health Networks Hospital Publication (H&HN), Online-Version (http://www.hhnmag.com), S. 1 – 10.

Fogel, R.W. (1999): Catching up with the Economy, in: The American Economic Review, Jg. 89, Nr. 1, S. 1 – 21.

Folta, T.B. (1998): Governance and Uncertainty: the Trade-off Between Administrative Control and Commitment, in: Strategic Management Journal, Jg. 19, S. 1007 – 1028.

Foschiani, St./Habenicht, W./Schmid, U./Wäscher, G. (Hrsg.) (2000): Strategisches Management im Zeichen von Umbruch und Wandel – Festschrift für Professor Dr. Erich Zahn zum 60. Geburtstag, Stuttgart.

Foss, N.J. (1999): Research in the Strategic Theory of the Firm: 'Isolationism and Integrationism, in: Journal of Management Studies, Jg. 36, S. 725 – 755.

Franke, D.-P. (1991): Dienstleistungsinnovationen – Eine prozeßorientierte Analyse dienstleistungsbezogener Neuerungen auf der Grundlage des 'Integrationsansatzes', Bergisch-Gladbach u.a.

Frazier, H.S./Mosteller, F. (1995): Medicine worth paying for – Assessing Medical Innovations, Cambridge/London.

Freeman, R.E. (1984): Strategic Management Review – A Stakeholder Approach, Boston/London/Melbourne usw.

Friedrich, St.A./Hinterhuber, H.H./Rasche, C. (2001): Wie machen wir unsere Unternehmen unternehmerischer?, in: io Management Zeitschrift, Jg. 70, Nr. 3, in Druck.

Friedrich, St. A./Rasche, C./Stahl, H.K. (2001): Wege zur Hochleistungsorganisation, in: Lukas, A./Hafemann, M. (Hrsg.): Consulting-Jahrbuch 2001, Frankfurt (erscheint im Frühjahr 2001).

Friesdorf, W. et al. (1993): Systemergonomie in der Intensivmedizin, in: Badura, B./ Feuerstein, G./Schott, T. (Hrsg.): System Krankenhaus – Arbeit, Technik, Patientenorientierung, Weinheim/München, S. 207 – 226.

Fuchs, P.H./Mifflin, K.E./Miller, D./Whitney, J.O. (2000): Strategic Integration: Competing in the Age of Capabilities, in: California Management Review, Jg. 42, Spring, S. 118 – 147.

G

Gälweiler, A. (1986): Unternehmensplanung. Grundlage und Praxis, Frankfurt a. M.

Gaitanides, M. (1998): Business Reengineering/Prozeßmanagement – von der Manage-menttechnik zur Theorie der Unternehmung?, in: Die Betriebswirtschaft, Jg. 58, Nr. 3, S. 369 – 381.

Gaitanides, M./Scholz, R./Vrohlings, A./Raster, M. (1994): Prozeßmanagement – Konzepte, Umsetzungen und Erfahrungen des Reengineering, München/Wien.

Galaskiewicz, J./Zaheer, A. (1999): Networks of Competitive Advantage, in: Research in the Sociology of Organizations, Jg. 16, S. 237 – 261.

Galbraith, J.R./Kazanjian (1986): Strategy Implementation: Structure, Systems, and Process, 2nd Edition, St. Paul.

Galunic, D.C./Rodan, S. (1998): Resource Combinations in the Firm: Knowledge Structures and the Potential for Schumpeterian Innovations, in: Strategic Management Journal, Jg. 19, S. 1193 – 1201.

Garbe, G. (2000): E-Commerce wird zum Standard im Geschäftsverkehr, in: f&w (führen und wirtschaften im Krankenhaus), Jg. 17, Nr. 3, S. 218 – 222.

Garvin, D.A. (1998): The Processes of Organization and Management, in: Sloan Management Review, Jg. 19, Summer, S. 33 – 50.

Garvis, D.M./Bogner, W.C. (1998): Structure Decisions in the Multinational Enterprise: A Dynamic Competence Perspective, in: Hamel, G./Prahalad, C.K./Thomas, H./ O'Neal, D. (Hrsg.): Strategic Flexibility – Managing in a Turbulent Environment, S. 331 - 349.

Gates, S./Milgrom, P./Roberts, J. (1995): Deterring Predation in Telecommunications: Are Line-of-business Restraints Needed, in: Managerial and Decision Economics, Jg. 16, S. 427 – 438.

Gatignon, H./Reibstein, D.J. (1997): Creative Strategies for Responding to Competitive Actions, in: Day, G.S./Reibstein, D.J./Gunther, R.E. (Hrsg.): Wharton on Dynamic Competitive Strategy, New York/Chichester/Weinheim usw., S. 237 – 255.

Gaynor, M./Hass-Wilson, D. (1999): Change, Consolidation, and Competition in Health Care Markets, in: Journal of Economic Perspectives. Jg. 13, Nr. 1, S. 141 – 164.

Genschel, P. (1997): How Fragmentation can Improve Co-ordination: Setting Standards in International Telecommunications, in: Organization Studies, Jg. 18, S. 603 – 622.

Geroski, P.A. (1999): Early Warning of New Rivals, in: Sloan Management Review, Jg. 40, Spring, S. 107 – 116.

Ghemawat P. (1991): Commitment – The Dynamic of Strategy, New York/Toronto/ Oxford usw.

Ghemawat, P. (1997): Competition and Business Strategy, Working Paper Nr. 9-798-010, Harvard Business School, Boston.

Ghemawat, P. (1999a): The Origins of Strategy, in: Ghemawat, P. (Hrsg.): Strategy and the Business Landscape, Reading/Menlo Park/New York usw., S. 1 - 18.

Ghemawat, P. (1999b): Anticipating Competitive and Cooperative Dynamics, in: Ghemawat, P. (Hrsg.): Strategy and the Business Landscape, Reading/Menlo Park/New York usw., S. 75 – 134.

Ghemawat, P./Collis, D.J. (1999): Mapping the Business Landscape (Chapter 2), in: Ghemawat, P. (Hrsg.): Strategy and the Business Landscape, Reading/Menlo Park/New York usw., S. 19 – 48.

Ghemawat, P./del Sol, P. (1998): Commitment versus Flexibility, in: California Management Review, Jg. 40, Summer, S. 26 – 42.

Ghemawat, P./Ghadar, F. (2000): The Dubious Logic of Megamergers, in: Harvard Business Review, Jg. 78, Nr. 4, S. 64 – 72.

Ghemawat, P./Kennedy (1999): Competitive Shocks and Industrial Structure. The Case of Polish Manufactuing, in: International Journal of Industrial Organization, Jg. 17, S. 847 – 867.

Ghemawat, P./Pisano (1999): Building and Sustaining Success (Chapter 5), in: Ghemawat, P. (Hrsg.): Strategy and the Business Landscape, Reading/Menlo Park/New York usw., S. 111 – 134.

Ghemawat, P./Ricart I Costa, J.E. (1993): The Organizational Tension Between Static and Dynamic Efficiency, in: Strategic Management Journal, Jg. 14, S. 59 – 73.

Ghoshal, S./Bartlett, C.A. (1995): Changing the Role of Top Management: Beyond Structure to Processes, in: Harvard Business Review, Jg. 73, Nr. 1, S. 86 – 96.

Ghoshal, S./Bartlett, C.A./Moran (1999): A New Manifesto for Management, in: California Management Review, Jg. 40, Spring, S. 9 – 20.

Giddens, A. (1999): Der Dritte Weg – Die Erneuerung der sozialen Demokratie, 2. Auflage, Frankfurt a.M.

Giehl, H./Oberender, P. (Hrsg.) (1995): Gesundheitswesen zwischen Rationalisierung und Rationierung, Bayreuth.

Giehl, H./Oberender, P. (Hrsg.) (1996): Reformen im Krankenhaus – Notwendigkeit, Möglichkeiten und Grenzen – Beiträge des 3. Bayreuther Gesundheitsforums am 27. März 1996, Bayreuth.

Gilbert, X./Strebel, P. (1987): Strategies to Outpace the Competition, in: The Journal of Business Strategy, Jg. 8, S. 28 – 36.

Gilkey, R. W. (1999): The 21st Century Health Care Leader, San Francisco.

Gilkey, R./Lieberman, G.R. (1999): Leading the Agile Health Care Enterprise, in: Goldman, St.L./Graham C.B. (Editors): Agility in Health Care – Strategies for Mastering Turbulent Markets, San Francisco, S. 83 – 101.

Gilmore, J.H./Pine, B. J. (1997): Massenproduktion – auf Kunden zugeschnitten, in: Harvard Business Manager, Jg. 19, Nr. 4, S.105 – 113.

Gilmore, J.H./Pine, B.J. (1998): Welcome to the Experience Economy, in: Harvard Business Review, Jg. 76, Nr. 4, S. 97 – 105.

Gimeno, J./Woo, C.Y. (1996): Hypercompetition in a Multimarket Environment: The Role of Strategic Similarity and Multimarket Contact in Competitive De-escalation, in: Organization Science, Jg. 7, Nr. 3, S. 322 – 341.

Ginter, Peter M./Swayne, L.M./Duncan, W.J. (1998): Strategic Management of Health Care Organizations, 3rd Edition, Malden/Oxford.

Gladwin, T.N. (1999): A Call for Sustainable Development, in: Financial Times, (Mastering Strategy Series, Part 12), December 13, S. 2 – 3.

Glazer, R. (1998): Measuring the Knower: Towards a Theory of Knowledge Equity, in: California Management Review, Jg. 40, Spring, S. 175 – 208.

Goedereis, K. (1999): Finanzierung, Planung und Steuerung des Krankenhaussektors – Dualistik und Monistik im Strukturvergleich, Lohmar/Köln.

Goldman, St.L. (1999): Agility for Health Care – Who Ordered That?, in: Goldman, St.L./Graham C.B. (Editors): Agility in Health Care – Strategies for Mastering Turbulent Markets, San Francisco, S. 1 – 33.

Goldman, St.L./Graham C.B. (Editors) (1999): Agility in Health Care – Strategies for Mastering Turbulent Markets, San Francisco.

Goldsmith, J.C. (1994): The illusive logic of integration, in: Healthcare Forum Journal, Jg. 37, Nr. 5, S. 26 - 31.

Golin, S. (2000): Der Mensch ist eine Baustelle – Vom Hirnchip bis zum Schweineherzen: Eine neue Studie zeigt, wie die Deutschen ihren Körper optimieren wollen. Auftakt einer dreiteiligen ZEIT-Serie, in: Die Zeit, Nr. 44, Online-Version unter http://www.zeit.de/2000/44/Wissen/200044_koerper_einfuehr.htm, S. 1 – 3.

Gorschlüter, Petra (1999): Das Krankenhaus der Zukunft – Integriertes Qualitätsmanagement zur Verbesserung der Effektivität und Effizienz, Stuttgart/Berlin/Köln.

Govindarajan, V./Gupta, A.K. (1999): Taking Wal-Mart Global – Lessons from Retailing's Giants, in: Business & Strategy, Jg. 17, Nr. 4, S. 14 – 25.

Graham, C.B. (1999): Creating Agile Health Care Organizations, in: Goldman, St.L./Graham C.B. (Editors): Agility in Health Care – Strategies for Mastering Turbulent Markets, San Francisco, S. 179 – 216.

Grant, R.M. (1996): Toward a Knowledge-Based Theory of the Firm, in: Strategic Management Journal, Jg. 17, Winter Special Issue, S. 109 – 122.

Grant, R.M. (1997): The Knowledge-based View of the Firm: Implications for Management Practice, in: Long Range Planning, Jg. 30, S. 450 – 445.

Grant, R.M. (1998): Organizational Capability as Knowledge Integration, in: Ilinitch, A.Y./Lewin, A.Y./D'Aveni, R. (Hrsg.): Managing in Times of Disorder – Hypercompetitive Organizational Responses, Thousand Oaks, London, New Delhi, S. 297 – 318.

Gratton, L. (1997): The Art of Managing People, in: Dickson, T. (Hrsg.): The Complete MBA Companion – The Latest in Management Thinking from the World's Leading Business Schools (Financial Times – FT Mastering Series), S. 251 – 258.

Greenstein, S./Khanna, T. (1997): What Does Industry Convergence Mean?, in: Yoffie, D.B. (Hrsg.): Competing in the Age of Digital Convergence, Boston, S. 201 – 226.

Greenwood, J./Jovanovic, B. (1999): The Information-Technology Revolution and the Stock Market, in: The American Economic Review, Jg. 89, Nr. 2, S. 116 – 122.

Grefe, Chr. (2000): "Wie geht's uns denn heute?" – Ärzte haben den Umgang mit Patienten verlernt, in: Die Zeit, Nr. 38, Online-Version unter http://www.zeit.de/2000/38/Wissen/200038_arzt-patient.htm, S. 1 – 5.

Greiner, L.E. (1998): Evolution and Revolution as Organizations Grow, in: Harvard Business Review, Jg. 76, Nr. 3, S. 55- 67.

Grindley, P.C./Teece, D.J. (1997): Managing Intellectual Capital, in: California Management Review, Jg. 39, Nr. 2, S. 8 – 41.

Großfeld, B. (1995): Bilanzziele und kulturelles Umfeld, in: Institut der Wirtschaftsprüfer (IDW): Neuorientierung der Rechenschaftslegung, Düsseldorf, S. 19 – 37.

Gulati, R. (1998): Alliances and Networks, in: Strategic Management Journal, Jg. 19, Special Issue, S. 293 – 317.

Gulati, R. (1999): Network Location and Learning: The Influence of Network Resources and Firm Capabilities on Alliance Formation, in: Strategic Management Journal, Jg. 20, S. 397 – 420.

Gulati, R./Garino, J. (2000): Get the Right Mix of Bricks & Clicks, in: Harvard Business Review, Jg. 78, Nr. 3, S. 107 – 114.

Gulati, T./Nohria, N./Zaheer, A. (2000): Strategic Networks, in: Strategic Management Journal, Jg. 21, Special Issue, S. 203 – 215.

Gulati, R./Singh, H. (1998): The Architecture of Cooperation: Managing Coordination, Costs and Appropriation Concerns in Strategic Alliances, in: Administrative Science Quarterly, Jg. 43, S. 781 – 814.

Gutenberg, E. (1951): Grundlagen der Betriebswirtschaftslehre, Band I: Die Produktion, 1. Aufl., Berlin/Heidelberg/New York.

Gutenberg, E. (1962): Grundlagen der Betriebswirtschaft. Erster Band: Die Produktion, 7. Auflage, Berlin u.a.

Gutenberg, E. (1998): Die Unternehmung als Gegenstand betriebswirtschaftlicher Theorie, Faks.-Dr. der 1.Auflage von 1929, Wiesbaden.

H

Hagel, J./Rayport, J.F. (1997a): The Coming Battle of Customer Information, in: Harvard Business Review, Jg. 75, Nr. 1, S. 53 – 65.

Hagel, J./Rayport, J.F. (1997b): The New Infomediaries, in: The McKinsey Quarterly, Nr. 4, S. 55 - 70.

Hagel, J./Singer, M. (1999): Unbundling the Corporation, in: Harvard Business Review, Jg. 77, Nr. 2, S. 133 – 141.

Hahn, D. (1990): Zweck und Entwicklung der Portfolio-Konzepte in der strategischen Unternehmensplanung, in: Hahn, D./Taylor, B. (Hrsg.): Strategische Unternehmensplanung – Strategische Unternehmensführung, 5. Aufl., Heidelberg.

Hamel, G. (1990): Competitive Collaboration: Learning, Power and Dependence in International Strategic Alliances, unveröffentlichte Dissertation, University of Michigan, East Lansing.

Hamel, G. (1991): Competition for Competence and Interpartner Learning Within International Strategic Alliances, in: Strategic Management Journal, Jg. 12, Special Issue Summer, S. 83 – 103.

Hamel, G. (1996): Strategy as Revolution, in: Harvard Business Review, Jg. 74, Nr. 4, S. 69 – 82.

Hamel, G. (1998): Opinion – Strategy Innovation and the Quest for Value, Sloan Management Review, Jg. 19, Winter, S. 7 – 14.

Hamel, G. (1999): Bringing Silicon Valley Inside, in: Harvard Business Review, Jg. 77, Nr. 5, S. 70 – 84.

Hamel, G. (2000): Reinvent Your Company, in: Fortune, June 12th, S. 104 – 120.

Hamel, G./Prahalad, C.K. (1989): Strategic Intent, in: Harvard Business Review, Jg. 67, Nr. 3, S. 63 – 76.

Hamel, G./Prahalad, C.K. (1990): The Core Competence of the Corporation, in: Harvard Business Review, Jg. 68, Nr. 3, S. 79 – 91.

Hamel, G./Prahalad, C.K. (1991): Corporate Imagination and Expeditory Marketing, in: Harvard Business Review, Jg. 69, Nr. 3, S. 81 – 92.

Hamel, G./Prahalad, C.K. (1994a): Competing for the Future, Boston.

Hamel, G./Prahalad, C.K. (1994b): Competing for the Future, in: Harvard Business Review, Jg. 72, July-August 1994, S. 122 – 129.

Hamel, G./Prahalad, C.K. (1995): Wettlauf um die Zukunft, Wien.

Hamel, G./Prahalad, C.K. (1996): Research Notes and Communications: Competing in the New Economy: Managing out of Bounds, in: Strategic Management Journal, Jg. 17, S. 237 – 242.

Hamel G./Sampler, F. (1998): The E-Corporation – More than Just Web-Based, It's Building a New Industrial Order, Jg. 69, December 7, S. 53 – 63.

Hammer, M. (1990): Reengineering Work: Don't Automate, Obliterate, in: Harvard Business Review, Jg. 68, Nr. 4, S. 104 – 112.

Hammer, M. (1996): Beyond Reengineering: How the Process Centered Organization is Changing Our Work and Our Lives, London.

Hammer, M./Champy, J. (1993): Re-engineering the Corporation: A Manifesto for Business Revolution, London.

Hammer, M./Stanton, S. (1995): The Reengineering Revolution: The Handbook, London.

Hammer, M./Stanton, S. (1999): How Process Enterprises *Really* Work, in: Harvard Business Review, Jg. 77, Nr. 6, S. 108 – 118.

Hammer, R.M. (1991): Strategische Planung und Frühaufklärung, 2. Aufl., München.

Hannan, M./Freeman, J. (1989): Organizational Ecology, Cambridge.

Hanssen-Bauer, J./Snow, C.C. (1998): Responding to Hypercompetition: The Structure and Processes of a Regional Learning Network Organization, in: Ilinitch, A.Y./Lewin, A.Y./D'Aveni, R. (Hrsg.): Managing in Times of Disorder

– Hypercompetitive Organizational Responses, Thousand Oaks/London/New Delhi, S. 351 – 375.

Hargadon, A./Sutton, R.I. (1997): Technology Brokering and Innovation in a Product Development Firm, in: Administrative Science Quarterly, Jg. 42, S. 716 – 749.

Hartmann, M. (1997): Technologie-Bilanzierung – Instrument einer zukunftsorientierten Unternehmensbeurteilung, Schriftenreihe Innovative Unternehmensführung, Bd. 26, Göttingen.

Harvard Business School Press (Hrsg.) (1999): Harvard Business Review on Knowledge Management, The Harvard Business Review Paperback Series, Bosten.

Harvard Business School Press (Hrsg.) (1999): Harvard Business Review on Strategies for Growth, The Harvard Business Review Paperback Series, Bosten.

Hatten, K.J./Rosenthal, S.R. (1999): Managing the Process-centered Enterprise, in: Long Range Planning, Jg. 32, Nr. 3, S. 293 – 302.

Hatzack, A./Ehrenfort, U./Fauth, G./Günther, P. (2000): Darfs's ein bisschen mehr sein?, in: f&w (führen und wirtschaften im Krankenhaus), Jg. 17, Nr. 4, S. 375 – 377.

Haubrock, M. (Hrsg.) (1997): Betriebswirtschaft und Management im Krankenhaus, 2., völlig überarb. und inhaltlich erw. Auflage, Berlin.

Haubrock, M./Meiners, N./Albers, F. (1998): Krankenhaus-Marketing – Analysen, Konzepte, Methoden, Stuttgart/Berlin/Köln.

Haugh, R. (1999): The New Consumer, in: Hospitals & Health Networks Hospital - Publication (H&HN), Online-Version (http://www.hhnmag.com), S. 1 – 3.

Hauschildt, J. (1989): Innovationsstrategien und ihre organisatorischen Konsequenzen, in: Riekhof, H.-C. (Hrsg.): Strategieentwicklung, Stuttgart, S. 255 - 270.

Hax, A.C./Majluf, N.S. (1988): Strategisches Management, Frankfurt a.M./New York.

Hax, A.C./Majluf, N.S. (1990): The Use of the Growth-Share Matrix in Strategic Planning, in: Dyson, R.G. (Hrsg.): Strategic Planning. Models and Analytical Techniques, Chichester, S. 51 – 73.

Hax, A.C./Majluf, N.S. (1996): The Strategy Concept and Process: A Pragmatic Approach, 2nd Edition, Englewood Cliffs.

Hax, A.C./Wilde, D.L. (1999): The Delta Model: Adaptive Management for a Changing World, in: Sloan Management Review, Jg. 39, S. 11 – 28.

Hay, M./Williamson, P. (1997): Good Strategy: the View from Below, in: Long Range Planning, Jg. 31, Nr. 1, S. 120 – 129.

Hayakawa, H. (2000): Bounded Rationality, Social and Cultural Norms, and Interdependence via Reference Groups, in: Journal of Economic Behavior and Organization, Jg. 43, S. 1 – 34.

Hayes, R.H./Upton, D.M. (1998): Operations-Based Strategy, in: California Management Review, Jg. 40, Nr. 4, Summer, S. 9 – 25.

Hedley, B. (1997): Strategy and the "Business Portfolio", in: Hahn, D./Taylor, B. (Hrsg.): Strategische Unternehmensplanung – Strategische Unternehmensführung, 7. Aufl., Heidelberg, S. 342 – 354.

Heifetz, R.A./Laurie, D.L. (1997): The Work of Leadership, in: Harvard Business Review, Jg. 75, Nr. 1, S. 124 – 134.

Heil, O.P./Day, G.S./Reibstein, D.J. (1997): Signaling to Competitors, in: Day, G.S./ Reibstein, D.J./Gunther, R.E. (Hrsg.): Wharton on Dynamic Competitive Strategy, New York/Chichester/Weinheim usw., S. 237 – 255.

Heimerl-Wagner, P./Köck, Chr. (Hrsg.) (1996): Management in Gesundheitsorganisationen, Wien.

Helfat, C. E. (1997): Know-how and Asset Complementary and Dynamic Capability Accumulation: The Case of R&D, in: Strategic Management Journal, Jg. 18, S. 339 – 360.

Hempe, S. (1997a): Grundlagen des Dienstleistungsmanagements und ihre strategischen Implikationen, Beiträge zur Unternehmensführung, Bayreuth.

Hempe, S. (1997b): Integrative Leistungserstellung und Strategisches Dienstleistungsmanagement, Schriftenreihe Beiträge zur Unternehmensführung, Bd. 7, Bayreuth.

Henderson, A.D. (1999): Firm Strategy and Age Dependence: A Contingent View of the Liabilities of Newness, Adolescence and Obsolescence, in: Administrative Science Quarterly, Jg. 44, S. 281 – 314.

Henderson, R./Mitchell, W. (1997): The Interactions of Organizational and Competitive Influences on Strategy and Performance, in: Strategic Management Journal, Jg. 18, Summer Special Issue, S. 5 – 14.

Henderson, R.M./Clark, K.B. (1990): Architectural Innovation: The Reconfiguration of Existing Product Technologies and the Failure of Established Firms, in: Administrative Science Quarterly, Jg. 35, März 1990, S. 9 – 30.

Henthorne, B.H./Henthorne, T.L./Alcorn, J.D. (1994): Enhancing the Provider – Patient Relationship: The Case for Patient Advocay Programs, in: Journal of Health Care Marketing, Jg. 14, Nr. 3, S. 52 - 55.

Herreman, I.M./Ryans, J.K./Aggrawal, R. (2000): Linking Advertising to Brand Value, Targeting, Positioning, Execution, in: Business Horizon, Jg. 43, Nr. 3, S. 18 - 26.

Herzlinger, R.E. (1997): Market-Driven Health Care – Who wins, who loses in the transformation of America's largest service industry, Reading.

Heskett, J.L./Sasser, W.E.Jr./Hart, C.W.L. (1990): Service Breakthroughs: Changing the Rules of the Game, New York.

Heuskel, D. (1999): Wettbewerb jenseits von Industriegrenzen – Aufbruch zu neuen Wachstumsstrategien, Frankfurt/New York.

Hildebrand, H. et. al. (Bearb.) (1994): Pschyrembel Klinisches Wörterbuch, 257. Auflage, Berlin/Stuttgart.

Hildebrand, R. (1994): Leistungsplanung, strategische Positionierung. Teile der Krankenhausleistungen überflüssig?, in: f&w (führen und wirtschaften im Krankenhaus), Heft 6, S. 451 – 452.

Hildebrand, R. (1999): Das bessere Krankenhaus: Total Quality planen, umsetzen, managen, Neuwied.

Hildebrand, R./Gerhard, H. (1998): Mehrjährige Selbstbewertung nach EFQM – Erfahrungen mit den Kriterien des Europäischen Qualitätspreises, in: das Krankenhaus, Nr. 8, S. 450 – 456.

Hildebrand, R./Lamprecht, W. (2000): EFQM und Balanced Scorecard beschleunigen den Kulturwandel im Krankenhaus. Auch Reha-Kliniken müssen bei sinkenden Preisen mehr bieten, in: f&w (führen und wirtschaften im Krankenhaus), Jg. 17, Heft 4, S. 401 – 406.

Hill, C.W.L./Deeds, D.L. (1996): The Importance of Industry Structure for the Determination of Firm Profitability: A Neo-Austrian Perspective, in: Journal of Management Studies, Jg. 33, Nr. 4, S. 429 – 451.

Hill, St. (1995): Effizienzsteigerung und Leistungssteigerung. Zukunftsperspektiven der Krankenkassen, in: Neue Züricher Zeitung, 11. Juli 1995, S. 13.

Hill, T./Nicholson, A./Westbrook, A. (1997): Strategic Management of the Operations Function, in: Dickson, T. (Hrsg.): The Complete MBA Companion – The Latest in Management Thinking from the World's Leading Business Schools (Financial Times – FT Mastering Series), S. 322 – 326.

Hillestad, S.G./Berkowitz, E.N. (1991): Health care marketing plans, 2. Aufl., Gaitherburg.

Hillman, A.J./Hitt, M.A. (1999): Corporate Political Strategy Formulation: A Model Approach, Participation, and Strategy Decisions, in: The Academy of Management Review, Jg. 24, S. 825 – 842.

Hillman, A.J./Zardkoohi, A./Bierman, L. (1999): Corporate Political Strategies and Firm Performance: Indications of Firm-Specific Benefits from Personal Service in the U.S. Government, in: Strategic Management Journal, Jg. 20, S. 67 – 81.

Hilmer, F.G./Donaldson, L. (1996): The Trivialization of Management, in: The McKinsey Quarterly, Nr. 4, S. 26 – 37.

Hines, F. (1999): An Innovation Rx, in: Hospitals & Health Networks - Hospital Publication (H&HN), Online-Version (http://www.hhnmag.com), S. 1 – 3.

Hinterhuber, H.H. (2000): Führungskräfte als Lernende, in: Hinterhuber, H.H./Stahl, H.K. (Hrsg.): Unternehmensführung im Wandel – Perspektiven, Konzepte, Denkanstöße, Renningen, S. 118 – 135.

Hinterhuber, H.H./Handlbauer, G./Matzler, K./Valdani, E. (2000): Die neuen Spielregeln des Wettbewerbs: Von der Evolution zur Ko-Evolution: in: Hinterhuber, H.H./Stahl, H.K. (Hrsg.): Unternehmensführung im Wandel – Perspektiven, Konzepte, Denkanstöße, Renningen, S. 10 – 28.

Hinterhuber, H.H./Stahl, H.K. (2000): Führung im Spannungsfeld zwischen Autonomie und Fremdbestimmtheit, in: Hinterhuber, H.H./Stahl, H.K. (Hrsg.): Unternehmensführung im Wandel – Perspektiven, Konzepte, Denkanstöße, Renningen, S. 77 – 95.

Hitt, M.A./Keats, B.W./DeMarie, S.M. (1998): Navigating in the New Competitive Landscape: Building Strategic Flexibility and Competitive Advantage in the 21st century, in: Academy of Management Executive, Jg. 12, Nr. 4, S. 22 – 42.

Ho, T.H./Weigelt, K. (1997): Game Theory and Competitive Strategy: Day, G.S./Reibstein, D.J./Gunther, R.E. (Hrsg.): Wharton on Dynamic Competitive Strategy, New York, Chichester, Weinheim usw., S. 127 – 150.

Hodgson, G.M. (1998b): Evolutionary and Competence-based of the Firm, in: Journal of Economic Studies, Jg. 25, Nr. 1, S. 25 – 56.

Hoffmann, W. (1999): Verkrustete Strukturen – Die geplante Gesundheitsreform soll die Krankenversorgung straffer organisieren – auch mit Hilfe der Hausärzte, in: Die Zeit, Nr. 9 vom 25.02.1999, S. 28.

Hoffmann, W. (2000): Querelen um die Qualität – Deutsche Kliniken sollen internationalen Standards folgen, in: Die Zeit, Nr. 40, Online-Version unter http://www.zeit.de/2000/40/Wissen/200040_qualitaetssicher.htm, S. 1 – 4.

Homburg, C./Faßnacht, M. (1998): Kundennähe, Kundenzufriedenheit und Kundenbindung bei Dienstleistungsunternehmen, in: Bruhn, M./Meffert, M. (Hrsg.): Handbuch Dienstleistungsmanagement – Von der strategischen Konzeption zur praktischen Umsetzung, Wiesbaden, S. 405 - 428.

Homburg, C./Sütterlin, St. (1992): Strategische Gruppen: Eine Survey, in: ZfB (Zeitschrift für Betriebswirtschaft), Jg. 62, Nr. 6, S. 635 – 662.

Horneber, M. (1995): Innovatives Entsorgungsmanagement – Planung, Durchführung und Kontrolle von Innovationen, Göttingen.

Horovitz, J. (1997): Core Competencies and Service Firms, in: Dickson, T. (Hrsg.): The Complete MBA Companion – The Latest in Management Thinking from the World's Leading Business Schools (Financial Times – FT Mastering Series), S. 583 – 590.

Horváth & Partner (Hrsg.) (2000): Balanced Scorecard umsetzen, Stuttgart.

Howell, J.D. (1995): Technology in the Hospital – Transforming Patient Care in the Early Twentieth Century, Baltimore/London.

Hunt, M.S. (1972): Competition in the Major Home Appliance Industry 1960 – 1970, Dissertation Harvard, Boston.

Hunt, S.D. (1997): Resource-Advantage Theory: An Evolutionary Theory of Competitive Behavior, in: Journal of Economic Issues, Jg. 31, Nr. 1, S. 59 – 77.

Hunt, S.D./Morgan, R.M. (1995): The Comparative Advantage Theory of Competition, in: Journal of Marketing, Jg. 59, Nr. 4, S. 1 – 15.

Hunt, S.D./Morgan, R.M. (1996): The Resource Advantage Theory of Competition: Dynamics, Path Dependencies, and Evolutionary Dimensions, in: Journal of Marketing, Jg. 60, Nr. 10, S. 107 – 114.

I

Ilinitch, A.Y./Lewin, A.Y./D'Aveni, R. (1998): Introduction, in: Ilinitch, A.Y./Lewin, A.Y./D'Aveni, R. (Hrsg.): Managing in Times of Disorder – Hypercompetitive Organizational Responses, Thousand Oaks/London/New Delhi, S. xxi – xxxiv.

Imai, K. (1986): KAIZEN – The Key to Japan's Competitive Success, New York.

Imai, K. (1993): KAIZEN – Der Schlüssel zum Erfog der Japaner im Wettbewerb, München.

Inkpen, A.C. (1996): Creating Knowledge through Collaboration, in: California Management Review, Jg. 39, Fall, S. 123 – 140.

Isenhardt, I. (1994): Komplexitätsorientierte Gestaltungsprinzipien für Organisationen – dargestellt an Fallstudien zu Reorganisationsprozessen in einem Krankenhaus, Aachener Reihe Mensch und Technik, Bd. 9, Aachen.

Ishikawa, K. (1987): What is Total Quality Control ? – The Japanese Way, 6.Auflage, Englewood Cliffs.

Itami, H./Numagami, T. (1992): Dynamic Interaction Between Strategy and Technology, in: Strategic Managment Journal, Jg. 12, S. 119 – 135.

Itami, H./Roehl, T.W. (1987): Mobilizing Invisible Assets, Cambridge/London.

J

Jackson, B.G. (1996): Re-Engineering the Sense of Self: The Manager and the Management Guru, in: Journal of Management Studies, Jg. 33, S. 571 – 590.

Javalgi, R.-S.G./Whipple, T.W./McManamon, M.K./Edick, V.L.(1992): Hospital Image: A Correspondence Analysis Approach, in: Journal of Health Care Marketing, Jg. 12, Nr. 4, S. 34 - 39.

Jayaratne, J./Stahan, P.E. (1998): Entry Restrictions, Industry Evolution, and Dynamic Efficiency: Evidence from Commercial Banking, in: Journal of Law and Economics, Jg. 41, S. 239 – 273.

Jelastopulu, E./Arnold, M. (1994): Stationäre Versorgung im Internationalen Vergleich, in: Arnold, M./ Paffrath, D. (Hrsg.): Krankenhausreport '94, Schwerpunkt: Krankenhaus im Umbruch, Stuttgart, S. 19 - 37.

Jeschke, H.A. (Hrsg.) (1992): Krankenhausmanagement zwischen Frustration und Erfolg, Kulmbach.

Jobber, D./Lucas, G.J. (2000): Research Notes and Communications – The Modified Tichy TPC Framework for Pattern Matching and Hypothesis Development in Historical Case Study Research, in: Strategic Management Journal, Jg. 21, S. 865 – 874.

Johne, A. et al. (1998): New Service Development – A review of the literature and annotated bibliography, in: European Journal of Marketing, Jg. 32, Nr. 3/4, S. 184 – 251.

Johnson, E. (1995): The Public's Future Perspective on Managed Care, in: Health Care Management Review, Jg. 20, Nr. 2, S. 45 - 47.

Johnson, K. (1999): Is health care a knowledge-based business?, in: Hospitals & Health Networks - Hospital Publication (H&HN), Online-Version (http://www.hhnmag.com), S. 1 - 2.

Johnson, R.L. (1995): Hospital governance in a competitive enviroment, in: Health Care Management Review, Jg. 20, Nr. 1, S. 75 - 83.

Joskow, P.L. (1998): Electricity Sectors in Transition, in: The Energy Journal, Jg. 19, Nr. 2, S. 25 – 52.

Jungclaus, H. (1991): Entwicklung und Umsetzung managementorientierter Leitungsstrukturen im Krankenhaus, in: Steinmetz, F. (Hrsg.): Praxis moderner Krankenhausführung – Ein Handbuch für das Klinik-Management, Hamburg, S. 21 – 34.

Juran, J.M. (1989): Juran on Leadership for Quality, New York.

K

Kaku, Michio (1997): Visions – How Science Will Revolutionize the 21st Century, New York.

Kalamus, J./Pinkus, G./Wang, N./Zino, R. (1999): Payor or Preyer, in: The McKinsey Quarterly, Nr. 1, S. 52 – 61.

Kale, P./Perlmutter, M./Singh, H. (2000): Learning and Protection of Proprietary Assets in Strategic Alliances: Building Relational Capital, in: Strategic Management Journal, Jg. 21, S. 217 – 237.

Kaltenbach, T. (1993): Qualitätsmanagement im Krankenhaus: Qualitäts- und Effizienzsteigerung auf der Grundlage des Total Quality Management, 2. Auflage, Melsungen.

Kane, C./Duke, K. (1996): Ready.set. Wait!, in: Hospitals and Health Networks, Jg. 70, Nr. 12, S. 51.

Kaplan, R.S./Norton, D.P. (1996a): The Balanced Scorecard, Boston.

Kaplan, R.S./Norton, D.P. (1996b): Linking the Balanced Scorecard to Strategy, in: California Management Review, Jg. 39, Fall, S. 53 – 79.

Kaplan, R.S./Norton, D.P. (1996c): Using the Balanced Scorecard as a Strategic Management System, in: Harvard Business Review, Jg. 74, Nr. 1, S. 75 – 85.

Kaplan, R.S./Norton, D.P. (1997): Balanced Scorecard – Strategien erfolgreich umsetzen, Stuttgart.

Kaplan, R.S./Norton, D.P. (2000a): Cutting Costs Without Drawing Blood, in: Harvard Business Review, Jg. 78, Nr. 5, S. 155 – 164.

Kaplan, R.S./Norton, D.P. (2000b): Having Trouble with Your Strategy? Then Map It, in: Harvard Business Review, Jg. 78, Sept./Okt. 2000, S. 167 – 176.

Kaplan, R.S./Norton, D.P. (2001): Strategy Scorecards in Nonprofit, Government, and Health Care Organizations, in: Kaplan, R.S./Norton, D.P.: The strategy-focused organization: how balanced scorecard companies drive in the new business environment, Harvard Business School, Boston.

Kasarda, J.D./Rondinelli, D.A. (1998): Innovative Infrastructure for Agile Manufacturers, in: Sloan Management Review, Jg. 38, Winter, S. 73 – 82.

Kastenholz, H. (2000): Qualitätssicherung / Qualitätsmanagement im Krankenhaus – Welche Anforderungen kommen auf die Krankenhäuser durch die neuen gesetzlichen Regelungen zu?, in: das Krankenhaus, Nr. 3, S. 178 - 181.

Katz, M.L./Shapiro, C. (1994): Systems Competition and Network Effects, in: Journal of Economic Perspectives, Jg. 8, Nr. 2, S. 93 – 115.

Kay, J. (1996): The Business of Ecomomics, Oxford/New York/Athens.

Ketelhöhn, W. (1997): Toolboxes Are Out; Thinking Is In, in: Dickson, T. (Hrsg.): The Complete MBA Companion – The Latest in Management Thinking from the

World's Leading Business Schools (Financial Times – FT Mastering Series), S. 639 – 643.

Khanna, T./Gulati, R./Nohria, N. (1998): The Dynamics of Learning Alliances: Competition, Cooperation, and Relative Scope, in: Strategic Management Journal, Jg. 19, S. 193 – 210.

Khanna, T./Palepu, K. (1997): Why Focused Strategies May Be Wrong for Emerging Markets, in: Harvard Business Review, Jg. 75, Nr. 4, S. 41 – 51.

Kienbaum Unternehmensberatung GmbH (Hrsg.) (1995): Ergebnisse einer Krankenhausstudie über Zustand und Entwicklung im Krankenhausmanagement der deutschen Krankenhäuser, Frankfurt.

Kieser, A. (1996): Moden & Mythen des Organisierens, in: Die Betriebswirtschaftslehre, Jg. 56, S. 21 – 37.

Kim, D.-J./Kogut, B. (1998): Technological Platforms and Diversification, in: Ilinitch, A.Y./Lewin, A.Y./D'Aveni, R. (Hrsg.): Managing in Times of Disorder – Hypercompetitive Organizational Responses, Thousand Oaks/London/New Delhi, S. xxi – xxxiv.

Kim, W. C./Mauborgne, R. (1996): Value Innovation: The Strategic Logic of High Growth, in: Harvard Businss Review, Jg. 74, Jan.-Feb., S. 103 – 112.

Kim, W.C./Mauborgne, R. (1998): Procedural Justice, Strategic Decision Making, and the Knowledge Economy, in: Strategic Management Journal, S. 323 - 338.

Kim, W.C./Mauborgne, R. (1999a): Creating New Market Space, in: Harvard Business Review, Jg. 77, Nr. 1, S. 83 – 93.

Kim, W.C./Mauborgne, R. (1999b): Strategy, Value Innovation, and the Knowledge Economy, in: Sloan Management Review, Jg. 40, Spring, S. 41 – 54.

Kirbach, R. (2000): Gesundheit vom Fließband – Wie ein Klinikkonzern an der Börse Profit macht, in: Die Zeit, Nr. 37, Online-Version unter http://www.zeit.de/2000/37/Wissen/200037_zentralklinik.htm, S. 1 - 4

Klaus, P. (2000): Die Dritte Bedeutung der Logistik – Beiträge zur Evolution der Logistik, in: Schriftenreihe der Gesellschaft für Verkehrsbetriebswirtschaft und Logistik (GVB), Bd. 36, Nürnberg.

Kloock, J. et al. (1987): Die Erfahrungskurve in der Unternehmenspolitik, in: Albach, H. (Hrsg.): Erfahrungskurve und Unternehmensstrategie, ZfB (Zeitschrift für Betriebswirtschaft, Ergänzungsheft Nr. 2, S. 3 - 51.

Klusen, N. (1998): Vortragsreihe: Krankenhaus im Wandel, Forschungsstelle für Gesundheitsökonomie, unveröffentlichtes Manusskript, Universität Bayreuth.

Köhler-Frost, W. (Hrsg.) (1995): Unternehmen Krankenhaus – Organisation und Informationsverarbeitung als strategische Erfolgsfaktoren eines marktorientierten Krankenhausmanagements, Berlin.

Kogut, B. (2000): The Network as Knowledge: Generative Rules and the Emergence of Structure, in: Strategic Management Journal, Jg. 21, S. 405 – 425.

Kogut, B./Zander, U. (1992): Knowledge of the Firm, Combinative Capabilities, and the Replication of Technology, in: Organization Science, Jg. 3, Nr. 3, S. 383 – 397.

Kosiol, E. (1966): Die Unternehmung als wirtschaftliches Aktionszentrum, Reinbek bei Hamburg, 1966.

Kotha, S. (1995): Mass Customization: Implementing the Emerging Paradigm for Competitive Advantage, in: Strategic Management Journal, Jg. 16, Special Issue Summer, S. 21 – 42.

Kotler, P. (1997): Marketing Management – Analysis, Planning, Implementation, and Control, Ninth Edition, London/Sydney/Toronto usw.

Kotler, P./Clarke, R.N. (1987): Marketing for Health Care Organizations, Englewood Cliffs.

Kotler, P. et al. (1995): Marketing-Management – Analyse, Planung, Umsetzung und Steuerung, Stuttgart.

KPMG (Hrsg.) (1998): Consumerism in Health Care: New Voices, in: Summary Findings from KPMG's Consumerism in Health Care Research Study, Jan. 1998, S. 1 - 27.

Kreikebaum, H. (1997a): Strategische Unternehmensplanung, 6. Aufl., Stuttgart.

Kreikebaum, H. (1997b): Organisationsmanagement, Wiesbaden.

Kröger, R.M. (1996): Marktsegmentierung in der Medizintechnik – Eine theoretische und empirische Analyse des Beschaffungsverhaltens von Praxen, Instituten und klinischen Zentren der Methodisch-Technischen Medizin in Radiologie/ Nuklearmedizin (HighMed-HighTech), Schriften zur Gesundheitsökonomie, Bd. 20, Bayreuth.

KTQ® c/o VdAK/AEV (2000): KTQ® - Manual inkl. KTQ®-Katalog Version 3.0 für den Einsatz in der Pilotphase, Düsseldorf.

Kühne, A. (1997): Supervision – ein Beitrag zur beruflichen Weiterbildung und Organisationsentwicklung in Kliniken, in Hoefert, H.-W. (Hrsg.): Führung und Mangement im Krankenhaus, Göttingen, S. 169 – 182.

Küssner, M. (1999): Organisation in der Lean-Unternehmung, Göttingen.

Küster, J. (1993): Maximalleistung zum Minitarif – Zwischen Kosteneingrenzung und gesellschaftlichen Erwartungen aus der Sicht eines leitenden Arztes, in: Jeschke, H.A. (Hrsg.): Krankenhausmanagement zwischen Frustration und Erfolg, Kulmbach, S. 38 – 65.

Kuhn, T.S. (1996): The Structure of Scientific Revolution, 3rd Edition, Chicago.

Kuijten, R.R./Leerink, B.C./Winsemius, (2000): Rethinking Dutch health care, in: The McKinsey Quarterly, Nr. 2, S. 12 – 15.

Kumar, N./Scheer, L./Kotler, P. (2000): From Market Driven to Market Driving, in: European Journal of Management, Jg. 18, Nr. 2, S. 128 – 141.

L

La Porta, R./Lopez-de-Silanes, F./Shleifer, A. (1999): Corporate Ownership Around the World, in: The Journal of Finance, Jg. 54, S. 471 – 517.

Lado, A.A./Boyd, N.G./Hanlon, S.C. (1997): Competition, Cooperation, and the Search for Economic Rents: A Syncretic Model, in: Academy of Management Review, Jg. 22, Nr. 1, S. 110 – 141.

Laib, P. (1998): Grundlegende strategische Entscheidungen von Dienstleistungs-Anbietern, in: Meyer, A. (Hrsg.): Handbuch Dienstleistungsmarketing, Bd. 1, Stuttgart, S. 509 – 526.

Lambert, D.M./Cooper, M.C. (2000): Issues in Supply Chain Management, in: Industrial Marketing Management, Jg. 29, S. 65 – 83.

Lang, H. (1997): Erfolgsfaktoren privater Krankenanstalten – Theoretische Formulierung und kausalanalytische Überprüfung eines marktorientierten Erfolgsfaktorenmodells, Lohmar/Köln.

Langlois, R.N./Foss, N.J. (1999): Capabilities and Governance: The Rebirth of Production in the Theory of Economic Organization, in: Kyklos, Jg. 52, S. 201 – 218.

Langnickel, H. (1999): Landkarte auf dem Weg zur Excellence – Pathfinder-Karte – Mit kleinen Schritten systematisch an die Spitze, in: EFQM – das Qualitätsmodell der European Foundation for Quality Management, Krankenhaus-Umschau-Sonderheft, Nr. 9, S. 19 – 20.

Leana, C.R./Van Buren, H.J. (1999): Organizational Capital and Employment Practices, in: Academy of Management Review, Jg. 24. S. 538 – 555.

Lei, D./Hitt, M.A./Goldhar, J.D. (1996): Advanced Manufacturing Technology: Organizational Design and Strategic Flexibility, in: Organization Studies, Jg. 17, Nr. 4, S. 501 – 523.

Leibenstein, H./Maital, S. (1994): The Organizational Foundations of X-Efficiency, in: Journal of Economic Behavior and Organization, Jg. 23, S. 251 – 268.

Lender, F. (1991): Innovatives Technologiemarketing. Grenzen der “konventionellen” Marktforschungskonzepte und Ansätze zur methodischen Neugestaltung, Göttingen.

Leonard, D./Rayport, J.F. (1998): Innovative Produkte durch empathische Kundenbeobachtung, in: Harvard Business Manager, Jg. 20, Nr. 3, S. 68 – 78.

Leonard-Barton, D. (1992): Core Capabilities and Core Rigidities, in: Strategeic Management Journal, Jg. 13, S. 111 – 125.

Lepak, D.P./Snell, S.A. (1999): The Human Resource Architecture: Toward a Theory of Human Capital Allocation and Development, in: Academy of Management Review, Jg. 24, Nr. 1, S. 31 – 48.

Leslie, K./Kausman, D./Bard, G. (1999): European Power: Managing Through Deregulation, in: The McKinsey Quarterly, Nr. 1, S. 38 – 51.

Leszinski, R./Marn, M.V. (1997): Setting Value, Not Price, in: The McKinsey Quarterly, Nr. 1, S. 99 – 115.

Levinthal, D.A./March (1993): The Myopia of Learning, in: Strategic Management Journal, Jg. 14, S. 95 – 112.

Levinthal, D.A./Warglien, M. (1999): Landscape Design: Designing for Local Action in Complex Worlds, in: Organization Science, Jg. 10, Nr. 3, S. 342 – 357.

Levitt, T. (1960): Marketing Myopia, in: Harvard Business Review, Jg. 38, Nr. 4, S. 45 – 56.

Lewin, A./Volberda,H. (1999): Prolegomena on Coevolution: A Framework for Research on Strategy and New Organizational Forms, in: Organization Science, Jg. 10, S. 519 – 534.

Library of Congrss Cataloging in Publication Data / U.S.News & World Report (1996): America's Best Hospitals / U.S.News & World Report, New York/Chicester/Brisbane/Toronto/Singapore.

Lieberman, M.B./Montgomery, D.B. (1998): First-Mover (Dis)Advantages: Retrospective and Link with the Resource-Based View, in: Strategic Management Journal, Jg. 19, S. 1111 – 1125.

Liedtka, J.M. (1998): Strategic Thinking: Can It Be Taught, in: Long Range Planning, Jg. 31, Nr. 1, S. 120 – 129.

Liedtka, J.M./Haskins, M.E./Rosenblum, J.W./Weber, J. (1997): The Generative Cycle: Linking Knowledge and Relationships, in: Sloan Management Review, Jg. 18, Fall, S. 47 – 58.

Loasby, B.J. (1998): The Organization of Capabilities, in: Journal of Economic Behavior & Organization, Jg. 35, S. 139 – 160.

Longest, Jr./Beaufort B. (1996): Health Professionals in Management, Stamford.

Lorange, P. (1998): Strategy Implementation: The New Realities, in: Long Range Planning, Jg. 31, Nr. 1, S. 18 – 29.

Luehrman, T.A. (1998): Strategy as a Portfolio of Real Options, in: Harvard Business Review, Jg. 76, Nr. 5, S. 89 – 99.

Luggiero, G. (1996): Gail L. Warden: President and CEO of Henry Ford Health System, in AHA News, January 15, S. 4.

Lumsdon, K (1993): Baby Bommers Grow Up, in: Hospitals and Health Network Jg. 67, Nr. 18, S. 24 – 34.

M

Ma, H. (2000): Of Competitive Advantage: Kinetic and Positional, in: Business Horizon, Jg. 43, Nr. 1, S. 53 – 64.

Mac Gee, I./Thomas, H. (1986): Strategic Groups: Theory, Research and Taxonomy, in: Strategic Management Journal, Jg. 7, Nr. 2, S. 141 – 160.

Mac Gee, I./Thomas, H. (1989): Strategic Groups: A Further Comment, in: Strategic Management Journal, Jg. 10, Nr. 1, S. 105 – 107.

MacStravic, R. E. S./Mahn, E./Reedal, D.C. (1983): Portfolio Analysis for Hospitals, in: Health Care Management Review, S. 69 - 70.

MacStravic, S. (1999): A Really Balanced Scorecard, in: Hospitals & Health Networks - Hospital Publication (H&HN), Online-Version (http://www.hhnmag.com), S. 1 - 4.

Makadok, R. (1999): Interfirm Differences in Scale Economies and the Evolution of Market Shares, in: Strategic Management Journal, Jg. 20, S. 935 – 952.

Malone, T.W./Laubacher, R.J. (1998): The Dawn of the E-Lance Economy, in: Harvard Business Review, Jg. 76, Nr. 5, S. 145 – 152.

Mandel, M.J. (1999): The Internet Economy: The World's Next Growth Engine, in: Business Week, Jg. 70, October 4, S. 44 – 49.

Mang, P.Y. (1998): Exploiting Innovation Options: An Empirical Analysis of R&D-Intensive Firms, in: Journal of Economic Behavior & Organization, Jg. 35, S. 229 – 242.

Mansell, R. (1997): Strategies for Maintaining Market Power in the Face of Rapidly Changing Technologies, in: Journal of Economic Issues, Jg. 31, Nr. 4, S. 969 – 989.

March, J.G. (1996): Continuity and Change in Theories of Organizational Action, in: Administrative Science Quarterly, Jg. 41, S. 278 – 287.

Marder, R.J. (1994): The Interface of Clinical Paths and Continuous Quality Improvement, in: Spath, P.L. (Hrsg.): Clinical Paths - Tools for Outcomes Management, Chicago, S. 57 – 78.

Markowitz, H. (1952): Portfolio Selection, in: Journal of Finance, Jg. 7, S. 77 – 91.

Mason, V. (1997): Marketing the Continuum of Care – Strategies for Developing Community Services, New York.

Matusik, S./Hill, C.W.L. (1998): The Utilization of Contingent Knowledge Creation, and Competitive Advantage, in: Academy of Management Review, Jg. 23, Nr. 4, S. 680 – 697.

Mauri, A.J./Michaels, M.P. (1998): Firm and Industry Effects Within Strategic Management: An Empirical Investigation, in: Strategic Management Journal, Jg. 19, S. 211 – 219.

Mayer, A. (1996): Implementierung von Marketing im Krankenhaus, Regensburg.

McCain, G. (1987): Black Holes, Cash Pigs, and Other Hospitals Portfolio Analysis Problems, in: Journal of Health Care Marketing, Jg. 7, Nr. 2, June, S. 58 - 75.

McDonough, J.E. (1997): Interests, Ideas, and Deregulation – The Fate of Hospital Rate Setting, Michigan.

McGahan, A.M. (1999a): Competition, Strategy, and Business Performance, in: California Management Review, Jg. 41, Spring, S. 74 – 101.

McGahan, A.M. (1999b): The Performance of US Corporations: 1981 – 1994, in: The Journal of Industrial Economics, Jg. 27, S. 373 – 398.

McGahan, A.M./Porter, M.E. (1997): How Much Does Industry Matter, Really?, in: Strategic Management Journal, Jg. 18, Summer Special Issue, S. 15 – 30.

McGrath, R.G. (1997): A Real Options Logic for Initiating Technology Positioning Investments, in: Academy of Management Review, Jg. 22, Nr. 4, S. 974 – 996.

McGrath, R.G. (1998): Discovering Strategy: Competitive Advantage from Idiosyncratic Experimentation, in: Hamel, G./Prahalad, C.K./Thomas, H./O'Neal, D. (Hrsg.): Strategic Flexibility – Managing in a Turbulent Environment, S. 351 – 370.

McGrath, R.G./Chen, M.-J./MacMillan, I.C. (1998): Multimarket Maneuvering in Uncertain Spheres of Influence: Resource Diversion Strategies, in: Academy of Management Review, Jg. 23, Nr. 4, S. 724 – 740.

McGrath, R.G./Tsai, M.-H./Venkatraman, N./MacMillan, I.C. (1996): Innovation, Competitive Advantage and Rent: A Model and Test, in: Management Science, Jg. 42, S. 389 – 403.

McLaughlin, C.P./Konrad, T.R./Pathman, D.E. (1997): Maintaining the New Practice Networks, in: Health Care Management Review, Jg. 22, Nr. 4, S. 19-31.

McLaughlin, J./Rosen, P./Skinner, D./Webster, A. (1999): Valuing Technology - Organisation, culture and change, The management of technology and innovation, London/New York.

McNair, C.J. (1990): Interdependence and control: Traditional vs. Activity-Based Responsibility Accounting, in: Journal of Cost Management, Jg. 4, Summer, S. 15 – 24.

Meder, G. (1996): Zukunftsperspektiven aus betriebs- und marktwirtschaftlicher Sicht, Vortrag im Rahmen des Deutschen Anästhesistentages "Die Bedeutung der Gesundheitsreform für Anästhesie und Intensivmedizin" am 22.11.1996 in Schweinfurt, S. 1 – 14.

Meffert, H./Bruhn, M. (1997): Dienstleistungsmarketing: Grundlagen – Konzepte – Methoden, 2. Auflage, Wiesbaden.

Meier, J. (Hrsg.) (1994): Das moderne Krankenhaus – Managen statt verwalten, Neuwied/Kriftel-Ts/Berlin.

Mendelson, H. (2000): Organizational Architecture and Success in the Information Technology Industry, in: Management Science, Jg. 46, S. 513 – 529.

Mendelson, H./Pillai, R.R. (1999): Information Age Organizations, Dynamics, and Performance, in: Journal of Economic Behavior and Organization, Jg. 38, S. 253 – 281.

Merschbächer, G. (1999): Instrumente der strategischen Planung, in: Braun, G.E. (Hrsg.): Handbuch Krankenhausmanagement – Bausteine für eine moderne Krankenhausführung, Stuttgart, S. 387 - 417.

Merschbächer, G./Stolz, K.-H./Quast, W. (1999): Barrieren auf Dauer beseitigen, in: EFQM – das Qualitätsmodell der European Foundation for Quality Management, Krankenhaus Umschau Sonderheft, Nr. 9, S. 21 26.

Merton, R.C. (1998): Applications of Option Pricing Theory: Twenty-Five Years Later, in: The American Economic Review, Jg. 88, S. 323 – 349.

Metzger, G. (1997): Technik im Dienst des Menschen – Entwicklungen in der Medizintechnik und Informatik, in: Mayer, E./Walter, B./Bellingen, K. (Hrsg.): Vom Krankenhaus zum medizinischen Leistungszentrum (MLZ) – Ambulante und stationäre Patientenversorgung der Zukunft, Stuttgart, S. 183 – 194.

Meurer, U. (2000): Vom Auslandspatienten bis zur Zentralwäscherei (Umfrage), in: f&w (führen und wirtschaften im Krankenhaus), Jg. 17, Nr. 4, S. 361 – 369.

Meyer, A. (Hrsg.) (1998): Handbuch Dienstleistungs-Marketing, Stuttgart.

Meyer, A./Blümelhuber, Chr. (1998): Dienstleistungs-Innovation, in: Meyer, A. (Hrsg.): Handbuch Dienstleistungs-Marketing, Stuttgart, S. 807 - 826.

Meyer, M./Bürkle, B./Henning, S. (1999): Widerstreitende Zielsetzungen in formalen Kalkülen: Stakeholder-Modelle im Gesundheitswesen, in: Kumar, B.N./Osterloh, M./ Schreyögg, G. (Hrsg.): Unternehmensethik und die Transformation des Wettbewerbs, Shareholder-Value-Globalisierung-Hyperwettbewerb, Stuttgart, S.103 – 123.

Meyer, M./Harfner, A. (1999): Spezialisierung und Kooperation als Strukturoptionen für deutsche Krankenhäuser im Lichte computergestützter Modellrechnungen, in: ZfB (Zeitschrift für Betriebswirtschaft), Ergänzungsheft 5/99, S. 147 – 166.

Meyer, M.H./Seliger, R. (1998): Product Platforms in Product Development, in: Sloan Management Review, Jg. 40, Fall, S. 61 – 74.

Michalski, T./Rasche C. (2000): Wettbewerbsvorteile durch Direktinvestitionen bei global tätigen Unternehmen, in: Die Unternehmung, Jg. 54, S. 371 – 393.

Miles, I. (1995): Service Innovation – Statistical and Conceptual Issues, OECD-Dokument DSTI/EAS/STP/NESTI 95_23, S. 73 – 83.

Miles, R.E./Miles, G./Snow, C.C (1998): Good for Practice: An Integrated Theory of the Value of Alternative Organizational Forms, in: Hamel, G./Prahalad, C.K./Thomas, H./O'Neal, D. (Hrsg.): Strategic Flexibility – Managing in a Turbulent Environment, S. 93 – 113.

Milgrom, P./Roberts, J. (1992): Economics, Organization and Management, Englewood Cliffs.

Miller, D./Whitney, J.O. (1999): Beyond Strategy: Configuration as a Pillar of Competitive Advantage, in: Business Horizon, Jg. 42, Nr. 3, S. 5 – 17.

Miller, J.G./Vollmann, T.E. (1986): Die verborgene Fabrik, in: Harvard (Business) Manager, Jg. 8, Nr. 1, S. 84 – 89.

Mintzberg, H. (1994): The Rise and Fall of Strategic Planning, New York/London/ Toronto usw.

Mintzberg, H./Ahlstrand, B./Lampel, J. (1998): Strategy Safari – A Guided Tour Through the Wilds of Strategic Management, New York/London/Toronto.

Mintzberg, H./Ahlstrand, B./Lampel, J. (1999): Strategy Safari – Eine Reise durch die Wildnis des strategischen Managements, Wien.

Mintzberg, H./Lampel, J. (1999): Reflecting on the Strategy Process, in: Sloan Management Review, Jg. 40, Spring, S. 21 – 30.

Mintzberg, H./Westley, F. (1992): Cycles of Organizational Change, in: Strategic Management Journal, Jg. 13, Special Issue Winter, S. 39 – 59.

Mitchell, R.K./Agle, B.R./Wood, D.J. (1997): Towards a Theory of Stakeholder Identification and Salience: Defining the Principle of Who and What Really Counts, in: Ac.Man.R, Jg. 22, Nr. 4, S. 853 – 884.

Mitroff, J.J. (1983): Stakeholders of the Organizational Minds. Towards a New View of Organizational Policy Making, San Francisco/Washington.

Möhlenbruch, D. et al. (1998): Wettbewerbsvorteile durch Innovation im Einzelhandel, in: Trommsdorff, V. (Hrsg.): Handelsforschung 1998/99 – Innovation im Handel, Wiesbaden, S. 9 – 51.

Möller, K.K./Hallinen, A. (1999): Business Relationships and Networks: Managerial Challenge of Network Era, in: Industrial Marketing Management, Jg. 28, S. 413 – 427.

Moore, K. (1999): The Next Wave of Innovation – Health care systems are poised to undergo a radical transformation through entrepreneurship (Part II), in: Hospitals & Health Networks - Hospital Publication (H&HN), Online-Version (http://www.hhnmag.com), S. 1 – 4.

Morel, B./Ramanujam, R. (1999): Through the Looking Glass of Complexity: The Dynamics of Organizations as Adaptive and Evolving Systems, in: Organization Science, Jg. 10, Nr. 3, Special Issue, S. 278 – 293.

Morra, F. (1996): Wirkungsorientiertes Krankenhausmanagement – Ein Führungshandbuch, Bern/Stuttgart/Wien

Morrison, I. (1999a): Leadership and White Space: The Struggle for Strategy Innovation in Health care, in: Hospitals & Health Networks - Hospital Publication (H&HN), Online-Version (http://www.hhnmag.com), S. 1 – 5.

Morrison, I. (1999b): The 1 Percent Problem – The organization of medicine has changed little in a century, in: Hopitals & Health Networks - Hospital Publication (H&HN), Online-Version (http://www.hhnmag.com), S. 1 – 4.

Moskowitz, E. H./Nassef, D.T. (1997): Integrating Medical and Business Values in Health Benefits Management, in: California Management Review, Jg. 40, Nr. 1, Fall, S. 117 – 139.

Mowery, D.C./Oxley, J.E./Silverman, B. S. (1996): Strategic Alliances and Interfirm Knowledge Transfer, in: Strategic Management Journal, Jg. 17, Winter Special Issue, S. 77 – 91.

Müller von der Grün, C.P. (2000): Klinik-Hotel für ambulante Patienten, in: f&w (führen und wirtschaften im Krankenhaus), Jg. 17, Nr. 4, S. 374.

Münch, E. (1994): Krankenhäuser in Deutschland – Wachstumschancen und Risiken, öffentlicher Vortrag im Rahmen einer Vortragsreihe an der Universität Bayreuth am 07.11.1994, S. 1 – 20.

Münch, E. (1996): Hat das Krankenhaus eine Zukunft, in: Giehl, H./Oberender, P. (Hrsg.) Reformen im Krankenhaus - Notwendigkeit, Möglichkeiten und Grenzen – Beiträge des 3. Bayreuther Gesundheitsforums am 27.03.1996, Bayreuth, S. 65 – 79.

Münch, E. (1997a): Klinikum Meiningen – Professionelles qualitäts- und kostenorientiertes Krankenhausmanagement, Vortrag im Rahmen der Fachtagung "Managed Care" – Rationalisierung statt Rationierung - Kann Managed Care im Krankenhaus ein Ausweg aus der Budgetierung sein? am 28.01.1997 in Düsseldorf, S. 1 – 17.

Münch, E. (1997b): Das flexible Krankenhaus mit wettbewerbsorientiertem Leistungsangebot, in: Das Krankehaus, Jg. 89, Nr. 8, S. 463 – 468.

Mullahy, C. M. (1998): The Case Manager's Handbook, 2nd Edition, Huntington/New York

Murphy, K.M./Shleifer, A./Vishny, R.M. (1993): Why Is Rent-Seeking So Costly to Growth, in: The American Economic Review, Jg. 83, S. 409 – 414.

Myerson, A.R. (1994): It's a Business. No, It's a Religion, in: New York Times, February 13, D1, D6.

N

Nadler, D.A./Tushman, M.L. (1999): The Organization of the future: Strategic Imperatives and Core Competencies for the 21th Century, in: Organizational Dynamics, Jg. 28, Nr. 1, S. 45 – 60.

Nahapiet, J./Ghoshal, S. (1998): Social Capital, Intellectual Capital, and the Organizational Advantage, in: The Academy of Management Review, Jg. 23, Nr. 2, S. 242 – 266.

Nattermann, P.M. (2000): Best Practice ≠ Best Strategy, in: The McKinsey Quarterly, Nr. 2, S. 22 – 31.

Naumann, E/Jackson, D.W. (1999): One More Time: How Do You Satisfy Customers, in: Business Horizons, Jg. 42, Nr. 3, S. 71 – 76.

Navarro, F. (1993): Psychographic Research Enhances Community Profile, in: The AHSM Academy Bulletin, January, S. 7.

Nayyar, P./Bantel, K. (1994): Competitive Agility: A Source of Competitive Advantage Based on Speed and Variety, Shrivastava.

Nee, V. (1998): Norms and Networks in Economic and Organizational Performance, in: The American Economic Review, Jg. 88, Nr. 2, S. 85 – 89.

Nehrt, C. (1998): Maintainability of First Mover Advantages - When Environmental Regulations Differ between Countries, in: Academy of Management Review, Jg. 23, S. 77 – 97.

Nelson, R.R. (1995): Recent Evolutionary Theorizing About Economic Change, in: Journal of Economic Literature, Jg. 33, S. 48 – 90.

Neubauer, G. (1999): Private im Vormarsch! Umstrukturierung des deutschen Krankenhausmarktes, in: Krankenhaus-Umschau, März, S. 175.

Neubauer, G. (2000a): Gesundheitsreform 2000 – Konsequenzen für das Management von Gesundheitseinrichtungen, Vortrag anläßlich des Kontaktstudientages der Studiengänge Pflegedienstleitung im Krankenhaus,

Krankenpflegemanagement und Pflegewissenschaft der Fachhochschule Osnabrück am 25.02.2000, Osnabrück.

Neubauer, G. (2000b): Kooperation, Fusion, Betreibergesellschaft als Wege in die Zukunft, in: f&w (führen und wirtschaften im Krankenhaus), Jg. 17, Nr. 4, S. 382 – 388.

Nnadi, E.E. (1997): Handbook on Human Resources Management for Healthcare Professionals, Washington D.C.

Nohria, N./Gulati, R. (1996): Is Slack Good for Innovation?, in: Academy of Management Journal, Jg. 39, Nr. 5, S. 1245 – 1264.

Nonaka, I. (1991): A Dynamic Theory of Organizational Knowledge Creation, in: Organization Science, Jg. 5, S. 14 – 37.

Nonaka, I./Konno, N. (1998): The Concept of "Ba": Building a Foundation for Knowledge Creation, in: California Management Review, Jg. 40, Nr. 3, Spring, S. 40 – 54.

Nonaka, I./Takeuchi, H. (1995): The Knowledge Creating Company, New York.

North, D.C. (1994): Economic Performance Through Time, in: The American Economic Review, Jg. 84, Nr. 2, S. 359 – 368.

Nooteboom, B. (1999): Innovation. Learning and Industrial Organization, in: Cambridge Journal of Economics, Jg. 23, S. 127 – 150.

O

o.V. (1990): Smart Consumers Present a Marketing Challenge, in: Hospitals, August 20, S. 42 – 47.

o.V. (1994a): Vielen Praxen droht bereits der Ruin, Chirurgen fordern kalkulierbare Honorare, in: Weserkurier, 3. Februar 1994, S. 5.

o.V. (1994b): Columbia/HCA nabs Healthtrust, in: Modern Health Care, 10. Oktober 1994, S. 2ff.

o.V. (1995): Choose your tomorrow, in: Hospitals and Health Networks, August 20, S. 38 - 40.

o.V. (1997): For good outcomes – More is better, in: Modern Healthcare.

o.V. (1998): Neue Spielregeln – Wachstumspotentiale erschließen, in: Frankfurter Rundschau, 21.03.1998.

o. V. (1999a): E-health consumers want information from:..., in: Hospitals & Health Networks - Hospital Publication (H&HN), Online-Version (http://www.hhnmag.com), S. 1.

o. V. (1999b): Standardization is about more than money, in: Hospitals & Health Networks - Hospital Publication (H&HN), Online-Version (http://www.hhnmag.com), S. 1.

o.V. (2000a): Projektbeschreibung "Zertifizierung von Krankenhäusern" – Kooperation für Transparenz und Qualität – KTQ, in: Das Krankenhaus, Nr. 1, S. 26 – 30.

o. V. (2000b): Five-Year Forecast – Forces That Will Change Health Care, in: Hospitals & Health Networks - Hospital Publication (H&HN), Online-Version (http://www.hhnmag.com), S. 1 - 2.

O'Connor, St. (1998): Motivating Effective Performance, in: Duncan, J.W./Ginter, P.M./ Swayne, L.E.: Handbook of Health Care Management, Malden/Oxford, S. 431 – 470.

O'Sullivan, M. (2000): The Innovative Enterprise and Corporate Governance, in: Cambridge Journal of Economics, Jg. 24, S. 393 – 416.

Oberender, P. (2000): Ist der Fortschritt noch bezahlbar, in: Management und Krankenhaus, Jg. 19, November, Teil 1 einer dreiteiligen Serie 11/2000 bis 01/2001, S. 1 – 3.

Oberender, P./Hacker, J. (1999): Entwicklungsszenario für Krankenhäuser – Das wettbewerbsorientierte Krankenhaus 2010 -, in: Braun, G.E. (Hrsg.): Handbuch Krankenhausmanagement – Bausteine für eine moderne Krankenhausführung, Stuttgart, S. 343 - 365.

Oberender, P./Hebborn, A. (1994): Wachstumsmarkt Gesundheit – Therapie des Kosteninfarkts, Bayreuth.

OECD Health Systems (1993): Facts and Trends 1960 – 1991, Health Policy Studies, Nr. 3, Paris.

Oelsnitz, D. v. (1998): Als Marktpionier zu dauerhaftem Erfolg, in: Harvard Business Manager, Jg. 20, Nr. 4, S. 24 – 31.

Ohmae, K. (1982): The Mind of the Strategist, New York.

Ohno, T. (1988): Toyota Production System – Beyond Large-Scale Production, Cambridge/MA.

Oliver, C. (1997): Sustainable Competitive Advantage: Combining Institutional and Resource-Based Views, in: Strategic Management Journal, Jg. 18, S. 697 – 713.

Olve, N.-G./Roy, J./Wetter, M. (1999): Performance Drivers – A Practical Guide on Using the Balanced Scorecard, Chichester/New York/Weinheim/Brisbane/Singapore/Toronto.

Orban, B./Schlechtriem, Ch. (1996): Steigerung der Wirtschaftlichkeit im Krankenhaus, in: Raem, A.M./Schlieper, P. (Hrsg.): Der Arzt als Manager, S. 103 – 130.

Oxley, J.A. (1999): Institutional Environment and the Mechanisms of Governance: The Impact of Intellectual Property Protection on the Structure of Inter-firm Alliances, in: Journal of Economic Behavior and Organization, Jg. 38, S. 283 – 309.

P

Paper, D. (1998): BPR: Creating the Conditions for Success, in: Long Range Planning, Jg. 31, Nr. 3, S. 426 – 435.

Pascale, R.T (1999): Surfing the Edge of Chaos, in: Sloan Management Review, Jg. 40, Spring, S. 83 – 94.

Pascale, R.T./Miller, A.H. (1999): The Action Lab – Creating a Greenhouse for Organizational Change, in: Strategy & Business, Jg. 17, S. 64 – 72.

Pauls, St. (1998): Business–Migration – Eine strategische Option, Wiesbaden.

Penrose, E.T. (1959): The Theory of the Growth of the Firm, Oxford.

Perleth, M./Antes, G. (Hrsg.) (1999): Evidenz-basierte Medizin – Wissenschaft im Praxisalltag, 2., aktual. Auflage, München.

Peteraf, M./Shanley, M. (1997): Getting to Know You: A Theory of Strategic Group Identity, in: Strategic Management Journal, Jg. 19, Summer Special Issue, S. 165 – 186.

Peters, T.H./Waterman, R.H. (1982): In Search of Excellence, New York.

Peterson, Mark A. (1998): Healthy Markets ? – The new competition in medical care, Durham/London.

Pfeiffer, W. (1965): Absatzpolitik bei Investitionsgütern der Einzelfertigung, Stuttgart.

Pfeiffer, W. (1971): Allgemeine Theorie der technischen Entwicklung als Grundlage einer Planung und Prognose des technischen Fortschritts, Göttingen.

Pfeiffer, W. (1980): Innovationsmanagement als Know-How-Management, in: Hahn, D. (Hrsg.) Führungsprobleme industrieller Unternehmungen. Friedrich Thomee zum 60. Geburtstag, Berlin/New York, S. 421 – 452.

Pfeiffer, W. (1993): Rationalisierung, in: Wittmann, W./Kern, W./Köhler, R./Küpper, H.-U./v. Wysocki, K. (Hrsg.) Handwörterbuch der Betriebswirtschaft, 5. Auflage, Stuttgart, Sp. 3639 – 3648.

Pfeiffer, W./Bischof, P. (1974): Produktlebenszyklen als Basis der Unternehmensplanung, in: ZfB (Zeitschrift für Betriebswirtschaft), Nr. 10, S. 635 – 666.

Pfeiffer, W./Bischof, P. (1981): Produktlebenszyklen – Instrument jeder strategischen Produktplanung, in: Steinmann, H. (Hrsg.): Planung und Kontrolle, München, S. 133 – 166.

Pfeiffer, W./Dögl, R. (1986): Das Technologie-Portfolio-Konzept zur Beherrschung der Schnittstelle Technik und Unternehmensstrategie, in: Hahn, D./Taylor, B. (Hrsg.): Strategische Unternehmensplanung. Stand und Entwicklungstendenzen, 4. Auflage, Heidelberg/Wien, S. 149 – 177.

Pfeiffer, W./Dögl, R./Schneider, W. (1989): Das Technologie-Portfolio-Konzept als Tool zur strategischen Vorsteuerung von Innovationsaktivitäten, in: WISU, Nr. 8-9, S. 485 – 492.

Pfeiffer, W./Eberle, M./Schäffner, G.J. (1993): CIM-Konzepte, in: Milling, P./Zäpfel, G. (Hrsg.): Betriebswirtschaftliche Grundlagen moderner Produktionstechniken, Herne.

Pfeiffer, W. et al. (1994): Technologieorientierte Wettbewerbsstrategien, in: Corsten, H. (Hrsg.): Handbuch Produktionsmanagement – Strategie-Führung-Technologie-Schnittstelle, Wiesbaden, S. 1 – 33.

Pfeiffer, W. et al. (1995): Methoden zur Analyse und Bewertung technologischer Alternativen, in: Zahn, E. (Hrsg.): Handbuch – Technologie-Management, Stuttgart, S. 664 – 677.

Pfeiffer, W./Metze, G./Schneider, W./Amler, R. (1987): Technologie-Portfolio zum Management strategischer Zukunftsgeschäftsfelder, Schriftenreihe Innovative Unternehmensführung, Bd. 7, 4., unveränderte Auflage, Göttingen.

Pfeiffer, W./Weiß, E. (1990): Zeitorientiertes Technologie-Management als Kombination von "just-in-time-design", "just-in-time-production" und "just-in-time-distribution", in: Pfeiffer, W./Weiß, E. (Hrsg.): Technologie-Management. Philosophie – Methodik – Erfahrungen, Göttingen, S. 1 - 39.

Pfeiffer, W./Weiß, E. (1994a): Lean Management – Grundlagen der Führung und Organisation lernender Unternehmen, 2., überarb. und erw. Auflage, Berlin.

Pfeiffer, W./Weiß, E. (1994b): Technologieorientierte Wettbewerbsstrategien, in: Corsten, H. (Hrsg.): Handbuch Produktionsmanagement, Wiesbaden, S. 275 – 285.

Pfeiffer, W./Weiß, E. (1995): Methoden zur Analyse und Bewertung technologischer Alternativen, in: Zahn, E. (Hrsg.): Handbuch Technologiemanagement, Stuttgart, S. 663 – 679.

Pfeiffer, W./Weiß, E. (1996): Just in Time-Design, in: Kern, W./Schröder, H.-H./Weber, J. (Hrsg.): Handwörterbuch der Produktionswirtschaft, Stuttgart, Sp. 817 – 827.

Pfeiffer, W./Weiß, E./Strubl, Chr. (1994): Systemwirtschaftlichkeit: Konzeption und Methodik zur betriebswirtschaftlichen Fundierung innovativer Entscheidungen, Schriftenreihe Innovative Unternehmensführung, Bd. 23, Göttingen.

Pfeiffer, W./Weiß, E./Strubl, Chr./Küßner, M. (1999): Systemwirtschaftlichkeit: Konzeption und Methodik zur betriebswirtschaftlichen Fundierung innovativer Entscheidungen,, Schriftenreihe Innovative Unternehmensführung, Bd. 23, 2. vollst. neu bearb. Auflage, Göttingen.

Pfeiffer, W./Weiß, E./Volz, Th. (1994): Begriff und Prinzipien des Lean Management, in: DSWR, Jg. 23, Nr. 1-2, S. 3 – 9.

Pfeiffer, W./Weiß, W./Volz, Th./Wettengl, St. (1997): Funktionalmarkt – Konzept zum strategischen Management prinzipieller technologischer Innovationen, Göttingen.

Piller, F.T. (1998): Informationsnetze für eine kundenindividuelle Massenproduktion, in: Industrie Management, Jg. 14, Nr. 3, S. 45 – 49.

Pine, B.J./Gilmore, J.H. (1997): The Four Faces of Mass Customization, in: Harvard Business Review, Jg. 75, Nr. 1, S. 91 – 101.

Pine, B.J./Gilmore, J.H. (1998): Welcome to the Experience Economy, in: Harvard Business Review, Jg. 76, Nr. 4, S. 97 – 105.

Pinter, E. (1999): Der Europäische Qualitätspreis – Bewerbung – Bewertung – Das Handbuch, in: EFQM – das Qualitätsmodell der European Foundation for Quality Management, Krankenhaus-Umschau-Sonderheft, Nr. 9, S. 12 – 18.

Polanyi, M. (1969): Personal Knowledge, 3. Aufl., London.

Popcorn, F. (1995): Der Popcorn-Report - Trends für die Zukunft, 4. Aufl., München.

Popper, K. (1973): Objektive Erkenntnis – Ein evolutionärer Entwurf, Hamburg.

Porsche, R. (2000): E-Business – Eine strategische Chance für das Krankenhaus, in: f&w (führen und wirtschaften im Krankenhaus), Jg. 17, Nr. 3, S. 214 – 216.

Porter Liebeskind, J. (1996): Knowledge, Strategy and the Theory of the Firms, in: Strategic Management Journal, Jg. 17, Winter Special Issue, S. 93 – 107.

Porter, M.E. (1980): Competitive Strategy: Techniques for Analyzing Industries and Competitors, New York/London.

Porter, M.E. (1985): Competitive Advantage, New York/London.

Porter, M.E. (1987): From Competitive Advantage to Corporate Strategy, in: Harvard Business Review, Jg. 65, Nr. 3, S. 43 – 59.

Porter, M.E. (1990): The Competitive Advantage of Nations, London/Basingstoke.

Porter, M.E. (1991): Towards a Dynamic View of Strategy, in: Strategic Management Journal, Jg. 12, Special Issue, Winter, S. 95 – 117.

Porter, M.E. (1992a): Wettbewerbsstrategie (Original: Competitive Strategy, 1980, New York), Frankfurt a.M.

Porter, M.E. (1992b): Wettbewerbsvorteile (Original: Competitive Advantages, 1985, New York), 3. Auflage, Frankfurt am Main.

Porter, M.E. (1996): What is Strategy?, in: Harvard Business Review, Jg. 74, Nr. 6, S. 61 – 78.

Porter, M.E. (1997): Wettbewerbsstrategie. Methoden zur Analyse von Branchen und Konkurrenten, 9. Aufl., Frankfurt/M.

Porter, M.E. (1998): Clusters and the New Economics of Competition, in: Harvard Business Review, Jg. 76, Nr. 6, S. 77 – 90.

Porter, M.E./Sölvell, Ö. (1998): The Role of Geography in the Process of Innovation and Sustainable Competitive Advantage of Firms, in: Chandler, A.D./Hagström, P./Sölvell, Ö. (Hrsg.): The Dynamic Firm – The Role of Technology, Strategy, Organization, and Regions, Oxford, S. 440 – 457.

Post, J.E./Frederick, W.C./Lawrence, A.T./Weber, J. (1996): Business and Society, 8. Aufl., New York/St.Louis/San Francisco.

Powell, W.W. (1990): Neither Market Nor Hierarchy: Network Forms of Organization, in: Research in Organizational Behavior, Jg. 12, S. 295 - 336.

Prahalad, C.K./Bettis, R.A. (1986): The Dominant Logic: A New Linkage Between Diversity and Performance, in: Strategic Management Journal, Jg. 7, S. 485 – 501.

Prahalad, C.K./Hamel, G. (1990): The Core Competence of the Corporation, in: Harvard Business Review, Jg. 68, Nr. 3, S. 79 – 91.

Prahalad, C.K./Krishnan, M.S. (1999): The New Meaning of Quality in the Information Age, in: Harvard Business Review, Jg. 77, Nr. 5, S. 109 – 118.

Prahalad, C.K./Ramaswamy, V. (2000): Co-opting Customer Competence, in: Harvard Business Review, Jg. 78, Nr. 1, 79 – 87.

Preiss, K./Goldman, S./Nagel, R.N. (1996): Cooperate to Compete: Building Agile Business, New York.

Preston, A.M. (1992): The birth of clinical accounting: A study of the emergence and transformations of discourses on costs and practices of accounting in U.S. hospitals, in: Accounting, Organizations and Society , Jg. 17, Nr. 1, S. 63ff.

Price, R.M. (1996): Technology and Advantage, in: California Management Review, Jg. 38, Spring, S. 38 – 55.

PriceWaterhouseCoopers (Hrsg.) (2000): Konturen: Gesundheit 2010 – Die Zukunft des Gesundheitswesens, Industriestudie, Frankfurt a.M.

Prill, M.-A. (1999): Netzwerkarrangements in der ambulanten Gesundheitsversorgung, Diplomarbeit, Lehrstuhl für Betriebswirtschaftslehre V, Universität Bayreuth.

Prill, M.-A. (2001): Entwicklung eines KIS auf Basis der Balanced Scorecard, Dissertationsprojekt am Lehrstuhl für Produktion (Prof. Dr. Jörg Schlüchtermann), unveröffentlichtes Manusskript, Universtät Bayreuth.

Pritsker, K.D. (1998): Strategic Reengineering: An Internal Industry Analysis Framework, in: Hamel, G./Prahalad, C.K./Thomas, H./O'Neal, D. (Hrsg.): Strategic Flexibility – Managing in a Turbulent Environment, S. 115 – 135.

Proff, H./Proff, H.V. (1997): Möglichkeiten und Grenzen hybrider Strategien, in: Die Betriebswirtschaftslehre, Jg. 57, Nr. 6, S. 796 – 809.

Puke, St. (1995): Investitionsplanung für Prozeßinnovationen – Eine Analyse am Beispiel von PAC-Systemen, Wiesbaden

Pyndick, R.S. (1991): Irreversibility, Uncertainty, and Investment, in: Journal of Economic Literature, Jg. 24, S. 1110 – 1148.

Q

Quinn, J.B. (1980): Strategies for Change: Logical Incrementalism, Homewood.

Quinn, J.B. (1992): Intelligent Enterprise: a knowledge and service based paradigm for industry, New York.

Quinn, J.B. (1999): Strategic Outsourcing: Leveraging Knowledge Capabilities, in: Sloan Management Review, Jg. 40, Summer, S. 9 – 21.

R

Raem, A.M./Schlieper, P. (Hrsg.) (1995): Der Arzt als Manager, München/Wien/ Baltimore.

Raimond, P. (1998): Where Do Strategic Ideas Come From?, in: Hamel, G./Prahalad, C.K./Thomas, H./O'Neal, D. (Hrsg.): Strategic Flexibility – Managing in a Turbulent Environment, S. 235 - 253.

Ramírez, R. (1999): Value Co-Production: Intellectual Origins and Implications for Practice and Research, in: Strategic Management Journal, Jg. 20, S. 49 – 65.

Randolph, R. (1979): Pragmatische Theorie der Indikatoren, Göttingen.

Rappaport, A. (1986): Creating Shareholder Value – The New Standard of Business Performance, New York.

Rasche, C. (1994): Wettbewerbsvorteile durch Kernkompetenzen, Wiesbaden.

Rasche, C. (1995): Wettbewerbsvorteile durch Outpacing, in: Der BFM-Spiegel, Nr. 4, S. 15 - 19.

Rasche, C. (1999a): Challenging Strategic Management – What Comes Next – Insights from Theory and Practice, Working Paper Nr. 1/99, Chair of Marketing (BWL III), University of Bayreuth.

Rasche, C. (1999b): Kernfragen der Strategieumsetzung,. Working Paper Nr. 5/99, Lehrstuhl BWL III (Marketing), Universität Bayreuth.

Rasche, C. (2000a): Der Resource Based View im Lichte des hybriden Wettbewerbs, in: Gemünden, H.G./Hammmann, P./Hinterhuber, H.H./Specht, G./Zahn, E. (Hrsg.): Die Ressourcen- und Kompetenzenperspektive des Strategischen Managements, Wiesbaden, S. 69 – 125.

Rasche, C. (2000b): Von der multiplen Positionierung zum multifokalen Management, in: Hinterhuber, H.H./Friedrich, S.A./Al-Ani, A./Handlbauer, G. (Hrsg.): Das Neue Strategische Management – Perspektiven und Elemente einer zeitgemäßen Unternehmensführung, 2. vollst. überarbeitete Aufl., Wiesbaden, S. 383 – 422.

Rasche, C. (2000c): Multifokales Management: Strategisches Handeln zwischen Altruismus und Hyperopportunismus, in: Hinterhuber, H.H./Stahl, Heinz, K. (Hrsg.): Schwerpunkte moderner Unternehmensführung – Kräfte bündeln, Ballast abwerfen, Werte schaffen, Renningen, S. 17 – 48.

Rasche, C. (2000d): Kernfragen der Strategieumsetzung, Working Paper, Lehrstuhl BWL III, Universität Bayreuth.

Rasche, C. (2001): Multifokales Management, unveröffentlichte Habilitationsschrift, Rechts- und Wirtschaftswissenschaftliche Fakultät der Universität Bayreuth.

Rasiel, E.M. (1998): The McKinsey way – Using the Techniques of the World's Top Strategic Consultants to Help You and Your Business, New York.

Rayport, J.F./Sviokla, J.J. (1995): Exploiting the Virtual Value Chain, in: Harvard Business Review, Jg. 73, Nr. 6, S. 75 – 85.

Rebscher, H. (1996): Zielvorgaben an das Krankenhaus aus der Sicht der Krankenkassen, in: Klotz, T./Engelmann, U./Neubauer, S. (Hrsg.): Perspektiven – Gesundheitsmanagement und Krankenhausorganisation im Wandel, 1. Kölner Krankenhaus-Symposium, Berlin, S. 135 – 138.

Reed, R./DeFillippi, R.J. (1990): Causal Ambiguity, Barriers to Imitation, and Sustainable Competitive Advantage, in: Academy of Management Review, Jg. 15, S. 88 – 102.

Reibstein, D.J./Chussil, M.J. (1997): Putting the Lesson Before the Test: Using Simulation to Analyze and Develop Competive Strategies, in: Day, G.S./Reibstein, D.J./Gunther, R.E. (Hrsg.): Wharton on Dynamic Competitive Strategy, New York/Chichester/Weinheim usw., S. 395 – 423.

Richthofen, K.F. (1991): Die Praxisklinik – Verzahnung ambulanter und stationärer Versorgung, in: Steinmetz, F. (Hrsg.): Praxis moderner Krankenhausführung, Hamburg, S. 61 – 76.

Rindova, W.P./Fombrun, C.J. (1999): Constructing Competitive Advantage: The Role of Firm-Constituent Interactions, in: Strategic Management Journal, Jg. 20, S. 691 – 710.

Ringhouse, B. (1999): The Process-Centered Organization: How One Rural System Made the Switch, in: Hospitals & Health Networks - Hospital Publication (H&HN), Online-Version (http://www.hhnmag.com), S. 1 – 4.

Rivette, K.G./Kline, D. (2000): Discovering New Value in Intellectual Property, in: Harvard Business Review, Jg. 78, S. 54 – 66.

Robbins, C. (1996): Repositioning medical services for managed care, in: Boland, P. (Hrsg.): Redesigning Healthcare Delivery – A practical guide to reengineering, restructuring and renewal, Berkeley.

Roberson, D./Ulrich, K. (1998): Planning for Product Platforms, in: Sloan Management Review, Jg. 39, Summer, S. 19 – 31.

Roberts, P.W. (1999): Product Innovation, Product Market Competition and Persistent Profitability in the U.S. Pharmaceutical Industry, in: Strategic Management Journal, Jg. 20, S. 655 – 670.

Robinson, J.C. (2000): Deregulation and Regulatory Backlash in Health Care, in: California Management Review, Jg. 43, Nr. 1, Fall, S. 13 – 33.

Roos, G./Roos, J. (1997): Measuring your Company's Intellectual Performance in: Long Range Planning, Jg. 30, S. 413 – 426.

Roos, J. (1998): Exploring the Concept of Intellectual Capital, in: Long Range Planning, Jg. 31, S. 150 – 153.

Roquebert, J.A./Phillips, R.L./Westfall, P.A. (1996): Markets vs. Management: What 'Drives' Profitability? in: Strategic Management Journal, Jg. 17, S. 653 – 664.

Rosenberg, N. (1995): Innovation's Uncertain Terrain, in: The McKinsey Quarterly, Nr. 3, S. 170 – 185.

Rumelt, R.P. (1984): Towards a Strategic Theory of the Firm, in: Lamb, R. (Hrsg.): Competitive Strategic Management, Englewood Cliffs, S. 556 – 570.

Rumelt, R.P. (1991): How Much Does Industry Matter, in: Strategic Management Journal, Jg. 12, S. 167 – 185.

Rumelt, R.P./Stoppford, J.M. (1996): The Nature of the Large Corporation, Working Paper, INSEAD Fontainbleau.

Russel, R.S./Taylor III, B.W. (1998): Operations Management – Focusing on Quality and Competitiveness, 2nd Edition, New Jersey.

S

Sachverständigenrat für die Konzertierte Aktion im Gesundheitswesen (1996): Gesundheitswesen in Deutschland – Kostenfaktor und Zukunftsbranche – Sondergutachten 1996, Band I: Demographie, Morbidität, Wirtschaftlichkeitsreserven und Beschäftigung, Baden-Baden.

Sachverständigenrat für die Konzertierte Aktion im Gesundheitswesen (1997): Gesundheitswesen in Deutschland – Kostenfaktor und Zukunftsbranche – Sondergutachten 1997, Band II: Fortschritt und Wachstumsmärkte, Finanzierung und Vergütung, Kurzfassung, Bonn.

Sachverständigenrat für die Konzertierte Aktion im Gesundheitswesen (1998): Gesundheitswesen in Deutschland – Kostenfaktor und Zukunftsbranche – Sondergutachten 1997, Band II: Fortschritt und Wachstumsmärkte, Finanzierung und Vergütung, Baden-Baden.

Samli, A.C. (1996): Developing Futuristic Product Portfolios: A Major Panacea for the Sluggish American Industry, in: Industrial Marketing Management, Jg. 25, S. 589 – 600.

Sampler, J.L. (1998): Redefining Industry Structure for the Information Age, in: Strategic Management Journal, Jg. 19, S. 343 – 355.

Sampler, J.L./Short, J.E. (1998): Strategy in Dynamic Information-Intense Environments, in: Journal of Management Studies, Jg. 35, S. 429 – 426.

Samuels, D.I. (1996): Capitation – New Opportunities in Healthcare Delivery, New York.

Sanchez, R. (1993): Strategic Flexibility, Firm Organization, and Managerial Work in Dynamic Markets – A Strategic-Options Perspective, in: Shrivastava, P./Huff, A./Dutton, J. (Hrsg.): Advances in Strategic Management, Jg. 9, S. 251 – 291.

Sanchez, R. (1995): Strategic Flexibility in Product Competition, in: Strategic Management Journal, Jg. 16, Special Issue Summer, S. 135 – 159.

Sanchez, R. (1997): Strategic Management at the Point of Inflection: Systems, Complexity and Competence Theory, in: Long Range Planning, Jg. 30, Nr. 6, S. 939 – 946.

Sanchez, R. (1999): Modular Architectures in the Marketing Process, in: Journal of Marketing, Jg. 63, Special Issue, S. 92 – 111.

Sanchez, R./Mahoney, J.T. (1996): Modularity, Flexibility, and Knowledge Management in Product and Organization Design, in: Strategic Management Journal, Jg. 17, Winter Special Issue, S. 63 – 76.

Sawhney, M.S. (1998): Leveraged High Variety Strategies: From Portfolio Thinking to Platform Thinking, in: Journal of the Academy of Marketing Science, Jg. 26, Nr. 1, S. 54 – 61.

Schaltegger, S. (1999): Bildung und Durchsetzung von Interessen zwischen Stakeholdern der Unternehmung – Eine politisch-ökonomische Perspektive, in: Die Unternehmung, Jg. 53, Nr. 1, S. 3 – 20.

Scharitzer, D. (1995): *Servmorph* – Die Produktgestaltung bei Dienstleistungen – Konzeptionelle Vorschläge und Strategien zur Entwicklung von Dienstleistungsangeboten unter besonderer Berücksichtigung von Innovations- und Variationsentscheidungen, in: Kleinaltenkamp, M. (Hrsg.): Dienstleistungsmarketing – Konzeption und Anwendungen, Wiesbaden, S. 171 – 192.

Scheer, A.-W./Chen, R./Zimmermann, V. (1996): Prozeßmanagement im Krankenhaus, in: Adam, D. (Hrsg.): Krankenhausmanagement, Schriften zur Unternehmensführung, Band 59, Wiesbaden, S. 75 – 96.

Schendel, D. (1999): Fresh Challenges for the Future, in: Financial Times (Mastering Strategy Series, Part 12), December 13, S. 14 – 15.

Schewe, G. et al.: Imitation – Ausweg aus der technologischen Krise?, in: Gemünden, H.-G. et al. (Hrsg.): Innovationsmanagement und Wettbewerbsfähigkeit – Erfahrungen aus den alten und neuen Bundesländern, Wiesbaden, S. 93 – 111.

Schilling, M.A. (1998): Technological Lockout: An Integrative Model of the Economic and Strategic Factors Driving Technological Success and Failure, Academy of Management Review, Jg. 23, S. 267 – 284.

Schilling, M.A. (2000): Toward a General Modular Systems Theory and Its Application to Interfirm Product Modularity, in: Academy of Management Review, Jg. 25, S. 312 – 334.

Schlicksupp, H. (1988): Produktinnovation – Wege zu innovativen Produkten und Dienstleistungen, Würzburg.

Schlüchtermann, J. (1990): Patientensteuerung – Am Beispiel der Radiologie eines Krankenhauses, Bergisch Gladbach.

Schlüchtermann, J. (1996a): Planung in zeitlich offenen Entscheidungsfeldern, Wiesbaden.

Schlüchtermann, J. (1996b): Integration des Arztes in das Krankenhausmanagement, in: Raem, A.M./Schlieper, P. (Hrsg.): Der Arzt als Manager, München/Wien/Baltimore, S. 61 - 100.

Schlüchtermann, J. (1998): Strategische Positionierung von Krankenhäusern im Spannungsfeld zwischen medizinischen und ökonomischen Zielen, in: Zeitschrift für öffentliche und gemeinwirtschaftliche Unternehmen (ZögU), Bd. 21, Heft 4, S. 432 – 449.

Schlüchtermann, J./Braun, A./Klöpfer, R. (1998): Balanced Scorecard. Ein neues Konzept zur kennzahlengestützten Strategieplanung für mittelständische Unternehmen – Einsatzmöglichkeiten für den Mittelstand, in: BF/M (Hrsg.): Mittelstand und Betriebswirtschaft, Beiträge aus Wissenschaft und Praxis, S. 103 – 121.

Schlüchtermann, J./Gorschlüter, P. (1996): Ausgewählte Aspekte eines modernen Kostenmanagements im Krankenhaus, in: Adam, D. (Hrsg.): Krankenhausmanagement – Auf dem Weg zum modernen Dienstleistungsunternehmen, Schriften zur Unternehmensführung, Bd. 59, Wiesbaden, S. 97 – 111.

Schlüchtermann, J./Sibbel, R. (1999): Produktionsplanung und –steuerung (PPS) für Dienstleistungsunternehmen, in: Corsten, H./Schneider, H. (Hrsg.): Wettbewerbsfaktor Dienstleistung, München, S. 59 – 77.

Schlüchtermann, J./Sibbel, R./Prill, M.-A. (2001): Performance Measurement und Balanced Scorecard im Krankenhaus, unveröffentlichtes Manusskript, Universität Bayreuth, Bayreuth, S. 1 – 18.

Schmalenbach-Gesellschaft - Deutsche Gesellschaft für Betriebswirtschaft e.V. (Hrsg.) (1995): Reengineering – Konzepte und Umsetzung innovativer Strategien und Strukturen, Kongress-Dokumentation / 48. Deutscher Betriebswirtschafter-Tag 1994, Stuttgart.

Schmalensee, R. (2000): A Competitive Perspective on the Internet Explorer, in: The American Economic Review, Jg. 90, Nr. 2, S. 184 – 187.

Schmenner, R. (1997): Some Measures of Concern, in: FT (Hrsg.): The Complete MBA Companion – The Latest in Management Thinking from the World's Leading Business Schools (Financial Times – FT Mastering Series), S. 302 – 306.

Schmidt, K.-J./Visse, R. (1998): Patientenorientierte Organisation nach amerikanischen Vorbild, in: f&w (führen und wirtschaften im Krankenhaus), Jg. 15, Nr. 1, S. 24 – 25.

Schmitz, R.-M. (1993): Patientenbezogene Steuerung im Krankenhaus, Stuttgart/Berlin/ Köln.

Schmutte, A.M./Tasch, D. (1999): Gemeinsam stark – EFQM-Modell und Balanced Scorecard im Business-Excellence-Prozess, in: Qualität und Zuverlässigkeit, Nr. 12, S. 1502 – 1505.

Schoemaker, P.J.H./Amit, R. (1997): The Competitive Dynamics of Capabilities: Developing Strategic Assets for Multiple Futures, in: Day, G.S./Reibstein, D.J./Gunther, R.E. (Hrsg.): Wharton on Dynamic Competitive Strategy, New York/ Chichester/Weinheim usw., S. 368 – 394.

Scholes, E./Clutterback, D. (1998): Communication with Stakeholders: An Integrated Approach, in: Long Range Planning, Jg. 31, S. 227 – 238.

Scholes, M.S. (1998), Derivatives in a Dynamic Environment, in: The American Economic Review, Jg. 88, Nr. 3, S. 350 – 370.

Scholz, Ch. (1987): Strategisches Management – Ein integrativer Ansatz, Berlin/New York.

Schott, T. (1997): Vision *Krankenhaus 2000*: Patientenorientierung oder Risikoselektion, in: Schulz-Nieswandt (Hrsg.): *Krankenhaus 2000* im Kontext institutionellen und leistungsrechtlichen Wandels – Fragmentierungen, Schnittflächeneigenschaften, Vernetzungsbedarf, Schriften zur Sozialpolitik, Band 5, Weiden, S. 83 – 99.

Schuderer, P. (1996): Prozeßorientierte Analyse und Rekonstruktion logistischer Systeme – Konzeption – Methoden – Werkzeuge, Wiesbaden.

Schüler, J. (1996): Strategisches Technologiemanagement in der Biotechnik, Göttingen.

Schumpeter, J.A. (1934): The Theory of Economic Growth Development, Cambridge (Mass.).

Schumpeter, J.A. (1950): Kapitalismus, Sozialismus, Demokratie, 2., erweiterte Auflage, Bern.

Schumpeter, J.A. (1964): Theorie der wirtschaftlichen Entwicklung: Eine Untersuchung über Unternehmergewinn, Kapital, Zins und den Konjunkturzyklus, 6. Aufl., Berlin.

Schwartz, J.R./Chester Horn Jr, H. (1999): Health Care Alliances and Conversions – A Handbook for Nonprofit Directors and Trustees, San Francisco.

Schweitzer, J. (2000): Operation am offenen Beutel – Viele Chefärzte therapieren bevorzugt ihre eigenen Finanzen, in: Die Zeit, Nr. 39, Online-Version unter http://www.zeit.de/2000/39/Wissen/200039_privatliquidatio1.htm, S. 1 – 3.

Seely Brown, J./Duguid, P. (2000): Balancing Act: How to Capture Knowledge Without Killing It, in: Harvard Business Review, Jg. 78, Nr. 3, S. 73 – 80.

Senge, P.M. (1990): The Fifth Discipline, New York.

Servatius, H.-G. (1991): Vom strategischen Management zur evolutionären Führung, Stuttgart.

Shapiro, C. (1989): The Theory of Business Strategy, Rand Journal of Economics, Jg. 20, Spring, S. 125 – 137.

Shapiro, C. (1996): Die Strategiefalle – Wege aus dem Teufelskreis der Management-Fehlentscheidungen, Frankfurt/New York.

Shapiro, M./Mulligan, D./Walrod, D. (1996): Managing risk in healthcare, in: The McKinsey Quarterly, Nr. 3, S. 94 – 105.

Shapiro, C./Varian, H.R. (1998): Versioning: The Smart Way to Sell Information, in: Harvard Business Review, Jg. 76, Nr. 6, S. 106 – 114.

Shapiro, C./Varian, H.R. (1999): Information Rules – A strategic Guide to the Network Economy, Boston.

Sharma, S./Vredenburg, H. (1998): Proactive Corporate Environmental Strategy and the Development of Competitively Valuable Organizational Capabilities, in: Strategic Management Journal, Jg. 19, S. 729 – 753.

Shay, J.P./Rothaermel, F.T. (1999): Dynamic Competitive Strategy: Towards a Multi-perspective Conceptual Framework, in: Long Range Planning, Jg. 32, S. 559 – 572.

Sherman, V. C. (1999): Raising Standards in American Health Care – Best People, Best Practices, Best Results, San Francisco.

Shortell, St. M./Morrison, E.M./Friedman, B. (1992): Strategic Choices for America's Hospitals – Managing Change in Turbulent Times, San Francisco.

Shortt, S.E.D. (1999): The Doctor Dilemma – Public Policy and the Changing Role of Physicians under Ontario Medicare, Montreal/Kingston/London/Ithaca.

Sidamgrotzki, E. (1997): Change-Management im Krankenhaus – Krisen bewältigen, Chancen nutzen, Zukunft sichern, Lengwil.

Simon, H. (1988): Schaffung und Verteidigung von Wettbewerbsvorteilen - Management strategischer Wettbewerbsvorteile, in: Simon (Hrsg.): Wettbewerbsvorteile und Wettbewerbsfähigkeit, Wiesbaden 1988, S. 1 - 17.

Simon, H. (1996): Hidden Champions – Lessons from 500 of the World's Best Unkown Companies, Boston.

Simon, H.A. (1979): Rational Decision Making in Business Organizations, in: The American Economic Review, Jg. 69, S. 493 – 512.

Simon, H.A. (1991): Organizations and Markets, in: Journal of Economic Perspectives, Jg. 5, Nr. 2, S. 25 – 44.

Simon, H.A. (1993): Strategy and Organizational Evolution, in: Strategic Management Journal, Jg. 14, S. 131 – 142.

Simonin, B.L. (1999): Ambiguity and the Process of Knowledge Transfer in Strategic Alliances, in: Strategic Management Journal, Jg. 20, S. 595 – 623.

Simpson, D.G. (1998): Why Most Strategic Planning is a Waste of Time and What you Can Do About It, in: Long Range Planning, Jg. 31, Nr. 3, S. 476 – 480.

Sinha, S. I. (2000): Cost Transparency: The Net's Real Threat to Prices and Brands, in: Harvard Business Review, Jg. 78, S. 43- 50.

Sirilli, G. et al. (1995): Measuring Innovation in Services, Institute for Studies on Scientific Research and Documentation – National Research Council of Italy, Rom.

Sirkin, H./Stalk, G. Jr. (1990): Fix the Process, not the Problem, in: Harvard Business Review, Jg. 69, July-August, S. 26 – 33.

Skinner, W. (1974): The focused factory, in: Harvard Business Review, Mai-Juni, S. 113 – 121.

Slulanski, G. (1996): Exploring Internal Stickiness: Impediments to the Transfer of Best Practice within Firms, in: Strategic Management Review, Jg. 17, Winter Special Issue, S. 27 – 43.

Slywotzky, A.J. (1995): Value Migration, Boston.

Slywotzky, A.J. (2000): The Age of the Choiceboard, in: Harvard Business Review, Jg. 78, Nr. 1, S. 40 - 41.

Slywotzky, A.J./Morrison, D.J. (1997): The Profit Zone, Toronto.

Smith, A.D./Zeithaml, C. (1998): Garbage Cans and Advancing Hypercompetition – The Creation and Exploitation of New Capabilities and Strategic Flexibility in Two Regional Bell Operating Companies, in: Ilinitch, A.Y./Lewin, A.Y./D'Aveni, R. (Hrsg.): Managing in Times of Disorder – Hypercompetitive Organizational Responses, Thousand Oaks/London/New Delhi, S. 405 – 427.

Smith, K.G./Grimm, C.M./Wally, S./Young, G. (1997): Research Notes and Communications – Strategic Groups and Rivalrous Firm Behavior: Towards a Reconciliation, in: Strategic Management Journal, S. 149 157.

Song, X.M./Di Benedetto, C.A./Zhao, Y.L. (1999): Pioneering Advantages in Manufacturing and Service Industries: Empirical Evidence from Nine Countries, in: Strategic Management Journal, Jg. 20, S. 811 – 836.

Sørensen, J.P./Stuart, T.E. (2000): Aging, Obsolescence, and Organizational Innovation, in: Administrative Science Quarterly, Jg. 45, S. 81 – 112.

Sosland, M.D./Nash, D.B. (1999): Creating the Doctor of Tomorrow – Agility in Medical Education, in: Goldman, St.L./Graham C.B. (Editors): Agility in Health Care – Strategies for Mastering Turbulent Markets, San Francisco, S. 147 – 177.

Souder, W. (1989): Improving Productivity through Technology Push, in: Research Technology Management, Jg. 32, Nr. 2, S. 19 – 24.

Spear, S./Bowen, H.K. (1999): Decoding the DNA of the Toyota Production System, in: Harvard Business Review, Jg. 77, S. 96 – 106.

Specht, G./Beckmann, C. (1996): F&E-Management, Stuttgart 1996.

Speer, T. L. (1996): With an Eye to the Future, in: Hospitals and Health Networks 70, Nr. 1, January 5.

Spender, J.-C. (1996): Making Knowledge the Basis of a Dynamic Theory of the Firm, in: Strategic Management Journal, Jg. 17, Winter Special Issue, S. 45 – 62.

Spender, J.-C./Grant, R.M. (1996): Knowledge and the Firm, in: Strategic Management Journal, Jg. 17, Winter Special Issue, S. 5 – 9.

Spiewak, M. (2000a): Suche nach der Zauberformel – Die schwedische Provinzklinik von Sunderby will das modernste Krankenhaus Europas sein, in: Die Zeit, Nr. 36, Online-Version unter http://www.zeit.de/2000/36/Wissen/200036_schweden.htm, S. 1 – 5.

Spiewak, M. (2000b): OP ohne Betäubung - Die Reform ist unausweichlich. Viele Kliniken werden sie nicht überleben, in: Die Zeit, Nr. 36, Online-Version unter http://www.zeit.de/2000/36/Wissen/200036_spitaeler.aufnac.htm, S. 1 – 4.

Srivastava, R.K./Shervani, T.A./Fahey, L. (1998): Market Based Assets and Shareholder Value: A Framework for Analysis, Journal of Marketing, Jg. 62, Nr. 1, S. 2 – 18.

Srivastava, R.K./Shervani, T.A./Fahey, L. (1999): Marketing, Business Processes, and Shareholder Value: An Organizationally Embedded View of Marketing Activities and the Discipline of Marketing, in: Journal of Marketing, Jg. 63, Special Issue, S. 168 – 179.

Stabell, C.B./Fjeldstad, Ø.D. (1998): Configuring Value for Competitive Advantage: On Chains, Shops and Networks, in: Strategic Management Journal, Jg. 19, S. 413 – 437.

Stacey, R.D. (1995): The Science of Complexity: An Alternative Perspective for Strategic Change Processes, in: Strategic Management Journal, Jg. 16, S. 477 – 495.

Stachowiak, H. (1965): Denken und Erkennen im kybernetischen Modell, Wien/New York.

Stalk, G. et al. (1993): Kundenbezogene Leistungspotentiale sichern den Vorsprung, in: Harvard Business Manager, Jg. 15, Nr. 1, S. 59 – 71.

Stalk, G./Evans, P./Shulman, L.E. (1992): Competing on Capabilities: The New Rules of Corporate Strategy, in: Harvard Business Review, Jg. 70, Nr. 2. S. 57 – 69.

Staudt, E. (1974): Struktur und Methoden technologischer Voraussagen, Göttingen.

Staudt, E. (1979): Planung als "Stückwerktechnologie", Göttingen.

Staudt, E. (1992): Wie Sie die Nichtroutine managen, in: Gablers Magazin, Jg. 6, Nr. 10, S. 12 – 16.

Staudt, E. XX (Hrsg.): Einführung neuer Formen der Arbeitsorganisation in Industriebetrieben, Göttingen.

Stauss, B. (1996): Kundenorientiertes Qualitätsmanagement im Dienstleistungsbereich – Herausforderung für das Personalmanagement, in: Fachhochschule Osnabrück (Hrsg.) (1996): Krankenhausmanagement im Spanungsfeld zwischen Kundenorientierung und Mitarbeiterorientierung – Führungsaspekte des TQM, Tagungsbericht, Osnabrück, S. 29 – 82.

Sterman, J.D./Wittenberg, J. (1999): Path Dependence, Competition, and Succession in the Dynamics of Scientific Revolution, Organization Science, Jg. 10, Special Issue, S. 322 – 341.

Stevens, R. (1999): In Sickness and in Wealth – American Hospitals in the Twentieth Century, John Hopkins Paperbacks edition, Baltimore/London.

Stopford, J.M. (1997): Managing in Turbulent Times, in: Dickson, T. (Hrsg.): The Complete MBA Companion – The Latest in Management Thinking from the World's Leading Business Schools (Financial Times – FT Mastering Series), S. 635 – 639.

Straub, S. (1997): Controlling für das wirkungsorientierte Krnakenhausmanagement – Ein Value-Chain basierter Ansatz, Bayreuth.

Strebel, H. (1970): Die Bedeutung von Forschung und Entwicklung für das Wachstum industrieller Unternehmen, Berlin.

Strebel, P. (1995): Creating Industry Breakpoints, in: Long Range Planning, Jg. 28, Nr. 2, S. 11 – 20.

Strebel, P. (1997a): Choosing the Right Path, in: Dickson, T. (Hrsg.): The Complete MBA Companion – The Latest in Management Thinking from the World's Leading Business Schools (Financial Times – FT Mastering Series), S. 538 – 543.

Strebel, P. (1997b): Creating Industry Breakpoints, in: Dickson, T. (Hrsg.): The Complete MBA Companion – The Latest in Management Thinking from the World's Leading Business Schools (Financial Times – FT Mastering Series), S. 548 – 552.

Strebel, P. (1997c): Breakpoint: How to stay in the Game, in: Dickson, T. (Hrsg.): The Complete MBA Companion – The Latest in Management Thinking from the World's Leading Business Schools (Financial Times – FT Mastering Series), S. 543 – 547.

Strubl, Chr. (1993): Systemgestaltungsprinzipien – Entwicklung einer Prinzipienlehre und ihre Anwendung auf die Gestaltung "zeitorientierter" Unternehmen, Reihe Innovative Unternehmensführung Bd. 22, Göttingen.

Studin, I. (1995): Strategic Healthcare Management – Applying the Lessons of Today's Top Management Experts to the Business of Managed Care, Chicago/London/ Singapore.

Suárez, F.F./Utterback, J.M. (1995): Dominant Designs and the Survival of Firms, in: Strategic Management Journal, Jg. 16, S. 415 – 430.

Susen, St. (1995): Innovationsmarketing – Marketing als Erfolgsfaktor im Innovationsmanagement technologieorientierter mittelständischer Unternehmen, Europäische Hochschulschriften, Reihe 5, Volks- und Betriebswirtschaft, Bd. 1815, Frankfurt a.Main u.a.

Suzaki, K. (1989): Modernes Management im Produktionsbetrieb – Strategien – Techniken – Fallbeispiele, München/Wien

Suzaki, K. (1994): Die ungenutzten Potentiale – Neues Management im Produktionsbetrieb, München/Wien.

Swayne, L.E./Ginter, P.M./Duncan, W.J. (1996): The Physician Strategist – Setting a Strategic Direction for Your Practice, Chicago/London/Singapore.

Swertz, P./Möller, J. (1999): EFQM-System auf Erfolgskurs – Dynamische Weiterentwicklung des europäischen Qualitätsmodells, in: Krankenhaus-Umschau, Nr. 6, S. 398 – 400.

Syring, A. (1993): Management innovativer Informationssysteme. Portfolio-Methodik zur Bewältigung der Komplexität des Übergangs, Göttingen.

T

Tang, C.Y./Tikoo, S. (1999): Operational Flexibility and Market Valuation of earnings, in: Strategic Management Journal, Jg. 20, S. 749 – 761.

Taylor, St.A. (1998a): Managing Customer Relations, in: Duncan, J.W./Ginter, P.M./Swayne, L.E.: Handbook of Health Care Management, Malden/Oxford, S. 55 – 79.

Taylor, B. (1997): The Return of Strategic Planning – Once More with a Feeling: in: Long Range Planning, Jg. 30, S. 334 – 344.

Taylor, B. (1998b): The Darwinian Shakeout in Financial Services – an Interim Report, in: Long Range Planning, Jg. 31, Nr. 1, S. 82 – 92.

Teece, D.J. (1996): Firm, Organization, Industry Structure and Technological Innovation, in: Journal of Economic Behavior & Organization, Jg. 31, S. 193 – 194.

Teece, D.J. (1998): Capturing Value from Knowledge Assets, in; California Management Review, Jg. 40, Nr. 3, Spring (1998), S. 55 – 89.

Teece, D.J. (2000): Strategies for Managing Knowledge Assets: The Role of Firm Structure and Industrial Context, in: Long Range Planning, Jg. 33, S. 35 – 54.

Teece, D.J./Pisano, G./Shuen, A. (1997): Dynamic Capabilities and Strategic Management, in: Strategic Management Journal, Jg. 18, S. 509 – 533.

Teisberg, E.O./ Porter, M.E./Brown, G.B. (1994): Making Competition in Health Care Work, in: Harvard Business Review, July-August, S. 131 – 141.

Tezuka, H. (1997): Success as a Source of Failure? Competition and Cooperation in the Japanese Economy, in: Sloan Management Review, Jg. 39, Winter, S. 83 – 93.

Thomas, L.A. (1997): Commitment: How Narrowing Options Can Improve Competitive Positions, in: Day, G.S./Reibstein, D.J./Gunther, R.E. (Hrsg.): Wharton on Dynamic Competitive Strategy, New York/Chichester/Weinheim usw., S. 293 – 312.

Thomas, L.G. (1998): The Two Faces of Competition: Dynamic Resourcefulness and Hypercompetitive Shift, in: Ilinitch, A.Y./Lewin, A.Y./D'Aveni, R. (Hrsg.): Managing in Times of Disorder – Hypercompetitive Organizational Responses, Thousand Oaks/London/New Delhi, S. 3 – 46.

Thomke, S./Reinertsen, D. (19xx): Agile Product Development – Managing Development Flexibility in Uncertain Environments, in: California Management Review, Jg. 41, Fall, S. 8 – 30.

Thompson, A.A/Strickland III, A.J. (1995a): Crafting and Implementing Strategy, Chicago/New York.

Thompson, A.A/Strickland III, A.J. (1995b): Strategic Management: Concepts & Cases, Boston/New York.

Töpfer, A. (Hrsg.) (1996): Geschäftsprozesse: analysiert & optimiert, Neuwied/Kriftel/ Berlin.

Töpfer, A. (2000): Mergers & Acquisitions: Anforderungen und Stolpersteine, in: zfO (Zeitschrift für Organisation), Jg. 69, Nr. 1, S. 10 – 17.

Tonges, M. C. (Editor) (1998): Clinical Integration – Strategies and Practices for Organized Delivery Systems, San Francisco.

Torres, A. (1999): Unlocking the Value of Intellectual Assets, in: The McKinsey Quarterly, Nr. 4, S. 28 – 37.

Trigeorgis, L. (1996): Real Options – Managerial Flexibility and Strategy in Resource Allocation, Cambridge (Mass.)/London.

Turpin, D. (1997): Beyond Product Excellence, in: Dickson, T. (Hrsg.): The Complete MBA Companion – The Latest in Management Thinking from the World's Leading Business Schools (Financial Times – FT Mastering Series), S. 599 – 602.

Tushman, M.L./Anderson, P. (1986): Technological Discontinuities and Organizational Environments, Administrative Science Quarterly, Jg. 31, S. 439 – 465.

Tushman, M.L./O'Reilly, C.A. (1996): Ambidextrous Organizations: Managing Evolutionary and Revolutionary Change, in: California Management Review, Jg. 38, Nr. 4, Summer, S. 8 – 30.

U

Umiker, W. (1998): Management Skills for the New Health Care Supervisor, 3rd Edition, Gaithersburg.

Useem, M. (1996): Shareholders as a Strategic Asset, in: California Management Review, Jg. 39, Nr. 1, S. 8 – 14.

Useem, M. (1997): Do Leaders Make a Difference, in: Dickson, T. (Hrsg.): The Complete MBA Companion – The Latest in Management Thinking from the World's Leading Business Schools (Financial Times – FT Mastering Series), S. 520 – 523.

Uzzi, B. (1997): Social Structures and Competition in Interfirm Networks: The Paradox of Embeddedness, in: Administrative Science Quarterly, Jg. 42, S. 35 – 67.

V

Van de Ven, A.H./Polley, D.E.P./Gud, Raghu/Venkataraman, S. (1999): The Innovation Journey, New York/Oxford.

Van der Werf, P.A./Mahon, J.F. (1997): Meta-Analysis of the Impact of Research Methods on Findings of First-Mover Advantage, in: Management Science, Jg. 43, S. 1510 – 1519.

Van Doren, D. C./ Durney, J. R./ Darby, C. M. (1993): Key Decisions in Marketing Plan Formulation for Geriatric Services, in: Health Care Management Review, Jg. 18, Nr. 3, S. 7 – 20.

Varadarajan, P.R./Jayachandran (1999): Marketing Strategy: An Assessment of the State of the field and Outlook, in: Journal of the Academy of Marketing, Jg. 27, Nr. 2, S. 120 – 143.

Venkatraman, S./Chen, M.-J./MacMillan (1997): Anticipating Reactions: Factors That Shape Competitors Responses, in: Day, G.S./Reibstein, D.J./Gunther, R.E. (Hrsg.): Wharton on Dynamic Competitive Strategy, New York/Chichester/Weinheim usw., S. 198 – 219.

Venkatraman, N./Henderson, J.C. (1998): Real Strategie for Virtual Organizing, in: Sloan Management Review, Jg. 40, Nr. 1, S. 33 – 48.

Victor, B./Stephens, C.U. (1998): The Dark Side of New Organizational Forms, in: Ilinitch, A.Y./Lewin, A.Y./D'Aveni, R. (Hrsg.): Managing in Times of Disorder

– Hypercompetitive Organizational Responses, Thousand Oaks/London/New Delhi, S. 519 – 525.

Volberda, H.W. (1998): Toward the Flexible Form – How to Remain Vital in Hypercompetitive Environments, in: Ilinitch, A.Y./Lewin, A.Y./D'Aveni, R. (Hrsg.): Managing in Times of Disorder – Hypercompetitive Organizational Responses, Thousand Oaks/London/New Delhi, S. 267 – 296.

Volberda, H.W./Baden-Fuller, C. (1998): Strategic Renewal and Compentence Building: Four Dynamic Mechanisms, in: Hamel, G./Prahalad, C.K./Thomas, H./O'Neal, D. (Hrsg.): Strategic Flexibility – Managing in a Turbulent Environment, S. 371 – 389.

Vollmann, T. (1997): Transformation: The Difference Between Domination and Death, in: Dickson, T. (Hrsg.): The Complete MBA Companion – The Latest in Management Thinking from the World's Leading Business Schools (Financial Times – FT Mastering Series), S. 330 – 336.

Vollmann, T./Cordon, C./Raabe, H. (1997): Supply Chain Management, in: Dickson, T. (Hrsg.): The Complete MBA Companion – The Latest in Management Thinking from the World's Leading Business Schools (Financial Times – FT Mastering Series), S. 316 – 322.

Volz, Th. (1997): Innovative Unternehmensführung – Planung, Durchführung und Kontrolle von Innovationen, Göttingen.

W

Wagner, O./Meier, A. (1999): Das EFQM-Modell als rahmenbildende Struktur – Qualitätsmanagement in einem großen Krankenhausverbund, in: EFQM – das Qualitätsmodell der European Foundation for Quality Management, Krankenhaus-Umschau-Sonderheft, Nr. 9, S. 27 – 30.

Walker, G./Kogut, B./Shan, W. (1998): Social Capital, Structural Holes, and the Formation of an Industry, in: Ilinitch, A.Y./Lewin, A.Y./D'Aveni, R. (Hrsg.): Managing in Times of Disorder – Hypercompetitive Organizational Responses, Thousand Oaks/London/New Delhi, S. 319 – 349.

Ward, T. (1997): Co-opetition: An innovative strategy which combines cooperation and competition, Houstan.

Warren, K. (1997): Building Ressources for Competitive Advantage, in: Dickson, T. (Hrsg.): The Complete MBA Companion – The Latest in Management Thinking from the World's Leading Business Schools (Financial Times – FT Mastering Series), S. 591 – 598.

Weber, J./Schäffer, U. (2000): Balanced Scorecard & Controlling - Implementierung – Nutzen für Manager und Controller – Erfahrungen in deutschen Unternehmen, 2. akt. Auflage, Wiesbaden.

Weiber, R./Kollmann, T. (1998): Competitive Advantages in Virtual Markets – Perspectives of Information-Based Marketing in Cyberspace, in: European Journal of Marketing, Jg. 32, S. 603 – 615.

Weiss, E. (1989): Management diskontinuierlicher Technologie-Übergänge – Analyse und Therapie hemmender Faktoren, Schriftenreihe Innovative Untenehmensführung, Bd. 16, Göttingen.

Welge, M.K./Al-Laham, A. (1999): Strategisches Management – Grundlagen – Prozess – Implementierung, 2., vollständig übearb. und erw. Auflage, Wiesbaden.

Weston, J.F./Chung, K.S./Siu, J.A. (1998): Takeovers, Restrcturing, and Corporate Governance, 2nd Edition, London/Sidney/Toronto usw.

Whyte, G. (1994): The Role of Asset Specifity in the Vertical Integration Decision, in: Journal of Organization & Behavior, Jg. 23, S. 287 – 302.

Weil, T. (1995): Close to a bull's eye-a concurring opinion, in: Health Care Management Review, Jg. 20, Nr. 2, S. 35 - 44.

Wiehl, M. (1996): Betriebswirtschaftliche Anforderungen an das Krankenhaus der Zukunft, Vortrag im Rahmen der Tagung "Controlling und Informationsverarbeitung im Krankenhaus mittlerer Größe" am 07.11.1996 an der Fachhochschule Würzburg – Schweinfurt – Aschaffenburg, S. 1 – 17.

Wiig, K.M. (1997): Integrating Intellectual Capital and Knowledge Management, in: Long Range Planning, Jg. 30, S. 399 – 405.

Williamson, O. E. (1975): Markets and Hierarchies, New York/London.

Williamson, O. E. (1985): The Economic Institutions of Capitalism, New York.

Williamson, O.E. (1990): The Firm as a Nexus of Treaties: An Introduction, in: Aoki, M./Gustafsson, B./Williamson, O.E. (Hrsg.): The Firm as a Nexus of Treaties, London/Newbury Park/New Delhi, S. 1 – 25.

Williamson, O. E. (1998): The Institutions of Governance, in: The American Economic Review, Jg. 88, Nr. 2, S. 75 – 79.

Williamson, O.E. (1999): Strategy Research: Governance and Competence Perspectives, in: Strategic Management Journal, Jg. 20, S. 1087 – 1108.

Wilson, I. (1998): Strategic Planning for the Millennium, in: Long Range Planning, Jg. 31, Nr. 4, S. 507 – 513.

Wind, J. (1997): Preemptive Strategies, in: Day, G.S./Reibstein, D.J./Gunther, R.E. (Hrsg.): Wharton on Dynamic Competitive Strategy, New York/Chichester/Weinheim usw., S. 256 – 276.

Winston, C. (1998): U.S. Industry Adjustment to Economic Deregulation, in: Journal of Economic Perspectives, Jg. 12, Nr. 3, S. 89 – 110.

Winter, U. J. u. a. (Hrsg.) (1997): Modernes Krankenhausmanagement, Stuttgart/New York.

Wise, R./Baumgartner, P. (1999): Go Downstream – The New Profit Imperative in Manufacturing, in: Harvard Business Review, Jg. 77, Nr. 5, S. 133 – 141.

Witt, U. (1998): Imagination and Leadership – The Neglected Dimension of an Evolutionary Theory of the Firm, in: Journal of Economic Behavior & Organization, Jg. 35, S. 161 – 177.

Wittmann, W. et al. (Hrsg.) (1993): Handwörterbuch der Betriebswirtschaft, 5. Auflage, Stuttgart.

Wolfrum, B. (1991): Strategisches Technologiemanagement, Neue betriebswirtschaftliche Forschung, Bd. 77, Wiesbaden.

Wolfrum, B. (1994): Strategisches Technologiemangement, Wiesbaden.

Womack, J.P./Jones, D.T. (1997): Auf dem Weg zum perfekten Unternehmen (Lean Thinking), Frankfurt/New York.

Womack, J.P./Jones, D.T./Roos, D. (1991): Die zweite Revolution in der Automobilindustrie: Konsequenzen aus der weltweiten Studie aus dem Massachusetts Institute of Technology, Frankfurt/New York.

Woratschek, H. (1996): Die Typologie von Dienstleistungen aus informationsökonomischer Sicht, in: Der Markt, Jg. 35, Heft 1, S. 59 – 71.

Woratschek, H. (1998): Preisbildung im Dienstleistungsbereich auf der Basis von Marktinformationen, in: Bruhn, M./Meffert, H. (Hrsg.): Handbuch Dienstleistungsmanagement: Von der strategischen Konzeption zur praktischen Umsetzung, Wiesbaden, S. 613 - 632.

Wrenn, B. (1998): Health Care Marketing, in: Duncan, W.J./Ginter, P.M./Swayne, L.E.: Handbook of Health Care Management, Malden/Oxford, S. 255 - 284.

Wright, G. (1997): Towards a More Historical Approach to Technological Change, in: The Economic Journal, Jg. 107, S. 1560 – 1566.

Wright, M./Hoskisson, R.E./Busenitz, L.W./Dial, J. (2000): Entrepreneurial Growth Through Privatization: The Upside of Management Buyouts, in: Academy of Management Review, Jg. 25, S. 591 – 601.

Wüsthoff, A. (2000): Nachsorge im Chatroom – In der Telemedizin ist der Spezialist online. Das spart Geld und nützt den Patienten, in: Die Zeit, Nr. 36, Online-Version unter http://www.zeit.de/2000/36/Wissen/200036_telemedizin.htm, S. 1 - 4

Wyke, A. (1997): Can Patients Drive the Future of Health Care, in: Harvard Business Review, Jg. 75, July-August, S. 146 – 150.

XYZ

Yao, D.A. (1997): Antitrust Constraints to Competitive Strategy, in: Day, G.S./Reibstein, D.J./Gunther, R.E. (Hrsg.): Wharton on Dynamic Competitive Strategy, New York/Chichester/Weinheim usw., S. 293 – 337.

Yeoh, P.-L./Roth, K. (1999): An Empirical Analysis of Sustained Advantage in the U.S. Pharmaceutical Industry: Impact of Firm Resources and Capabilities, in: Strategic Management Journal, Jg. 20, S. 637 – 653.

Yoffie, D.B. (1997): Introduction: CHESS and Competing in the Age of Digital Convergence, in: Yoffie, D.B. (Hrsg.): Competing in the Age of Digital Convergence, Boston, S. 1 - 35.

Yoffie, D.B./Cusumano, M.A. (1999): Judo Strategy – The Competitive Dynamics of Internet Time, in: Harvard Business Review, Jg. 77, Nr. 1, S. 71 – 81.

Zahn, E. et al. (1995): Integriertes Innovationsmanagement, in: Zahn, E. (Hrsg.): Handbuch: Technologiemanagement, Stuttgart, S. 351 – 376.

Zohar, A./Morgan, G. (1998): Redefining our Understanding of Hypercompetition and Hyperturbulence, in: Ilinitch, A.Y./Lewin, A.Y./D'Aveni, R. (Hrsg.): Managing in Times of Disorder – Hypercompetitive Organizational Responses, Thousand Oaks/London/New Delhi, S. 513 – 518.

Zuckermann, H./Kaluzny, A./Ricketts, T.C. (1995): Alliances in health care: What we know, what we think we know, and what we should know, in: Health Care Management Review, Jg. 20, Nr. 1, S. 54-64.

Abkürzungsverzeichnis

AMC	American Medical Companies
ANA	Activity-Net-Analysis = Aktivitäten-Netzwerk-Analyse
BAT	Bundesangestelltentarifvertrag
BCG	Bosten Consulting Group
BGB	Bürgerliches Gesetzbuch
BHM	Balanced Hospital Management
BKK	Betriebskrankenkasse
BPflV	Bundespflegesatzverordnung
BPR	Business Process Reengineering
BSC	Balanced Score Card
CBV	Competitor-Based View
CEO	Chief Executive Officer
CiCH	Consumerism in Health Care
COO	Chief Organization Officer
Corp.	Corporation
CSI	Customer Satisfaction Index
CT	Computertomographie
DGSMP	Deutsche Gesellschaft für Sozialmedizin und Prävention
DKG	Deutsche Krankenhausgesellschaft
DM	Deutsche Mark
DRG	Diagnosis Related Groups
E-	Electronic-
EBM	Evidence Based Medicine
ECR	Efficient Consumer Response
EDV	Elektronische Datenverarbeitung
EER	Expected Error Rate
EFQM	European Foundation for Quality Management
EHCR	Efficient Healthcare Customer Response
EKG	Elektrokardiogramm
EPA	Erfolgspotentialanalyse
ERP	Enterprise Resource Planning
fRF	funktionsbezogener Relativierungsfaktor
FSF	Finanzstärkefaktor

GKV	Gesetzliche Krankenversicherung
GmbH	Gesellschaft mit beschränkter Haftung
GPS	Global Positioning System
GSG	Gesundheitsstrukturgesetz
GWA	Gemeinkosten-Wert-Analyse
HEDIS	Healthplan Employer Data Information Set
HHS	Health Human Services
HMO	Health Maintenance Organization
HR	Human Resources
ICNP	International Council of Nurses
IDN	Integrated Delivery Network
Inc.	Incorporated
IT	Informationstechnologie
IuK	Informations- und Kommunikationstechnologie
JCAHO	Joint Commission on Accreditation of Healthcare Organizations
KGsT	Kommunale Gemeinschaftsstelle für Verwaltungsvereinfachung
KHG	Krankenhausgesetz
KIS	Krankenhausinformationssystem
KKV	komparativer Konkurrenzvorteil
kRF	konkurrenzbezogener Relativierungsfaktor
KTQ	Kooperation für Transparenz und Qualität im Krankenhaus
KVB	Kassenärztliche Vereinigung Bayerns
LGL	Logistischer Dienstleister
LTC	Long Term Care
M & A	Merger & Acquisition
MBV	Market-Based-View
MIS	Management-Informationssystem
MPF	Medizin Portfolio
MRI	Magnetic Resonance Imaging
MRS	Medizinische Ressourcenstärke
MTA	Medizinisch-Technische(r) Assistent/Assistentin
NÄL	Nutzen-Äquivalenzlinie
OECD	Organization for Economic Cooperation and Development
OP	Operation / Operationssaal
PATH	Patient Approach to Health
PHO	Physician Hospital Organizations

PRF	„Pionier-orientierter“ Relativierungsfaktor
RBV	Resource Based View
ReHa	Rehabilitation
ROI	Return-on-Investment
RS	Ressourcenstärke
SCM	Supply Chain Management
SDI	Strategic Defense Initiative
SGB	Sozalgesetzbuch
SGF	Strategische Geschäftsfelder
SOP	Standard Operation Procedures
SSU	Strategic Service Unit
STP	Segmenting-Targeting-Positioning
SWOT	Strenghts-Weaknesses-Opportunities-Threads
TQM	Total Quality Management
USP	Unique Selling Proposition
VAG	Volkswagen-Audi-Gruppe
VBV	Value-Based View
VNA	Versorgungsnetzwerkanalyse
ZVF	Zeitvakanzfaktor

Index

A

Add-On-Technologien	144
Agentursystem	141
Agile Enterprises	191
Agile Versorgungsketten	316 ff.
Agility-Management	223 ff
Aktivitätennetzwerk-Analyse	214 ff.
Aktivposten	73
Architectual Innovationen	237
Automatisierung	308 f.

B

Baby Boomer Generation	119
Balanced Management	28, 41 ff., 49 ff.
Balanced Scorecard	23, 26 f., 49 ff., 55, 108,
Balanced Strategy	49 ff.
BCG-Matrix für den Gesundheitsbereich	262 ff.
BCG-Matrix	256 ff.
Best Practices	78, 239 ff.
Betreuungsärzte	177
Beziehungsmarketing	186, 205
Branchendynamik	120
Business Migration	114, 192, 318 ff., 323 f.
Business Planning Grid für den Gesundheitsbereich	267 f.
Business Planning Grid	266 ff.
Business Screen	266

C

Capabilities	75
Capitation-Modelle	302 f.
Case Management	147
Change Mangement Skills	204
Chronic Care Management	164
Collaboration	111, 191
Commodities	165
Compliance	113, 137, 207
Convenience	56, 113, 189, 185, 188
Convenient Health Care Services	188
Co-opetition	16, 43, 150, 191

Cost Cutting 24
Cream Skimming 63, 115

D

DataBase-Marketing 135
Deregulierung 16, 19 f., 105, 117, 223,
Dienstleistungen 159, 179, 202 f., 238, 304
Dienstleistungstyplogie 203
Differenzierung 309
Disease Management 58, 104, 147, 190, 323
Disruptive Innovationen 82 f., 323 f.
DRGs 69, 112, 120, 145, 159 f.,
Dynamic Capabilities 227
Dynamische Erfolgspotentiale 234
Dynamische Telemedizin 147
Dynamische Umwelten 73, 77, 126 ff.

E

E-Commerce 135
Economies of Scale und Scope 248, 266
E-Health 148
Einkaufsmodell 112
Empowerment 135, 151, 156, 238
Enterprise-Resource-Planing-Systeme 240
Erfahrungskurveneffekte 248
Erfolgspotentialanalyse 97 ff.
European Foundation for Quality Management-Modell 26, 203
Evidence-based-Medicine 147, 182

F

Firewalls 207
Flexibles Engpaßmanagement 199
Focused Hospital 246 ff.
Fokale Unternehmen 148
Fokussierung 310
Fundamentalprinzip 55 ff.

G

Gesundheitsreform 2000 109 ff.

H

Halfway-Technologies 145
Hausarztmodelle 58, 111 f.

Health Stops 189
Healthy Community 149
Hidden Champions 160
Home Care System 151
Human-Resource-Portfolio 207
Hyperwettbewerb 16, 224
Hyprider Wettbewerb 16

I

Industrielle Konvergenz 18
Inpatient-/Outpatient-Chirurgie 151
Integrated Delivery Network 312 f.
Integrierte Versorgung 110 f.
Integriertes Portfoliomanagement 298 ff.
Interdisziplinäres Diagnostikum 177
Intermediate Care 199
Ishikawa-Diagramm 219

K

Knowledge-Map 207
Komparativer Konkurrenzvorteil 27
Konkurrenzanalyse 126 ff.
Konzentration 120 ff.
Krankenhausinnovationen 80 ff.
Krankenhausspezifische Guidelines 201
Krankenkassen 139 ff.

L

Layer Player 321 f.
Leadership 204
Lean Krankenhaus 167 ff., 189 ff.
Lernendes System 206 ff.
Lernkurveneffekte 266
Lobbying 100, 103, 106 ff.
Low Care Stationen 193

M

Managed Care 58, 104, 190
Markenbildung 138, 149, 159, 308, 314
Market Based View 66, 157
Market Driven Healthcare 159
Markt-Portfolio 256 ff.
Marktsegmentierung 187

Mass Customization 135, 171, 196, 226
Mastery 56, 113
Medizinischer Fortschritt 142 ff.
Medizinmanagement 276 ff.
Medizin-Portfolio 268 ff., 277 ff.
Medizin-Strategie 295 ff.
Mengendegressionseffekte 248
Modularprinzip 237 f.
Modulisierung 309
Monitoring-Geräte 148
Multiattributives Portfolio 266
Multifokales Management 31
Multiple Differenzierung 210 f.
Multiples Portfolio 298

N

Navigatoren 111, 117, 323
Nennermanagement 34, 48
Nutzenäquivalenzlinie 85 ff.

O

Operative Exzellenz 35, 169 ff.
Orchestratoren 111, 117, 322
Organisationskomplexität 194 ff.
Outpacing 51, 85 f., 226

P

PATH-Teams 198
Patientenrechte 112 f.
Patientenübergabepunkte 199
Personalmanagement 161 f., 201 ff.
Portfolio-Management 254 ff.
Prinzipien 169 ff.
Process Cloning 78
Professionelle Leistungszentren 199
Prozeßinnovationen 114
Prozeßmanagement 220 ff.
Psychographic Profiling 187 f.
Public Health Management 61

Q

Quick Response 226

R

Reengineering 164
Resource Based View 27, 131, 153 ff., 243
Resource-Conduct-Performance-Hypothese 131, 153
Risk Management 165
Routinen 239 ff.

S

Sanierungsmanagement 34
Satelittenkonzept 197
Schnittstellenmanagement 194, 236
Sektorale Versorgung 110
Self-Care-Leistungen 138
Serviceinnovationen 304 f.
Servicemanagement 301 ff.
Service-Teams 198
Spezialisierung 310 f.
Stakeholder-Management 42 ff.
Stakeholder-Portfolio 108
Stakeholder-Scanning 106
Standardisierung 239 ff., 307 f.
Strategic Defense Initiative 227
Strategische Exzellenz 35, 253 ff.
Strategische Gruppen 127 ff.
Strategische Standardisierung 239 ff.
Structure-Conduct-Performance-Hypothese 131, 153
Supplier-Teams 198
Supply Chain Management 226, 311 ff.
Systemwirtschaftlichkeit 52 ff., 213 ff.

T

Technologie-Portfolio 269

U

Umwelt-Shaping 100
Undercover Patients 138

V

Versorgungsarchitektur 321 f.
Versorgungskette 18, 35, 54 ff., 69 ff., 111 f.,
Versorgungsnetzwerke 235
Virtuelle Gesundheitsunternehmen 141, 160, 191, 206

W

Wertinnovation 302 ff.
Wertschichtenwettbewerb 319 ff.
Wettbewerbsgruppen 129
Wettbewerbsvorteile 63 ff.

Y

Yield-Management 317

Z

Zählermanagement 24, 34, 48